AF252771

TRAITÉ

DES FALSIFICATIONS ET ALTÉRATIONS

DES

SUBSTANCES ALIMENTAIRES

ET DES BOISSONS

PAR

E. BURCKER

Docteur ès sciences physiques
Pharmacien principal de l'armée.
Professeur de chimie à l'Ecole d'application de médecine
et de pharmacie militaires du Val-de-Grâce

Avec 61 figures dans le texte.

PARIS

OCTAVE DOIN, LIBRAIRE-ÉDITEUR
8, PLACE DE L'ODÉON, 8

1892

[illegible]

[illegible]

[illegible]

[illegible]

[illegible]

[illegible]

TRAITÉ

DES FALSIFICATIONS ET ALTÉRATIONS

DES

SUBSTANCES ALIMENTAIRES

ET DES BOISSONS

ERRATA

Page   2, ligne   7, *au lieu de :* s'élèvent *lisez :* s'élevant.
 — 14, —   9,   —   24   —   34.
 — 16, —   5,   —   inconstantes — incrustantes.
 — 37, —   5,   —   6,^{cc}6   —   5,^{cc} 6.
 — 37, — 10,   —   équivalente *lisez :* équivalentes.
 — 75, —   9,   —   § IV   —   § IV bis.
 — 102, — 30,   —   donne le   —   donne pour le.
 — 102, — 31 et 33, —   litre   —   titre.
 — 132, — 12,   —   zinc ensuite —   zinc est ensuite.
 — 136, fig. 20 : la lunette B doit se trouver au-dessus des disques colorés.
 — 208, ligne 29, *au lieu de :* calcium *lisez :* potassium.
 — 211, — 34,   —   toxique   —   basique.
 — 226, — 23,   —   à volumes   —   volumes.
 — 273, — 10,   —   lavé   —   taré.
 — 278, — 18,   —   arriva   —   arrive.
 — 293, — 19,   —   du signe — *mettez* le signe =.
 — 306, — 26,   —   dure   *lisez :* dur.
 — 398, — 26,   —   Agamat   —   Amagat.
 — 411, — 15,   —   0,644   —   0,544.
 — 415, fig. 57 : les deux lettres cc doivent désigner la cuve extérieure au petit
                   cylindre qui lui-même doit porter les lettres Cy.
 — 416, ligne 7, *au lieu de :* projecter *lisez :* projeter.
 — 433, — 13,   —   C'est   —   C est.
 — 441, — 24 : après inversion, mettre :

TRAITÉ

DES FALSIFICATIONS ET ALTÉRATIONS

DES

SUBSTANCES ALIMENTAIRES

ET DES BOISSONS

PAR

E. BURCKER

Docteur ès sciences physiques
Pharmacien principal de l'armée.
Professeur de chimie à l'Ecole d'application de médecine
et de pharmacie militaires du Val-de-Grâce

———

Avec 61 figures dans le texte.

———

PARIS

OCTAVE DOIN, LIBRAIRE-ÉDITEUR
8, PLACE DE L'ODÉON, 8
—
1892

PRÉFACE

Les falsifications des substances alimentaires deviennent de jour en jour plus nombreuses, surtout depuis que la chimie a mis entre les mains des fraudeurs des matériaux et des procédés dont l'emploi rend la constatation des sophistications très difficile, impossible même dans certains cas : on peut affirmer que la lutte est aujourd'hui de tous les instants, entre les falsificateurs qui sont très souvent doublés de chimistes, et les savants qui appliquent les données de la science à la recherche des fraudes.

Cette question, qui intéresse à un si haut point l'hygiène et la santé de tous, a été pour ainsi dire reconnue d'utilité publique, par suite de la création, dans tous les centres importants, de laboratoires municipaux dans lesquels les aliments et les boissons sont l'objet d'analyses minutieuses. Qu'il me soit permis de rappeler à ce sujet, que depuis de longues années déjà de semblables laboratoires fonctionnent dans l'armée, et que, dans les hôpitaux militaires, les substances alimentaires destinées aux soldats sont soumises à un contrôle rigoureux par les soins des pharmaciens.

L'enseignement de cette branche de la chimie appliquée existe au Val-de-Grâce depuis la création de l'École d'application de médecine et de pharmacie militaires : c'est dans la chaire illustrée par les Millon, les Poggiale, les Coulier, et en dernier lieu par mon cher maître, M. le Pharmacien-Inspecteur Marty, et en m'inspirant des traditions laissées par ces savants, que j'ai conçu l'idée de publier une partie des leçons que je suis appelé à professer tous les ans devant les médecins et les pharmaciens stagiaires.

J'ai l'espoir de rendre ainsi service à tous ceux qui, par leur situation, sont appelés à prêter le concours de leur science à la répression des nombreuses fraudes dont les aliments sont l'objet, et surtout à mes confrères pharmaciens que leurs études désignent tout particulièrement pour remplir ce rôle si important et si utile. Ils trouveront dans ce livre les procédés d'analyses chimique et microscopique les plus rapides, en même temps que les plus sûrs, et qui, pendant plusieurs années, ont été soumis au contrôle de l'expérience dans mon laboratoire du Val-de-Grâce, soit par moi-même, soit, sous ma direction, par mes préparateurs et par mes élèves.

L'ouvrage est partagé en neuf chapitres dans lesquels je passe successivement en revue, la composition, les altérations, les falsifications et l'analyse des substances suivantes :

Eau ; — *Boissons alcooliques* (vin, cidre, bière, alcools, eaux-de-vie, vinaigres) ; — *Aliments d'origine animale* (lait, beurre, fromage) ; — *Aliments d'origine végétale* (céréales, farines, pain) ; — *Aliments d'épargne* (café, thé, cacao, chocolat) ; — *Matières grasses* (graisses animales, huiles) ; — *Matières sucrées* (saccharose, glucose, lévulose, sirops de sucre, miel) ; — *Condiments* (sel de cuisine, poivre). Le dernier chapitre enfin est consacré à l'examen des vases en étain, des étamages et du vernis des poteries.

De nombreux tableaux indiquant la composition élémen-

taire des substances, ainsi que des figures d'appareils et de
préparations microscopiques, seront d'un grand secours
aux experts dans la recherche et dans la constatation des
falsifications.

Je n'ai pas la prétention d'avoir produit une œuvre absolument parfaite, et je crois, du reste, qu'en pareille matière,
la perfection est chose impossible ; aussi serais-je très heureux si mes collègues voulaient bien me faire bénéficier de
leur savoir et de leur expérience, en me signalant les imper-
fections et les erreurs qui auraient pu, malgré tout mon
désir de bien faire, se glisser dans ce livre.

E. Burcker.

Paris, octobre 1891

TRAITÉ

FALSIFICATIONS & ALTÉRATIONS

DES SUBSTANCES ALIMENTAIRES

ET DES BOISSONS

CHAPITRE PREMIER

DE L'EAU

§ I. — CARACTÈRES GÉNÉRAUX

L'eau est un des principes, on peut même dire un des aliments les plus utiles à l'homme : elle forme environ les deux tiers du poids du corps humain et constitue l'agent principal de toutes les transformations, de tous les échanges et de toutes les décompositions qui se produisent dans l'économie à laquelle elle cède, sous forme de sels minéraux, des matériaux indispensables à son entretien. Il est donc absolument nécessaire que ce liquide, si précieux à tous les points de vue, ne soit utilisé pour l'alimentation que dans un état de pureté complet au point de vue hygiénique ; et cela avec d'autant plus de raison que l'on considère, à juste titre, l'eau comme un des véhicules les plus fréquents d'un grand nombre d'éléments pathogènes.

Pour qu'une eau soit potable, il faut donc qu'elle réunisse un certain nombre de qualités que l'on peut apprécier en partie à l'aide des procédés de l'analyse chimique; mais l'analyse microbiologique seule permettra d'y reconnaître la présence ou l'absence des éléments pathogènes. Dans l'examen d'une eau, les deux méthodes analytiques devront donc se compléter mutuellement.

Toutes les eaux que l'on trouve à la surface ou dans l'intérieur de la terre sont formées par les vapeurs qui s'élèvent des mers dans l'atmosphère, retombent ensuite sous forme de pluie, de rosée, de brouillard, etc. : on peut les partager en un certain nombre de classes que je vais passer rapidement en revue, en indiquant leurs caractères distinctifs au point de vue tout spécial de leur utilisation comme eaux de boisson, et de leur emploi aux différents usages domestiques et industriels.

Eaux de source. — Les sources d'eaux froides, qui sont seules employées pour la boisson, ont le plus souvent leur origine dans les eaux pluviales qui tombent à la surface du sol, et qui, après avoir filtré à travers des terrains poreux, ont été arrêtées par une couche imperméable ; elles reviennent ensuite à la surface du sol lorsqu'il existe une différence de niveau entre la tranche d'affleurement supérieure de la couche liquide et la tranche d'affleurement inférieure qui constitue le lieu d'émergence. Les sources trouvent encore quelquefois leur origine dans la fonte des neiges et dans la condensation des vapeurs aqueuses de l'atmosphère, phénomènes qui se produisent dans les lieux élevés et boisés. Les eaux de source sont les plus pures de toutes les eaux, parce qu'elles se débarrassent, pendant leur cheminement à travers les couches terrestres, de toutes ou au moins de presque toutes les matières organiques qu'elles ont pu renfermer primitivement, et cette purification se produit surtout si elles ont traversé des couches nombreuses de terrains pour s'arrêter aux dernières assises de l'écorce terrestre. D'après M. Pasteur, elles seraient exemptes de microbes à leur point d'émergence : elles ne contiennent plus alors en dissolution que les matières salines qui appartiennent aux terrains sur lesquels elles ont séjourné ou qu'elles ont traversés; leur composition est donc très variable selon la constitution géologique des régions dans lesquelles on les rencontre; par exemple dans les contrées montagneuses, les eaux de source qui ont séjourné sur des terrains graniteux ou qui traversent ces mêmes terrains sont *trop peu* chargées de principes minéraux et leur valeur alimentaire se trouve, par ce fait, très diminuée; elles ne contiennent en dissolution qu'une petite quantité de silicates dissous à la faveur de l'acide carbonique, de l'acide silicique, des traces de chlorures, sulfates et un peu de carbonate de chaux : par contre, elles ne contiennent pas ou presque pas de matières organiques. J'emprunte à M. Gautier les analyses suivantes de deux eaux provenant de régions montagneuses :

1º EAUX DU CHALET DU COMPAS, PRÈS D'ALLEVARD (VALLÉE DE L'ISÈRE)

	gr.
Carbonate de chaux.	0,012
Chlorure de calcium.	0,007
Silice.	traces
Total par litre .	0,019

Eau jaillissant du milieu des rochers de protogyne, au pied du pic du Grand Charnier; très estimée.

2º EAU DE LA SOURCE DES PANNOTS, PRÈS D'AVALLON (YONNE)

	gr.
Carbonates (de chaux et de potassium).	0,032
Chlorures (calcium et sodium).	0,013
Silice.	0,021
Total par litre .	0,066

Cette source sort d'une roche granitique : l'eau en est excellente.

Les moins pures de ces eaux de source ont leur origine dans les terrains gypseux, salés ou pyriteux; les meilleures sont celles qui émergent des terrains jurassiques parce qu'elles contiennent alors des proportions convenables de matières minérales utiles, formées principalement de carbonate de chaux dissous à la faveur d'un excès d'acide carbonique, et parce qu'elles possèdent une température à peu près constante ne variant que dans des limites très étroites pendant les différentes saisons de l'année. Cette température dépend naturellement de la profondeur à laquelle se trouve la couche d'où jaillit la source; elle est comprise dans nos climats entre 8 et 15 degrés, et varie avec l'altitude; une température plus élevée indique que l'eau provient de couches terrestres très profondes : la constance de la température d'une source est une donnée importante puisqu'elle permet jusqu'à un certain point de conclure à la constance de sa composition.

EAUX DES SOURCES DE FONFROIDE BUES A NARBONNE (PROVENANT DES TERRAINS JURASSIQUES) (A. GAUTIER, EAUX EXCELLENTES)

	gr.
Carbonate de chaux.	0,088
— de magnésie.	0,014
— . de protoxyde de fer.	0,001
Chlorure de sodium.	0,052
Sulfate de potasse.	0,0006
— de soude.	0,0058
— de chaux.	0,036
Silicate de chaux.	0,007
Acide phosphorique et alumine.	0,009
Matières organiques.	0,0305
Iodures, bromures, azotates.	traces

Le tableau suivant, dressé par Reichhardt, donne une idée de la composition des eaux de différentes sources, selon leurs terrains d'émergence :

	Formation granitique.	Grès bigarré.	Muschelkalk.	Dolomite.	Gypse.	Nombres limites.
Résidu salin.	0,0244	0,125 à 0,225	0,325	0,418	2,365	0,50
Matière organique. . .	0,0157	0,0138	0,009	0,0053	traces	0,65
Acide nitrique	0	0 à 0,0098	0,0021	0,0023 traces	traces	0,004
Chlore.	0,0033	0,0042	0,0037	à 0,034	0,0161	0,002—0,008
Acide sulfurique . . .	0,0039	0,0088	0,0137	traces	1,1083	0,002—0,063
Chaux.	0,0097	0,0730	0,129	0.14	0,766	»
Magnésie.	0,0025	0,0480	0,029	0,065	0,1225	»
Dureté.	0,0127	0,1396	0,1695	0,231	0,9275	0,18

Voici en résumé ce que M. A. Gautier dit des eaux de source : « Les eaux de source souvent excellentes peuvent être parfois impotables et mêmes dangereuses lorsqu'elles sont chargées de sulfates ou qu'elles ont traversé des terrains riches en humus et en matières organiques en décomposition active ; celles qui sortent des couches géologiques de transition, secondaires ou tertiaires [1], et qui jaillissent sur le versant et au pied des montagnes de moyenne élévation, constituent le plus généralement une boisson saine, fraîche et agréable. Ces eaux de source ont, sur toutes les autres, l'avantage d'une composition et d'une température à peu près constantes. Les sources des terrains gypseux, salés, anthraciteux, pyriteux ou trop riches en humus, celles qui proviennent d'infiltrations surperficielles rapprochées, et celles qui sortent des terrains quaternaires les plus modernes ne constituent généralement pas de bonnes eaux potables. » (*Encyclopédie d'hygiène*, 2, 375.)

Eaux de fleuves et de rivières. — Ces eaux ne sont autre chose que celles des sources augmentées soit des eaux provenant de la fonte des neiges et des glaciers, soit des eaux

---

[1] Dévonien, silurien, trias, lias, crétacé, éocène, miocène et pliocène.

de pluie ; au début de leur cours, elles possèdent les mêmes qualités que les eaux de source ; mais à mesure que leur parcours augmente, leur composition change selon la nature des terrains qu'elles traversent ; elles se contaminent de plus en plus, surtout quand elles passent à travers des contrées industrielles ou des agglomérations importantes d'individus qui, par l'apport constant de leurs déjections, finissent par les rendre impropres à l'alimentation et aux usages domestiques, à cause des matières organiques et des microbes pathogènes qu'elles renferment alors : la diminution de l'oxygène est un indice certain de cette altération ; ainsi la Seine à Ivry renferme $9^{cc},5$ d'oxygène par litre, et n'en contient plus que $1^{cc},02$ après la traversée de Paris ; elle reprend de l'oxygène au contact de l'air, et son titre oxydimétrique redevient le même à 25 lieues au delà de la capitale. Beaucoup de grandes villes sont encore aujourd'hui approvisionnées en eau de boisson par les fleuves ou les rivières ; ces eaux subissent des purifications pratiquées à l'aide de différents systèmes de filtration, dont un des plus usités consiste à les faire passer à travers une couche de sable fin : ressource illusoire du reste, qui ne les prive jamais complètement des matières organiques ou des microbes qu'elles contiennent. Il faut ajouter pourtant que les cours d'eau sont débarrassés au bout d'un certain temps des matières organiques qui finissent par s'oxyder ; mais cette épuration, très lente, n'est jamais complète, puisque la contamination se renouvelle à chaque instant.

Les eaux des fleuves ont ordinairement une température qui se rapproche beaucoup de celle, de l'air dans la même saison, avec cette différence qu'elle est plus haute de $1°$ à $5°$ que celle de l'air en hiver, et plus basse de $0°,7$ à $3°$ en été : cette variation de température suivant les saisons, entraîne nécessairement une variation dans leur composition : en été, par exemple, le poids des matières minérales augmente en même temps que les microbes, de sorte qu'une eau potable en hiver ou au printemps peut devenir impropre à l'alimentation pendant la saison chaude.

En résumé, les eaux des fleuves ou des rivières sont, au point de vue de l'alimentation, des eaux de mauvaise qualité, et doivent être autant que possible remplacées par celles des sources.

Eaux de puits. — Ces eaux proviennent de nappes souterraines qui séjournent sur une couche de terrain imperméable. Selon la nature de ces terrains et de ceux traversés primitivement, elles ont une composition variable, et on pourrait jusqu'à un certain point les comparer aux eaux de source (puits artésiens) et les considérer comme très pures, si le voisinage des habitations (et c'est le cas pour les puits ordinaires) ne venait altérer leur composition et les transformer en eaux absolument impropres à l'alimentation et même souvent très dangereuses. Cet effet est produit par l'énorme quantité de matières organiques et de microbes qu'elles contiennent souvent et qui prennent leur origine dans les déjections humaines, lesquelles s'infiltrant, grâce aux pluies, à travers les couches perméables du sol, finissent par arriver jusqu'à la nappe qui alimente le puits ; dans ces conditions, on y rencontre des proportions plus ou moins considérables de chlore qui provient des excrétions animales généralement riches en chlorures, en même temps que les premiers produits de transformation des matières azotées, acides amidés, ammoniaque, sels ammoniacaux, etc. ; la présence de l'acide azotique dénote déjà un degré relatif de purification.

Les eaux des puits artésiens sont peu sujettes à ce genre d'altération, mais leur usage pour l'alimentation est très souvent limité par la température élevée qu'elles possèdent au moment où elles jaillissent du sol, et qui augmente beaucoup leur teneur en matières salines.

Eaux de pluie. — Dans bien des contrées où l'on n'a point d'autre ressource, on fait servir ces eaux à l'alimentation et aux usages domestiques, après les avoir recueillies et conservées dans des citernes : par elles-mêmes, les eaux de pluie sont très pures et pourraient constituer une excellente boisson ; mais elles sont généralement mauvaises parce qu'elles tiennent en suspension ou en dissolution les bactéries, germes, matières organiques et minérales qu'elles ont enlevés à l'atmosphère et aux objets sur lesquels elles passent : presque toujours les eaux de pluie recueillies directement au moment où elles arrivent au sol renferment en quantités assez notables les éléments cités plus haut ; toujours on y trouve de l'ammoniaque libre ou combinée, ainsi que les composés oxydés de l'azote (acides azoteux et azotique) ; la quantité d'ammoniaque diminue à mesure qu'on s'éloigne des villes ; les azotates au contraire sont en plus forte proportion dans les eaux de pluie de la campagne. Le tableau suivant, emprunté à M. A. Gautier, résume les dosages d'azote ammoniacal et nitrique les plus précis faits dans les eaux de pluie :

AZOTE AMMONIACAL ET NITRIQUE DES EAUX DE PLUIE, EN MILLIGRAMMES ET PAR LITRE D'EAU

	Azote ammoniacal.	Azote nitrique.	AUTEURS
Liebfrauenberg (moyenne de 75 pluies 1853)	0,4	»	Boussingault.
Fort Lamothe (Lyon, 1853)	0,9	1,3	Bineau.
Observatoire (Lyon, 1853)	3,6	0,3	Id.
Toulouse (campagne) 1855	0,5	0,5	Filhol.
Toulouse (ville) 1855	3,8	»	Id.
Montsouris (Paris, fortifications) moyenne, de 1876 à 1884	1,8	0,7	A. Lévy.

A Montsouris, les pluies apportent par hectare et par an 3^k,86 d'azote nitrique et 9^k,30 d'azote ammoniacal. Au voisinage des côtes, les eaux de pluie contiennent du chlore et des traces d'iode, et dans les contrées industrielles on a signalé la présence de proportions souvent très fortes d'acide sulfureux et d'acide sulfurique, quelquefois même des principes toxiques tels que l'arsenic. Il a été démontré de plus que l'eau de pluie, dans une contrée où l'atmosphère était remplie de fumée, contenait plus du double de matières fixes de celle tombée dans une contrée exempte de fumée. Elle peut se débarrasser des matières organiques, des animalcules et des germes qu'elle contient lorsque les citernes dans lesquelles on la conserve sont bien construites, de façon que le liquide s'y trouve à basse température et à l'abri des rayons lumineux : dans ces conditions, elle se purifie suffisamment pour devenir, au bout d'un certain temps, une eau potable de bonne qualité. Mais si ces conditions ne sont pas remplies, elle s'altère de plus en plus et doit être absolument rejetée de l'alimentation.

Ce que je viens de dire des eaux de pluie peut s'appliquer aussi, jusqu'à un certain point, à l'eau provenant de la fonte des neiges et de la glace.

Eaux des lacs, étangs, marais. — En principe, ces eaux doivent être considérées comme suspectes parce qu'elles contiennent toujours des quantités très appréciables de matières organiques en voie de décomposition; pourtant si les lacs et les étangs ont un débit rapide et sont alimentés par des cours d'eau au voisinage de leur source, comme le lac de Genève, ou bien sont à une altitude suffisante (lac de Gerardmer), leur eau pourra servir à l'alimentation au même titre que celle des fleuves et des rivières qui n'ont pas parcouru une grande étendue de terrain.

Beaucoup de villes (Berlin, Zurich, etc.) tirent leur eau d'alimentation des lacs voisins et l'emploient à tous les usages, toutefois après l'avoir filtrée à travers des couches de sable. Très souvent on peut apprécier le degré de contamination des eaux des lacs d'après leur couleur, qui sera bleue (lac de Genève) si elles sont pures, et qui passera au vert, au jaune verdâtre ou au jaune, si elles contiennent en suspension des matières organiques, des matières minérales, ou bien encore des infusoires.

Les eaux des marais sont ordinairement le réceptacle de tous les êtres microscopiques les plus dangereux, en même temps que des gaz et des miasmes les plus délétères ; elles doivent absolument être proscrites de l'alimentation.

Eau distillée. — L'eau distillée a été et est encore utilisée comme eau de boisson sur les navires où l'on soumet à la distillation l'eau de mer. Son usage ne paraît pas avoir d'action nuisible sur la santé des équipages.

§ II. — EAUX POTABLES

Caractères. — Une eau, pour être potable et pouvoir servir aux usages domestiques, doit posséder un certain nombre de propriétés dont je vais énoncer les principales. — *Elle doit être limpide, incolore, inodore, fraiche, agréable au goût, aérée ; elle ne doit pas contenir de matières organiques en putréfaction ou capables de se putréfier, et surtout pas de microbes pathogènes ; elle ne doit renfermer ni ammoniaque, ni sels ammoniacaux, ni azotates, ni azotites, et seulement des proportions très faibles de chlorures et de sulfates ; elle ne doit pas avoir un degré hydrotimétrique trop élevé, c'est-à-dire ne pas contenir en trop grande quantité les sels de calcium et de magnésium que l'on rencontre dans toutes les eaux ; elle doit dissoudre le savon sans former de grumeaux, et cuire parfaitement les légumes ; enfin sa température ne doit varier dans les différentes saisons que dans des limites très étroites.*

L'ensemble de toutes ces qualités ne se rencontrera naturellement pas toujours dans un même échantillon d'eau, et
l'absence de quelques-unes d'entre elles n'en fera pas rejeter
l'usage, d'autant plus qu'il importe de considérer ceci « *que
telle eau qui peut paraître suspecte quand elle doit servir
comme eau de boisson, peut très bien être utilisée, si ce n'est
pour l'usage domestique, au moins pour l'industrie* ».

Je vais passer en revue les différentes qualités organoleptiques énumérées plus haut, afin de pouvoir apprécier la
valeur de chacune d'elles :

Limpidité. — Elle dépend de la quantité plus ou moins
considérable de matières minérales ou organiques que l'eau
tient en suspension ; on peut
déterminer approximative-
ment la proportion de ces matières en introduisant un certain volume d'eau dans un
tube en verre très propre,
effilé, et fermé à l'un des bouts
(fig. 1) : au bout de un à deux
jours de repos, on recueille le
dépôt formé au fond du tube,
on le dessèche et on le pèse ;
en l'examinant ensuite au microscope et en l'analysant, on
peut déterminer la nature des
substances tenues en suspension dans le liquide. En prin-

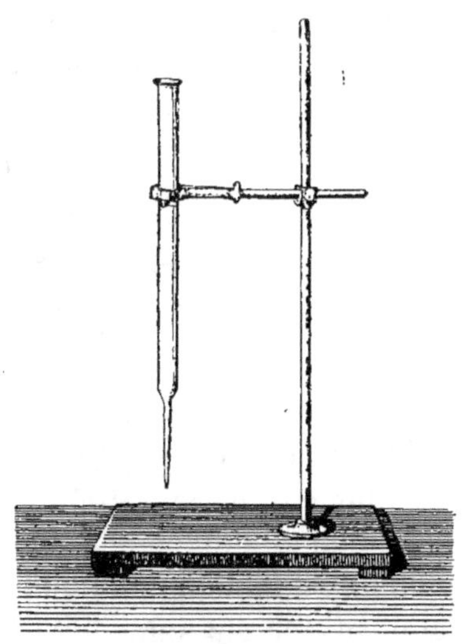

Fig. 1. — Dépôt des matières
en suspension dans l'eau.

cipe, il vaut mieux rejeter toute eau qui n'est pas limpide ;
si l'on se trouve dans l'obligation d'en faire usage, il est
nécessaire de la filtrer, après ébullition. Le degré de limpidité d'une eau peut être apprécié en la plaçant dans un tube
de verre blanc, et en regardant suivant l'axe de ce tube

comparativement à un tube semblable rempli d'eau distillée parfaitement limpide.

Température. — On recherchera toujours une eau dont la température en été est inférieure à celle de l'air ambiant, et sensiblement égale, ou légèrement supérieure à cette température en hiver ; les limites dans lesquelles peut varier cette température dans tous les climats se trouvent comprises entre 8 et 15 degrés. La constance de leur température est une des qualités qui font apprécier si justement les eaux de source comme eaux d'alimentation.

Couleur. — En petite masse, l'eau est incolore ; vue sous une certaine épaisseur, elle est bleue quand elle est pure, et plus ou moins verte, jaune ou même brune, quand elle tient en suspension des matières organiques ou minérales, ou bien encore certains organismes inférieurs. On doit rejeter de l'alimentation toutes les eaux qui sous une faible épaisseur ne sont pas absolument incolores, et qui ne sont pas d'un bleu pur, quand on les examine sous une épaisseur un peu considérable ; on peut faire usage, pour cet examen, d'un tube en verre blanc d'une longueur de $0^m,50$ à 1 mètre qu'on ferme par des glaces à ses deux extrémités : le tube de 50 centimètres du grand polarimètre de Laurent remplit parfaitement les conditions nécessaires à cet examen.

Odeur. — Pour apprécier facilement l'odeur d'une eau, on l'agite vivement dans un flacon avant de la sentir ; il est inutile d'ajouter qu'il faut rejeter toute eau qui possède une odeur quelconque : on rencontre souvent des eaux qui répandent l'odeur de l'hydrogène sulfuré, lequel se forme par suite de la décomposition des sulfates sous l'influence des matières organiques ou organisées. L'odeur des eaux suspectes s'apprécie encore très bien quand on les chauffe vers 35° à 40°, ou bien lorsqu'on les refroidit à 0°. Une eau de bonne

qualité ne doit pas contracter d'odeur quand on la conserve
pendant quelques jours dans un vase bouché. Il arrive même
souvent qu'au bout d'un certain temps, des eaux possédant
une mauvaise odeur, se corrigent; c'est quand, sous l'influence
de l'oxygène de l'air, toutes les matières organiques se sont
transformées en produits minéraux.

Aération. — L'eau tient en dissolution de l'oxygène et de
l'azote dans des proportions variables qui sont en rapport
avec la température et avec le coefficient de solubilité de ces
deux gaz ; ces proportions sont différentes de celles suivant
lesquelles ces gaz sont contenus dans l'air atmosphérique. On
trouve en effet que l'air en dissolution dans l'eau est formé
de 33 p. 100 d'oxygène et de 67 p. 100 d'azote ; la proportion d'oxygène peut varier beaucoup suivant la quantité de
matières organiques. A côté de l'oxygène et de l'azote, on
trouve encore de l'acide carbonique soit libre soit combiné
à des carbonates alcalins, alcalino-terreux, ou même métalliques. Les deux premiers, à la faveur de cet excès d'acide
carbonique, peuvent exister dans l'eau en proportion assez
considérable pour la transformer en eau minérale. On rencontre aussi quelquefois de l'ammoniaque, dont la présence
est un des motifs principaux du rejet des eaux.

Les eaux aérées ont, sur celles qui ne le sont pas, l'avantage
d'être plus digestibles, et aussi plus sapides, grâce à l'acide
carbonique qu'elles contiennent ; il ne faut pas pourtant que
les proportions de ce corps soient trop fortes, parce que les
eaux qui se trouvent dans ces conditions sont ordinairement
impropres à la boisson, excepté pourtant certaines eaux
bicarbonatées calciques, — qui rentrent alors dans la classe
des eaux minérales.

On exagère trop souvent, à mon avis, l'influence de l'aération sur la digestibilité de l'eau : on a vu plus haut que
l'eau distillée, consommée à bord des navires, n'a pas

d'action nuisible sur la santé des équipages, quoique d'ordinaire elle ne soit que très peu aérée. Ce qui est surtout important à retenir dans cette question de l'aération des eaux, c'est que la présence de l'oxygène est une garantie presque certaine de l'absence de matières organiques en voie de putréfaction.

Les eaux de bonne qualité contiennent en moyenne, par litre, de 20 à 25 centimètres cubes de gaz formé de 50 p. 100 d'acide carbonique, 16 p. 100 d'oxygène et 24 p. 100 d'azote ; si la proportion d'oxygène est inférieure à cette moyenne, cela provient le plus souvent de l'absorption que les matières organiques ont fait subir à ce gaz, pour se transformer en produits oxydés de composition très simple : pourtant les eaux de source, au moment de leur émergence, ne contiennent d'ordinaire que de faibles quantités d'oxygène.

Aux caractères physiques que je viens de passer en revue et dont la constatation est très facile, on peut encore ajouter les suivants qui donnent de l'eau une idée suffisante quand elle doit servir aux usages domestiques : celle qui contient des proportions trop considérables de sels calcaires et surtout de sulfate de chaux, durcit les légumes au lieu de les amollir (eau séléniteuse) et forme des grumeaux quand on cherche à y faire dissoudre du savon. Quand elle présente ces deux caractères, elle est ordinairement impropre à la boisson, excepté pourtant l'eau bicarbonatée calcique, qui rentre alors dans la classe des eaux minérales.

Avant d'exposer les procédés d'analyse employés pour constater les qualités d'une eau, il est nécessaire d'indiquer quelles sont les matières fixes et volatiles, minérales et organiques que l'on y rencontre le plus ordinairement, les proportions qu'elles ne doivent pas dépasser dans une eau potable, et celles de ces matières dont la présence fait exclure absolument l'eau de l'alimentation.

1° *Sels minéraux*. — Ces sels très nombreux existent dans les eaux, principalement en dissolution, quelquefois pourtant à l'état de suspension : ils proviennent des terrains qu'elles parcourent ou sur lesquels elles séjournent, et leur proportion varie avec la température ; quelquefois aussi ils ont leur origine dans les tuyaux de conduite, et, dans ce dernier cas, ils communiquent à l'eau des propriétés toxiques qui ont été signalées bien souvent. Selon leur nature et leurs proportions, les sels minéraux peuvent donner à l'eau des qualités et des propriétés différentes : *nuisibles*, dans le cas que je viens de citer ; *thérapeutiques*, quand la proportion de certains de ces sels dépasse une moyenne déterminée, et l'on se trouve alors en présence d'une eau minérale ; *utiles* enfin, et dans ce cas l'eau est potable. On a remarqué que les meilleures eaux de boisson contiennent presque toujours les mêmes sels dans des proportions qui varient très peu ; ces substances salines, qui sont facilement assimilées par l'organisme, contribuent à l'alimentation.

On admet en général qu'un litre d'une eau de bonne qualité contient en dissolution de $0^{gr},20$ à $0^{gr},60$ de substances minérales composées en majeure partie de carbonate de chaux dissous à la faveur d'un excès d'acide carbonique ($0^{gr},05$ à $0^{gr},30$), de chlorures alcalins et alcalino-terreux ($0^{gr},01$ à $0^{gr},02$), de sulfates alcalins et terreux ($0^{gr},01$ à $0^{gr},05$), de traces de silice et de silicates, de fer, d'alumine, et même d'iode et de fluor, sous forme d'iodures et de fluorures de calcium, de potassium et de sodium. Si la proportion de ces sels dépasse de beaucoup ces moyennes, les eaux perdent les qualités qui les font rechercher pour l'alimentation et pour les usages domestiques et industriels ; si le carbonate de chaux par exemple y existe en quantité notable, les eaux se troublent par l'ébullition et sont plus difficilement diges-tibles, sans toutefois devenir absolument impropres à l'ali-mentation ; mais elles ne peuvent plus être employées par l'industrie, parce qu'elles forment des dépôts ou incrustations au fond des machines ; elles ne peuvent pas servir non plus aux usages domestiques, parce qu'elles cuisent difficilement les légumes et forment des grumeaux avec les solutions de savon ; elles portent alors les noms d'eaux calcaires, inconstantes ou crues : si c'est le sulfate de chaux qui domine, les eaux, qu'on appelle alors séléniteuses, acquièrent une saveur douceâtre et désagréable ; comme les eaux calcaires, elles sont difficiles à digérer et impropres aux usages domestiques ; de plus, sous l'influence des matières organiques qui y existent toujours, le sulfate de chaux peut être transformé en sulfure qui laisse dégager de l'hydrogène sulfuré : ce gaz communique alors à l'eau l'odeur spéciale et désagréable qui le caractérise. — Un excès de sels de magnésie (sulfate et chlorure) donne au liquide une saveur amère (eaux du sud de l'Algérie et de la Tunisie).

Les chlorures rendent les eaux saumâtres et salées, et, quand la proportion en est un peu forte, elle indique le plus souvent (surtout quand on ne peut pas attribuer aux terrains l'origine des chlorures) une contamination par des déjections animales : j'indiquerai plus loin dans un tableau emprunté à l'Instruction publiée par le Comité consultatif d'Hygiène, quelles sont les limites pour ces sels, au delà desquelles on doit rejeter les eaux de l'alimentation. On constate aussi quelquefois la présence d'azotates alcalins et terreux, surtout dans les eaux de puits qui se trouvent au voisinage d'habitations, ainsi que dans les fleuves et les rivières : ces azotates proviennent souvent de l'oxydation des matières organiques azotées sous l'influence de certains ferments ; quelquefois aussi ils ont été empruntés aux terrains traversés ; quand leur proportion dépasse $0^{gr},02$ p. 100, l'eau doit être rejetée : je ne parlerai pas de la silice, du fer, de l'aluminium, du fluor, de l'iode, etc., dont la présence en proportion toujours faible est plutôt utile que nuisible.

2° *Matières organiques*. — Leur importance est bien plus grande que celle des matières minérales : il en existe toujours dans les eaux, mais elles se trouvent en proportion très faible dans les eaux de bonne qualité : ces matières sont constituées soit par les produits de transformation de la vie animale, dont les uns, tels que l'urée, la leucine, le glycocolle, la tyrosine et tous les amides, sont solubles, soit par des matériaux provenant des êtres supérieurs et qui ont été rendus solubles par l'action des microbes qui existent dans les eaux : leur présence, quand elles sont en quantité tant soit peu appréciable, rend les eaux impropres à l'alimentation et aux différents usages domestiques. Elle se reconnaît souvent à l'odeur désagréable qui devient surtout manifeste quand on agite vivement le vase qui les contient, et à la mousse qui se forme à la surface du liquide, quand on le laisse en repos pendant un certain temps. Le résidu d'évaporation que laisse une eau qui contient des matières organiques, brunit plus ou moins fortement quand on le soumet à la calcination, selon la quantité de ces matières qu'il renferme ; et quoique ce procédé ne donne pas des indications exactes quand on veut le faire servir à une détermination quantitative, je crois que c'est un des meilleurs que l'on puisse employer quand il s'agit de reconnaître rapidement la valeur alimentaire d'une eau : il est bon d'ajouter toutefois, qu'un examen plus attentif pratiqué à l'aide des méthodes qui seront indiquées plus loin, permettra seul de reconnaître l'origine animale ou végétale de la matière organique, et par suite le danger que peut présenter l'emploi de cette eau. Lorsque les matières organiques ont déjà subi un commencement de combustion, on peut encore retrouver la trace de leur passage, par les produits de leur décomposition (ammoniaque, sels ammoniacaux ; azotates, azotites) : les eaux qui renferment ces produits sont dangereuses, et ne doivent pas être employées comme boisson. — Mais les matières organiques solubles que l'on peut au besoin retenir à l'aide de filtres convenables (sable, charbon, etc.), ne sont pas les corps les plus redoutables qui peuvent se trouver dans une eau ; ceux que l'on craint surtout, ce sont les germes de maladies qui passent plus ou moins rapidement à travers tous les filtres essayés jusqu'à présent, excepté toutefois à travers les filtres de porcelaine dégourdie, lorsque ces derniers sont convenablement entretenus.

Corps gazeux. — Les gaz que l'eau tient en dissolution proviennent surtout de l'air atmosphérique. Ces gaz s'y dissolvent continuellement lorsqu'elle coule à la surface de la terre, et proportionnellement à leur coefficient de solubilité : j'ai déjà indiqué plus haut les proportions des différents gaz de l'air que l'on trouve dans l'eau et la raison de la diminution et même de l'absence complète d'oxygène : à côté des gaz qui entrent normalement dans la composition de l'air et parmi lesquels on peut placer l'acide carbonique, on rencontre aussi quelquefois dans l'eau des gaz que l'air renferme accidentellement tels que l'ammoniaque (dans les eaux de pluie), l'hydrogène sulfuré, l'hydrogène phosphoré, etc. : ces derniers gaz rendent l'eau impropre à la boisson.

§ III. ANALYSE DE L'EAU

1° CHIMIQUE. — 2° BACTÉRIOLOGIQUE

Analyse chimique. Prise de l'échantillon. — La prise d'échantillon d'une eau qui doit être analysée au point de vue de la potabilité est une opération très importante et qu'il est nécessaire d'effectuer avec beaucoup de soin. Voici les précautions qu'il faut prendre pour l'exécuter le plus convenablement possible et pour avoir un échantillon qui représente fidèlement la masse du liquide.

Il faut employer des bouteilles de verre non coloré de 1 à 2 litres, munies soit d'un bouchon de verre, soit d'un bouchon de liège neuf : les vases en grès ne doivent jamais être employés à cet usage.

Les bouteilles seront rincées d'abord à l'acide sulfurique et à l'eau distillée, puis au permanganate de potasse additionné d'acide sulfurique et enfin à l'eau distillée ; les bouchons seront placés pendant dix minutes dans une capsule contenant une solution bouillante de permanganate de potasse et lavés ensuite à l'eau distillée. Au moment de la prise de l'échantillon, les bouteilles seront encore rincées deux ou trois fois avec l'eau à analyser, et les bouchons seront lavés dans cette même eau.

Pour puiser un échantillon d'eau dans une source, une rivière, un réservoir, on y plonge, si cela est possible, la bouteille même et à une certaine profondeur : si l'on est obligé de se servir d'un vase intermédiaire, il faut qu'il soit bien propre (comme les bouteilles elles-mêmes) et rincé une fois avec l'eau à analyser. Il faut éviter de puiser l'eau à la surface ou au fond. Quand on doit puiser un échantillon au moyen d'une pompe ou d'un robinet, on laisse d'abord écouler l'eau qui se trouve dans les tuyaux de conduite avant de remplir les bouteilles : ces dernières seront remplies exactement jusque près du bouchon qui sera enfoncé autant que possible, coupé au ras du goulot et cacheté à la cire. Sur l'étiquette on notera le nom de la source, de la rivière, du réservoir, l'endroit exact où l'échantillon a été capté, la température de l'eau et celle de l'air, la nature des terrains traversés quand il s'agit d'un cours d'eau, celle du terrain d'où elle émerge lorsqu'il s'agit d'une source ; dans le cas d'un puits, la nature du terrain environnant et celle du terrain où se trouve la nappe d'eau, la profondeur du puits. L'échantillon ainsi prélevé, il faut le garder au froid et à l'obscurité et l'examiner au plus tard quarante-huit heures après le puisement.

Il faut au moins 3 litres d'eau pour une analyse ordinaire : la quantité à employer dépend du reste de la nature de l'eau à analyser. S'il s'agit d'une ville qui est alimentée par des eaux de diverses provenances, on doit prendre des échantillons de chacune de ces eaux et un échantillon du mélange, de plus un autre échantillon puisé à chaque conduite principale qui alimente un quartier.

Analyse qualitative. — Dans bien des cas on se contente de données approximatives sur la valeur d'une eau : on pratique pour cela un certain nombre d'essais qui ont l'avantage de pouvoir s'exécuter rapidement et de n'exiger qu'un nombre très restreint de réactifs et d'instruments.

Essais préliminaires. — On constate d'abord les propriétés physiques et organoleptiques de l'eau, propriétés indiquées plus haut, c'est-à-dire la limpidité, la couleur, l'odeur, et la saveur, puis sa réaction au papier de tournesol, les eaux potables étant ordinairement ou légèrement acides ou très légèrement alcalines : après cela on place dans un certain nombre de verres à pied, 25 à 30 centimètres cubes de l'eau à analyser et on les traite par les réactifs suivants :

a. Solution de chlorure de baryum avec quelques gouttes d'acide chlorhydrique qui forme un précipité plus ou moins abondant avec les sulfates.

b. Solution d'azotate d'argent additionnée d'acide azotique, pour constater la proportion plus ou moins considérable de chlorures, selon l'abondance du précipité de chlorure d'argent formé.

c. Solution d'oxalate d'ammoniaque : le précipité indique, d'après son abondance, la quantité de chaux existant dans l'eau.

d. Solution de chlorhydrate d'ammoniaque avec solution de carbonate d'ammoniaque; on filtre, pour séparer le précipité et on ajoute une solution de phosphate de soude plus de l'ammoniaque ; le précipité qui se forme indique la présence de la magnésie ainsi que ses proportions approximatives.

e. Hydrogène sulfuré et sulfhydrate d'ammoniaque, pour déceler la présence des sels métalliques.

f. Réactif de Nessler (voir la préparation) ; la coloration plus ou moins jaune indique la présence de l'ammoniaque et des sels ammoniacaux : cette réaction se fait dans un tube de verre avec 50 centimètres cubes d'eau et 1 centimètre cube de réactif, comparativement avec 1 centimètre cube d'une solution de chlorhydrate d'ammoniaque contenant $0^{gr},19107$ de sel par litre ; on attend cinq minutes pour faire la comparaison des couleurs.

g. On évapore au bain-marie 1 litre de l'eau à examiner ; l'évaporation commencée dans une capsule en porcelaine se termine dans une capsule en platine : on constate ainsi la couleur du résidu. Cette épreuve est d'une grande importance puisqu'elle permet de juger immédiatement une eau d'après la coloration du résidu ; s'il est blanc ou même un peu grisâtre, c'est que l'eau ne contient que peu ou même pas du tout de matières organiques en dissolution ; s'il est brun ou noir, c'est que la proportion des matières organiques est assez considérable pour faire rejeter l'eau de l'alimentation et des usages domestiques. J'ai déjà dit que je ne considérais pas ce procédé comme devant donner des résultats satisfaisants quand il s'agit du dosage de la matière organique ; mais pour l'essai rapide dont je viens de parler, je crois qu'il est excellent.

§ IV. — ANALYSE QUANTITATIVE

Hydrotimétrie. — L'hydrotimétrie est une méthode d'analyse de l'eau, à l'aide de laquelle on peut doser un certain nombre des éléments qui s'y trouvent contenus : son avantage consiste surtout dans la rapidité d'exécution et dans l'exactitude des résultats obtenus à l'aide d'un petit nombre de réactifs et d'instruments.

Cette méthode est basée sur la décomposition qu'éprouve une solution de savon sous l'influence des sels terreux et de l'acide carbonique, et sur la propriété que possède le savon de produire instantanément une mousse avec l'eau débarrassée des sels : on peut donc ainsi déterminer non seulement la proportion des sels de chaux et de magnésie qui se trouvent dans l'eau, mais encore le carbonate de chaux, qui se précipite sous l'influence de l'ébullition, et même, avec une approximation suffisante, l'acide carbonique libre, le chlore et l'acide sulfurique : la fin de la réaction est indiquée par le réactif lui-même. Employé d'abord en Angleterre par le docteur Clark pour déterminer le degré de dureté des eaux, le procédé a reçu de Boutron et Boudet des perfectionnements qui en ont fait une des méthodes les plus élégantes, les plus rapides et les plus sûres de l'analyse volumétrique.

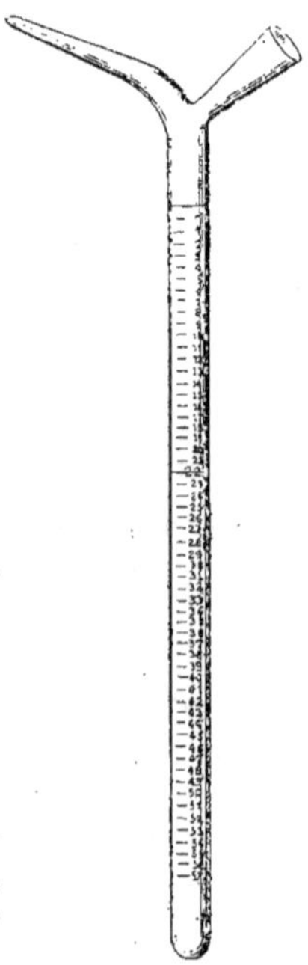

Instruments nécessaires pour le dosage hydrotimétrique de l'eau.

1° Hydrotimètre (fig. 2) : Burette graduée de telle sorte que 23 de ses divisions égalent 2 centimètres cubes et 4 dixièmes. Le zéro de l'échelle est placé sur le second trait et non sur le premier comme dans les burettes ordinaires ; néanmoins quand on remplit l'instrument, il faut que la liqueur affleure au premier trait, par la raison que la quantité de liquide qui dépasse ainsi le zéro, est employée à produire une mousse persis-

Fig. 2.
Hydrotimètre.

tante, et n'est par conséquent pas décomposée par les sels de l'eau que l'on analyse : on voit, par la disposition de la graduation, qu'il n'est pas tenu compte de cette quantité dans la lecture du liquide qui manque dans l'hydrotimètre. On donne habituellement à la burette hydrotimétrique la forme anglaise; je préfère me servir d'une burette de Mohr graduée de la même manière.

2° Flacon gradué (fig. 3). Ce flacon contient environ 90 à 100 centimètres cubes : il est divisé par des traits circulaires en volumes de 10, 20, 30 et 40 centimètres cubes.

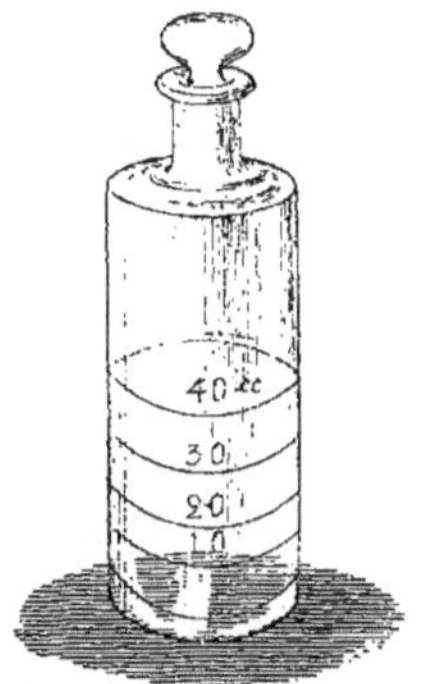
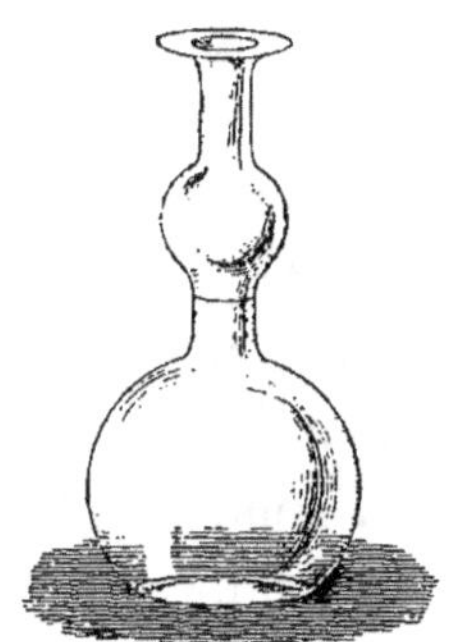

Fig. 3. — Flacon hydrotimétrique.   Fig. 4. — Ballon jaugé.

3° Pipette divisée en dixièmes de centimètre cube.

4° Ballon en verre portant un renflement sur le col, et marqué d'un trait de jauge circulaire (fig. 4).

Réactifs. — 1° Liqueur hydrotimétrique (solution hydroalcoolique de savon) : elle se prépare en dissolvant 100 grammes de savon médicinal râpé et séché à l'air, dans 1 600 grammes d'alcool à 90 degrés ; la dissolution se fait au bain-marie; on filtre et on ajoute 1 000 grammes d'eau distillée : on ramène ensuite cette liqueur au degré convenable, comme il sera dit plus loin.

2° Liqueur titrée d'azotate de baryte contenant : azotate de baryte 59 centigrammes et eau distillée quantité suffisante pour un litre (cette solution porte le nom de *liqueur d'épreuve*).

3° Solution d'oxalate d'ammoniaque au soixantième.

4° Solution titrée d'azotate de baryte contenant azotate de baryte 1 ^{gr},07 et eau distillée quantité suffisante pour 100 centimètres cubes (il ne faut pas confondre cette solution avec la liqueur d'épreuve n° 2).

5° Solution titrée d'azotate d'argent contenant : azotate d'argent 1 ^{gr},39 et eau distillée quantité suffisante pour 100 centimètres cubes.

Essai de la liqueur hydrotimétrique. — Avant toute opération, il faut s'assurer que la liqueur hydrotimétrique est au titre voulu : pour cela on mesure dans le flacon gradué 40 centimètres cubes de la solution barytique n° 2 ; puis on remplit l'hydrotimètre avec la solution de savon que l'on verse peu à peu dans le flacon, en ayant soin d'agiter vivement celui-ci après chaque addition : dès que l'agitation fait naître une couche de mousse épaisse de 1 centimètre environ et persistant pendant plusieurs minutes, l'opération est terminée. Si le nombre de degrés de solution employés est de 22, la liqueur hydrotimétrique est au titre convenable ; sinon, il faut y ajouter de l'eau distillée si le nombre de degrés est inférieur à 22, dans la proportion de 1/23e environ de son poids pour diminuer sa force de 1 degré : si au contraire le nombre est supérieur à 22, il faut ajouter de l'alcoolé de savon et procéder à un nouvel essai.

Détermination du degré hydrotimétrique d'une eau. — On verse d'abord 20 à 25 centimètres cubes de l'eau à examiner dans un verre à expériences et l'on y ajoute environ 1 centimètre cube de la liqueur titrée de savon : si, après quelques instants d'agitation, l'eau prend une teinte opaline sans qu'il se forme de grumeaux, on peut procéder directement à l'essai hydrotimétrique : si, au contraire, il se forme des grumeaux, il faut étendre l'eau à essayer de 1, 2, 3, 4, 5, etc., parties d'eau distillée marquant 0° à l'hydrotimètre, jusqu'à ce qu'il ne se produise plus de grumeaux. On tient compte ensuite, dans l'appréciation du résultat final de la quantité d'eau ajoutée en le multipliant par 2, 3, 4, etc., selon le volume employé. Cet essai préliminaire est indispensable, parce que les grumeaux qui se forment dans une eau trop calcaire, s'opposent à la formation de la mousse. On verse ensuite dans le flacon 40 centimètres cubes de l'eau à essayer, et l'on ajoute par petites portions, surtout vers la fin de l'opération, la liqueur titrée de savon : après chaque addition on agite vivement le flacon et l'on continue jusqu'à ce que la mousse formée, ayant une hauteur de 1 centimètre environ, persiste pendant une dizaine de minutes : on lit alors sur la burette le nombre de divisions employées, qui représente le *degré hydrotimétrique* ou le *degré de dureté* de l'eau : supposons-le égal à 18, on pourra en conclure :

1° Que 1 litre de cette eau décompose 18 décigrammes de savon avant de pouvoir dissoudre ce produit ;

2° Que 1 litre de cette eau contient à peu près 18 centigrammes de matières terreuses fixes ;

3° Quel est le degré de *dureté* de l'eau et la place qu'elle occupe dans l'*échelle hydrotimétrique*.

La méthode hydrotimétrique permet encore de déterminer, avec une approximation suffisante, les proportions d'acide carbonique, de sels de chaux et de magnésie, d'acide sulfurique et de chlore, qui se trouvent contenues dans une eau : il suffit pour cela d'effectuer les six opérations suivantes :

1° On prend, d'après le procédé indiqué plus haut, le degré hydrotimétrique de l'eau à l'état naturel.

2° A 50 centimètres cubes de l'eau à essayer, on ajoute 2 centimètres cubes de la solution d'oxalate d'ammoniaque au 60°, on agite et on filtre après une demi-heure de contact : de cette liqueur filtrée, débarrassée ainsi de toute la chaux, on prend 40 centimètres cubes et l'on en détermine, comme ci-dessus, le degré hydrotimétrique.

3° On fait bouillir l'eau pendant une demi-heure dans le ballon (fig. 4) que l'on remplit jusqu'au trait de jauge ; on laisse refroidir, on rétablit le volume primitif avec de l'eau distillée pure, et l'on agite vivement le liquide avec le précipité qui s'est formé pendant l'ébullition ; on filtre ensuite et l'on prend le degré hydrotimétrique de cette eau filtrée, en opérant comme toujours sur 40 centimètres cubes ; par suite de l'ébullition, l'eau perd son acide carbonique, qui se dégage, son carbonate de chaux et son carbonate de magnésie, qui se précipitent ; toutefois, il résulte des observations de Boutron et Boudet, qu'une certaine proportion de carbonate de chaux, qui correspond à 3 degrés hydrotimétriques, reste en dissolution dans l'eau : on doit donc retrancher 3 des degrés hydrotimétriques obtenus dans cette troisième opération.

4° A 50 centimètres de cette eau bouillie et filtrée, on ajoute 2 centimètres cubes de la solution d'oxalate d'ammoniaque au 60°, pour précipiter les sels de chaux autres que les carbonates, on agite, on filtre après une demi-heure de contact, et on prend le degré hydrotimétrique sur 40 centimètres cubes de cette eau filtrée.

A l'aide des résultats obtenus dans ces quatre premières opérations, on peut déterminer les proportions d'acide carbonique, de carbonate de chaux, des autres sels de chaux et des sels de magnésie. Supposons que ces résultats soient les suivants :

1° Degré hydrotimétrique de l'eau à l'état naturel. 25
2°   —   de l'eau précipitée par l'oxalate d'ammoniaque. 11
3°   —   de l'eau bouillie et filtrée (15 — 3). 12
4°   —   de l'eau bouillie, filtrée et précipitée par l'oxalate d'ammoniaque. . . 8

Ils doivent être interprétés de la manière suivante :

Le premier chiffre 25 représente l'acide carbonique, les sels de chaux et les sels de magnésie.

Le deuxième chiffre 11 représente les sels de magnésie et l'acide carbonique qui sont restés dans l'eau après la précipitation de la chaux.

La différence entre ces deux chiffres 25 — 11 = 14 représente la totalité des sels de chaux.

Le troisième chiffre 12 représente les sels de magnésie et les sels de chaux autres que le carbonate.

La différence entre le premier et le troisième (25 — 12 = 13) représente l'acide carbonique et le carbonate de chaux.

Enfin le quatrième chiffre 8, représente les sels de magnés qui sont restés dans l'eau et qui n'ont pas été précipités. — Les sels de chaux et de magnésie étant représentés, les premiers par 14 et les seconds par 8, ce qui fait un total de 22, il est clair que la différence entre ce dernier chiffre et le degré hydrotimétrique de l'eau à l'état naturel (25 — 22 = 3) représente l'acide carbonique.

Le carbonate de chaux sera représenté par 13 — 3 = 10 et les autres sels de chaux par 14 — 10 = 4.

On obtient en définitive les résultats suivants :

1° Acide carbonique	3 degrés	
2° Carbonate de chaux	10 —	(13 — 3)
3° Autres sels de chaux	4 —	(14 — 10)
4° Sels de magnésie	8 —	
Total. . . .	25 degrés	

On transforme ensuite ces degrés en poids en les multipliant par les chiffres de la table ci-dessous, qui représentent les équivalents en poids de 1 degré hydrotimétrique pour 1 litre d'eau :

	gr.
Chaux	0,0057
Chlorure de calcium	0,0114
Carbonate de chaux	0,0103
Sulfate de chaux	0,0140

gr
Magnésie 0,0042
Chlorure de magnésium 0,0090
Carbonate de magnésie. 0,0088
Sulfate de magnésie 0,0125
Chlorure de sodium 0,0120
Sulfate de soude. 0,0146
Acide sulfurique. 0,0082
Chlore 0,0073
Savon à 30 p. 100 d'eau 0,1061
Acide carbonique . . . . 5 centim. cubes

Tous ces corps, sauf le savon, sont évalués à l'état anhydre.

On obtient ainsi pour l'exemple choisi ci-dessus :

1° Acide carbonique libre — $3° \times 5^{cc}$ $= 15^{cc}$
2° Carbonate de chaux — $10° \times 0^{gr},0103 = 0^{gr},103$ ⎫
3° Autres sels de chaux (évalués en sulfate) $4° \times 0^{gr},0140 = 0^{gr},056$ ⎬ $0^{gr},259$
4° Sels de magnésie (évalués en sulfate) $8° \times 0^{gr},0125 = 0^{gr},100$ ⎭

On remarquera que le poids des sels terreux contenus dans cette eau étant $0^{gr},259$, et son degré hydrotimétrique 25, l'observation faite relativement à l'égalité qu'on observe entre le degré hydrotimétrique et le nombre de centigrammes de ces sels contenus dans 1 litre de l'eau, se trouve confirmée : cette coïncidence a été constatée dans un grand nombre d'analyses.

A l'aide des deux opérations suivantes on peut ensuite déterminer approximativement le poids des sulfates et celui des chlorures contenus dans 1 litre d'eau.

Dosage de l'acide sulfurique. — On soumet à l'ébullition pendant une demi-heure, dans le ballon jaugé, un certain volume d'eau, on laisse refroidir, et on ramène au volume primitif avec de l'eau distillée pure ; on agite fortement, on filtre et l'on prend le degré hydrotimétrique de cette eau bouillie et filtrée. Supposons que ce degré soit 16 ; on ajoute l'équivalent de 16 degrés d'azotate de baryte, c'est-à-dire $1^{cc},6$ de la solution barytique n° 4 (cette solution, ainsi que la solution d'argent n° 5, est composée de telle sorte que

1 centimètre cube marque 10 degrés hydrotimétriques, ce
dont il faut s'assurer par un essai direct). Il résulte de cette
addition que la liqueur devrait marquer 32 degrés ; mais
les sulfates contenus dans l'eau étant précipités par l'azotate
de baryte, le degré hydrotimétrique se trouve abaissé proportionnellement à la quantité de ces sulfates : si donc, après
avoir laissé déposer le sulfate de baryte et après avoir filtré,
on ne trouve plus que 20 degrés par exemple, on en con-
clut que l'acide sulfurique ou les sulfates sont représentés
par $32 - 20 = 12$ degrés : ce nombre 12 multiplié par
l'équivalent en acide sulfurique ou en sulfates de 1 degré
hydrotimétrique, donne le poids de ces corps contenus dans
1 litre d'eau ; par exemple : $12 \times 0^{gr},0082 = 0^{gr},0984$ d'acide
sulfurique.

Le dosage du chlore se fait d'une manière analogue en
employant la dissolution d'azotate d'argent à la place de
celle d'azotate de baryte. Ces deux procédés de dosage qui
sont loin d'avoir la précision des méthodes ordinaires de
l'analyse quantitative, ont du moins le grand avantage d'être
très rapides et de n'exiger qu'un matériel très restreint.

Les degrés hydrotimétriques ou degrés de dureté n'ont
pas la même valeur dans les différents pays. — 1 degré
français équivaut à $0^{d},56$ allemand et à $0^{d},70$ anglais.

D'après leur degré hydrotimétrique (ou leur dureté) les
eaux peuvent se partager en trois classes : *bonnes* quand leur
degré se trouve compris entre 0 et 30 ; *impropres* à la boisson
et aux différents usages domestiques de 30 à 60 (eaux d'arro-
sage) ; *impropres* à tous les usages, au-dessus de 60 degrés.

On appelle *dureté temporaire* celle qui est due à la présence des carbonates dissous à la faveur d'un excès d'acide
carbonique et que l'on peut éliminer par l'ébullition ; la
dureté permanente est due au contraire aux sels de chaux et
de magnésie autres que les carbonates, et que l'ébullition ne
fait pas disparaître du liquide.

ÉCHELLE HYDROTIMÉTRIQUE DES EAUX DE SOURCES ET DE RIVIÈRES
(Boutron et Boudet.)

EAUX	ORIGINE ET DATES	DEGRÉS hydrotimé-triques.
Eau distillée	»	0°,
— de neige	Paris, décembre 1854.	2°,5
— de pluie	» »	3°,5
— de l'Allier	Moulins, 5 mars 1855.	3°,5
— de la Dordogne. . .	Libourne, 26 mars 1855.	4°,5
— de la Loire	Tours, 5 mars 1855.	5°,5
— de la Loire	Nantes, 5 mars 1855.	5°,5
— du puits de Grenelle.	— 16 février 1855.	9°,0
— du puits de Passy. .	— 16 novembre 1861.	11°,0
— de la Soude. . . .	— 25 décembre 1854.	13°,5
— de la Somme-Soude.	— —	13°,5
— de la Somme . . .	— —	14°,0
— du Rhône	— 17 avril 1855.	15°,0
— de la Saône. . . .	— —	15°,0
— de l'Yonne	— à 1 000 mètres en aval-de l'emb. de l'Arman-çon, 17 avril 1855.	15°,0
— de la Seine. . . .	Au pont d'Ivry, 15 décembre 1854.	15°,0
— de la Seine. . . .	— 16 février 1855.	17°,0
— de la Vanne. . . .	— diverses sources.	18° à 20°
— de la Seine	A Chaillot, 16 février 1855.	23°,0
— de la Marne. . . .	A Charenton, 13 février 1855.	23°,0
— de la Marne. . . .	— 23 février 1855.	23°,0
— de l'Oise.	A Pontoise, 5 avril 1855.	21°,0
— de la Dhuis. . . .	A la Source, septembre 1861.	24°,0
— de l'Escaut	Valenciennes, 5 avril 1855.	24°,5
— du canal de l'Ourcq.	— 23 février 1855.	30°,0
— d'Arcueil.	— —	28°,0
— des prés St-Gervais .	— —	72°,0
— de Belleville . . .	— —	128°,0

On peut immédiatement se faire une idée de la valeur
d'une eau en comparant son degré hydrotimétrique à celui
des eaux classées dans l'échelle ci-dessus.

Analyse des gaz de l'eau. — On place l'eau que l'on veut
analyser dans un ballon A (fig. 5) de 2 litres de capacité au
moins, de façon qu'il soit rempli complètement ainsi que le
tube de dégagement B qui débouche sur une cuve à mercure
et dans une éprouvette C remplie presque complètement de
de ce métal, le reste du volume étant complété par 8 à

10 grammes d'huile : le bouchon en caoutchouc qui ferme le ballon, est maintenu solidement à l'aide d'un fil de fer : On porte l'eau à l'ébullition que l'on entretient jusqu'à ce qu'il ne passe plus de gaz dans l'éprouvette ; on lit ensuite le volume gazeux que l'on ramène à 0° et à 760 millimètres à l'acide de la formule $V_0 = \dfrac{V_t \times (H - f)}{(1 + \alpha t) \times 760}$ (H = pression barométrique, f = tension de la vapeur à t). — On dose

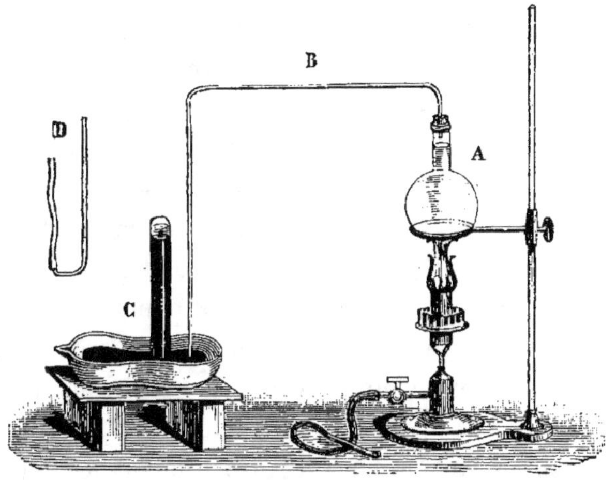

Fig. 5. — Appareil pour l'analyse du gaz de l'eau.

ensuite l'acide carbonique en l'absorbant à l'aide d'une balle ou d'une solution de potasse, l'oxygène à l'aide du pyrogallate de potasse, et l'azote par différence. — Le dosage de l'oxygène dans l'eau offre un grand intérêt pour les raisons déjà énumérées plus haut (détermination des matières organiques) : les procédés que je vais décrire permettent d'effectuer ce dosage très rapidement et en même temps avec une approximation suffisante dans la majeure partie des cas.

A. *Procédé à l'hydrosulfite de soude.* — Ce procédé qui est dû à MM. Schutzenberger et Gérardin, est basé sur l'absorption rapide de l'oxygène par l'hydrosulfite de soude qui se transforme ainsi en sulfite :

$$S^2O^2 \text{ NaO HO} + O^2 = S^2O^4 \text{ NaO HO.}$$

ou

$$S\text{Na OHO} + O = SO \text{ NaO HO.}$$

l'indicateur dans ce dosage est le bleu Coupier ou mieux une solution de sulfate d'indigo qui tous les deux sont décolorés par l'hydrosulfite, mais qui ne le sont pas par le bisulfite ; aussi longtemps qu'il y aura de l'oxygène capable d'être absorbé par l'hydrosulfite, ce dernier n'agira pas sur la matière colorante ; mais dès que tout l'oxygène sera absorbé, quelques gouttes d'hydrosulfite suffiront pour décolorer complètement la solution et indiquer ainsi la fin de la réaction. Pour l'opération, on emploie une solution d'hydrosulfite telle que 10 centimètres cubes correspondent à peu près à 1 centimètre cube d'oxygène, et on la prépare au moment même où l'on veut s'en servir en remplissant aux trois quarts avec de l'eau ordinaire des flacons de 60 à 100 centimètres cubes à large ouverture et contenant des spirales de zinc et un peu de grenaille de ce métal ; on y ajoute environ 10 centimètres cubes d'une solution de bisulfite de soude à 20 degrés Baumé, on achève de remplir avec de l'eau, et on bouche à l'aide d'un bouchon en caoutchouc percé d'un trou par lequel sort l'excès de liquide au moment de la fermeture et dans lequel on introduit ensuite une baguette de verre de façon à le boucher hermétiquement : on agite le flacon, et le réactif se trouve prêt à être employé au bout de 20 à 25 minutes. On commence d'abord par déterminer sa valeur correspondante en oxygène, à l'aide d'une solution de sulfate de cuivre ammoniacal contenant $2^{gr},23$ de sulfate de cuivre par litre ; 10 centimètre cubes de cette solution correspondent au point de vue de l'action sur l'hydrosulfite de soude à 1 centimètre cube d'oxygène : à l'aide d'une burette graduée divisée en cinquièmes de centimètre cube, et dont l'extrémité plonge dans la solution de sulfate de cuivre, on fait tomber la solution d'hydrosulfite dans 10 centimètres cubes de la solution cuivrique, placés dans un petit flacon, jusqu'au moment où la décoloration se produit ; le nombre de divisions nécessaires pour obtenir ce résultat indique la quantité d'hydrosulfite qui absorbe 1 centimètre cube d'oxygène. On procède ensuite de la même manière avec l'eau dans laquelle on veut doser l'oxygène : pour cela on place 1 litre de cette eau dans un bocal à large ouverture de 1 litre et demi de capacité, on y ajoute quelques gouttes de carmin d'indigo dissous dans l'acide sulfurique, on couvre la surface d'une couche d'huile, et on y fait tomber la solution d'hydrosulfite, en agitant sans cesse, jusqu'à décoloration complète : du nombre de divisions employées, on déduit ensuite facilement le volume d'oxygène existant dans 1 litre d'eau.

Supposons qu'il ait fallu 9 centimètres cubes d'hydrosulfite pour décolorer la solution de sulfate de cuivre, et 45 centimètres cubes dans la deuxième opération, on posera la proportion suivante :

$$\frac{9}{1} = \frac{45}{x} \text{ et } x = \frac{45}{9} = 5 :$$

l'eau analysée contiendra 5 centimètres cubes d'oxygène par litre.

Ce procédé si simple et si rapide, que l'on peut mettre à exécution avec un petit nombre de réactifs et à l'aide d'un outillage peu compliqué, donne des indications précieuses au point de vue de l'hygiène, si l'on détermine d'abord le volume d'oxygène existant dans un litre d'eau au moment de la prise d'essai, et puis le volume du même gaz qui existe dans cette eau après qu'elle a séjourné pendant vingt-quatre heures dans un vase fermé : si l'on constate alors une diminution de l'oxygène, cette diminution indiquera : 1° la présence de matières organiques ; 2° la proportion plus ou moins considérable de ces matières d'après le volume d'oxygène disparu.

La modification suivante, apportée par M. Raulin au procédé précédent, dispense du tirage primitif de la solution d'hydrosulfite à l'aide du sulfate de cuivre ammoniacal : on opère comme ci-dessus pour la préparation de la solution d'hydrosulfite de soude, que l'on étend suffisamment pour que 1 litre d'eau agitée préalablement à l'air et teintée en bleu avec du carmin d'indigo ou avec du bleu Coupier, se décolore après une addition de 30 à 40 centimètres cubes de réactif : on introduit ensuite 1 litre de l'eau à analyser dans le bocal à large ouverture de 1 litre et demi de capacité, on teinte avec le bleu Coupier ou le carmin d'indigo, puis la burette étant pleine d'hydrosulfite et sa douille amorcée préalablement plongeant jusqu'à mi-hauteur dans l'eau du bocal, on laisse couler lentement le réducteur en remuant avec l'agitateur de bas en haut, et de haut en bas, sans trop renouveler la surface, jusqu'au moment où la décoloration a lieu ; on lit alors le volume d'hydrosulfite employé. Immédiatement après on procède de la même manière au titrage de la solution d'hydrosulfite en se servant de 1 litre de l'eau à analyser que l'on agite pendant quelques minutes avec de l'air dans un flacon d'un peu plus de 2 litres de capacité portant un trait qui délimite 1 litre ; l'eau se sature ainsi d'oxygène à la température à laquelle on opère et que l'on a soin de noter : on arrive toujours de cette manière à la limite de saturation de l'eau pour l'oxygène, et à l'aide de la table de solubilité de Bunsen placée plus loin, on connaît, pour la température de l'expérience, le volume d'oxygène qui se dissout dans 1 litre d'eau ; en divisant ensuite ce chiffre par 5 (puisque l'oxygène de l'air est à 1/5 d'atmosphère) on sait quel est le volume réel de ce gaz qui se trouve dans 1 litre d'eau saturée. On a donc ainsi deux volumes de solution d'hydrosulfite qui correspondent, l'un à un volume d'oxygène connu (celui qui est contenu dans 1 litre d'eau saturée) et l'autre au volume d'oxygène qu'il s'agit de doser dans 1 litre de l'eau à examiner : à l'aide d'une simple règle de trois, on résout facilement le problème. Supposons qu'on ait employé $33^{cc},5$ d'hydrosulfite pour amener la décoloration dans 1 litre de l'eau soumise à l'analyse, et $39^{cc},6$ pour la décoloration de cette même eau saturée d'oxygène à la température de 10° : d'après la table des coefficients de solubilité, on sait qu'à 10° un litre d'eau absorbe pour se saturer $0^{l},0325$ d'oxygène, et que par conséquent 1 litre de cette eau saturée par agitation à l'air contient à cette même température $\frac{0^{l},0325}{5} = 6^{cc},5$ d'oxygène, donc : $39^{cc},6$ d'hydrosulfite correspondent à $6^{cc},5$ d'O, 1 centimètre cube, correspond à $\frac{6^{cc},5}{39^{cc},6}$ et $33^{cc},5$ correspondent à $\frac{6^{cc},5 \times 33^{cc},5}{39^{cc},6} = 5^{cc},5$: 1 litre de l'eau examinée contiendra donc $5^{cc},5$ d'oxygène.

COEFFICIENTS DE SOLUBILITÉ DE L'OXYGÈNE

DANS L'EAU DÉTERMINÉS DE 5 EN 5 DEGRÉS DEPUIS 0° JUSQU'A 20°.

Température	Coefficient de solubilité.
0	0, 04114
5	0, 03628
10	0, 03250
15	0, 02989
20	0, 02838

Cette méthode a été perfectionnée et rendue plus exacte par MM. Schutzenberger et Risler ; elle permet alors de doser l'oxygène dans un volume d'eau beaucoup plus petit (50 à 100 centimètres cubes) avec une approximation d'au moins $1/20^e$ de centimètre cube ; mais ce dosage, qui se fait à l'abri de l'air dans un vase rempli d'hydrogène, exige un outillage perfectionné et n'est applicable que dans un laboratoire : je renvoie donc, pour plus de détails, au *Traité de chimie générale* de M. Schutzenberger, t. Ier, p. 414.

B. *Procédé de Mohr.* — Ce procédé donne des résultats

exacts et parfaitement concordants avec ceux que l'on obtient
avec la méthode précédente : on absorbe l'oxygène contenu
dans l'eau à l'aide d'une solution titrée de sulfate double de
fer et d'ammoniaque, et l'on détermine ensuite, à l'aide du
caméléon, la proportion du sel de fer qui n'a pas été oxydée :
il est absolument nécessaire, d'abord d'opérer en solution
alcaline pour que l'absorption de l'oxygène par le sel double
de fer se fasse convenablement, et ensuite de se mettre à
l'abri du contact de l'air : pour cela, on produit la réaction
dans une atmosphère d'acide carbonique. Dans un ballon
de 300 à 500 centimètres cubes de capacité, on fait d'abord
passer un courant d'acide carbonique de façon à déplacer
complètement l'air qu'il contient, puis on y introduit
successivement 200 centimètres cubes de l'eau à analyser
et 10 centimètres cubes d'une solution de sulfate double de
de fer et d'ammoniaque contenant $39^{gr},2$ de sel pour
1 000 centimètres cubes d'eau distillée, et titrée à l'aide
d'une solution $\frac{N}{10}$ de permanganate de potasse à $3^{gr},162$ par
litre (nous admettrons que ces deux solutions s'équivalent
volume à volume) : on ajoute ensuite et toujours à l'abri de
l'air, assez de solution de potasse concentrée pour que la
liqueur soit fortement alcaline et on agite vivement pendant
dix minutes; on y introduit alors rapidement de l'acide
sulfurique et lorsque la liqueur est devenue claire, on titre
de nouveau avec la solution de caméléon ; avec les chiffres
que l'on obtient ainsi, on calcule facilement le volume
d'oxygène existant dans l'eau :

Exemple : Les deux solutions de fer et de caméléon étant
équivalentes, il aura fallu 10 centimètres cubes de la dernière pour oxyder complètement le fer contenu dans 10 centimètres cubes de la première ; ces 10 centimètres cubes de
caméléon correspondent à $0^{gr},008$ d'oxygène : après la fixation
de l'oxygène de l'eau sur le sel double de fer et d'ammoniaque, il n'a plus fallu que $7^{cc},5$ de caméléon ; la différence

10 — 7,5 = 2,5 représente la proportion du sel de fer oxydée par l'oxygène de l'eau et correspond à $0^{cc},56 \times 2,5 = 1^{cc},4$ d'oxygène (puisque 10 centimètres cubes de caméléon correspondent à $0^{gr},008$ d'oxygène, ils correspondent également à $\frac{0,008}{1,43} = 6^{cc},6$ de ce gaz, et 1 centimètre cube de la solution correspondra à $0^{cc},56$). Les 200 centimètres cubes d'eau soumis à l'analyse contiennent donc $1^{cc},4$ d'oxygène et l'eau en contient par litre $1^{cc},4 \times 5 = 7$ centimètres cubes. — Il arrive presque toujours que les deux solutions de fer et de caméléon ne sont pas équivalente; dans ce cas on fixe d'abord très exactement le titre de la solution de permanganate à l'aide d'une solution récente $\frac{N}{10}$ d'acide oxalique, et l'on détermine ensuite la correspondance des titres des solutions de fer et de caméléon : un calcul aussi simple que le précédent donne la proportion d'oxygène contenue dans l'eau.

La méthode suivante de Winkler (*Bull. Soc. chim.*, 3e série, t. Ier, p. 147) est, d'après l'auteur, plus précise et plus commode que celles de Schuzenberger et de Mohr : elle est fondée sur ce fait que l'hydrate manganeux s'oxyde à froid par l'oxygène libre en donnant un oxyde supérieur, qui, dissous dans l'acide chlorhydrique, dégage du chlore naissant équivalent à l'oxygène absorbé : si on fait cette dernière réaction en présence d'iodure de potassium, l'iode mis en liberté pourra être titré par l'hyposulfite selon la méthode de Bunsen, et l'oxygène sera déterminé d'après la quantité d'iode ainsi produite. On se sert d'une solution à peu près binormale de chlorure manganeux bien exempt de fer (environ 40 grammes de $Mn\,Cl^2 + 4\,H^2O$ dans 100 centimètres cubes), et d'une solution de soude pure (bien exempt de nitrites) à peu près huit fois normale, à laquelle on ajoute environ 10 grammes d'iodure de potassium par 100 centimètres cubes : il faut que ces deux solutions ne bleuissent pas l'amidon ioduré après avoir été acidulées par l'acide chlorhydrique. L'opération se fait dans un flacon bien bouché à l'émeri d'une contenance d'environ 250 centimètres cubes ; on le remplit presque entièrement de l'eau à essayer, puis au moyen d'une pipette de 1 centimètre cube munie d'un long bec très étroit, on injecte au fond du vase, d'abord la solution sodique d'iodure de potassium, puis la solution de chlorure de manganèse ; on ferme le flacon en évitant de laisser aucune bulle d'air, et on le retourne plusieurs fois sur lui-même : il se forme un précipité floconneux qui se dépose bientôt ; on introduit alors à l'aide d'une pipette 3 centimètres cubes d'acide chorhydrique pur et concentré, on rebouche et on agite de nouveau ; le précipité se redissout alors en donnant une liqueur jaune qu'on titre à l'aide d'une solution normale centime d'hyposulfite de soude dont chaque centimètre cube correspond à $0^{cc},055825$ d'oxygène à 0° et 760 millimètres ; de telle sorte que si x est le volume d'oxygène contenu dans un litre d'eau, V le volume du flacon, et n le nombre de centimètres cubes d'hyposulfite employés, on a :

$$x = 55,825 \times \frac{n}{V}$$

Lorsque l'eau est riche en acide carbonique, comme le carbonate manganeux ne s'oxyde pas à l'air, il est bon d'employer 2 pipettes de 1 centimètre cube au lieu d'une de chaque réactif. Cette méthode doit subir une légère modification lorsque les eaux contiennent des azotites, qui occasionneraient une augmention de la proportion d'oxygène : lorsqu'on a constaté plus de $0^{mgr},1$ d'acide azoteux par litre, on n'introduit la solution de soude iodurée qu'après dissolution de l'hydrate de manganèse par l'acide chlorhydrique ; le perchlorure de manganèse formé oxyde à froid l'acide azoteux pour le transformer en acide azotique ; en même temps il oxyde aussi les substances organiques contenues dans l'eau : pour connaître la valeur de la correction à faire subir au résultat de la première opération, on fait deux autres dosages, l'un sur un même volume d'eau à essayer, mais saturé d'air à la température ordinaire, l'autre sur un égal volume d'eau distillée pure également saturé d'air : la différence entre les quantités d'hyposulfite employées dans ces deux derniers essais, donne la correction qu'il faut faire subir au premier essai ; elle représente souvent plus de 2 centimètres cubes d'oxygène par litre.

Parmi les gaz contenus dans l'eau, on trouve encore l'ammoniaque en proportions plus ou moins considérables : toutes les eaux en contiennent un peu ; les microbes aréobies, les moins dangereux, par suite des transformations qu'ils font subir aux matières azotées, en produisent une certaine quantité ; l'urée, par le fait de sa transformation en carbonate d'ammoniaque, en donne aussi un peu ; la proportion ne dépasse pas d'ordinaire 1 à 2 milligrammes p. 1000. Le dosage de l'ammoniaque dans l'eau se fait d'une manière précise par la méthode de Schloesing ; je vais la décrire ici en réservant l'étude du procédé colorométrique pour le moment où je traiterai du dosage des matières organiques.

Dosage de l'ammoniaque. Méthode de Schloesing. — On effectue le dosage à l'aide de l'appareil de la figure 6. Dans le ballon A, d'une capacité d'un litre et demi environ, on place un volume connu de l'eau à analyser, on ajoute un excès de magnésie, entièrement exempte d'ammoniaque et préalablement calcinée : dans le ballon B on verse 10 centimètres cubes d'acide sulfurique $\frac{N}{10}$ additionnés de quelques gouttes d'une solution alcoolique de phénol-phtaléine ; on chauffe ensuite le ballon A et l'on amène l'eau à l'ébullition : les vapeurs condensées dans le serpentin S retombent au fur et à mesure dans le ballon, et l'ammoniaque seule passe à la distillation et va se condenser dans le ballon B contenant l'acide sulfurique ; on voit qu'ici le serpentin fonctionnant comme l'appareil à plateaux qui sert à la rectification de l'alcool, il n'est pas nécessaire, comme dans l'appareil primitif de Boussingault, de distiller les 2/5 du liquide dont on veut extraire l'ammoniaque ; après une heure et demie d'ébullition, toute l'ammoniaque aura passé dans l'acide

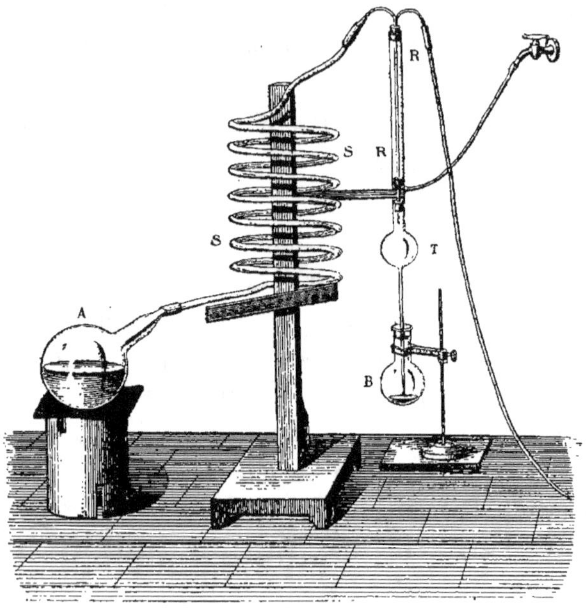

Fig. 6. — Appareil de Schloesing pour le dosage de l'ammoniaque.

titré, et l'on en détermine la proportion à l'aide d'une solution alcaline titrée.

A l'observatoire de Montsouris, le procédé est modifié de la manière suivante : un litre d'eau additionné de 1 centimètre cube d'acide sulfurique au 10ᵉ est évaporé dans un petit ballon jusqu'à réduction à 30 centimètres cubes. Ce résidu, réuni à 5 ou 6 centimètres cubes de l'eau primitive réservés pour le lavage du ballon, est introduit dans une petite cornue avec un excès de magnésie pure récemment calcinée : on distille et on recueille les 2/5 de cette liqueur dans un flacon contenant de 2 à 5 centimètres cubes d'acide sulfurique titré, préalablement coloré par 3 gouttes d'une solution alcoolique de cochenille : après distillation, on prend de nouveau le titre de l'acide à l'aide d'une solution alcaline titrée, et la différence avec le titre primitif indique la proportion d'ammoniaque contenue dans le volume d'eau sur lequel on a opéré.

Détermination quantitative exacte des principes fixes qui se trouvent naturellement dans les eaux. — Ces principes sont : le fer, l'alumine, la chaux, la magnésie, la potasse, la soude, la silice, les acides chlorhydrique et sulfurique. Pour cette détermination on opère toujours sur le résidu de l'évaporation d'un volume d'eau assez considérable, 10 à 5 litres et jamais moins d'un litre. Ce résidu est obtenu en plaçant l'eau dans une capsule en porcelaine bien lavée à l'acide et à l'eau distillée, et en commençant l'évaporation au bain-marie ; il faut avoir soin de placer un entonnoir au-dessus de la capsule afin de la couvrir complètement, mais sans la toucher, de façon à empêcher les poussières du laboratoire de tomber dans le liquide ; l'évaporation s'achève dans une capsule en platine, que l'on maintient ensuite pendant un certain temps à la température de 120°. Le résidu ainsi obtenu est pesé, puis calciné pour détruire la matière organique, additionné ensuite d'un peu de carbonate d'ammoniaque pour régénérer les carbonates détruits pendant la calcination, chauffé à 120° et pesé de nouveau ; la différence des deux pesées donne approximativement le poids de la matière organique. Quant au résidu, il sert à la détermination des éléments suivants : *Chaux, Magnésie, Fer, Alumine, Silice, Potasse et Soude.* — Ces corps, sauf les deux premiers, se trouvent ordinairement dans l'eau en petite quantité, et leur dosage n'offre en général qu'un intérêt secondaire ; vers la fin de l'évaporation de l'eau au bain-marie, on ajoute un peu d'acide chlorhydrique pour décomposer les silicates ; le résidu, formé comme ci-dessus, est repris par l'eau distillée chaude additionnée d'acide azotique pur et le tout est jeté sur filtre ; le résidu de la capsule est lavé à plusieurs reprises avec de l'eau bouillante acidulée avec l'acide azotique, et la silice insoluble recueillie sur filtre est desséchée, calcinée et pesée ; si par hasard il y avait de l'oxyde de manganèse mélangé à l'oxyde de fer, l'acide azotique le laisserait inattaqué ; on le séparerait de la silice au moyen de l'acide sulfurique et de l'acide oxalo-nitrique : on décante, on lave, on évapore le résidu à siccité, on calcine et on pèse ; par différence on a le manganèse. Dans la liqueur débarrassée de la silice, on précipite le fer et l'alumine par un excès d'ammoniaque; on rassemble le précipité sur filtre, on le lave et on le dissout dans l'acide chlorhydrique; dans cette solution on sépare le fer à l'aide de la potasse en excès, et on le pèse à l'état d'oxyde ; dans la solution potassique, l'alumine est précipitée par l'ammoniaque et pesée ; comme cette base existe en faible proportion dans les eaux, il faut se garder de la confondre avec du phosphate de chaux ; à l'aide du molybdate d'ammoniaque, on peut s'assurer si l'alumine est exempte de phosphate. La séparation du fer et de l'alumine peut encore s'effectuer de la manière suivante : le mélange des oxydes de fer et d'alumine précipités par l'ammoniaque est calciné après lavage; on le pèse et on l'introduit dans une petite nacelle de platine tarée que l'on place ensuite sur une lame de platine, et l'on glisse le tout dans un tube en porcelaine que l'on chauffe dans un fourneau à réverbère où il occupe une position un peu inclinée ; on peut aussi employer un tube en platine que l'on chauffe sur une rampe à gaz ; on relie le tube à un appareil à hydrogène, on fait passer un courant de ce gaz sec, puis on chauffe le tube; quand il est bien rouge, on remplace le courant d'hydrogène par un courant rapide d'acide chlorhydrique gazeux et on laisse refroidir l'appareil; on chasse ensuite l'acide chlorhydrique par un courant d'hydrogène, on retire la nacelle, on calcine et on pèse : la perte de poids correspond à l'oxyde de fer entraîné à l'état de chlorure.

Chaux. — La chaux est dosée dans la liqueur débarrassée du fer et de l'alumine ; pour cela, on la traite par le carbonate d'ammoniaque en présence du chlorhydrate d'ammoniaque ; toute la chaux est précipitée à l'état de carbonate que l'on recueille et que l'on dissout dans l'acide sulfurique étendu afin de peser la chaux sous forme de sulfate. On peut aussi doser la chaux en la précipitant à l'état d'oxalate ; pour cela la liqueur débarrassée du fer et de l'alumine, et qui doit être assez étendue, est traitée par l'oxalate d'ammoniaque, en ayant soin de ne pas en ajouter un trop grand excès ; au bout de sept à huit heures, l'oxalate de chaux s'est complètement précipité ; on décante, on sépare l'oxalate, on le calcine jusqu'à cessation de perte de poids, et on pèse la chaux à l'état de chaux vive ; ou bien on dissout dans l'acide sulfurique le précipité d'oxalate bien lavé, et on dose volumétriquement l'acide oxalique par la solution normale décime de permanganate de potassium ; du poids d'acide oxalique on déduit ensuite facilement celui de la chaux qui s'y trouvait combinée.

Magnésie. — Dans la liqueur débarrassée de la chaux, on précipite la magnésie à l'état de phosphate ammoniaco-magnésien, à l'aide du phosphate d'ammoniaque ; le précipité recueilli sur filtre est lavé, puis desséché avec le filtre, et calciné dans une capsule de platine tarée ; on pèse, et du poids de phosphate de magnésie, on déduit celui de la magnésie, en multipliant par 0,360.

Potasse et soude. — Ces deux bases sont dosées dans le résidu de l'évaporation de l'eau débarrassée de la chaux, de la magnésie, de la silice, du fer et de l'alumine ainsi que des sels ammoniacaux ajoutés pour opérer la séparation de ces différents corps : on les transforme d'abord en chlorures en reprenant, par l'acide chlorhydrique, le résidu de l'évaporation des liqueurs provenant des traitements précédents, et le mélange des chlorures est ensuite traité par une solution concentrée de chlorure de platine qui précipite la potasse sous forme de chloro-platinate; en évaporant et en ajoutant un peu d'alcool, le chloro-platinate se sépare sous forme de paillettes cristallines; on laisse reposer, on décante la liqueur surnageante qui doit être colorée en jaune (ce qui indique qu'il y a un excès de chlorure de platine), et on lave le précipité par décantation avec un mélange à parties égales d'alcool et d'eau; on dessèche et on pèse; en multipliant par 0,193 le poids de chloro-platinate trouvé, on a le poids de la potasse; la soude se dose par différence.

Acide chlorhydrique et chlorures. — Les chlorures sont dosés volumétriquement à l'aide de la méthode de Mohr. On se sert pour cela d'une solution normale centime d'azotate d'argent aussi neutre que possible, et du chromate de potasse comme indicateur; on évapore au bain-marie dans une capsule, 100 centimètres cubes de l'eau à analyser (ou un volume plus considérable, suivant la proportion de chlorures, déterminée approximativement dans les essais préliminaires), on reprend le résidu par environ 20 centimètres cubes d'eau distillée, on filtre dans un vase à précipiter, et à l'aide d'une burette graduée en 10es de centimètre cube, on introduit dans ce liquide filtré, additionné de deux à trois gouttes d'une solution concentrée de chromate de potasse, la solution $\frac{N}{100}$ d'argent, jusqu'à ce que le précipité rouge de chromate d'argent soit persistant; du volume de liqueur titrée employé on déduit par une simple proportion la quantité de chlore (évaluée au besoin en chlorure de sodium) qui existe dans un litre de l'eau essayée. Dans les eaux acides ou alcalines et dans celles qui contiennent des proportions notables de matières organiques capables de décomposer la solution d'argent, les chlorures ne peuvent pas être dosés par la méthode précédente ; dans ces cas spéciaux, les eaux rendues alcalines et chauffées sont additionnées de permanganate de potasse jusqu'à légère coloration rosée et filtrées; dans le liquide filtré le chlore est précipité à l'état de chlorure d'argent que l'on sèche et que l'on pèse ; en le multipliant par 0,2542, on obtient le poids d'acide chlorhydrique et celui du chlore en le multipliant par 0,247.

Acide sulfurique. — Ce corps est dosé sous forme de sulfate de baryte; le résidu de l'évaporation de 500 ou 1 000 centimètres cubes d'eau est repris à chaud par de l'eau distillée additionnée d'acide chlorhydrique pur, et traité par une solution acide de chlorure de baryum; le précipité de sulfate de baryte recueilli, séché et pesé donne la proportion d'acide sulfurique quand on le multiplie par le coefficient 0,343.

Acide phosphorique. — Cet acide est dosé dans le résidu de l'évaporation de l'eau que l'on humecte avec quelques gouttes d'acide azotique et qu'on dessèche de nouveau pour rendre la silice insoluble ; on reprend ensuite par de l'eau acidulée avec de l'acide azotique, on filtre et on précipite dans cette liqueur l'acide phosphorique à l'état de phospho-molybdate d'ammoniaque, en y ajoutant une solution de molybdate d'ammoniaque de concentration telle qu'une partie d'acide phosphorique corresponde à environ 50 parties d'acide molybdique et en laissant digérer pendant six à huit heures dans un endroit chaud (50 degrés environ); le précipité, recueilli sur filtre, est lavé avec un mélange de molybdate et d'eau (une partie de molybdate et trois parties d'eau), et dissout dans l'ammoniaque d'où l'on précipite ensuite l'acide phosphorique à l'état de phosphate ammoniaco-magnésien ; le précipité séché et calciné est pesé, et du poids du pyrophosphate de magnésie, on déduit celui de l'acide phosphorique en le multipliant par le coefficient 0,640.

Le dosage de l'acide phosphorique peut être aussi effectué volumétriquement à l'aide de la solution titrée d'urane.

Recherche et dosage des azotates. — Ces opérations font suite tout naturellement à la détermination des principes minéraux que l'on rencontre d'ordinaire dans les eaux ; les azotates peuvent provenir des terrains traversés par les eaux, mais le plus ordinairement ils prennent naissance à la suite de l'oxydation des matières organiques azotées ; les eaux pures en contiennent souvent de petites quantités (de 5 à 20 milligrammes par litre) ; leur détermination qualitative et quantitative a donc une grande importance quand il s'agit d'apprécier la valeur alimentaire d'une eau.

1) *Recherche qualitative : à l'aide de la brucine.* — Au résidu de l'évaporation de 500 ou 1 000 centimètres cubes d'eau, on ajoute quelques gouttes d'une solution de sulfate de brucine au centième (ou mieux un petit cristal du sel), puis goutte à goutte de l'acide sulfurique concentré très pur, jusqu'à ce qu'il se produise une coloration rose qui apparaîtra d'autant plus vite que la proportion des azotates dans l'eau sera plus considérable. Ce procédé de recherche des azotates donne de très bons résultats, et je le préfère à celui indiqué par Bœttger et qui est basé sur la coloration bleue que prend une solution acide de diphénylamine sous l'influence des corps oxydants, ainsi qu'à celui proposé par Graebe et qui consiste à traiter le résidu de l'évaporation de l'eau, redissous dans un peu d'eau distillée acidulée par l'acide sulfurique, par quelques gouttes de carbazol dissous dans l'acide sulfurique ; si l'eau contient des azotates, il se produit une coloration verte.

Recherche quantitative des azotates : a) *à l'aide d'une solution d'indigo.* — Le principe de cette méthode repose sur la décomposition des azotates à l'aide de l'acide sulfurique concentré, et sur le dosage de l'acide azotique ainsi mis en liberté, à l'aide d'une solution d'indigo qui est décolorée tant qu'il y a de l'acide azotique, mais qui colore la liqueur en jaune verdâtre, dès que tout l'acide a été décomposé par suite de l'oxydation de l'indigo. On prépare d'abord une solution d'indigotine en faisant digérer pendant quelques heures 2 parties de cette substance dans 10 parties d'acide sulfurique fumant ; on y ajoute ensuite de l'eau distillée en quantité suffisante pour faire 1 000 centimètres cubes. Cette solution est titrée à l'aide d'une liqueur contenant $1^{gr},872$ d'azotate de potasse par litre, solution dont chaque centimètre cube correspond à 1 milligramme d'acide azotique ; pour l'exactitude des résultats, il est nécessaire de s'assurer, à chaque dosage que l'on veut effectuer, de la valeur réelle de la solution d'indigo en opérant de la manière suivante : On prend un centimètre cube de la solution d'azotate de potasse que l'on étend à 20 centimètres cubes à l'aide de l'eau distillée ; puis on y ajoute quelques gouttes d'une solution au dixième de chlorure de sodium et le plus rapidement possible 50 centimètres cubes d'acide sulfurique pur exempt de composés nitreux ; le mélange s'échauffe fortement ; on y introduit alors en agitant constamment la solution d'indigo contenue dans une burette graduée en dixièmes de centimètre cube, jusqu'au moment où la liqueur prend une coloration verdâtre ; le nombre de centimètres cubes et de fractions correspond à 1 milligramme d'acide azotique. On étend ensuite la solution d'indigo de façon que 6 à 8 centimètres cubes correspondent à 1 milligramme d'acide azotique. On opère exactement de la même façon avec 20 centimètres cubes ou un volume plus ou moins considérable de l'eau à analyser, selon sa teneur en azotates que l'on peut connaître approximativement par l'essai préliminaire indiqué plus haut ; une simple proportion permet de calculer ensuite la quantité d'acide azotique existant dans le volume d'eau mis en expérience :

Supposons que 8 centimètres cubes de la solution d'indigo correspondent à 1 milligramme d'acide azotique, et qu'on ait employé pour 20 centimètres cubes d'eau 12 centimètres cubes de cette même solution, on aura la relation $\frac{8}{1} = \frac{12}{x}$ d'où $x = 1,5$; les 20 centimètres cubes d'eau contenant $1^{mgr.}5$ d'acide azotique, 1 litre de cette eau en contiendra $1,5 \times 50 = 75$ milligrammes. Si l'on opère avec des solutions d'azotates très pauvres, il est bon de porter le liquide à l'ébullition. Cette méthode ne donne plus d'indications exactes quand l'eau contient des proportions un peu notables de matières organiques ; le chiffre que l'on obtient alors est trop faible et diminue en raison directe de la quantité de matières organiques contenues dans l'eau ; de plus, elle donne des indications tout à fait erronées lorsqu'on n'opère pas toujours dans des conditions absolument semblables. On peut éliminer les matières organiques en distillant un volume donné de l'eau avec de l'acide sulfurique et du bichromate de potasse ou du bioxyde de manganèse bien lavé (1 partie d'acide pour 1 partie de bioxyde) ; l'opération se fait dans une petite cornue tubulée dans laquelle on place des fragments de verre et qui communique avec un récipient ; on chauffe jusqu'à ce que les vapeurs blanches d'acide sulfurique apparaissent ; l'acide azotique passe dans le récipient refroidi ; on lave le résidu à deux reprises différentes par distillation avec de l'eau pure, on réunit toutes les liqueurs distillées qui contiennent la totalité de l'acide azotique, on les alcalinise légèrement, on ramène au volume primitif de l'eau et l'on dose l'acide azotique dans cette liqueur par le procédé ci-dessus.

L'acide azotique des azotates contenus dans l'eau peut être évalué encore en le transformant en ammoniaque que l'on reçoit dans une solution acide titrée ; cette méthode repose sur la réaction suivante : Quand on chauffe un azotate neutre dans un liquide alcalin en présence de l'hydrogène naissant, tout l'acide azotique de l'azotate est transformé en ammoniaque suivant l'équation :

$$\text{AzO}^5 + 8\text{H} = \text{AzH}^3 + 5\text{HO}$$

ou bien

$$2(\text{AzO}^3\text{H}) + 16\text{H} = 2\text{AzH}^3 + 6\text{H}^2\text{O} :$$

1 gramme d'ammoniaque correspond à $3^{gr},176$ d'acide azotique.

On introduit l'eau préalablement réduite au tiers de son volume dans un ballon que l'on fait communiquer par un tube long et large contenant des fragments de verre, avec un récipient dans lequel on place de l'acide sulfurique ou de l'acide chlorhydrique $\frac{N}{10}$; on y ajoute ensuite une grande quantité de potasse caustique et de l'aluminium en poudre ou en feuilles (l'aluminium peut être remplacé par le zinc et le fer) ; on fait ensuite bouillir avec précaution pour éviter les soubresauts et la mousse qui tendent toujours à se produire, et au bout de très peu de temps tout l'acide azotique est transformé en ammoniaque et absorbé par la solution acide titrée ; on reprend de nouveau le titre de cet acide, et la différence donne la quantité d'ammoniaque absorbée ; on en déduit ensuite facilement (en multipliant par 3,176), la proportion d'acide azotique contenue dans le volume d'eau soumis à l'expérience. Si l'eau contient de l'ammoniaque, il faut la chasser d'abord en la faisant bouillir avec de la potasse ; dans ce dernier cas, on peut se servir avec avantage, pour la détermination des azotates, du résidu du dosage de l'ammoniaque dans l'eau effectué avec l'appareil de M. Schloesing ; si la proportion des matières organiques contenues dans l'eau est un peu considérable, il faut s'en débarrasser par le procédé indiqué plus haut ou bien à l'aide de la potasse et d'une solution de caméléon.

Mais une seule méthode est vraiment applicable dans tous les cas pour le dosage des azotates, et donne des résultats exacts ; c'est celle de M. Schloesing dont le principe est dû à Pelouze, et qui est basée sur les propriétés oxydantes de l'acide azotique à l'égard des sels de protoxyde de fer et sur sa transformation subséquente en bioxyde d'azote ; ce dernier est recueilli dans une éprouvette graduée, et de son volume on déduit la proportion d'azotate existant dans le volume d'eau soumis à l'analyse :

$$AzO^5 + 6\ FeCl + 3\ HCl = AzO^2 + 3\ Fe^2 Cl^3 + 3\ HO.$$

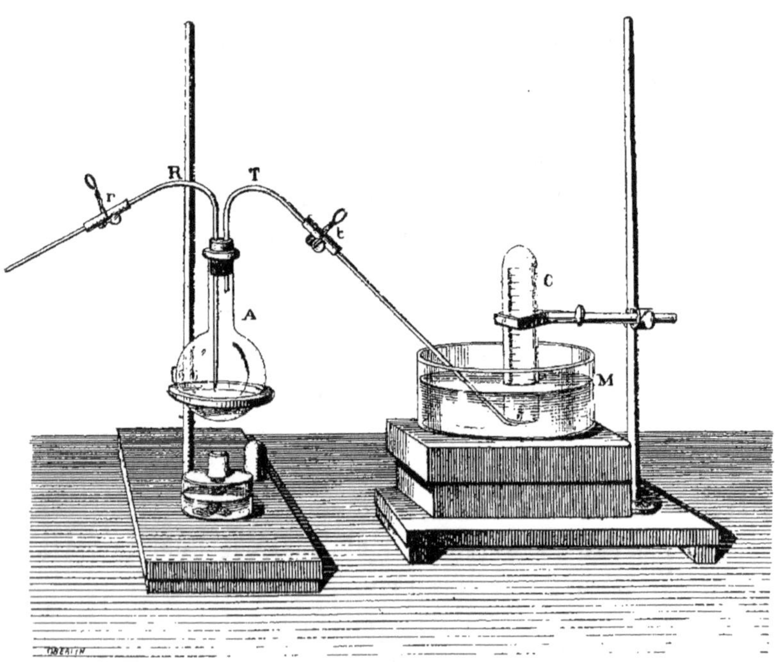

Fig. 7. — Dosage des azotates dans les eaux.

L'opération se pratique à l'aide de l'appareil de la figure 7, composé d'un ballon A de 200 centimètres cubes environ, fermé par un bouchon percé de deux trous dans lesquels passent deux tubes T et R munis en leur milieu de tubes en caoutchouc que l'on peut serrer à l'aide des pinces t et r ; l'un des tubes, T, qui ne pénètre que très peu dans le col du ballon est destiné à se rendre sous la cloche C partagée en dixièmes de centimètre cube, remplie d'une solution de soude au dixième et placée sur une cuve M contenant la même dissolution alcaline; l'autre tube, R, est presque capillaire dans sa partie qui plonge dans le ballon. On emploie un volume d'eau plus ou moins considérable (200 à 500 centimètres cubes) selon la proportion d'azotates qu'on y a reconnue approximativement par un essai préliminaire; on réduit ce volume à 30 ou 50 centimètres cubes en l'évaporant avec un alcali et on l'introduit dans le ballon A; les deux tubes étant ouverts, on chauffe le ballon de façon à chasser tout l'air qui s'y trouve contenu, et lorsqu'il ne se dégage plus que de la vapeur d'eau, on fait passer le tube T sous la cloche graduée et on serre le caoutchouc entre les doigts pour s'assurer que la solution sodique monte dans le ballon, ce qui a lieu lorsque tout l'air a été chassé. A ce moment on ferme le tube T avec la pince, et on laisse la vapeur d'eau s'échapper par le tube R jusqu'à ce que le liquide soit réduit à environ 10 centimètres cubes; on éloigne alors le feu, on ferme le tube R à l'aide de la pince, et on plonge immédiatement son extrémité dans un verre à pied contenant une solution de chlorure ferreux, obtenue en attaquant dans un ballon environ 20 grammes de pointes de Paris, par l'acide chlorhydrique pur, et en complétant le volume de 100 centimètres cubes avec de l'eau distillée. Toute cette partie de l'opération doit être conduite avec une très grande rapidité. Par suite du refroidissement, il se produit dans le ballon un vide dont on profite pour y faire pénétrer environ 20 à 30 centimètres cubes de la solution de protochlorure de fer (il suffit pour cela de desserrer le caoutchouc du tube R), puis 5 à 10 centimètres cubes d'acide chlorhydrique concentré, après quoi on serre de nouveau le caoutchouc et on chauffe le ballon. A ce moment, il vaut mieux se servir des doigts pour serrer le caoutchouc du tube T, afin de pouvoir l'ouvrir rapidement dès qu'on sent que la pression dans l'intérieur du ballon est supérieure à celle de l'extérieur ; le gaz bioxyde d'azote qui se produit dans la réaction, se rend sous la cloche, et on continue à chauffer jusqu'à ce que le volume gazeux n'augmente plus. Il suffit alors de transporter la cloche sur une cuve à eau et de lire le volume de bioxyde d'azote en notant en même temps la température et la pression ; le volume du gaz à 0° sera :

$$V_0 = \frac{V_t\,(H - f)}{1 + a\,t \times 760}$$

$V_t =$ volume observé à la température t ;
$H =$ pression barométrique ;
$f =$ tension maxima à la température t.

De ce volume on déduira facilement le poids de l'acide azotique correspondant et par suite celui des azotates existant dans l'eau ; pour cela il suffit de multiplier par 2,413 le volume de bioxyde d'azote à 0° et 760 millimètres pour avoir le poids de l'acide azotique exprimé en milligrammes. A l'aide du baroscope d'Esbach, on peut éviter les calculs nécessaires à la réduction du volume du bioxyde d'azote à 0 et 760° ; il suffit de déterminer la hauteur du mercure dans la branche de ce petit instrument et de diviser par 76 le chiffre indiqué pour avoir le nombre par lequel on doit multiplier le volume du gaz qui se trouve dans l'éprouvette graduée.

A ces trois procédés, dont le dernier surtout est très recommandable à cause de son exactitude et de sa rapidité d'exécution, je vais ajouter un quatrième recommandé dans ces derniers temps par ses auteurs MM. Grandval et Lajoux. Voici la description qu'en donnent ces deux chimistes dans les *Documents du Laboratoire municipal de Reims*.

Il repose sur la transformation du phénol en acide picrique par l'action de l'acide azotique, et sur l'intensité de coloration que possède le picrate d'ammoniaque formé ; on compare à l'aide du colorimètre de Duboscq la teinte ainsi obtenue à celle d'une solution titrée de ce sel (liqueur type). La méthode nécessite l'emploi d'une solution sulfophénique et d'une solution titrée d'azotate de potasse :

Réactif sulfophénique { Phénol pur . . . . 3 grammes { Acide sulfurique monohydraté. 37   —

La solution titrée d'azotate de potasse renferme par litre $0^{gr},936$ de sel, quantité qui correspond à $0^{gr},5$ d'acide azotique ou à $0^{gr},129$ d'azote. La liqueur type de picrate d'ammoniaque se prépare de la manière suivante : On prend 10 centimètres cubes de la solution titrée d'azotate de potasse et on les évapore à sec au bain-marie dans une petite capsule de porcelaine; après complet refroidissement on ajoute au résidu un excès de réactif sulfophénique (10 gouttes) en ayant soin de le promener, à l'aide d'un agitateur, sur toute la paroi de la capsule, de façon qu'aucune parcelle du résidu n'échappe à la réaction ; on ajoute ensuite quelques centimètres cubes d'eau distillée, puis un excès d'ammoniaque qui développe une belle coloration jaune; on fait avec cette solution 1,000 centimètres cubes de liqueur. D'après son mode de préparation, ce volume de liqueur type correspond à $0^{gr},005$ d'acide azotique. Pour rechercher et doser cet acide dans une eau, on en prend 10 centimètres cubes[1] qu'on évapore au bain-marie, et on traite le résidu par 10 gouttes de solution sulfophénique, par de l'eau et par de l'ammoniaque, de la même manière que ci-dessus ; si la liqueur se colore en jaune, on est prévenu de la présence de composés nitriques dans l'eau ; la solution de picrate d'ammoniaque ainsi obtenue est étendue pour en faire un volume déterminé, géné-

---

[1] Si l'eau est riche en acide azotique, il faut en prendre moins, sinon, au moment où l'on fait agir le réactif sur le résidu de l'évaporation, il pourrait se produire un dégagement de vapeurs nitreuses, ce qui occasionnerait des pertes.

ralement 50 centimètres cubes ; si on juge que la solution sous ce volume serait trop peu colorée, on l'amène seulement à 25 centimètres cubes ; si au contraire on pense qu'elle le serait trop, on en fait 100 ou 200 centimètres cubes. On compare ensuite sa coloration à celle du liquide type ; la comparaison se fait au colorimètre, avec interposition de verres bleus.

Soient H et H' les hauteurs des colonnes liquides correspondant, la première à l'eau examinée, la seconde au liquide type ; soit x le poids d'acide azotique contenu dans un litre de l'eau examinée, celui que représente le type étant $p = 0^{gr},005$; on a, si 50 centimètres cubes est le volume de la solution de picrate d'ammoniaque provenant de 10 centimètres cubes d'eau :

$$\frac{x}{0,005} = \frac{5\ H'}{H} \text{ et } x = 0,025 \times \frac{H'}{H}$$

Ce procédé est exact, sensible et très rapide ; à défaut de colorimètre, on peut procéder par tâtonnements ; pour cela les deux liquides à comparer étant placés dans des tubes semblables et sous le même volume, on étend d'eau le plus coloré jusqu'à ce que les deux teintes soient sensiblement les mêmes ; un calcul fort simple, basé sur les volumes relatifs des liqueurs, fera connaître le poids de l'acide azotique cherché.

Si la proportion des chlorures contenus dans l'eau est un peu forte, il faut, quand on veut employer la méthode ci-dessus, éliminer préalablement l'acide chlorhydrique au moyen de l'oxyde d'argent hydraté ; si la quantité de chlorure est faible, on peut se borner à faire bouillir l'eau avec un peu de carbonate d'ammoniaque.

Recherche et dosage des azotites. — Les azotites sont produits par la réduction des matières organiques sous l'influence de la vie de certaines bactéries ; ils constituent un terme plus rapproché de ces matières que les azotates ; une eau qui contient des azotites doit par conséquent être absolument rejetée de l'alimentation ; il n'est donc pas nécessaire d'en faire une détermination quantitative bien exacte, et au lieu des méthodes rigoureuses, indispensables quand il s'agit du dosage des azotates, on peut employer pour eux des méthodes colorimétriques basées sur l'emploi d'une solution d'azotite de potasse contenant 0^{mgr},10 d'acide azoteux par centimètre cube ; à l'aide de cette dissolution et sous l'influence d'un réactif approprié, on détermine une coloration identique en intensité à celle que l'on obtient avec le même volume du réactif agissant sur un volume exactement mesuré de l'eau à examiner. La solution d'azotite se prépare en dissolvant 0^{gr},2237 d'azotite de potasse dans un litre d'eau distillée bien pure. Une autre solution titrée d'azotite contenant également 0^{mgr}, 1 d'acide azoteux dans 1 centimètre cube est obtenue en dissolvant 0^{gr},406 d'azotite d'argent pur dans l'eau distillée bouillante et en précipitant cette solution par la quantité équivalente de chlorure de sodium ou de potassium pur ; on dilue à 1 litre, on laisse déposer le chlorure d'argent et on décante. Pour plus de sûreté, on peut doser la proportion d'acide azoteux dans ces dissolutions à l'aide du caméléon, et les ramener au titre exact de 0^{mgr},1 par centimètre cube.

Ces solutions doivent être conservées à l'abri de la lumière et titrées de temps en temps. Les réactifs dont on se sert le plus ordinairement sont : 1° le *réactif de Trommsdorf* (solution d'iodure de zinc amidonnée) ; on le prépare de la manière suivante : on fait bouillir pendant plusieurs heures 5 grammes d'amidon ou de fécule avec 20 grammes de chlorure de zinc et 100 centimètres cubes d'eau distillée, en remplaçant au fur et à mesure, l'eau évaporée ; l'ébullition doit être prolongée jusqu'à dissolution presque complète de l'enveloppe du grain d'amidon ; on y ajoute alors 2 grammes d'iodure de zinc, on étend à 1 litre et on filtre ; il faut conserver cette solution dans un flacon bien bouché à l'abri de la lumière (Grandeau). Les azotites produisent dans ce réactif une décomposition qui provoque la formation de l'iodure bleu d'amidon. Pour le dosage, on place dans une éprouvette ou dans un tube de verre 100 centimètres cubes de l'eau à examiner, et on y ajoute 3 centimètres cubes de réactif et 1 centimètre cube d'acide sulfurique pur étendu (1 partie d'acide et 2 parties d'eau). S'il se produit une teinte bleue, on la compare à celle que l'on obtient en mettant 3 centimètres cubes du réactif dans une série de tubes semblables au précédent, avec 100 centimètres cubes d'eau distillée pure et des quantités croissantes de solution titrée d'azotite de potasse ou de soude (1, 2, 3, 4, etc., centimètres cubes) et chaque fois 1 centimètre cube d'acide sulfurique étendu, jusqu'à ce qu'on produise une teinte identique à celle du tube contenant l'eau à examiner ; il est facile d'en déduire ensuite par comparaison la quantité d'azotite qui s'y trouve contenue. Si la coloration bleue se produit immédiatement, avec une certaine intensité, il faut diluer l'eau d'un volume d'eau distillée exactement mesuré dont on tient compte dans l'évaluation des résultats ; la méthode ne donne d'indications convenables que si la coloration ne se produit qu'au bout de quelques minutes et si elle n'est pas trop intense ; elle ne peut pas être employée si l'eau contient des sels de fer qui mettent l'iode en liberté et occasionnent ainsi la coloration bleue du réactif.

2° *Méta-phénylène-diamine* (m.-diamido-benzène). Ce composé sous l'influence de l'acide azoteux se transforme en triamidoazobenzène (brun de Bismarck) et communique à l'eau qui contient des azotites une coloration jaune plus ou moins intense. On se sert d'une solution de $0^{gr},5$ de ce corps dans 100 centimètres cubes d'eau additionnée de quelques centimètres cubes d'acide sulfurique ou d'acide chlorhydrique; si cette solution est colorée (ce qui a lieu presque toujours), on la décolore au moyen du noir animal pur. L'opération du dosage se pratique comme avec le réactif précédent; on opère sur 100 centimètres cubes d'eau que l'on additionne de 2 centimètres cubes d'acide sulfurique dilué et de 1 centimètre cube de réactif, et on déduit la proportion d'azotite qui s'y trouve de l'intensité de la coloration jaune comparée à celle que l'on obtient avec la solution titrée d'azotite; comme dans l'expérience précédente, il faut avoir soin de diluer l'eau à examiner avec de l'eau distillée si la coloration jaune se manifeste immédiatement après l'addition du réactif, ou si elle est trop intense (rouge ou brune) : la comparaison des teintes se fait au bout de vingt minutes.

La recherche qualitative de très minimes proportions d'acide azoteux se fait facilement encore à l'aide de la naphtylamine et de l'acide sulfanilique ; on peut ainsi reconnaître $\frac{1}{10000000^{e}}$ d'acide azoteux dans l'eau. A 10 centimètres cubes de l'eau à examiner on ajoute successivement une goutte d'acide chlorhydrique dilué (1 partie d'acide, 4 parties d'eau), une goutte d'une solution à peu près saturée d'acide sulfanilique et une goutte d'une solution saturée de chlorure de naphtylamine ; la coloration produite varie du rose faible au rouge rubis.

La recherche et la détermination des azotites dans l'eau est bien plus importante que celle des azotates, puisqu'ils indiquent la présence d'un produit qui se trouve encore très près de l'état de la matière organique et qui est par suite plus dangereux.

Recherche et dosage de la matière organique. — La matière organique qui se trouve en solution dans les eaux n'a pas toujours la même origine; elle provient : 1° des déjections de la vie animale, telles que l'urée, la leucine, la tyrosine, le glycocolle, etc.; 2° des produits de la vie microbienne, les microbes rendant solubles les matériaux des êtres supérieurs après leur mort, 3° des produits de décomposition des substances végétales (composés humiques).

M. Griess (D. Ch. G., t. XXI, p. 1830) recommande l'emploi d'une solution faiblement alcaline d'acide paradiazo-benzine-sulfonique au 1/100ᵉ pour décéler les matières organiques dans l'eau; ces dernières en se combinant à l'acide produisent une matière colorante jaune; pour opérer la réaction, on met l'eau à examiner dans un cylindre qu'on place sur une surface blanche, et on y ajoute quelques gouttes de la solution alcaline de l'acide. Si au bout de cinq minutes il n'y a pas eu de changement de coloration, on peut être assuré que l'eau ne renferme aucune matière organique provenant de déjections humaines ou animales ou de putréfactions; lorsqu'elle en renferme, le liquide se colore en jaune. Cette réaction est assez sensible pour qu'on puisse obtenir une coloration dans de l'eau renfermant 1/5000 d'urine humaine et 1/50000 d'urine de cheval.

On a l'habitude d'apprécier la proportion totale des matières organiques en déterminant la quantité d'oxygène qu'elles empruntent au permanganate de potasse agissant en solution acide et en solution alcaline; mais les différents composés organiques exigeant pour leur combustion complète des proportions très différentes d'oxygène, les procédés de dosage à l'aide du permanganate ne peuvent donner aucune indication exacte sur la nature et sur le poids de la matière organique qui se trouve en dissolution dans l'eau. Si l'on opère en solution acide, on n'oxyde que les substances de composition très complexe, tandis qu'on ne touche pas ou presque pas à l'urée, au glycocolle, à la leucine, à la tyrosine et à tous les produits similaires qui peuvent exister dans les eaux lorsqu'il y a eu par exemple infiltration de fosses d'aisances; ces derniers ne sont en effet attaqués par le permanganate qu'en solution alcaline seulement, et transformés en ammoniaque, tandis que les premiers résistent à ce mode de décomposition. Mais si l'on ne veut pas perdre de vue ces différences dans les propriétés des matières organiques azotées, et si, dans l'examen des eaux, on sait grouper convenablement les résultats que l'on peut obtenir à l'aide des divers procédés analytiques que je vais passer en revue, on peut se procurer sur la valeur d'une eau, au point de vue de son utilisation comme boisson, des renseignements suffisamment exacts. Le dosage de l'oxygène, la présence et la proportion des azotates et des azotites, celle de l'ammoniaque, ont du reste déjà indiqué à quelle espèce d'eau on avait à faire, et le dosage de la matière organique totale d'abord, celui de l'ammoniaque albuminoïde ensuite, viennent compléter, sur la nature de la contamination, les renseignements déjà obtenus à l'aide des déterminations précédentes ; sous le nom de *matière organique totale* (déterminée en liqueur acide) on dose surtout les produits complexes qui peuvent servir de nourriture aux microbes, tandis que sous le nom d'*ammoniaque albuminoïde*, on détermine plus spécialement la proportion d'ammoniaque qui provient de la transformation des composés azotés rejetés par l'organisme.

Matière organique totale. — De toutes les méthodes qui sont basées sur l'oxydation de la matière organique à l'aide du permanganate, la meilleure est sans contredit celle qui consiste à opérer en liqueur alcaline, et à évaluer ensuite soit la quantité d'oxygène empruntée au permanganate par la matière organique, soit la quantité de permanganate décomposée ou son équivalent en acide oxalique ; il ne faut pas perdre de vue, toutefois, que cet essai au permanganate n'a qu'une valeur relative puisqu'il a été démontré qu'on n'oxyde qu'une partie de la matière organique et que le poids de permanganate réduit dans ces conditions varie suivant la nature de cette même matière organique ; on peut néanmoins tirer des renseignements très importants de ce premier essai en opérant toujours dans les mêmes conditions pour obtenir des résultats comparables : on le complète ensuite comme je l'indique plus loin.

1er *Procédé*. — On emploie les liqueurs titrées suivantes :

1° Une solution de permanganate de potasse contenant 3^{gr},9525 de sel dans un litre d'eau distillée ; 1 centimètre cube de cette solution peut céder 1 milligramme d'oxygène à la matière organique ;

2° Une solution d'acide oxalique contenant 7^{gr},872 de cet acide dans un litre d'eau distillée ; les deux solutions de permanganate et d'acide oxalique s'équivalent volume à volume ;

3° Une solution de soude pure au dixième ;

4° De l'acide sulfurique étendu et pur ($d = 1,54$. 1 vol. d'acide monohydraté et 1 volume d'eau).

Dans un ballon d'une capacité suffisante on introduit 500 centimètres cubes de l'eau à analyser (plus ou moins selon la proportion approximative de matières organiques, que l'essai préliminaire, indiqué plus haut, aura fait connaître) ; on y ajoute 10 centimètres cubes de la solution de soude au dixième, et 10 centimètres cubes exactement mesurés de la solution titrée de permanganate ; on porte à l'ébullition que l'on maintient pendant 20 à 25 minutes ; le liquide doit garder une teinte violacée, s'il se décolore, il faut y ajouter un volume exactement mesuré de permanganate (5, 10 ou 15 centimètres cubes) ; on laisse refroidir et on y verse 30 centimètres cubes d'acide sulfurique dilué pour dissoudre le précipité d'oxyde de manganèse, puis un volume de solution titrée d'acide oxalique égal à celui de la solution de permanganate employé : la liqueur devient parfaitement limpide ; on y ajoute ensuite goutte à goutte, à l'aide d'une burette graduée, la solution de permanganate jusqu'à ce que la liqueur conserve une teinte rose persistant pendant quelques minutes ; comme les deux solutions d'acide oxalique et de permanganate sont équivalentes, le volume de cette dernière qu'il a fallu ajouter pour produire la teinte rose est égal à celui qui a été réduit par la matière organique de l'eau. Si l'on veut obtenir un résultat plus sûr on fait une deuxième expérience dans des conditions identiques avec un volume d'eau distillée égal à celui de l'eau employée dans la première opération. On évalue ensuite le résultat soit par la proportion d'oxygène empruntée au permanganate, soit par la quantité de permanganate décomposée, soit par la proportion équivalente d'acide oxalique. Exemple : on a employé avec l'eau à analyser $0^{cc},75$ de solution de permanganate et $0^{cc},2$ avec l'eau distillée; la différence $0^{cc},75 - 0^{cc},2 = 0^{cc},55$ correspond à la matière organique contenue dans les 500 centimètres cubes d'eau, et puisque 1 centimètre cube de la solution de permanganate correspond à $0^{gr},001$ d'oxygène, les matières organiques qui se trouvent dans un litre de l'eau examinée ont emprunté $1^{mgr},1$ d'oxygène au permanganate.

Pour exprimer le résultat en permanganate, il suffit de multiplier le nombre de centimètres cubes nécessaires pour amener la teinte rose par 3,9525 et par 7,875 si on veut l'exprimer en acide oxalique.

Il importe peu du reste, puisque le procédé n'est qu'approximatif, à quelle unité on rapporte les résultats obtenus; ce qu'il faut éviter, sous peine d'erreurs grossières, c'est d'évaluer le poids de la matière organique, en multipliant la proportion de permanganate décomposée, par un coefficient variable de 2 à 5, comme l'ont proposé quelques chimistes.

Wanklyn et Chapman admettent qu'une eau très pure exige moins de $0^{mgr},5$ d'oxygène par litre, qu'une eau potable en absorbe de 2 à 3 milligrammes, et qu'une eau souillée et impure dépasse ces quantités.

Le procédé que je viens de décrire a été modifié heureusement par M. Albert Lévy, en ce sens qu'on opère sur des volumes d'eau plus petits et qu'on détermine la proportion d'oxygène empruntée avec une précision toute aussi grande que dans la méthode précédente :

On introduit dans un ballon 100 centimètres cubes de l'eau à examiner, on y verse 30 centimètres cubes d'une solution au dixième de bicarbonate de soude pur, puis 10 centimètres cubes d'une solution de permanganate de potasse contenant $0^{gr},50$ de sel par litre. Ce mélange est porté à l'ébullition que l'on entretient exactement pendant 10 minutes, à partir du moment où le liquide commence à bouillir ; la coloration du mélange brun violacé au début, un peu plus rouge à l'ébullition, ne doit jamais virer au jaune ; si cette coloration jaune se produisait, il faudrait ajouter du permanganate de potasse (un volume toujours exactement mesuré) pour ramener la teinte rouge. Après refroidissement il s'est formé un dépôt jaune brun, floconneux, d'oxyde de manganèse ; on acidifie la liqueur en y versant 2 à 3 centimètres cubes d'acide sulfurique pur, et immédiatement après, 5 centimètres cubes d'une solution ainsi composée, de sulfate double de fer et d'ammoniaque.

Sulfate double de fer et d'ammoniaque	20 grammes
Acide sulfurique pur	10 —
Eau distillée Q. S. pour	1 litre.

Après cette addition, la liqueur devient complètement limpide ; on y verse alors goutte à goutte la solution de permanganate placée dans une burette graduée, jusqu'à production d'une teinte rosée persistant pendant quelques minutes ; on note le nombre de divisions employées et on recommence l'opération avec un volume d'eau double du premier (en réalité, les deux opérations sont menées de front) ; on opère de la même manière en employant les mêmes quantités de réactifs et on note de nouveau le nombre de divisions de permanganate employées pour produire la teinte rose persistante; la différence entre ce chiffre et celui de la première analyse permet de calculer le poids d'oxygène que le permanganate a fourni à la matière organique contenue dans 100 centimètres cubes d'eau, 1 centimètre cube de la solution de caméléon renfermant $0^{mgr},125$ d'oxygène capable d'effectuer des oxydations (on peut du reste déterminer exactement le titre de cette solution de caméléon à l'aide de l'acide oxalique).

Exemple : en opérant la première fois avec 100 centimètres cubes d'eau, on a employé $14^{cc},8$ de la liqueur de permanganate et $16^{cc},2$ dans la deuxième opération; la différence $16,2 - 14,8$ sera de $1^{cc},4$; la matière organique contenue dans 100 centimètres cubes d'eau a donc absorbé l'oxygène disponible dans $1^{cc},4$ de la solution de permanganate; celle contenue dans un litre absorbera donc l'oxygène de 14 centimètres cubes, ce qui correspond à $0^{mgr},125 \times 14 = 1^{mgr},75$ d'oxygène.

La détermination de la matière organique totale en liqueur acide se fait à l'aide de la solution de permanganate à $3^{gr},9525$ par litre et en opérant comme dans la méthode n° 1 exposée ci-dessus, en remplaçant toutefois la solution alcaline de soude par l'acide sulfurique et en opérant à 80-90°.

Dosage de l'ammoniaque libre et de l'ammoniaque albuminoïde dans une eau. Procédé de Wanklyn et Chapman. — M. Roques, dans la *Revue d'hygiène*, t. V, p. 192, a donné un compte rendu très complet de ce procédé; c'est à son travail que j'emprunte les renseignements détaillés que je vais exposer ici.

La méthode de MM. Wanklyn et Chapman a pour objet de déterminer d'une part la quantité d'ammoniaque existant dans l'eau à l'état d'ammoniaque libre et de sels ammoniacaux, c'est ce qu'on appelle l'*ammoniaque libre*, et d'autre part dans la même opération la quantité d'ammoniaque qui se produit par la décomposition de certaines matières organiques azotées, et que l'on appelle *ammoniaque albuminoïde*.

J'ai déjà indiqué plus haut quelles étaient les substances azotées qui se transformaient en ammoniaque sous l'influence du permanganate de potasse, en liqueur alcaline; ce sont ces mêmes substances qui dans la méthode de Wanklyn et Chapman produisent l'ammoniaque albuminoïde; comme elles sont à juste titre considérées comme très dangereuses au point de vue hygiénique, la méthode peut être considérée comme très parfaite pour renseigner sur la valeur alimentaire d'une eau, à condition toutefois de ne pas perdre de vue, qu'en solution alcaline, toute une classe de matières organiques, de composition très complexe, résiste à l'action du permanganate et ne peut pas être décelée par ce réactif; cette classe comprenant les substances qui servent à l'entretien de la vie des microbes, un dosage en liqueur acide et une analyse bactériologique de l'eau devront toujours compléter les résultats obtenus par la méthode que je vais exposer. Quant à l'azote qui est déjà fixé sous forme d'ammoniaque, de sels ammoniacaux, de nitrites ou de nitrates, il est beaucoup moins redoutable, presque négligeable, en comparaison de celui qui existe dans les matières organiques citées plus haut.

La méthode analytique de Wanklyn et Chapman exige les réactifs suivants :

1° *Réactif de Nessler* (solution d'iodure de potassium saturée de périodure de mercure; iodomercurate de potassium) :

Pr :	Iodure de potassium.	20 grammes
	Biiodure de mercure.	30 —
	Eau distillée.	250 centimètres cubes

D'un autre côté :

Pr :	Soude caustique à l'alcool	50 grammes
	Eau distillée	150 —

On introduit dans un ballon de 300 centimètres cubes l'iodure de potassium, le biiodure de mercure et 50 grammes d'eau environ : on chauffe au bain-marie jusqu'à dissolution complète, on laisse refroidir, on ajoute 200 centimètres cubes d'eau distillée, on agite, on laisse déposer et on filtre dans un vase jaugé de 500 centimètres cubes : on ajoute alors la soude dissoute dans 150 centimètres cubes d'eau, on amène la liqueur au volume de 500 centimètres cubes et on mélange exactement : on laisse en repos pendant quarante-huit heures, on décante, et on conserve dans des flacons de 125 centimètres cubes bien bouchés avec des bouchons en verre enduits de paraffine.

Au bout d'un certain temps, la liqueur, qui doit être légèrement teintée en jaune, laisse déposer un précipité jaune rougeâtre ou rouge brun ; malgré cela on peut s'en servir, à condition de ne pas l'agiter et de puiser la partie surnageante à l'aide d'une pipette.

Cette solution est le réactif le plus sensible de l'ammoniaque.

2° *Solution de chlorhydrate d'ammoniaque.* — On dissout : $3^{gr},15$ de chlorhydrate d'ammoniaque du commerce dans 1 000 centimètres cubes d'eau distillée : cette solution renferme 1 milligramme d'ammoniaque par centimètre cube, Dans la pratique on l'étend ordinairement de 99 fois son volume d'eau distillée pour obtenir une liqueur qui contient $\frac{1}{100}$ de milligramme d'ammoniaque par centimètre cube.

3° *Solution de permanganate de potasse.* — On dissout 8 grammes de permanganate de potasse et 200 grammes de potasse caustique dans 1 litre d'eau : on fait bouillir pendant un certain temps cette dissolution afin de détruire la petite quantité de matières organiques qu'elle peut contenir.

4° *Eau distillée exempte d'ammoniaque.* — On l'obtient en faisant bouillir pendant une demi-heure de l'eau distillée avec du permanganate de potasse et en recueillant ensuite

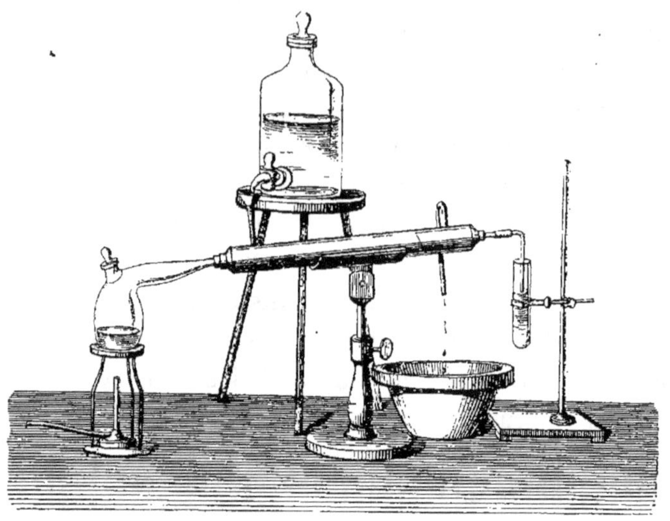

Fig. 8. — Dosage de l'ammoniaque libre et de l'ammoniaque albuminoïde dans les eaux.

le liquide : on se sert pour cela d'un ballon muni d'un réfrigérant de Liebig.

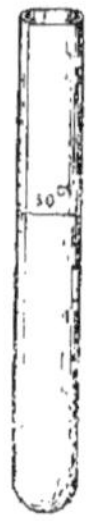

Quand on veut examiner une eau, on en introduit 500 centimètres cubes dans une cornue (fig. 8) dont on a étiré le col qui communique avec un réfrigérant de Liebig légèrement ascendant et qu'il faut choisir assez long : on y ajoute une solution de bicarbonate de soude en quantité suffisante pour produire une réaction alcaline et on chauffe à l'ébullition, de façon à distiller rapidement 50 centimètres cubes de liquide que l'on reçoit dans un tube de Nessler (fig. 9) et que l'on réserve pour l'analyse : on entretient l'ébullition de façon à recueillir encore 150 centimètres cubes que l'on rejette : on laisse refroidir la cornue, et on ajoute ensuite aux 300 centimètres cubes d'eau qui restent, 50 centimètres

Fig. 9. Tube de Nessler.

cubes de la solution de permanganate, et on porte de nouveau à l'ébullition : on recueille ensuite trois fois 50 centimètres cubes de liquide dans trois tubes de Nessler : l'opération est alors terminée, et il ne reste plus qu'à doser l'ammoniaque dans les quatre tubes.

Le premier contient, d'après les expériences de MM. Wanklyn et Chapman les trois quarts de l'ammoniaque libre contenue dans les 500 centimètres cubes d'eau soumis à l'analyse ; dans les trois autres se trouve la totalité de l'ammoniaque albuminoïde. On procède au dosage de la manière suivante : Dans chaque tube on ajoute 2 centimètres cubes du réactif de Nessler ; il se produit une coloration jaune brunâtre plus ou moins intense suivant qu'il y a plus ou moins d'ammoniaque : on met immédiatement dans un autre tube semblable au premier, 2 centimètres cubes du réactif de Nessler, un peu d'eau distillée, puis à l'aide d'une burette graduée, la solution de chlorhydrate d'ammoniaque contenant $\frac{1}{100}$ de milligramme de sel par centimètre cube, jusqu'au moment où les deux tubes présentent une teinte identique. Pour éviter la production d'un trouble qui empêcherait de faire convenablement la comparaison des teintes, il faut ajouter avec précaution la solution de chlorhydrate d'ammoniaque, et laisser reposer quelques instants les deux tubes après les avoir agités ; on les compare ensuite en les plaçant l'un à côté de l'autre à une petite distance, au-dessus d'une feuille de papier blanc et en regardant suivant leur axe.

On calcule ensuite les résultats de la manière suivante :

Le 1er tube contenant l'ammoniaque libre correspond par exemple à 1 centimètre cube de liqueur ammoniacale.

Le 2e, 1er de l'ammoniaque albuminoïde correspond, à 3cc,5

Le 3e, 2e   »   »   » à 1cc,5

Le 4e, 3e   »   »   » à 0

Cela indique qu'il y a dans les 500 centimètres cubes d'eau analysée :

Ammoniaque libre . . . . $0^{mgr},01 + 1/4 = 0^{mgr},0125$
Ammoniaque albuminoïde. . . $0^{mgr},035 + 0^{mgr},015 = 0^{mgr},050$

et dans un litre de cette eau il y aura :

Ammoniaque libre. . . . . . . $0^{mgr},025$
  —   albuminoïde . . . . $0^{mgr},100$

Le réactif de Nessler employé dans ce dosage est d'une sensibilité telle que si l'on ne dispose que d'une petite quantité d'eau, on peut quand même procéder à l'analyse : pour cela on se sert de petits tubes de 10 centimètres de haut et de $1^c,5$ de diamètre : on procède ainsi à la comparaison des teintes produites par $0^{cc},5$ de réactif de Nessler agissant sur un volume de 10 centimètres cubes de liquide distillé.

Il peut arriver quelquefois que la quantité d'ammoniaque renfermé dans le produit distillé soit telle qu'elle occasionne un précipité avec le réactif : on peut alors procéder au dosage en étendant le liquide d'un certain volume d'eau distillée privée d'ammoniaque et en tenant compte dans le calcul de ce volume d'eau ajouté ; mais lorsque pareille chose se produit il est inutile de continuer l'opération, l'eau contient alors une proportion d'ammoniaque ou de matières azotées telles qu'on doit la rejeter de l'alimentation.

D'après les résultats obtenus par ce procédé analytique, on peut, suivant Wanklyn, classer les eaux de la manière suivante :

1re *classe*. — Eaux d'une très grande pureté : elles donnent à l'analyse moins de $0^{mgr},05$ d'ammoniaque albuminoïde.

2e *classe*. — Elle comprend la plupart des eaux potables qui donnent à l'analyse de $0^{mgr},05$ à $0^{mgr},10$ d'ammoniaque albuminoïde.

3e *classe*. — Eaux impures donnant à l'analyse plus de $0^{mgr},10$ d'ammoniaque albuminoïde.

Les matières organiques animales qui donnent naissance à de l'ammoniaque dans les conditions de l'expérience ci-dessus, sont ordinairement accompagnées dans l'eau d'une proportion de chlorures qui dépasse de beaucoup la moyenne qu'on y trouve normalement : c'est à ce deuxième caractère qu'on a recours d'ordinaire pour s'assurer si la matière organique est d'origine animale ou végétale, cette dernière étant de beaucoup moins dangereuse et n'entraînant pas avec elle des chlorures en excès.

Si l'on veut connaître d'une manière absolue quelles sont les proportions de matières animales contenues dans les eaux, il n'y a qu'une méthode capable de donner la solution du problème, c'est celle qui consiste à déterminer le rapport qui existe entre le carbone et l'azote [1]. Cette méthode qui a été proposée par Frankland n'est autre chose qu'une analyse organique élémentaire, dont l'exécution est très délicate et nécessite l'outillage spécial d'un laboratoire ainsi que l'habileté d'un chimiste très expérimenté; il ne me semble donc pas nécessaire d'entrer dans les détails d'une manipulation familière à tous ceux qui pratiquent l'analyse chimique.

Je terminerai ce qui est relatif à cette recherche de la matière organique par la description d'un procédé fort simple indiqué par Heisch et qui permet de reconnaître facilement si une eau a été souillée par des eaux d'égout.

Le réactif dont on se sert est le sucre cristallisé; il permet de reconnaître la présence des germes ou spores des champignons (fungus) d'égout qui se développent très rapidement dans ces eaux en sa présence. On prend un matras de 150 centimètres cubes bien lavé et bien rincé avec l'eau à examiner : on le remplit avec cette eau préalablement débarrassée des matières qu'elle peut tenir en suspension, on y ajoute $0^{gr},5$ de sucre cristallisé pur, on ferme avec un bou-

---

[1] Ce rapport est très élevé si la matière est d'origine végétale, et très bas si elle est d'origine animale.

chon, et on l'expose à une bonne lumière et à une température voisine de 25 à 30° ; on l'examine au bout de deux ou trois jours : si le fungus se développe, on l'aperçoit sous forme de taches blanches qui sont généralement visibles à l'œil nu ; en les examinant au microscope on voit qu'elles sont constituées par de petites cellules isolées ayant chacune un noyau brillant; à une période plus avancée de leur développement elles présentent l'aspect d'une grappe de raisin, mais le noyau brillant paraît toujours; à la fin les cellules disparaissent et il ne reste que le mycelium ordinaire.

Je vais résumer dans le tableau suivant, emprunté en partie à l'Instruction du Comité consultatif d'hygiène redigée par la plume autorisée de M. Pouchet, les limites dans lesquelles doivent être renfermées les principales substances que l'on détermine dans les eaux au point de vue de leur potabilité :

PAR LITRE	EAU			
	Très pure.	Potable.	Suspecte.	Mauvaise.
Chlore	Moins de $0^{gr},015$ par litre.	Moins de $0^{gr},040$ par litre (excepté au bord de la mer).	$0^{gr},050$ à $0^{gr},100$	Plus de $0^{gr},100$.
Acide sulfurique. .	$0^{gr},002$ à $0^{gr},005$	$0^{gr},05$ à $0^{gr},030$.	Plus de $0^{gr},030$.	Plus de $0^{gr},050$.
Oxygène emprunté au permanganate en solution alcaline (procédé Alb. Lévy).	Moins de $0^{gr},001$ c. à d. moins de 10^{cc} de liqueur de permanganate.	Moins de $0^{gr},002$ c. à d. moins de 20 cc. de liqueur.	De $0^{gr},003$ à $0^{gr},004$.	Plus de $0^{gr},004$.
Résidu salin à 100°.	Moins de $0^{gr},015$.	Moins de $0^{gr},040$.	De $0^{gr},040$ à $0^{gr},070$.	Plus de $0^{gr},100$.
Degré hydrotimétrique total. . .	5 à 15°.	15 à 30°.	Au-dessus de 30.	Au-dessus de 100.

PAR LITRE	EAU			
	Très pure.	Potable.	Suspecte.	Mauvaise.
Degré hydrotimétrique après ébullition (dureté permanente). . . .	2 à 5.	5 à 12.	12 à 18.	Au-dessus de 20.
Azotates.	0	De 0 à 0^{gr}015.	De 0^{gr}, 015 à 0^{gr}, 030.	Au-dessus de 0^{gr}, 030.
Azotites. . . .	0	0	Traces.	Quantité appréciable.
Ammoniaque albuminoïde. . . .	Moins de 0^{mgr}, 05.	De 0^{mlgr},05 à 0^{mlgr},010.	De 0^{mlgr},010 à 0^{mlgr},015.	Au-dessus de 0^{mlgr},015.

Substances minérales toxiques. — A côté des matières minérales qui existent normalement dans les eaux et dont le dosage a été indiqué plus haut, on en rencontre quelquefois d'autres qui leur communiquent des propriétés toxiques ; ce sont surtout des métaux et parmi eux plus spécialement le plomb, le zinc et le cuivre. Je commencerai par l'étude du plus dangereux d'entre eux, c'est-à-dire le plomb.

Origine et recherche du plomb dans l'eau. — Le plomb qui se rencontre dans l'eau provient des tuyaux de conduite des maisons, qui sont attaqués d'autant plus rapidement que l'eau est plus pure, c'est-à-dire contient moins de carbonates et de sulfates terreux : d'après des expériences récentes de Muller, l'attaque du plomb par les eaux serait due surtout à sa teneur en oxygène et en acide carbonique : je donne ici un résumé de ces expériences faites avec de l'eau distillée tenant en dissolution des quantités variables d'oxygène et d'acide carbonique; à 0,35 p. 100 d'oxygène sans acide carbonique le plomb n'est pas attaqué.

A 0,14 p. 100 d'acide carbonique, il y a attaque sensible.
A 0,60 p. 100 — — très rapide qui diminue à 1,00 p. 100 et devient nulle à
1,5 p. 100 ou à des doses supérieures.

Si la teneur en oxygène varie, les résultats précédents varient également ; la propriété que présente l'eau distillée d'attaquer le plomb, dépend donc à la fois de sa teneur en oxygène et en acide carbonique et le maximum de rapidité d'action correspond à une eau renfermant 2 volumes d'acide carbonique pour 1 volume d'oxygène et qui contient donc les deux gaz dans les rapports nécessaires pour transformer le plomb en carbonate. Une trace d'ammoniaque empêche cette action si l'eau contient à la fois de l'oxygène et de l'acide carbonique ; s'il n'y a que de l'oxygène, l'action devient plus rapide par suite de la présence de l'ammoniaque, parce que dans le premier cas il se forme du carbonate d'ammoniaque, tandis que dans le second il se forme du plombite d'ammoniaque ; la *chaux* produit le même résultat que l'ammoniaque ; le *carbonate de soude*, le *bicarbonate de chaux*, le *carbonate de chaux*, empêchent l'attaque du plomb par une eau riche en acide carbonique, et facilitent l'attaque par une eau exempte de ce gaz. Le *sulfate de chaux* empêche l'attaque du plomb en formant un enduit de sulfate basique ; la présence simultanée du *sulfate de chaux* et du *bicarbonate de chaux*, empêche toute attaque du plomb.

Le plomb se retrouve dans le résidu de l'évaporation d'un volume assez considérable d'eau (5 à 10 litres) ; on traite ce résidu par l'acide azotique, on chasse l'excès d'acide par évaporation, on reprend par l'eau distillée, et on traite par l'iodure de potassium qui donne naissance à un précipité jaune caractéristique d'iodure de plomb : pour le doser, on le précipite soit sous forme de sulfate de plomb en liqueur alcoolique, soit sous forme de chromate. Si l'on veut opérer un dosage rapide et simplement approximatif, on peut employer le procédé colorimétrique suivant. On prépare une solution aqueuse d'acétate de plomb à 1^{gr},66 par litre, dont chaque centimètre cube contient 0^{gr},001 de plomb. Dans une série de dix tubes de verre on place successivement

1, 2, 3... 10 centimètres cubes de cette solution et l'on complète dans chacun d'eux le volume de 20 centimètres cubes avec de l'eau distillée ; on y ajoute ensuite 2 centimètres cubes de solution d'hydrogène sulfuré, et l'on compare aux différentes teintes noires qui se produisent dans ces tubes, celle que l'on obtient en ajoutant 2 centimètres cubes d'hydrogène sulfuré au résidu d'évaporation d'un certain volume d'eau, dissous dans l'acide chlorhydrique et amené à 20 centimètres cubes.

Le dosage rapide du *cuivre* (beaucoup moins important que celui du plomb à cause de la non-toxicité ou de la toxicité au moins très faible des composés cuivriques employés en petite quantité), peut se faire par un procédé semblable à l'aide d'une solution titrée contenant $3^{gr},93$ de sulfate de cuivre cristallisé par litre.

Zinc. — On peut reconnaître la présence de ce métal dans le résidu d'évaporation de l'eau, en le traitant au chalumeau, sur le charbon par de l'azotate de cobalt. Si le zinc existe dans ce résidu, on obtiendra la fritte verte caractéristique connue sous le nom de vert de Rinmann : le dosage de ce métal se fait par les procédés ordinaires, en le précipitant par l'hydrogène sulfuré en solution acétique, et pesant le précipité blanc de sulfure de zinc après l'avoir lavé et séché.

Gaz. — Les eaux d'alimentation peuvent éprouver aussi des contaminations par des substances gazeuses ; les plus fréquentes sont produites par le gaz d'éclairage et par l'hydrogène sulfuré.

Gaz d'éclairage. — Les eaux qui contiennent ce gaz ainsi que celles qui ont été souillées par les eaux d'épuration de ce même gaz manifestent l'odeur caractéristique de ce corps, surtout si l'on a soin de les agiter pendant quelque temps dans un vase couvert. On peut aussi pour cette recherche, se servir avantageusement du procédé suivant dû à Himly :

on ajoute à l'eau suspecte de l'eau chlorée, et l'on expose le mélange à la lumière solaire ; on enlève ensuite l'excès de chlore à l'aide de l'oxyde de mercure, et l'on perçoit l'odeur caractéristique des carbures d'hydrogène chlorés (chlorure d'éthylène particulièrement).

Hydrogène sulfuré. — Ce gaz se reconnaît par la coloration noire que prend un papier imbibé d'une solution d'acétate de plomb que l'on suspend dans l'atmosphère du flacon contenant l'eau suspecte : en faisant passer dans cette eau un courant d'acide carbonique, on peut déplacer l'hydrogène sulfuré et le recevoir dans une solution d'acétate de plomb où il formera un précipité noir de sulfure de plomb. Le dosage de l'hydrogène sulfuré peut s'effectuer facilement par la méthode volumétrique à l'aide d'une solution titrée d'iode et avec l'empois d'amidon comme indicateur : pour les détails d'exécution de ce procédé, je renvoie le lecteur aux traités spéciaux d'analyse volumétrique (Mohr, Fleischer, etc.).

L'analyse chimique de l'eau est toujours complétée par une analyse microscopique, et bien souvent aussi par une analyse bactériologique. L'analyse microscopique se pratique le plus ordinairement sur le dépôt qui se forme dans l'eau au bout de quelque temps, lorsqu'elle a été placée dans le tube effilé dont j'ai parlé au commencement de cette étude. On reconnaîtra ainsi les matières minérales qui sont en suspension dans l'eau, telles que le *sable calcaire* ou *siliceux* qui se présente sous forme cristalline, l'*argile*, amorphe ; les *débris de végétaux*, fibres textiles diverses, feuilles et autres parties des végétaux ; les *débris d'animaux*, insectes, fragments de plumes, etc. ; enfin les *vibrions, bactéries, protococcus, micro-cocques, diatomées, spores, infusoires, œufs divers, conferves, algues*, etc. La présence des algues indique que l'eau ne contient pas de matières en putréfaction, tandis que les infusoires sont la preuve de la corruption de l'eau ; il en est de même pour les bactéries. Pour déceler la présence de tous ces corps dans le résidu examiné au microscope, on fait usage de certains réactifs par exemple : la *teinture d'iode* qui colore en bleu toutes les substances qui contiennent de l'amidon ; la *solution de carmin dans la glycérine* qui colore en rouge toutes les cellules végétales ; le *violet de méthyle* qui est absorbé surtout par les bactéries (A. Gautier).

§ IV. — ANALYSE BACTÉRIOLOGIQUE DE L'EAU

Cette partie de l'analyse des eaux est empruntée au cours de bactériologie que mon collègue et ami M. Vaillard professe avec tant d'éclat au Val-de-Gràce.

L'analyse bactériologique d'une eau potable peut se proposer divers objets :

1° La détermination du nombre des germes qu'elle recèle ;

2° L'étude qualitative de ces espèces microbiennes ;

3° La recherche des bactéries pathogènes qu'elle peut éventuellement contenir.

Dans les conditions ordinaires, l'élément le plus important de l'appréciation d'une eau potable se déduit du nombre des germes vivants qu'elle véhicule. On sait en effet, depuis les recherches de Pasteur et Joubert, que le type par excellence des eaux potables, les eaux de sources profondes, se montrent stériles, c'est-à-dire privées de germes, lorsqu'on les recueille au point exact de leur émergence. Plus une eau donnée se rapproche de ces dernières par la faible portion des microbes vivants qu'elle renferme, plus aussi elle a chance d'être bonne et bien appropriée à l'alimentation ; plus au contraire elle se montre riche en bactéries, moins elle répond aux qualités exigibles ; sa teneur élevée en germes implique qu'elle est facilement accessible aux microbes dispersés dans les divers milieux extérieurs, à des causes de souillure qui peuvent devenir dangereuses. Les renseignements fournis par le dosage des germes ont donc par eux-mêmes une grande importance, mais ils ne sauraient servir de critérium absolu, et la nécessité s'impose presque toujours de les compléter par la détermination des espèces bactériennes contenues dans l'eau. Celles-ci, en effet, peuvent être banales, indifférentes, et leur présence n'aura dès lors que peu d'importance : mais parfois aussi elles comportent de par leur nature et leurs propriétés biologiques une signification propre à faire légitimement suspecter la valeur de l'eau analysée, même si leur abondance n'a rien d'exagéré. D'où l'utilité, pour apprécier convenablement une eau potable, de recourir simultanément à la numération des germes qu'elle contient, et à la détermination des espèces auxquelles ces germes appartiennent.

Numération des germes. — Les procédés employés pour la numération des germes dans l'eau ont fait l'objet de nombreux travaux parmi lesquels doivent être surtout mentionnés ceux de M. Miquel dont les belles et persévérantes recherches à cet égard sont bien connues. De ces procédés les uns utilisent les milieux de culture liquides (bouillon) ; les autres les milieux de culture solides, principalement la gélatine. Les premiers ont été longtemps mis à profit par M. Miquel, et on en trouvera la description minutieuse dans les publications de ce savant ; leur emploi aboutit assurément à des résultats rigoureux, mais comporte en même temps quelques difficultés tenant surtout à l'outillage dispendieux ; d'ailleurs ils ne sont plus guère usités. Les seconds sont d'un emploi plus facile, plus ordinaire, et sans être aussi exacts, rendent cependant des services journaliers ; le principe en est le suivant : « Introduire dans de la gélatine nutritive préalablement fluidifiée, une proportion minime, exactement connue, de l'eau à examiner, étaler ensuite et figer cette gélatine sur une large surface plane. Les germes apportés par l'eau se sont dispersés dans le milieu nutritif, et lorsque celui-ci a fait prise, se développent isolément au point où ils se sont arrêtés, y forment des *colonies* qui par leur accroissement deviennent facilement appréciables à l'œil nu. Admettant que chaque colonie est due à la multiplication d'un germe unique, on déduit du nombre des colonies développées le nombre des germes contenus dans la quantité d'eau ensemencée. »

Pour cette opération, on se servira utilement d'une fiole conique à fond large et plat, dite fiole de Gayon (fig. 10), dont le col est fermé par un capuchon de verre rodé, ou plus simplement par un tampon de ouate. Ce vase ayant été préalablement stérilisé par le flambage, on y introduit 10 centimètres cubes environ de gé- latine nutritive également stérilisée, et, pen-

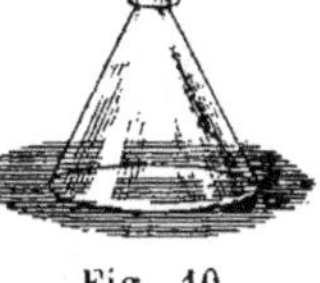

Fig. 10.
Fiole de Gayon.

dant qu'elle est encore fluide, on y ajoute une quantité variable, mais toujours minime, de l'eau à analyser, 1/50ᵉ, 1/100ᵉ de centimètre cube et même moins ; on agite doucement pour bien mélanger, et on laisse la gélatine se figer sur un plan horizontal. Le vase de culture est ensuite placé à une température, convenable inférieure à 25° afin d'é- viter la liquéfaction de la gélatine ; déjà après 2 ou 3 jours, les colonies commencent à se développer, et on peut les suivre aisément sur le fond plat et mince du récipient. Lorsque leur formation est achevée, et qu'il ne s'en produit plus de nouvelles, on les décompte, et le chiffre obtenu permet d'é- tablir, par un calcul facile, le total des microbes vivants con- tenus dans un centimètre cube de l'eau examinée. A défaut de la fiole de Gayon, on peut encore procéder très simplement à la numération des germes au moyen d'un tube à essai contenant 5 à 6 centimètres cubes de gélatine : celle-ci est préalablement liquéfiée à une douce température ; on y introduit alors la minime quantité d'eau à analyser, puis on enroule et on fige la gélatine dans l'intérieur du tube, en le tournant entre les doigts et dans la position horizontale sous un filet d'eau froide : on a ainsi une sorte de plaque circulaire sous laquelle les germes se développent : on les compte comme précédemment.

Ce procédé de numération est loin d'être parfait ; il ne permet évidemment pas le développement des microbes anaérobies qui échappent ainsi à la supputation. D'autre part, le milieu nutritif employé, en raison même de sa liquéfaction à une température voisine de 25°, ne constitue pas un milieu favorable à la végétation des bactéries qui, pour se multiplier, exigent des conditions de température plus élevées ; enfin la fluidification parfois trop hâtive de la gélatine par divers organismes, oblige d'interrompre la numération avant que tous les germes ne soient parvenus à former des colonies. Ces inconvénients sont difficilement évitables ; aussi les résultats ainsi obtenus ne peuvent-ils être qu'approximatifs et toujours inférieurs à la réalité : mais ces inconvénients mis à part, le procédé indiqué ne rendra pas moins de signalés services.

Pour donner à ces recherches toute la précision possible, il est indispensable d'avoir recours à certaines précautions. Les échantillons d'eau sur lesquels on opère devront être prélevés dans des flacons stérilisés, c'est-à-dire privés de germes par un flambage à la température de 180° ; l'analyse doit être faite aussitôt après le prélèvement. On sait en effet qu'il suffit de quelques heures de repos à une température, même modérée, pour permettre à certains germes de l'eau de proliférer et de se multiplier activement, ce qui contribuerait à fausser, dans une proportion très grande, les résultats obtenus. Si l'eau ne peut être analysée sur place, mais doit être expédiée au loin, il importe d'entourer les récipients d'une quantité suffisante de glace, pour maintenir la température au voisinage de 0°, pendant la durée du transport ; cette réfrigération a précisément pour but d'empêcher toute prolifération des germes, et de conserver à l'eau sa teneur primitive et réelle en microbes.

Détermination des espèces microbiennes. — Ce qu'il importe souvent de connaître, c'est moins le nombre des germes que leur qualité ; telle eau très chargée en bactéries banales sera assurément moins dangereuse qu'une eau beaucoup moins riche en microbes, mais renfermant, par exemple, le bacille de la fièvre typhoïde. — La recherche et la séparation des espèces microbiennes se fait au moyen des cultures sur plaque de gélatine dont la technique est décrite en détail dans les ouvrages spéciaux de bactériologie ; je vais les indiquer brièvement.

A. *Procédé des plaques de gélatine.* — Matériel *nécessaire :* grande cloche en verre à couvercle de 0^m,20 de diamètre et

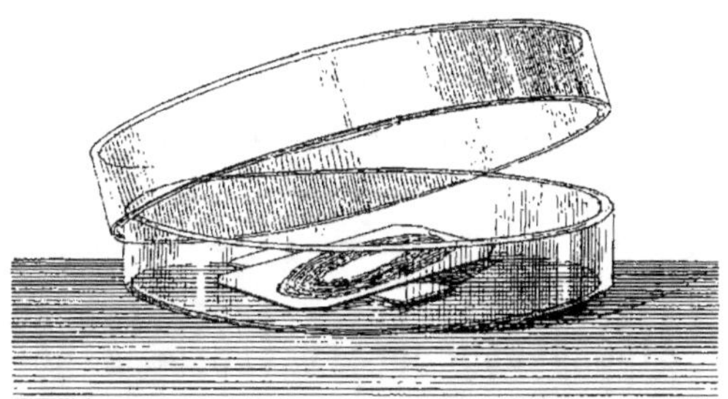

Fig. 11. — Cloche pour cultures sur gélatine.

de 0^m,10 de hauteur ; plaques rectangulaires de verre, pouvant être introduites dans la cloche : chevalets de verre, pour soutenir les plaques ; un support à vis calantes muni d'un réservoir métallique qu'on remplit d'un mélange réfrigérant (fig. 11). La cloche est rincée dans toutes ses parties avec une solution acide de sublimé corrosif au 1/1000°, égouttée, et on laisse au fond un fragment de papier à filtrer humecté d'eau, afin d'entretenir l'humidité de l'atmosphère de la cloche.

On fait ramollir dans l'eau tiède le contenu de trois tubes de gélatine. Dans l'un (n° 1) on ensemence une à deux gouttes de l'eau à examiner; on agite, et, avec un fil de platine recourbé en anse à son extrémité, on transporte un certain nombre de gouttelettes (öses) du tube n° 1 dans un deuxième tube n° 2 ; on agite et on fait une troisième dilution en ensemençant un nombre plus grand d'öses du tube n° 2 dans le tube n° 3 ; on peut au besoin ensemencer, suivant les mêmes règles, un quatrième, un cinquième tube ; en agissant ainsi, on fait des dilutions successives de la semence employée, de telle sorte que les tubes 2, 3 et 4 recevront une quantité de germes progressivement décroissante. Les dilutions faites, le contenu de chacun de ces tubes est versé sur une plaque de verre reposant sur le support refrigérant placé bien horizontalement; lorsque la gélatine a fait prise, on dispose les plaques dans la cloche, en les superposant au moyen des petits bancs de verre; le tout est placé à une température de 20 à 22°. Les germes dispersés dans la gélatine sont fixés en un point quelconque au moment de la solidification du milieu ; là ils végètent et forment ultérieurement des colonies qui évoluent avec les caractères propres à chaque espèce.

Rien n'est plus facile que d'examiner à l'œil nu et au microscope (à un faible grossissement) et sur la plaque même, la morphologie de ces colonies et d'en prélever des parcelles pour l'étude, à un fort grossissement, des germes qui les constituent et pour des cultures ultérieures.

B. *Plaques de gélose.* — La gélatine est souvent liquéfiée très vite par certaines bactéries qui empêchent ainsi de poursuivre pendant un temps suffisant l'examen des plaques : d'autre part elle perd sa consistance solide au voisinage de 25°, ce qui ne permet pas d'y recourir à certains moments de l'été, ou bien de l'utiliser pour la recherche des microbes qui ne se développent qu'à une température élevée. On peut remédier à ces deux inconvénients, soit en donnant plus de consistance à la gélatine par l'adjonction d'une faible proportion (1/2 p. 100) de gélose, soit en employant, pour les recherche s spéciales, des plaques faites avec la gélose ; celle-ci n'est pas liquéfiée par les microbes et fond seulement vers 60°. La technique dans ce dernier cas est un peu différente ; après avoir liquéfié la gélose, on la coule sur des plaques de verre ; lorsqu'elle est figée et refroidie, on l'ensemence en étalant à la surface une très minime quantité de l'eau à examiner.

Ce serait sortir du cadre de cet ouvrage que d'établir les caractères de divers ordres qui permettent d'identifier les espèces microbiennes si nombreuses que l'on peut rencontrer dans les eaux, ou de reconnaître les bactéries pathogènes qui peuvent éventuellement s'y trouver : toutes les indications à ce sujet sont fournies par les traités spéciaux ; j'ai voulu seulement donner un exposé succinct des procédés techniques les plus ordinairement employés dans l'analyse courante des eaux potables.

§ V. — PURIFICATION DES EAUX

Les procédés de purification varient nécessairement avec la nature des impuretés qui souillent l'eau. Si les eaux tiennent en suspension des matières minérales qui les troublent, il suffit souvent de les mettre au repos dans de vastes bassins afin de laisser aux matières en suspension le temps de se déposer ; ce procédé ne permet pas aux eaux de se débarrasser rapidement des matières terreuses qu'elles tiennent en suspension, et il n'est guère applicable qu'à celles qui sont destinées à l'industrie ; celles qui doivent être employées dans l'alimentation subissent d'ordinaire une filtration à l'aide de divers procédés qui permettent de les débarrasser non seulement des matières minérales, mais encore et surtout, des matières organiques et des germes vivants qu'elles contiennent. L'étude des différents modes de filtration ne peut trouver sa place ici, et je suis forcé de renvoyer le lecteur aux traités spéciaux d'hygiène dans lesquels ces questions sont étudiées [1].

A côté de ces modes d'épuration, il en existe d'autres qui dans maintes occasions ont été utilisés pour rendre potables des eaux tenant en suspension ou en solution des matières minérales ou organiques. Sans entrer dans les détails de la pratique de ces différents procédés, je me contenterai de les indiquer.

Procédés chimiques : a) *à l'aide de l'alun ;* ce sel précipite très rapidement toutes les matières insolubles qui se trouvent en suspension dans l'eau ; b) *à l'aide d'un lait de chaux* employé surtout pour débarrasser l'eau des sels magnésiens et des bicarbonates terreux ; c) *à l'aide du carbonate de soude,* lorsque les eaux sont trop chargées en sulfate de chaux.

L'*ébullition* permet aussi, et beaucoup mieux que tous les agents chimiques, de débarrasser l'eau des substances organiques et minérales qu'elle tient en dissolution ou en suspension.

Quand on n'a à sa disposition comme eaux de boisson que des eaux douteuses au point de vue des matières organiques ou des microbes, le mieux est de les faire bouillir et de les absorber sous forme d'infusion de thé ou de toute autre plante aromatique.

---

[1] Voir le *Traité d'hygiène* de Richard.

CHAPITRE II

BOISSONS ALCOOLIQUES

§ 1. — VIN

Le vin est la boisson spiritueuse la plus importante, et comme il est sujet à de nombreuses altérations et sophistications, son étude au point de vue analytique demande à être présentée avec quelques développements. Pourtant avant de faire connaître les altérations et les falsifications dont ce liquide est l'objet, il me paraît utile de placer d'abord sous les yeux du lecteur la composition du moût de raisin qui lui donne naissance, celle du vin qui en dérive, ainsi que les procédés employés pour la détermination des principaux éléments dont ils sont formés.

Moût. — Après la vendange, le liquide qui provient du foulage des raisins mûrs, et souvent de leur pressurage avant fermentation, contient les principaux éléments suivants : *des sucres fermentescibles* (glucose, levulose, et traces de saccharose) de 15 à 40 p. 100 ; *des sels* (tartrates, malates, phosphates, silicates, chlorures, de chaux, de magnésie, de potasse, de soude, d'ammoniaque, d'alumine, de fer) ; *des acides organiques libres* (citrique, malique, tannique) ; *des matières pectiques, gommeuses, mucilagineuses* (2 à 3 p. 100), *de la dextrine, des substances grasses, des matières albuminoïdes,* de plus, des *gaz* (azote et acide carbonique) dans la proportion de 12, 1 du premier et 94, 6 du second dans 1 litre de liquide ; *des débris provenant des rafles, des pellicules* et *les pépins des grains* qui influent plus tard sur la qualité du liquide fermenté, par les produits qu'ils cèdent au moût (tannin, huiles, matières colorantes, crème de tartre).

La proportion de sucre qui existe dans le moût est importante à déterminer; c'est en effet d'après sa teneur en sucre qu'on peut connaître la proportion d'alcool que contiendra le vin qui en provient. D'après la densité du moût, on peut déjà apprécier approximativement la valeur alcoolique du vin futur, en admettant qu'à 15° de température et pour une vendange à peu près mûre, chaque degré de l'aréomètre Baumé correspondra après fermentation à 1 degré alcoolique. Dans la pratique, au lieu de l'aréomètre de Baumé on se sert d'un instrument qui porte le nom de *mustimètre;* c'est un aréomètre ordinaire sur lequel se trouve inscrite l'échelle densimétrique de Gay-Lussac. La division placée au milieu de l'échelle et marquée 1000, représente la densité de l'eau distillée; les divisions au-dessus correspondent aux densités inférieures, et celles au-dessous aux densités supérieures. L'instrument étant gradué pour la température de 15°, il est nécessaire de faire une correction relative à la température du moût que l'on détermine au moment de l'opération. Le tableau suivant permet d'effectuer cette correction pour les températures comprises entre 10 et 20° (on retranche lorsque la température observée est au-dessous de 15°, on ajoute lorsqu'elle est au-dessus).

TEMPÉRATURE	CORRECTION	TEMPÉRATURE	CORRECTION
10°	— 0,6	17°	+ 0,3
11°	— 0,5	18°	+ 0,5
12°	— 0,4	19°	+ 0,7
13°	— 0,3	20°	+ 0,7
14°	— 0,2	21°	+ 1,1
15°	0,0	22°	+ 1,3
16°	+ 0,1		

La densité du moût ainsi déterminée et corrigée, on trouve dans la table suivante dressée par Salleron le poids de sucre qui se trouve dans 1 litre; on y trouve en outre la richesse alcoolique du vin qui sera préparé avec ce moût, ainsi que le poids de saccharose qu'il faudra ajouter à 1 litre de moût pour obtenir un vin contenant 10 p. 100 d'alcool.

TABLE II

RICHESSE SACCHARINE ET ALCOOLIQUE DU MOÛT DE RAISIN

DENSITÉ ou degrés du mustimètre.	DEGRÉS de l'aréomètre de Baumé.	GRAMMES du sucre par litre de moût.	RICHESSE alcoolique du vin fait.	Sucre cristallisable qu'il faut ajouter à 1 litre de moût pour obtenir du vin à 10 p. 100 d'alcool.
1050	6,9	0 kil.,103	6,0	0 kil., 068
1051	7,0	0,106	6,2	0,065
1052	7,1	0,108	6,3	0,063
1053	7,2	0,111	6,5	0,059
1054	7,4	0,114	6,7	0,056
1055	7,5	0,116	6,8	0,054
1056	7,6	0,119	7,0	0,051
1057	7,8	0,122	7,2	0,048
1058	7,9	0,124	7,3	0,046
1059	8,0	0,127	7,5	0,042
1060	8,1	0,130	7,6	0,041
1061	8,3	0,132	7,8	0,037
1062	8,4	0,135	7,9	0,036
1063	8,5	0,138	8,1	0,032
1064	8,6	0,140	8,2	0,031
1065	8,8	0,143	8,4	0,027
1066	8,9	0,146	8,6	0,024
1067	9,0	0,148	8,7	0,022
1068	9,2	0.151	8,9	0,019
1069	9,3	0,154	9,0	0,017
1070	9,4	0,156	9,2	0,013
1071	9,5	0,159	9,3	0,012
1072	9,7	0,162	9,5	0,008
1073	9,8	0,164	9,6	0,007
1074	9,9	0,167	9,8	0,003
1075	10,0	0,170	10,0	
1076	10,2	0,172	10,1	
1077	10,3	1,075	10,3	
1078	10,4	0.178	10,5	
1079	10,5	0,180	10,6	
1080	10,7	0,183	10,8	
1081	10,8	0,186	10,9	
1082	10,9	0,188	11,0	
1083	11,0	0,191	11,2	
1084	11,1	0,194	11,4	

DENSITÉ ou degrés du mustimètre	DEGRÉS de l'aéromètre de Baumé.	GRAMMES de sucre par litre de moût.	RICHESSE alcoolique du vin fait.	Sucre cristallisable qu'il faut ajouter à 1 litre de moût pour obtenir du vin à 10 p. 100 d'alcool.
1085	11,3	0,196	11,5	
1086	11,4	0,199	11,7	
1087	11,5	0,202	11,9	
1088	11,6	0,204	12,0	
1089	11,7	0,207	12,2	
1090	11,9	0,210	12,3	
1091	12,0	0,212	12,5	
1092	12,1	0,215	12,6	
1093	12,3	0,218	12,1	
1094	12,4	0,220	12,9	
1095	12,5	0,223	13,8	
1096	12,6	0,226	13,3	
1097	12,7	0 kil.,228	13,4	
1098	12,9	0,231	13,6	
1099	13,0	0,234	13,8	
1100	13,1	0,236	13,9	
1101	13,2	0,239		
1102	13,3	0,242		
1103	13,5	0,244		
1104	13,6	0,247		
1105	13,7	0,250		
1106	13,8	0,252		
1107	13,9	0,255		
1108	14,0	0,258		
1109	14,2	0,260		
1110	14,3	0,263		
1111	14,4	0,266		
1112	14,5	0,268		
1113	14,6	0,271		
1114	14,7	0,274		
1115	14,8	0,276		
1116	15,0	0,279		
1117	15,1	0,282		
1118	15,2	0,284		
1119	15,3	0,287		
1120	15,4	0,290		
1121	15,5	0,292		
1122	15,6	0,295		
1123	15,7	0,298		
1124	15,9	0,300		
1125	16,0	0,303		
1126	16,1	0,306		
1127	16,2	0,308		
1128	16,3	0,311		
1129	16,5	0,314		
1130	16,6	0,316		
1131	16,7	0,319		
1132	16,8	0,322		
1133	16,9	0,324		
1134	17,0	0,327		
1135	17,2	0,330		

DENSITÉS OU DEGRÉS du mustimètre.	DEGRÉS DE L'ARÉOMÈTRE de Beaumé.	GRAMMES DE SUCRE par litre de moût.	RICHESSE ALCOOLIQUE du vin fait.	Sucre cristallisable qu'il faut ajouter à 1 litre de moût pour obtenir du vin à 10 p. 100 d'alcool.
1136	17,3	0,332		
1137	17,4	0,335		
1138	17,5	0,338		
1139	17,6	0,340		
1140	17,7	0,343		
1141	17,8	0,346		
1142	17,9	0,348		
1143	18,0	0,351		
1144	18.1	0,354		
1145	18,2	0,356		
1146	18,4	0,359		
1147	18,5	0,362		
1148	18,6	0,364		
1149	18,7	0,367		
1150	18,8	0,370		

EXEMPLE : Le moût est pesé à la température de 18°, le mustimètre marque 1065 ; la table de correction indique qu'il faut ajouter 0,5 à cette densité ; ce qui fait que la densité du moût à 15° = 1065,5 : dans le tableau des richesses alcooliques du moût, on trouve alors qu'il contient $0^{kg},144$ de sucre par litre et qu'il fournira un vin dont la richesse alcoolique sera de 8°,5 c'est-à-dire qu'il contiendra 8 litres et 5 décilitres d'alcool pur par hectolitre, enfin qu'il faudra ajouter à 1 litre de moût $25^{gr},5$ de sucre cristallisé pour obtenir un vin à 10 p. 100 d'alcool.

La proportion de sucre de raisin qui existe dans le moût peut être déterminée aussi, et avec plus d'exactitude, à l'aide de la liqueur cupropotassique dont je veux donner d'abord la formule qui servira à préparer ce réactif pour tous les essais analogues : je décrirai ensuite cette méthode qui est générale et applicable au dosage de toutes les matières sucrées. On prend :

Tartrate neutre de soude pur cristallisé. . . . . . . 200 grammes
Soude caustique pure. 100   —
Eau distillée. 400   —

On fait dissoudre au bain-marie dans une capsule en porcelaine ; on laisse refroidir à l'abri de l'air, et on verse la solution dans un vase jaugé de 1 litre en ayant soin de laver la capsule avec une petite quantité d'eau ; d'un autre côté on prend :

Sulfate de cuivre pur cristallisé . . . . 34^{gr},64

que l'on fait dissoudre au bain-marie dans 150 grammes d'eau distillée : on verse ensuite peu à peu et en agitant sans cesse, la solution refroidie de sulfate de cuivre dans la solution alcaline ci-dessus ; on lave soigneusement tous les récipients avec de l'eau distillée que l'on ajoute aux liqueurs et on complète enfin le volume de 1000 centimètres cubes à la température de 15°. On mélange exactement et on conserve le réactif dans des flacons de 250 grammes bouchés avec des bouchons en liège bouillis dans la paraffine. Cette liqueur ainsi préparée se conserve pendant longtemps sans s'altérer. 10 centimètres cubes sont réduits à l'ébullition par 0^{gr},050 de glucose, par 0^{gr},067 de lactose, et par 0^{gr},075 de maltose.

Il est indispensable quand on veut se servir de cette liqueur pour un dosage, de procéder de la manière suivante : On introduit dans un ballon ou dans une capsule de porcelaine 10 centimètres cubes du réactif exactement mesurés à une température voisine de 15°, puis un volume à peu près égal d'une solution de potasse ou de soude au dixième, et ensuite 30 grammes d'eau distillée ; on porte le mélange à l'ébullition, et après avoir constaté qu'il est resté bleu et limpide, on verse goutte à goutte, à l'aide d'une burette graduée, le liquide sucré jusqu'à décoloration complète. La réduction doit se faire à une température voisine de l'ébullition, avec un liquide sucré ne contenant pas plus de un centième de sucre réducteur. Le titre de la liqueur cupropotassique est vérifié au moyen du procédé suivant : On pèse très exactement 4^{gr},75 de sucre candi pur, obtenu par des cristallisations répétées, et desséché à 100° ; on les place dans un ballon avec 100 grammes d'eau et environ 10 grammes d'acide sulfurique dilué ; on chauffe le tout pendant deux heures à la température de l'eau bouillante, on laisse refroidir, et on complète le volume de 1000 centimètres cubes à la température de 15° ; 10 centimètres cubes de cette liqueur contiennent $0^{gr},05$ de sucre interverti, et doivent réduire un volume égal de liqueur cupropotassique.

Lorsqu'on opère le dosage du sucre dans le moût de raisin, qui en contient généralement beaucoup, on étend ce dernier d'un volume déterminé d'eau distillée, afin de le ramener à peu près aux proportions indiquées plus haut pour l'analyse ; généralement on prend 10 centimètres cubes de moût qu'on étend à 200 ou 250 centimètres cubes ; il suffira de multiplier le résultat obtenu par 20 pour avoir la teneur du moût en sucre, laquelle servira ensuite à déterminer la proportion d'alcool que contiendra le vin, soit à l'aide des tables de Salleron, soit par le calcul en se rappelant que 1 kilogramme de glucose fournit par la fermentation $0^{kg},510$ ou $0^{litre},64$ d'alcool pur.

La proportion de sucre contenue dans 1 litre du liquide sucré est donnée immédiatement sans aucun calcul par les tables suivantes de M. Violette dans lesquelles la première colonne contient les chiffres lus sur la burette, la seconde le poids de sucre de raisin ou de glucose par litre de liquide, la troisième le poids de saccharose ou sucre de canne correspondant ; le poids indiqué sera multiplié par 20 ou par 25, selon qu'on aura amené les 10 centimètres cubes de moût à 200 ou à 250 centimètres cubes.

FALSIFICATIONS ET ALTÉRATIONS

DOSAGE DU SUCRE PAR L'ANALYSE CHIMIQUE

*(10 centimètres cubes liqueur de Fehling = 0ᵍʳ,05 glucose ou 0ᵍʳ,0475
de sucre cristallisable)*

NOMBRE de centimètres cubes de LIQUEUR SUCRÉE.	GLUCOSE ou SUCRE DE RAISIN grammes par litre.	SUCRE DE CANNES, grammes par litre.	NOMBRE de centimètres cubes de LIQUEUR SUCRÉE.	GLUCOSE ou SUCRE DE RAISIN grammes par litre.	SUCRE DE CANNES, grammes par litre.
0,50	100.00	95,00	4,0	12,50	11,87
0,55	90,91	86,36	4,1	12,19	11,58
0,60	83,33	79,17	4,2	11,90	11,31
0,65	76,92	73,08	4,3	11,63	11,05
0,70	71,26	67,86	4,4	11,36	10,79
0,75	66,67	63,33	4,5	11,11	10,56
0,80	62,50	59,37	4,6	10,87	10,33
0,85	58,82	55,88	4,7	10,64	10,11
0,90	55,55	52,78	4,8	10,42	9,89
0,95	52,63	50,00	4,9	10,20	9,69
1,0	50,00	47,50	5,0	10,00	9,50
1,1	45,45	43,18	5,1	9,80	9,31
1,2	41,67	39,58	5,2	9,61	9,13
1,3	38,46	36,54	5,3	9,43	8,96
1,4	35,71	33,93	5,4	9,26	8,80
1,5	33,33	31,67	5,5	9,09	8,64
1,6	31,25	29,69	5,6	8,93	8,48
1,7	29,41	27,94	5,7	8,77	8,33
1,8	27,78	26,39	5,8	8,62	8,19
1,9	26,32	25,00	5,9	8,47	8,05
2,0	25,00	23,75	6,0	8,33	7,92
2,1	23,81	22,62	6,1	8,20	7,79
2,2	22,73	21,59	6,2	8,06	7,66
2,3	21,74	20,65	6,3	7,94	7,54
2,4	20,83	19,79	6,4	7,81	7,42
2,5	20,00	19,00	6,5	7,69	7,34
2,6	19,23	18,27	6,6	7,57	7,20
2,7	18,52	17,59	6,7	7,46	7,09
2,8	17,86	16,96	6,8	7,35	6,98
2,9	17,24	16,38	6,9	7,25	6,88
3,0	16,67	15,83	7,0	7,14	6,78
3,1	16,13	15,32	7,1	7,04	6,69
3,2	15,62	14,84	7,2	6,94	6,60
3,3	15,15	14,39	7,3	6,85	6,51
3,4	14,71	13,97	7,4	6,76	6,42
3,5	14,29	13,57	7,5	6,67	6,33
3,6	13,89	13,19	7,6	6,58	6,25
3,7	13,51	12,84	7,7	6,49	6,17
3,8	13,16	12,50	7,8	6,41	6,09
3,9	12,82	12,18	7,9	6,33	6,01

NOMBRE de centimètres cubes de LIQUEUR SUCRÉE.	GLUCOSE ou SUCRE DE RAISIN grammes par litre.	SUCRE DE CANNES, grammes par litre.	NOMBRE de centimètres cubes de LIQUEUR SUCRÉE.	GLUCOSE ou SUCRE DE RAISIN grammes par litre.	SUCRE DE CANNES, grammes par litre.
8,0	6,25	5,94	12,5	4,00	3,80
8,1	6,17	5,86	12,6	3,97	3,77
8,2	6,10	5,79	12,7	3,94	3,74
8,3	6,02	5,72	12,8	3,91	3,71
8,4	5,95	5,65	12,9	3,88	3,68
8,5	5,88	5,59			
8,6	5,81	5,52	13,0	3,85	3,65
8,7	5,75	5,46	13,1	3,82	3,63
8,8	5,68	5,40	13,2	3,79	3,60
8,9	5,62	5,34	13,3	3,76	3,57
			13,4	3,73	3,54
9,0	5,55	5,28	13,5	3,70	3,52
9,1	5,49	5,22	13,6	3,68	3,49
9,2	5,43	5,16	13,7	3,65	3,47
9,3	5,38	5,11	13,8	3,62	3,44
9,4	5,32	5,05	13,9	3,60	3,42
9,5	5,26	5,00			
9,6	5,21	4,95	14,0	3,57	3,39
9,7	5,15	4,90	14,1	3,55	3,37
9,8	5,10	4,85	14,2	3,52	3,34
9,9	5,05	4,80	14,3	3,50	3,32
			14,4	3,47	3,30
10,0	5,00	4,75	14,5	3,45	3,27
10,1	4,95	4,70	14,6	3,42	3,25
10,2	4,90	4,66	14,7	3,40	3,23
10,3	4,85	4,61	14,8	3,38	3,21
10,4	4,81	4,57	14,9	3,35	3,19
10,5	4,76	4,52			
10,6	4,72	4,48	15,0	3,33	3,17
10,7	4,67	4,44	15,1	3,31	3,14
10,8	4,63	4,40	15,2	3,29	3,12
10,9	4,59	4,36	15,3	3,27	3,10
			15,4	3,25	3,08
11,0	4,54	4,32	15,5	3,22	3,06
11,1	4,50	4,27	15,6	3,20	3,04
11,2	4,46	4,24	15,7	3,18	3,02
11,3	4,42	4,20	15,8	3,16	3,01
11,4	4,39	4,17	15,9	3,14	2,99
11,5	4,35	4,13			
11,6	4,31	4,09	16,0	3,12	2,97
11,7	4,27	4,06	16,1	3,10	2,95
11,8	4,24	4,02	16,2	3,09	2,93
11,9	4,20	3,99	16,3	3,07	2,91
			16,4	3,05	2,90
12,0	4,17	3,96	16,5	3,03	2,88
12,1	4,13	3,92	16,6	3,01	2,86
12,2	4,10	3,89	16,7	2,99	2,84
12,3	4,06	3,86	16,8	2,98	2,83
12,4	4,03	3,83	16,9	2,96	2,81

NOMBRE de centimètres cubes de LIQUEUR SUCRÉE.	GLUCOSE ou SUCRE DE RAISIN grammes par litre.	SUCRE DE CANNES, grammes par litre.	NOMBRE de centimètres cubes de LIQUEUR SUCRÉE.	GLUCOSE ou SUCRE DE RAISIN grammes par litre.	SUCRE DE CANNES, grammes par litre.
17,0	2,94	2,79	20,0	2,50	2,37
17,1	2,92	2,78	21,0	2,38	2,26
17,2	2,91	2,76	22,0	2,27	2,16
17,3	2,89	2,74	23,0	2,17	2,06
17,4	2,87	2,73	24,0	2,08	1,98
17,5	2,86	2,71	25,0	2,00	1,90
17,6	2,84	2,70	26,0	1,92	1,83
17,7	2,82	2,68	27,0	1,85	1,76
17,8	2,81	2,67	28,0	1,78	1,70
17,9	2,79	2,65	29,0	1,72	1,64
18,0	2,78	2,64	30,0	1,67	1,58
18,1	2,76	2,62	31,0	1,61	1,53
18,2	2,75	2,61	32,0	1,56	1,48
18,3	2,73	2,59	33,0	1,51	1,44
18,4	2,72	2,58	34,0	1,47	1,40
18,5	2,70	2,57	35,0	1,43	1,36
18,6	2,69	2,55	36,0	1,39	1,32
18,7	2,67	2,54	37,0	1,35	1,28
18,8	2,66	2,53	38,0	1,31	1,25
18,9	2,64	2,51	39,0	1,28	1,22
19,0	2,63	2,50	40,0	1,25	1,19
19,1	2,62	2,49	41,0	1,22	1,16
19,2	2,60	2,47	42,0	1,19	1,13
19,3	2,59	2,46	43,0	1,16	1,10
19,4	2,58	2,45	44,0	1,14	1,08
19,5	2,56	2,44	45,0	1,11	1,05
19,6	2,55	2,42	46,0	1,09	1,03
19,7	2,54	2,41	47,0	1,06	1,01
19,8	2,52	2,40	48,0	1,04	0,99
19,9	2,51	2,39	49,0	1,02	0,97

Acidité. — Le moût contient à côté du sucre une certaine proportion d'acides qui sont nécessaires, parce qu'ils serviront plus tard à former les éthers auxquels on rapporte le bouquet des vins; ces acides diminuent pendant la fermentation. MM. Berthelot et de Fleurieu qui ont déterminé, en acide tartrique, l'acidité totale du moût pendant la fermentation, ont trouvé les chiffres suivants :

	1er	2e
Moût		
Après six jours de fermentation	10,00	10,1
— 15 — —	5,8	8,1
Perte d'acidité	4,2	2,0

Cette perte d'acidité provient en grande partie de la précipitation du bitartrate de potasse, et de l'éthérification d'une certaine proportion des acides.

Le dosage de l'acidité totale du moût de raisin, s'effectue d'ordinaire à l'aide de la méthode de M. Pasteur. On fait usage pour la saturation, d'une eau de chaux dont on détermine le titre avec la solution normale d'acide sulfurique ou d'acide chlorhydrique, en se servant du tournesol comme indicateur ; on opère ensuite sur 10 centimètres cubes de moût préalablement filtré auquel on n'a pas besoin d'ajouter de tournesol, et on y introduit l'eau de chaux à l'aide d'une burette graduée, jusqu'à l'apparition d'une teinte jaune verdâtre qui indique la limite de la saturation.

Ce sont là les seuls éléments du moût dont le dosage offre une certaine importance, parce qu'ils sont en rapport direct avec la richesse alcoolique et le bouquet du vin qui sera produit par ce moût. Après la fermentation complète, ce vin aura en effet une constitution différente de celle du liquide dont il provient ; on y trouvera inaltérés quelques-uns des éléments de ce dernier, à côté de certains corps qui sont des produits de transformation d'une autre portion de ces éléments.

§ II. — VIN

La recherche des nombreuses et fréquentes falsifications dont le vin est l'objet pendant et après sa fabrication, et les altérations auxquelles il est sujet, en rendent l'étude des plus difficiles, mais en même temps des plus intéressantes pour le chimiste qui devra connaître, non seulement quels sont les divers éléments qu'on a l'habitude de déterminer et les procédés les plus sûrs qu'il faut employer lorsqu'il s'agit de l'expertise d'un vin, mais encore les phases nombreuses de transformation par lesquelles passe successivement le liquide avant d'arriver à l'état de vin parfait. Le programme que je me suis tracé ne me permet pas d'étudier ces dernières questions qui sont d'ailleurs traitées avec une grande compétence, et une rare perfection dans un certain nombre d'ouvrages spéciaux auxquels le lecteur devra s'adresser. Je me bornerai à indiquer ici, d'une façon sommaire et avant de commencer l'étude des procédés analytiques, quelles sont les altérations et surtout les falsifications qui proviennent, les premières d'une fabrication et d'une conservation défectueuses, les secondes de l'emploi de procédés de fabrication qui, bien qu'autorisés aujourd'hui, n'en constituent pas moins une sophistication dans l'acception propre du mot, puisqu'ils substituent à un produit naturel, auquel seul doit appartenir la dénomination de vin, des liquides obtenus à l'aide de manipulations plus ou moins licites. Le vin n'est, ou plutôt ne devrait être que le produit de la fermentation régulière du jus de raisin. Je sais fort bien que, dans certaines régions, il serait souvent impossible d'obtenir un liquide buvable, si l'on ne corrigeait pas la mauvaise qualité du moût par des additions convenables de sucre et des saturations partielles de l'acidité ; mais le plus souvent, sous prétexte de corriger cette acidité du moût et sa faible teneur en sucre, on double la vendange en y ajoutant une plus ou moins grande quantité d'eau (gallisation), ou bien on y introduit comme dans l'opération qui porte le nom de chaptalisation, des corps qui n'y existent pas naturellement, comme le malate de chaux, en même temps qu'on en élimine d'autres qui doivent normalement s'y trouver, comme l'acide tartrique.

Les liquides obtenus par l'un ou l'autre de ces deux procédés, qui rendent pourtant, le dernier surtout, de réels services, ces liquides ne devraient jamais être vendus sous la dénomination de vins, qui ne doit s'appliquer, comme je l'ai déjà dit, qu'au jus fermenté du raisin sans aucune addition d'éléments étrangers, à plus forte raison ne devrait-on pas vendre sous le nom de vins, les liquides obtenus en lavant avec de l'eau sucrée les marcs dont on a déjà extrait la goutte-mère (pétiotisation) : cette pratique peut même devenir une falsification dangereuse, lorsqu'au lieu de sucre de canne on emploi des glucoses, le plus ordinairement impurs, dont l'emploi a pour effet de faire passer dans le liquide, d'abord des matières infermentescibles dextrogyres (18 p. 100 du glucose employé) qui caractérisent le sirop de fécule, et bien souvent des principes toxiques tels que l'arsenic. Il serait désirable que tous ces produits de même que les vins plâtrés par exemple, fussent vendus avec l'indication du procédé qui a servi à les obtenir.

Les altérations du vin, qui très souvent ne sont que les conséquences du manque de soins et de précautions dans la fabrication et la conservation du liquide, constituent ce que M. Pasteur appelle les maladies du vin ; tout ce qui est relatif à ces maladies est magistralement traité dans le livre que ce savant à publié sous le titre : *Etudes sur le vin*, et toutes ses observations ont été reconnues parfaitement exactes par les chimistes qui, depuis lui, ont repris l'étude de ces questions.

Pendant la fermentation tumultueuse du moût, et ensuite, pendant les fermentations ultérieures dont le vin est le siège, ce liquide acquiert les qualités qui le font rechercher comme produit alimentaire. Au bout de quelques mois, il a pris une composition à peu près constante, et les changements que l'on peut encore y constater à partir de ce moment, ne sont plus que d'un ordre secondaire.

Composition du vin. — *Eléments principaux.* — Les différents éléments qui entrent dans la composition du vin sont les uns volatils à 100° et au-dessous, les autres fixes à cette température. La partie *volatile* est constituée principalement par l'eau et l'alcool éthylique auxquels on peut ajouter, des gaz (acide carbonique et azote), quelques éthers provenant de l'action des acides organiques sur l'alcool et ses homologues et auxquels on attribue en grande partie le *bouquet* du vin, quelques acides organiques en petite quantité, de plus une faible proportion de la glycérine qui existe normalement dans le vin comme produit constant de la fermentation du sucre et qui est entraînée par les vapeurs d'eau et d'alcool.

Les éléments *fixes* comprennent la plus grande partie de la glycérine, l'acide succinique (produit normal de la fermentation du sucre de raisin), les matières grasses, sucrées, gommeuses, pectiques et albuminoïdes, des tannins spéciaux auxquels on peut rattacher les matières colorantes, des sels d'acides organiques et minéraux [1], des acides organiques libres et saturés.

L'*eau* forme à peu près les 800 à 950 millièmes du poids du vin. L'*alcool éthylique* s'y trouve dans la proportion de 50 à 140 millièmes (14 degrés marquant la limite entre les vins français et les vins de liqueur exotiques, secs ou doux ;) cet alcool constitue le produit principal de la fermentation du sucre de raisin ; il est toujours accompagné de faibles quantités de quelques-uns de ses homologues supérieurs, tels que les alcools propylique, butylique, caproïque, œnanthylique, dont l'union avec les acides qui existent dans le moût et qui passent plus tard dans le vin, donne naissance à ces éthers qui concourent à la formation du bouquet. La richesse d'un vin en alcool dépend de la teneur en sucre du moût, laquelle est en raison inverse de son acidité.

La *glycérine* dont la proportion est de trois à huit grammes par litre de vin a été reconnue par M. Pasteur comme étant un produit constant de la fermentation du sucre. On a remarqué que la glycérine augmente lorsque la fermentation est

---

[1] On a signalé récemment la présence de l'acide borique dans des vins du Cap et de la Californie.

rapide et la température élevée, ou bien lorsque le moût a été chauffé à 65 degrés environ, et surtout lorsque ce dernier contient beaucoup de matières azotées qui peuvent servir de nourriture à la levure. 100 parties de sucre produisent 2,5 à 3,5 parties de glycérine qui contribuent à donner au vin sa saveur vineuse spéciale, à laquelle participe aussi l'*acide succinique*, dont l'origine est la même que celle de la glycérine, et qui existe dans tous les vins à la dose de 1 gramme à 1 ^{gr}, 4 par litre (Pasteur).

Les *matières grasses* sont en général mélangées avec la glycérine ; elles sont formées par les glycérides des acides myristique et oléique, et leur proportion est très variable ; en moyenne elle est de $0^{gr},1$ par litre. Les vins rouges sont plus riches en matière grasse que les vins blancs.

Les *matières sucrées* existent ordinairement en faible quantité dans les vins secs (1,5 p. 1000 en moyenne); leur détermination offre néanmoins, un grand intérêt lorsqu'il s'agit de la recherche des falsifications. Les vins de liqueur en contiennent souvent de très fortes proportions (jusqu'à 150 grammes par litre), provenant soit du moût dans lequel la fermentation à été arrêtée, soit de glucoses commerciales ajoutées frauduleusement. Dans certains vins on a constaté aussi la présence de l'inosite et de la mannite.

La présence des matières *pectiques*, *gommeuses* et *albuminoïdes* a été signalée dans les vins ; mais elles y existent en petite quantité. Leur détermination n'offre qu'un intérêt secondaire, lorsqu'il s'agit de rechercher la pureté du produit.

Le *tannin* (acide œnotannique ou œnogallique) existe dans les vins rouges dans la proportion de $0^{gr},5$ à 2 grammes par litre, et de $0^{gr},1$ à $0^{gr},2$, dans les vins blancs ; il n'est pas le même que celui que l'on trouve dans la noix de galle.

La *matière colorante*, d'après M. Gautier, varie dans les vins suivant les cépages. Elle n'est pas unique, mais formée de deux ou trois principes qui font partie d'une famille naturelle de composés qui doivent être rangés dans la classe des tannins. Ces *acides œnoliques* de M. Gautier sont pour la plupart des corps ternaires très riches en carbone, hydrogène et oxygène ; quelques-uns contiennent de l'azote et du fer. Comme les catéchines dont elles ne diffèrent que par deux atomes d'oxygène, elles se décomposent sous l'influence de la potasse fondante, en phloroglucine, en acides protocatéchique ou hydroprotocatéchique, et en acides de la serie grasse lesquels sont variables avec chaque matière colorante.

Les acides que l'on rencontre à l'état de liberté dans le vin, sont, outre l'acide succinique que j'ai cité plus haut, les acides acétique, butyrique, œnanthique, malique, lactique, et quelquefois un peu d'acide tartrique dont la présence a été contestée par beaucoup de chimistes. Les vins qui proviennent de raisins incomplètement mûris, et ceux qui ont été plâtrés contiennent quelquefois jusqu'à 1 gramme à 1^{gr},5 par litre de ce dernier acide (Mack et Kayser). Une certaine partie de l'acidité totale des vins (1/4 à 1/20e) est due à ces acides ; mais elle provient surtout de la présence du bitartrate de potasse ou crème de tartre dont la proportion est d'autant plus considérable que les vins sont moins riches en alcool. Les acides libres finissent à la longue par disparaître parce qu'ils forment des éthers avec les alcools en présence desquels ils se trouvent dans le vin.

Les sels des acides minéraux sont principalement des phosphates de potasse, de magnésie et de chaux, du chlorure de sodiun et des sulfates de potasse et de chaux avec des traces de manganèse et d'aluminiun. M. Sambuc a signalé, dans un vin de la Seyne provenant de raisin Jacquez, 0^{gr},11 de sesquioxyde du fer par litre. Il est difficile de donner une indication exacte des proportions dans lesquelles ces différents sels se rencontrent dans les vins, puisqu'ils varient avec le cépage, l'année, le terrain, etc ; les phosphates toutefois en forment la majeure partie (de 15 à 20 p. 100 du poids des cendres).

Les *gaz* que l'on trouve dans les vins jeunes, sont surtout l'acide carbonique et l'azote; dans les vins très vieux on rencontre toujours de l'oxygène et de l'azote et pas d'acide carbonique. Ainsi M. Berthelot, dans 1 litre d'un vin âgé de 45 ans, trouva $44^{cc},7$ de gaz formé de 12^{cc} d'oxygène et de $32^{cc},7$ d'azote.

Le tableau de la page suivante indique la composition d'un certain nombre de vins.

§ III. — DOSAGE DES PRINCIPAUX ÉLÉMENTS QUI ENTRENT DANS LA COMPOSITION D'UN VIN NATUREL

Lorsqu'il s'agit de l'analyse complète d'un vin, il faut, avant toute autre opération, prendre la densité du liquide à la température de 15 degrés, et doser ensuite successivment l'alcool, l'extrait, le sucre, l'acidité totale, la crème de tartre, les cendres, la glycérine ; on détermine de plus l'intensité de la matière colorante et, lorsqu'il y a lieu de le faire pour certaines recherches spéciales, la proportion des acides fixes (malique, tartrique et succinique), des acides volatils (acétique, butyrique, œnanthique etc.) ainsi que celle des tannins. Enfin dans les cendres, on dose souvent la potasse et les acides phosphorique, sulfurique et chlorhydrique.

Je vais d'abord exposer les méthodes d'analyse qui me paraissent les plus sûres pour arriver à la détermination exacte des éléments normaux du vin, énumérés ci-dessus. J'indiquerai ensuite quelles sont les conclusions que l'on peut tirer des données fournies par ces analyses, afin de les appliquer à la recherche des nombreuses falsifications dont le vin est l'objet. Je terminerai pas l'étude des procédés

Tableau de la composition moyenne des vins par litre.

(ENCYCLOPÉDIE D'HYGIÈNE)

ORIGINE DES VINS	ALCOOL degrés centésimaux.	EXTRAIT à 100°.	TARTRE	CENDRES	GLYCÉRINE	ACIDITÉ TOTALE en acide sulfurique.	MATIÈRES RÉDUCTRICES de la solution cupropotassique.	SULFATE DE POTASSE
Moyenne de vins de Bourgogne ordinaires.	10,8	20,5	2,6	2,1	4,5 à 7	4,7	1,3	«
Moyenne de vins rouges de Mâcon	10,1	19,3	2,2	1,9	«	5,5	0,7	«
Moyenne de Bordeaux ordinaires.	9,8	2,25	1,9	2,2	5 à 7,5	4,1	1,1	«
Vins de Narbonne plâtrés	11,7	21,8	«	4,5	«	4,5	1,3	2 à 2,5
Vins blancs français.	7 à 11	13 à 18	1,8 à 2,4	1,7	«	5,5 à 7	«	«
Moyenne de 74 analyses de vins divers (Laboratoire municipal).	10,9	24,28	1,52	3,48	7,5	«	1,15	«
Vins rouges d'Algérie (département de Constantine (M. A. Gautier)	12,2	22,3	0,75	3,1	«	6,4	1,04	«
Vins de coupage	9,5	19,1	1,9	3,1	«	«	1,8	1 à 2
Moyenne de vins rouges d'Italie importés en France (Laborat. municip.)	13,72	33,70	«	3,92	«	«	«	«
Vins d'Espagne rouges ordinaires	13,1	18,5	«	3,8	«	4,6	1,4	«
Idem.	13,8	23,5	1,8	4,3	«	«	1,9	2,5

spéciaux que l'on suit d'ordinaire pour reconnaître l'addition de substances étrangères à ce liquide.

Densité du vin. — La densité des vins secs, à la température de 15°, et presque toujours inférieure à 1, mais très voisine pourtant de l'unité ; il est très rare de trouver, dans cette catégorie, des vins dont la densité dépasse 1 ; elle varie d'ordinaire dans des limites assez restreintes et se trouve comprise entre 0,997 et 0,987 ; celle des vins sucrés et celle des vins de liqueur sont le plus ordinairement supérieures à l'unité.

La détermination exacte de la densité est une opération des plus importantes à cause de l'habitude que l'on a de rapporter dans les analyses, les déterminations pondérales des principes constituants du vin, à l'unité de volume. Il me paraît inutile d'entrer ici dans les détails d'une opération que les chimistes pratiquent tous les jours ; elle se fait soit à l'aide du densimètre spécial connu sous le nom d'œnobaromètre de Houdart, et que je décrirai plus loin, soit encore à l'aide des flacons à densité.

Alcool. — L'alcool, un des éléments les plus importants des vins, doit être déterminé avec une grande rigueur, parce que c'est sur la proportion de cet élément que sont basées toutes les transactions commerciales relatives à ce liquide. Les procédés mis en usage pour le dosage de l'alcool sont nombreux, mais tous n'atteignent pas le degré de précision que demande aujourd'hui le commerce des vins : je me contenterai donc de les indiquer en partie, en réservant pour une étude complète ceux qui permettent de se rapprocher le plus de la précision absolue et qui pour cela sont seuls employés dans les laboratoires des chimistes œnologues. Ces derniers procédés sont basés sur la détermination de la densité des mélanges d'eau et d'alcool, sur leur point d'ébullition et sur leur action capillaire.

Le procédé le plus habituellement suivi, celui qui, bien appliqué, est susceptible de la précision la plus grande, est basé sur l'emploi d'un densimètre spécial qui porte le nom d'alcoomètre de Gay-Lussac (fig. 12) et qui est construit et gradué de telle façon qu'il donne immédiatement et par une simple lecture le volume d'alcool contenu dans 100 volumes d'un mélange d'alcool et d'eau dans lequel il est plongé ; pour avoir ensuite le poids d'alcool correspondant il suffit de multiplier le chiffre indiqué par l'instrument par 0,8[1].

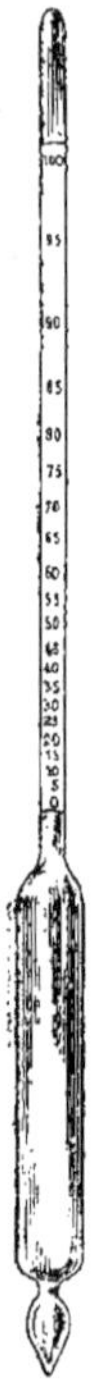

J'étudierai au chapitre « Alcool » les conditions auxquelles doit satisfaire l'alcoomètre, depuis qu'il est devenu un instrument légal, et j'arrive de suite aux détails pratiques du dosage de l'alcool dans les vins. Avant tout, il faut se placer dans des conditions opératoires identiques à celles que je viens d'indiquer tout à l'heure, c'est-à-dire plonger l'alcoomètre, non pas dans le vin lui-même, mais dans un mélange d'eau et d'alcool contenant la même proportion d'alcool que le vin. Pour arriver à ce résultat, on soumet le vin à la distillation dans

Fig. 12.
Alcoomètre
centésimal.

de petits alambics, parmi lesquels celui de Saller on est le plus souvent employé. Depuis l'adoption de l'alcoomètre légal, cet habile constructeur a modifié l'appareil que tout le monde connaît, pour l'approprier à l'emploi de ce nouvel alcoomètre ; les dimensions de la chaudière (fig. 13) sont telles qu'on peut opérer sur 300 centimètres cubes de vin. Pour pratiquer l'opération, on mélange exac-

---

[1] Ce facteur donne le poids de l'alcool des chiffres assez exacts quand il s'agit des mélanges dont le litre alcoolique est faible comme ceux qui proviennent de la distillation des vins : pour connaître les poids qui correspondent à des litres alcooliques plus élevés il faut se reporter à la colonne 4 de la table, p. 104.

temnt le vin par l'agitation, et à l'aide [de l'éprouvette qui accompagne l'appareil, on en mesure exactement un volume de 300 centimètres cubes dans lesquels on chasse l'acide carbonique, soit par l'agitation, soit en plaçant le vin dans le vide ; on y sature en-suite à l'aide d'un alcali (magnésie, potasse ou soude) les acides vola-tils du vin qui pour-raient aussi fausser les résultats de l'analyse. On place le liquide ainsi préparé dans la chaudière et l'on chauffe jusqu'au moment où, dans l'éprou-vette on a recueilli 150 centimètres cubes, c'est-à-dire la moitié du vo-lume du vin mis en ex-périence : tout l'alcool du vin se trouvera dans ces 150 centimètres cu-bes que l'on amène à 300 centimètres cubes avec

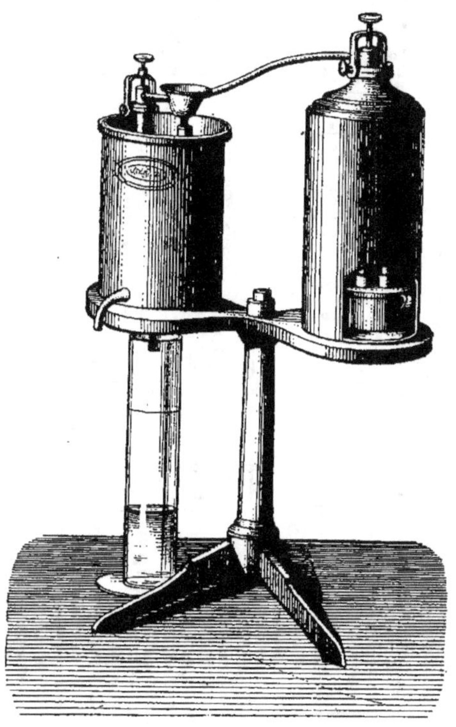

Fig. 13. — Alambic de Salleron.

de l'eau distillée ; on mélange exactement, et après quel-ques minutes de repos, pendant lesquelles le liquide alcoolique reprend la température initiale du vin, on y plonge l'alcoomètre en même temps qu'un thermomètre, et on effectue la lecture et les corrections de la manière indiquée au chapitre qui traite de l'alcool, en se servant de la formule Francœur, ou plutôt des tables suivantes qui indiquent le degré alcoolique réel pour les températures comprises entre 10 et 30° :

INDICATIONS DE L'ALCOOMÈTRE

INDICATIONS DU THERMOMÈTRE

.	1	2	3	4	5	6	7	8	9	10	11	12	13	14	15	16	17	18	19	20	21	22	23	24	25	26	27	28	29	30	.
10	1,4	2,4	3,4	4,5	5,5	6,5	7,5	8,5	9,5	10,6	11,7	12,7	13,8	14,9	16,0	17,0	18,1	19,2	20,2	21,3	22,4	23,5	24,6	25,8	26,9	28,0	29,1	30,1	31,1	32,1	10
11	1,3	2,4	3,4	4,4	5,4	6,4	7,4	8,4	9,4	10,5	11,6	12,6	13,6	14,7	15,8	16,8	17,9	19,0	20,0	21,0	22,1	23,2	24,3	25,4	26,5	27,7	28,7	29,7	30,7	31,7	11
12	1,2	2,3	3,3	4,3	5,3	6,3	7,3	8,3	9,3	10,4	11,5	12,5	13,5	14,6	15,6	16,6	17,6	18,7	19,7	20,7	21,8	22,9	24,0	25,1	26,1	27,2	28,2	29,2	30,2	31,2	12
13	1,2	2,2	3,2	4,2	5,2	6,2	7,2	8,2	9,2	10,3	11,4	12,4	13,4	14,4	15,4	16,4	17,4	18,5	19,5	20,5	21,5	22,6	23,7	24,7	25,7	26,8	27,8	28,8	29,8	30,8	13
14	1,1	2,1	3,1	4,1	5,1	6,1	7,1	8,1	9,1	10,2	11,2	12,2	13,2	14,2	15,2	16,2	17,2	18,2	19,2	20,2	21,2	22,3	23,3	24,3	25,3	26,4	27,4	28,4	29,4	30,4	14
15	1,0	2,0	3,0	4,0	5,0	6,0	7,0	8,0	9,0	10,0	11,0	12,0	13,0	14,0	15,0	16,0	17,0	18,0	19,0	20,0	21,0	22,0	23,0	24,0	25,0	26,0	27,0	28,0	29,0	30,0	15
16	0,9	1,9	2,9	3,9	4,9	5,9	6,9	7,9	8,9	9,9	10,9	11,9	12,9	13,9	14,9	15,9	16,9	17,8	18,7	19,7	20,7	21,7	22,7	23,7	24,7	25,7	26,6	27,6	28,6	29,6	16
17	0,8	1,8	2,8	3,8	4,8	5,8	6,8	7,8	8,8	9,8	10,8	11,7	12,7	13,7	14,7	15,6	16,6	17,5	18,4	19,4	20,4	21,4	22,4	23,4	24,4	25,4	26,3	27,3	28,2	29,2	17
18	0,7	1,7	2,7	3,7	4,7	5,7	6,7	7,7	8,7	9,7	10,7	11,6	12,5	13,5	14,5	15,4	16,3	17,3	18,2	19,1	20,1	21,1	22,0	23,0	24,0	25,0	25,9	26,9	27,8	28,8	18
19	0,6	1,6	2,6	3,6	4,5	5,5	6,5	7,5	8,5	9,5	10,5	11,4	12,4	13,3	14,3	15,2	16,1	17,0	17,9	18,8	19,8	20,8	21,7	22,7	23,6	24,6	25,5	26,4	27,3	28,3	19
20	0,5	1,5	2,4	3,4	4,4	5,4	6,4	7,3	8,3	9,3	10,3	11,2	12,2	13,1	14,0	14,9	15,8	16,7	17,6	18,5	19,5	20,5	21,4	22,4	23,3	24,3	25,2	26,1	27,0	27,9	20
21	0,4	1,4	2,3	3,3	4,3	5,2	6,2	7,1	8,1	9,1	10,1	11,0	11,9	12,8	13,7	14,6	15,5	16,4	17,3	18,2	19,1	20,1	21,1	22,1	22,9	23,9	24,8	25,6	26,6	27,5	21
22	0,3	1,3	2,2	3,2	4,1	5,1	6,1	7,0	7,9	8,9	9,9	10,8	11,7	12,6	13,5	14,4	15,3	16,2	17,0	17,9	18,8	19,8	20,7	21,6	22,5	23,5	24,3	25,2	26,2	27,1	22
23	0,1	1,1	2,1	3,1	4,0	4,9	5,9	6,8	7,8	8,7	9,7	10,6	11,5	12,4	13,3	14,1	15,0	15,9	16,7	17,6	18,5	19,4	20,3	21,3	22,2	23,1	24,0	24,9	25,8	26,7	23
24	0,0	1,0	1,9	2,9	3,8	4,8	5,8	6,7	7,6	8,5	9,5	10,4	11,3	12,2	13,1	13,9	14,8	15,7	16,5	17,4	18,2	19,1	20,0	21,0	21,8	22,7	23,6	24,5	25,4	26,3	24
25	0,0	0,8	1,7	2,7	3,6	4,6	5,5	6,5	7,4	8,3	9,3	10,2	11,1	12,0	12,8	13,6	14,5	15,4	16,2	17,1	17,9	18,8	19,7	20,6	21,5	22,4	23,2	24,2	25,1	26,0	25
26	0,0	0,7	1,6	2,6	3,5	4,4	5,4	6,3	7,2	8,1	9,0	9,9	10,8	11,7	12,6	13,4	14,2	15,1	15,9	16,7	17,6	18,5	19,4	20,3	21,2	22,1	22,9	23,8	24,7	25,6	26
27	0,0	0,5	1,5	2,4	3,3	4,3	5,2	6,1	7,0	7,9	8,8	9,7	10,6	11,5	12,3	13,1	13,9	14,8	15,6	16,4	17,3	18,2	19,1	20,0	20,8	21,7	22,6	23,5	24,3	25,2	27
28	0,0	0,3	1,3	2,2	3,1	4,1	5,0	5,9	6,8	7,7	8,6	9,5	10,3	11,2	12,0	12,8	13,6	14,4	15,2	16,0	16,9	17,9	18,8	19,6	20,5	21,4	22,2	23,1	23,9	24,8	28
29	0,0	0,1	1,1	2,0	2,9	3,9	4,8	5,7	6,6	7,5	8,4	9,2	10,1	11,0	11,7	12,5	13,3	14,1	14,9	15,7	16,6	17,5	18,4	19,3	20,2	21,0	21,8	22,7	23,6	24,4	29
30	0,0	0,0	0,9	1,9	2,8	3,7	4,6	5,5	6,4	7,3	8,1	9,0	9,8	10,7	11,5	12,3	13,0	13,0	14,6	15,4	16,3	17,2	18,1	19,0	19,8	20,7	21,5	22,4	23,2	24,0	30

INDICATIONS DU THERMOMÈTRE

Le dosage de l'alcool dans les vins est très souvent effectué à l'aide d'appareils qui portent le nom d'ébullioscopes ou d'ébulliomètres ; leur emploi est basé sur la différence de température d'ébullition des liquides alcooliques selon la proportion d'alcool qu'ils contiennent ; l'eau pure bouillant à 100° et l'alcool absolu à 78°,4 sous la -pression de 760 millimètres, un liquide alcoolique, comme le vin, entrera en ébullition à une température intermédiaire d'autant plus basse que la proportion d'alcool qui y est contenue sera plus élevée ; cette proportion pourra donc être déterminée d'après la température d'ébullition du liquide. Les instruments construits sur ce principe sont très commodes et donnent rapidement des résultats qui concordent

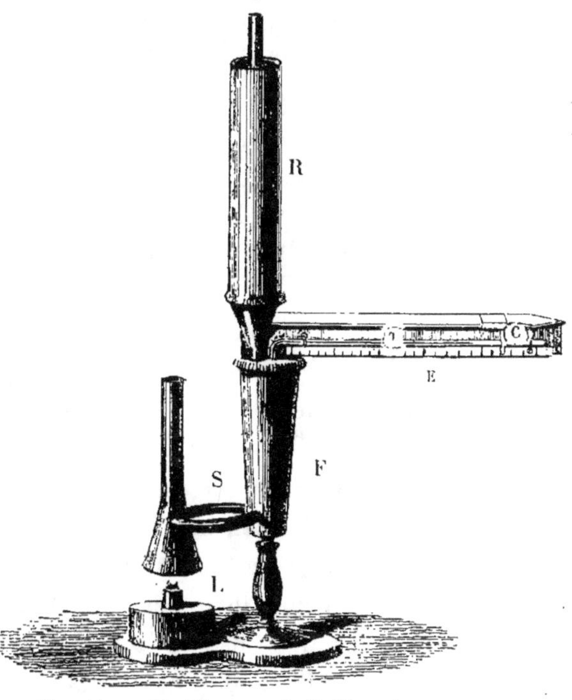

Fig. 14. — Ebullioscope de Malligand.

très bien avec ceux que l'on obtient à l'aide de l'alcoomètre ; le commerce en fait un usage courant, c'est pour cela que j'en décrirai deux, en faisant observer toutefois que la méthode par distillation doit être seule employée dans les cas litigieux.

Le premier en date de ces deux appareils porte le nom d'ébullioscope de Malligand ; ce n'est autre chose que l'ancien ébullioscope de Tabarié dans lequel on a modifié le mode de chauffage. Il se compose : 1° d'une bouillotte F (fig. 14) ayant la forme d'un cône tronqué, et mise en communication à sa partie inférieure avec un thermosiphon ou anneau creux traversant une cheminée S ; 2° d'un couvercle se vissant à la partie supérieure du cône, et percé de deux ouvertures, la plus étroite pour livrer passage au thermomètre coudé horizontalement, et la plus large pour y fixer le réfrigérant ; 3° d'un réfrigérant R, qui reçoit dans l'espace compris entre deux cylindres dont il est formé, l'eau nécessaire à la condensation des vapeurs alcooliques ; 4° d'un thermomètre fixe T appuyé le long d'une large plaque métallique posée de champ sur le couvercle ; contre cette plaque peut se mouvoir, le long du thermomètre, une règle plus étroite E sur laquelle se trouvent gravés les degrés alcooliques de 0° à 20° ou 25°, et un curseur C glissant sur la plaque pour faciliter la lecture des degrés ; 5° d'une lampe à alcool L, à mèche de combustion uniforme.

Pour déterminer la richesse alcoolique d'un vin à l'aide de cet appareil, on verse de l'eau dans la bouillotte jusqu'au niveau d'une bague qui se trouve la plus rapprochée du fond (à environ 30 centimètres) : il faut que le réservoir du thermomètre coudé ne touche pas la surface de l'eau ; on visse le couvercle sans le serrer, on chauffe et lorsque l'eau est en ébullition, on observe dans le thermomètre la marche de la colonne mercurielle qui ne tarde pas à rester immobile ; au bout de 3 à 4 minutes d'immobilité, on dévisse le bouton qui permet à la petite règle alcoométrique de se déplacer, et on en amène le zéro en face de l'extrémité de la colonne mercurielle ; on fixe alors cette règle dans cette position à l'aide du bouton de serrage ; l'appareil ainsi réglé sans le secours du réfrigérant, peut servir pour une série de déterminations lorque la pression barométrique ne change pas. On dévisse ensuite le couvercle, on vide la bouillotte, on la rince avec un peu du vin à analyser, et on la remplit ensuite avec ce vin jusqu'au niveau d'une deuxième bague qui se trouve au-dessus de la première, et on revisse le couvercle ; on adapte le réfrigérant que l'on a soin de remplir d'eau froide, et on chauffe comme tout à l'heure. Quand la colonne mercurielle du thermomètre est devenue stationnaire, on y amène la pointe du curseur, et on lit le degré alcoolique indiqué par l'échelle.

Tous les vins chargés en couleur, ou légèrement liquoreux, les vins en moût ainsi que les cidres doux, les petites bières, doivent être coupés d'eau par moitié : les vins liquoreux et de liqueur, tels que Banyuls, Malaga, Madère, Muscat, ainsi que les bières fortes doivent être coupés par quart. Pour éviter la mousse dans l'analyse des bières et des vins en moût, il faut introduire dans le liquide, quelques gouttes d'huile, ou quelques petits morceaux de stéarine ou de bougie.

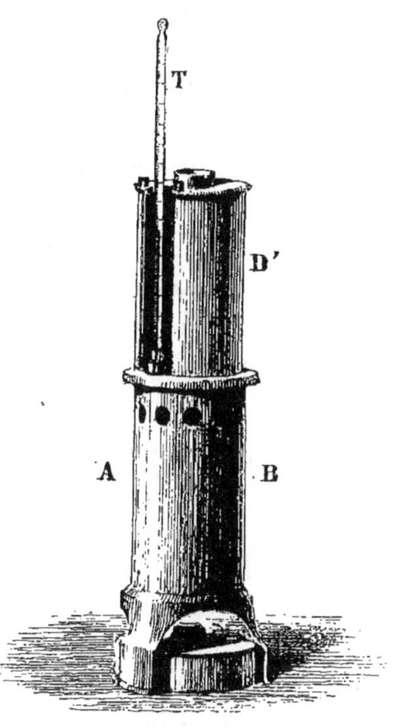

Fig. 15. — Ébulliomètre de Salleron.

Le deuxième appareil, basé sur le même principe est encore un perfectionnement de l'instrument primitif de Tabarié; il a été imaginé par M. Salleron qui lui a donné le nom d'ébulliomètre. Il se compose essentiellement (fig. 15) d'une chaudière métallique contenant le liquide soumis à l'expérience; elle est enfermée dans l'enveloppe AB qui la protège contre le rayonnement extérieur, et qui augmente la rapidité et la régularité du chauffage : un réfrigérant D' fixé sur le sommet de la chaudière, condense les vapeurs alcooliques qui s'élèvent dans un serpentin intérieur, en maintenant l'uniformité de la température du liquide en ébullition ; un thermomètre T, divisé en dixièmes de degrés centigrades est fixé au moyen d'un bouchon de caoutchouc dans la tubulure *t* de la chaudière ; son réservoir plonge au sein du liquide chauffé. Une lampe à alcool à flamme constante chauffe le liquide contenu dans la chaudière ; enfin une échelle ébulliométrique à coulisse (fig. 16) a pour objet de transformer en richesses alcooliques les températures accusées par le thermomètre T. Chaque fois que l'on veut faire une série d'opérations à l'aide de cet appareil, il faut déterminer la température d'ébullition de l'eau laquelle varie comme on sait, avec la pression atmosphérique ; pour cela on verse dans la chaudière 15 centimètres cubes d'eau pure, on introduit le thermomètre dans la tubulure *t* et l'on chauffe à l'aide de la lampe qui sera toujours bien remplie d'alcool ; après quelques minutes la colonne de mercure s'élève et se fixe bientôt en regard de la division du thermomètre qui indique la température d'ébullition de l'eau. Supposons cette température égale à 100°,1. Le thermomètre n'indiquant que la température d'ébullition du liquide, on se sert de la règle à coulisse pour traduire ces indications en degrés alcooliques. Pour cela cette règle porte trois graduations ; celle du milieu tracée sur une réglette mobile correspond aux degrés centigrades du thermomètre, elle porte l'indication *centigrade* ; celle de gauche correspond aux richesses alcooliques si le liquide essayé est un mélange d'eau et d'alcool, elle est désignée sous le nom de *eau et alcool ;* enfin celle de droite représente les richesses alcooliques des vins ordinaires et est désignée sous le nom de *vins ordinaires :* ces

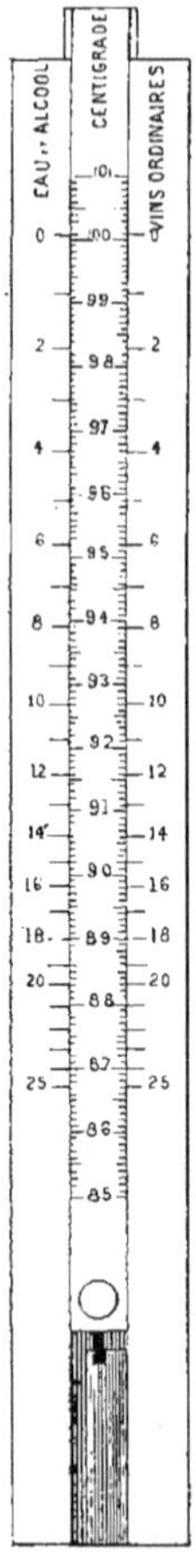

Fig. 16.
Echelle ébulliométrique.

deux dernières échelles sont donc divisées en degrés alcooliques et dixièmes de degrés. Pour se servir de cette échelle, après avoir déterminé la température d'ébullition de l'eau, on desserre le petit écrou qui se trouve derrière l'échelle, on fait mouvoir la réglette mobile et on amène la division 100°, 1 (température observée dans l'opération précédente) devant la division O des échelles fixes, puis on immobilise la réglette en serrant l'écrou ; l'échelle se trouve ainsi réglée pour toute une série de dosages que l'on peut effectuer tant que la pression atmosphérique ne change pas.

Si l'on veut doser l'alcool dans un vin ordinaire, on vide la chaudière, on la rince avec un peu du vin que l'on veut examiner, puis on y introduit 50 centimètres cubes de ce vin ; on remplit le réfrigérant d'eau froide, on introduit le thermomètre dans sa tubulure, puis on chauffe ; après trois ou quatre minutes, la colonne mercurielle apparaît et finit par s'arrêter en face d'une des divisions du thermomètre ; on lit cette division qui permettra de déterminer le degré alcoolique du vin. Supposons que cette division soit 90° 7 ; on lit sur l'échelle de droite de la règle (vins ordinaires), la division qui se trouve en face de la température 90°,7 de l'échelle centrale ; on trouve 13°,5 ce qui veut dire que le vin essayé contient 13°,5 p. 100 d'alcool pur. Si le liquide à essayer, au lieu de contenir en dissolution comme le vin, des sels et autres matières, n'est formé que d'alcool et d'eau, on cherche sur la graduation de gauche de la règle la division qui se trouve en regard de la température marquée sur l'échelle du milieu. Dans l'exemple précédent, cette division est 13°8, c'est-à-dire que le mélange d'alcool et d'eau qui serait entré en ébullition à la température de 90°7 aurait une richesse alcoolique de 13°8.

Cet instrument ainsi construit ne permet pas de déterminer des richesses alcooliques supérieures à 25° : si l'on veut s'en servir pour des liquides alcooliques autres que les vins et plus riches en alcool, il faut d'abord les *couper*, c'est-à-dire les diluer avec un volume déterminé d'eau distillée et se servir pour l'évaluation du degré alcoolique, de l'échelle eau et alcool. On ne peut plus utiliser les indications de l'ébulliomètre (pas plus que celles de l'ébullioscope) lorsqu'il s'agit de liquides qui contiennent du sucre de raisin, comme les vins de liqueur par exemple ; l'essai de ces liquides devra toujours s'effectuer par la méthode densimétrique.

Les instruments qui sont basés sur la capillarité sont moins souvent employés dans le commerce que ceux que je viens de décrire. L'un d'eux, le capillarimètre ou liquomètre de Musculus, a servi pendant longtemps entre les mains des agents des contributions indirectes pour le dosage de l'alcool soumis aux droits.

TABLEAU DE M. DUCLAUX INDIQUANT POUR DIVERSES TEMPÉRATURES LA RELATION ENTRE LA TENEUR ALCOOLIQUE D'UN VIN ET LE NOMBRE DE GOUTTES QU'IL FOURNIT

ALCOOL POUR CENT	TEMPÉRATURES							
	5°	7°,5	10°	12°,5	15°	17°,5	20°	22°,5
	gouttes	gouttes	gouttes	gouttes	gouttes	gouttes	gouttes	gouttes
Vin à 3 pour cent. . . .	117,0	117,5	118,0	119,0	119,5	120,5	122,0	123,0
» 4 »	121,0	121,5	122,5	123,0	124,0	125,0	126,5	127,5
» 5 »	125,0	125,5	126,0	127,0	128,5	129,5	130,5	132,0
» 6 »	128,5	129,5	130,5	131,5	132,5	134,0	135,0	136,5
» 7 »	132,5	133,5	134,5	136,0	137,0	138,0	139,5	141,0
» 8 »	136,5	138,0	139,0	140,0	141,0	142,5	144,0	145,5
» 9 »	141,0	142,0	143,0	144,0	145,5	147,0	148,5	150,0
» 10 »	144,5	145,5	147,0	148,0	149,5	151,0	152,5	154,0
» 11 »	148,5	149,5	150,5	152,0	153,5	155,0	156,5	158,0
» 12 »	151,5	153,0	154,5	156,0	155,5	159,0	160,5	162,0
» 13 »	155,5	157,0	158,5	160,0	161,5	163,0	165,0	166,0
» 14 »	159,5	161,0	162,5	164,0	165,5	167,0	168,5	170,0
» 15 »	163,0	164,5	166,0	167,5	169,0	170,5	172,0	174,0

Un autre appareil qui donne des résultats très exacts, et qui est souvent utilisé dans les laboratoires pour les recherches scientifiques, est le compte-gouttes de M. Duclaux. Son principe repose sur la tension superficielle ; on évalue

le degré alcoolique au moyen du nombre des gouttes qui
s'écoulent d'une pipette compte-gouttes de 5 centimètres
cubes qui est construite spécialement à cet effet; on la remplit avec le vin filtré, et on compte les gouttes pour une même
quantité de vin le nombre des gouttes sera d'autant plus
grand que la proportion d'alcool sera plus considérable. A
l'aide de la table ci-dessus on peut transformer les indications données par l'appareil en degrés alcooliques.

Extrait. — Ce qu'on appelle l'extrait du vin est formé
par tous les éléments normaux qui ne se volatilisent pas à
100° ou dans le vide ; on y retrouve donc les matières organiques que j'ai déjà énumérées précédemment, et les sels
minéraux qui constituent les cendres. La détermination du
poids de l'extrait est avec celle de l'alcool une des plus
importantes de l'analyse des vins, puisque ces deux éléments
constituent leur valeur commerciale. Pour l'effectuer on fait
évaporer un volume déterminé de vin à la température du
bain-marie, et on pèse le résidu. Cette opération si simple
en apparence, présente pourtant de grandes difficultés pratiques qui m'obligent à entrer dans quelques détails.
Lorsqu'on soumet le vin à une température qui ne dépasse
pas 100°, on élimine non seulement l'alcool, l'eau et certains
éthers, mais encore des quantités plus ou moins considérables de glycérine, surtout si l'évaporation a été effectuée
un peu rapidement, et si la chaleur a été maintenue
longtemps. Il est bon d'ajouter toutefois que cette évaporation de la glycérine ne commence à être sensible qu'au
moment où le vin arrive vers l'état de dessiccation, et qu'elle
est proportionnelle à la quantité de glycérine contenue primitivement dans le vin. D'un autre côté, les matières
organiques telles que les gommes, les dextimes, les sucres,
les sels à acides organiques, les matières colorantes, etc., qui
constituent une partie de l'extrait, subissent sous l'influence

de l'oxygène de l'air des modifications plus ou moins profondes selon le temps de chauffe, et par suite perdent de leur poids. A ces causes d'erreur on peut en ajouter encore d'autres provenant de l'influence exercée sur la quantité d'extrait par la nature et les dimensions du vase dans lequel on opère, par le volume du liquide mis en expérience, par les conditions d'aération des étuves etc. [1], de sorte que le poids de l'extrait varie indéfiniment et qu'on ne sait pas à quel moment on doit arrêter l'opération qui ne donnera jamais de résultats concordants. C'est pour ces raisons que dans la détermination de l'extrait à 100° (procédé qui est préféré aux autres à cause de la rapidité d'exécution) on doit toujours opérer dans des conditions identiques, de façon à obtenir des résultats comparables. Dans les laboratoires officiels français, le mode opératoire fixé par une instruction ministérielle est le suivant : « On évapore au bain-marie d'eau bouillante 20 centimètres cubes de vin placés dans une capsule de platine à fond plat, de diamètre tel que la hauteur du liquide ne dépasse pas un centimètre ; la capsule sera plongée dans la vapeur ; elle émergera seulement de 1 centimètre de la plaque sur laquelle elle sera supportée ; les capsules devront être placées sur le bain préalablement porté à l'ébullition, et l'évaporation seracontinuée pendant six heures. »

Lorsqu'on opère sur des vins sucrés, il est bon de les étendre d'un volume d'eau suffisant pour que l'extrait représente de 15 à 20 grammes par litre. Cette méthode, qui donnera des résultats comparables si elle est exactement suivie, ne donnera jamais la véritable quantité d'extrait, puisqu'elle n'élimine pas les causes d'erreur que j'ai signalées. Suffisante

---

[1] Le taux de l'extrait dans les vins (rouges ou blancs) est abaissé par la clarification opérée à l'aide de la gélatine, et est en raison inverse de la quantité de gélatine employée : toutefois, dans les vins rouges, lorsqu'on dépasse une certaine quantité de gélatine, l'extrait augmente avec le poids de cette substance employée.

pour les transactions commerciales malgré ces causes d'erreur, elle ne peut convenir lorsqu'il s'agit d'analyses scientifiques. Le seul procédé auquel on puisse recourir, si l'on veut éviter toutes les pertes inhérentes à la manière d'opérer précédente, est celui de l'évaporation dans le vide recommandé par MM. Magnier de la Source et A. Gautier. On y procède de la façon suivante : « Au moyen d'une pipette laissant couler exactement 5 centimètres cubes, on verse le vin dans un vase mince de verre de Bohême, à fond plat et à bords bas, rodé et pouvant être recouvert d'une petite plaque de verre dépoli ; le verre et son obturateur sont exactement tarés d'avance : le vase ouvert contenant le vin, est alors laissé durant deux jours dans le vide pneumatique sous une cloche à bord rodé et en présence d'acide sulfurique ; au bout de ce temps, on ouvre la cloche à dessiccation et on remplace l'acide sulfurique par un peu d'acide phosphorique anhydre. Après deux jours en été, six jours en hiver, l'extrait obtenu est sec, ou plutôt, les variations de poids rapportées au litre de vin ne dépassent plus 1 demi-gramme en quatre ou cinq jours ; la perte est souvent même devenue presque nulle au bout du troisième jour, par une température ambiante de 25 à 30 degrés. On pèse alors le résidu après qu'on a laissé rentrer dans la cloche de l'air desséché et recouvert le verre de Bohême de sa plaque rodée, l'extrait étant très hygrométrique. » (A. Gautier. *La sophistication des vins.*) Pour des températures ambiantes plus basses (12 à 16°), il faut, dans les conditions ci-dessus, huit jours environ pour dessécher 5 centimètres cubes de vin. Le poids de l'extrait sec pris dans le vide est toujours plus élevé que celui que l'on obtient par évaporation à 100°. Pour le transformer en ce dernier, il faut le multiplier par 0,785, et réciproquement, le poids d'extrait à 100° multiplié par $\frac{1}{0,785} = 1,27$ donnera le poids correspondant d'extrait dans le vide. Ce procédé est le seul qui donne réellement le poids des matières extractives contenues dans le vin, parce qu'elles ne subissent aucune décomposition et qu'elles ne peuvent pas s'évaporer ; sa lenteur seule s'est opposée à son emploi dans les expertises journalières.

M. Houdart a fait connaître un procédé rapide pour la détermination de l'extrait des vins, qui supprime l'opération si longue de l'évaporation, tout en donnant des résultats aussi exacts que ceux que l'on obtient par cette dernière méthode. Il est basé sur la connaissance de la densité du vin et de son titre alcoolique, et sur l'hypothèse (suffisamment concordante avec les faits d'expérimentation) que la densité des matériaux fixes contenus dans les vins non sucrés est constante et égale à 1,94 [1]. M. Houdart a établi ensuite la relation suivante entre :

D, la densité du vin à 15°.

D', la densité d'un mélange d'eau et d'alcool au même titre et à la même température que le vin :

p, le poids de l'extrait sec.

c, la densité de l'extrait sec,

d, la densité de l'eau.

$p = \dfrac{1000\,(D - D')\,c}{c - d}$: or $c = 1,94$ et d se trouve dans les tables de Despretz relatives à la densité de l'eau ; en remplaçant c et d par leur valeur on trouve :

$$p = 2,062\,(D - D') :$$

on peut donc calculer p, c'est-à-dire le poids de l'extrait, quand on connaît D la densité du vin à 15° et D' que l'on trouve dans les tables de Gay-Lussac. Cette formule a été convertie en tables par M. Houdart, de façon qu'il suffit de déterminer D la densité du vin, et son titre alcoolique, pour connaître immédiatement le poids d'extrait sec contenu dans un litre.

---

[1] Ce chiffre représente une moyenne. En réalité M. Houdart a trouvé dans ses expériences que la densité de l'extrait oscillait dans les limites comprises entre 1,83 et 2,05.

Pour ces déterminations, on se sert d'un densimètre spécial construit par M. Salleron auquel M. Houdart a donné le nom de *œnobaromètre*. Cet instrument (fig. 17) porte une échelle dont l'étendue correspond aux limites extrêmes des densités de vins (0,987 à 1002), la graduation va de 1 à 16 (1 correspond à la densité 0,987, et 16 à 1,002) ; chaque augmentation de 1 degré répond à un accroissement de densité de 1 gramme par litre. L'opération s'effectue ainsi qu'il suit :

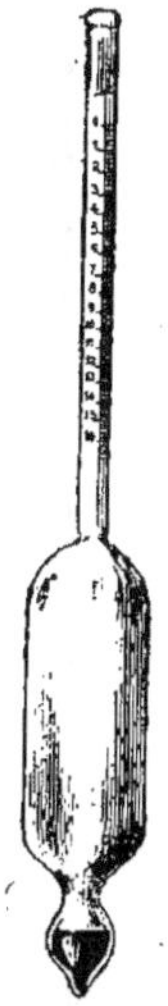

« On verse dans une éprouvette un volume de vin suffisant pour que l'œnobaromètre qu'on y plonge puise y flotter sans toucher le fond ; l'éprouvette doit être assez large pour que l'aréomètre ne puisse frotter le long de ses parois. Quand l'instrument s'est mis en équilibre dans le liquide on lit ses indications au sommet du ménisque, l'œnobaromètre étant gradué en conséquence. On plonge ensuite dans le vin un thermomètre dont on note l'indication quand le mercure est devenu stationnaire et, à l'aide des tables spéciales I et II, on corrige l'indication de l'œnobaromètre de manière

Fig. 17.
Œnobaromètre
de Houdart.

à la ramener à la température de 15° qui a servi de base aux calculs. Avec cette indication corrigée et le degré alcoolique déterminé par la distillation ou par l'ébullition, on trouve le poids de l'extrait dans les tables n° III :

Exemple : L'œnobaromètre marque 7, le thermomètre, 18, et la richesse alcoolique du vin est de 14 ; on trouve dans la table II la correction 0,5 à ajouter, puisque la température est supérieure à 15° ; la densité œnobarométrique à 15° sera donc 7,5.

Dans la table III on cherche ensuite dans la première ligne horizontale la richesse alcoolique 14, et dans la première colonne verticale la densité œnobarométrique corrigée 7,5 ; on suit ensuite en descendant la colonne verticale en tête de

TABLE I

TABLEAU *indiquant la diminution de densité (en grammes) causée par la diminution de la température au-dessous de 15°.*
Ces quantités doivent être **retranchées** *des chiffres fournis par l'Œnobaromètre.*

Force alcoolique des liquides.

Température	5°	6°	7°	8°	9°	10°	11°	12°	13°	14°	15°	16°	17°	18°
5°	0,7	0,8	0,8	0,9	0,9	1,0	1,2	1,3	1,5	1,7	1,8	2,0	2,2	2,3
6°	0,7	0,8	0,8	0,9	0,9	1,0	1,2	1,2	1,4	1,6	1,7	1,8	2,0	2,1
7°	0,7	0,8	0,8	0,9	0,9	1,1	1,2	1,1	1,3	1,4	1,6	1,7	1,8	1,8
8°	0,7	0,8	0,8	0,9	0,9	1,1	1,2	1,1	1,2	1,3	1,4	1,5	1,6	1,5
9°	0,7	0,8	0,7	0,9	0,9	1,1	1,2	1,0	1,1	1,1	1,2	1,3	1,4	1,4
10°	0,7	0,7	0,6	0,6	0,6	0,7	0,8	0,8	0,9	0,9	1,0	1,0	1,1	1,1
11°	0,5	0,5	0,5	0,5	0,4	0,7	0,7	0,7	0,7	0,7	0,8	0,8	0,9	0,9
12°	0,3	0,4	0,4	0,4	0,3	0,5	0,6	0,6	0,6	0,6	0,6	0,6	0,6	0,6
13°	0,3	0,3	0,2	0,3	0,2	0,2	0,4	0,4	0,4	0,4	0,4	0,4	0,4	0,5
14°	0,1	0,1	0,1	0,1	0,1	0,2	0,2	0,2	0,2	0,2	0,2	0,2	0,2	0,2

Exemple : La lecture de l'œnobaromètre donne 7, celle du thermomètre 12, la richesse du vin est 14, la correction trouvée 0,6. La densité œnobarométrique à 15° sera 7 — 0,6 = 6,4.

TABLE II

TABLEAU *indiquant la diminution de densité (en grammes) causée par l'élévation de la température au-dessus de 15°.*
Ces quantités doivent être **ajoutées** *aux chiffres fournis par l'Œnobaromètre.*

| Température | Force alcoolique des liquides. | | | | | | | | | | | | | |
	5°	6°	7°	8°	9°	10°	11°	12°	13°	14°	15°	16°	17°	18°
16°	0,1	0,1	0,1	0,1	0,1	0,1	0,1	0,1	0,1	0,1	0,1	0,1	0,1	0,2
17°	0,2	0,2	0,2	0,2	0,2	0,2	0,2	0,3	0,3	0,3	0,3	0,4	0,4	0,4
18°	0,4	0,4	0,4	0,4	0,4	0,4	0,4	0,4	0,5	0,5	0,5	0,6	0,7	0,6
19°	0,6	0,6	0,6	0,6	0,6	0,6	0,6	0,7	0,7	0,7	0,7	0,8	0,9	0,9
20°	0,8	0,8	0,8	0,9	0,8	0,8	0,8	0,9	0,9	0,9	1	1,1	1,2	1,2
21°	1,9	1	1	1,1	1,1	1,1	1,1	1,1	1,2	1,2	1,3	1,4	1,5	1,4
22°	1,2	1,2	1,2	1,2	1,3	1,3	1,3	1,3	1,4	1,4	1,5	1,6	1,7	1,6
23°	1,3	1,4	1,4	1,5	1,5	1,6	1,6	1,6	1,6	1,6	1,7	1,9	2	1,9
24°	1,5	1,5	1,5	1,6	1,7	1,8	1,8	1,8	1,9	1,8	1,9	2,1	2,2	2,1
25°	1,8	1,8	1,9	1,9	1,9	2	2	2,1	2,1	2,1	2,2	2,4	2,5	2,3

laquelle se trouve le titre alcoolique, en même temps que la ligne horizontale qui commence par la densité œnobarométrique ; à l'intersection de ces deux lignes on trouve le poids de l'extrait qui est de 25^{gr},1. Tous les nombres qui composent les tables à l'usage de l'œnobaromètre ont été transformés en échelles tracées sur une règle à coulisse dont la manipulation est plus simple et plus commode que l'usage des tables. — Cette règle, construite par M. Salleron, porte trois graduations différentes : celle de droite nommée *œnobaromètre* représente les indications de cet instrument avec des degrés fractionnés en cinq parties ; celle du milieu, *alcool*, indique les richesses alcooliques divisées en cinquièmes de degrés ; enfin la troisième, *extrait sec*, fait connaître le poids de l'extrait sec exprimé en grammes et cinquièmes de grammes. Supposons qu'on ait obtenu les chiffres suivants : richesse alcoolique, 11°,3 ; densité œnobarométrique corrigée, 9°,8 ; pour avoir le poids de l'extrait à l'aide de la règle, on amène la flèche tracée sur l'échelle du milieu, en face du chiffre œnobarométrique 9,8, puis on lit sur l'échelle de gauche le chiffre qui se trouve en face de 11°,3 (degré alcoolique) de l'échelle du milieu ; ce chiffre 23,3 indique qu'un litre de vin contient 23 grammes et $\frac{3}{5}$ décigrammes d'extrait sec.

La méthode de M. Houdart ne s'applique pas aux vins contenant plus de 2^{gr},5 de sucre par litre ; mais pour les vins secs français, elle fournit des résultats comparables entre eux et qui ne s'écartent que très peu de ceux que l'on obtient par l'évaporation à 100° ; elle a sur cette dernière méthode l'avantage de la rapidité d'exécution, et de l'exactitude plus grande. — Les vins rouges ordinaires fournissent de 18 à 23 grammes d'extrait par litre ; les vins blancs en laissent toujours moins (12 à 20) ; cette infériorité est due à l'absence de tannin et de matière colorante ; les vins sucrés en laissent jusqu'à 150 grammes et même au delà ; on a reçu dans ces derniers temps des vins secs naturels du Cap qui laissent jusqu'à 35 grammes d'extrait par litre ; ces mêmes vins contiennent 15,5 p. 100 d'alcool.

Cendres. — Le poids des cendres est obtenu en évaporant dans une capsule de platine 100 centimètres cubes de vin (au besoin on peut utiliser le résidu qui a servi à fixer le poids de l'extrait à 100°), chauffant à 120-130° pour chasser la glycérine et continuant à chauffer progressivement jusqu'à ce que le tout soit carbonisé et n'émette plus de vapeurs odorantes : on traite ensuite le charbon par l'eau chaude de façon à enlever les sels solubles dans l'eau (chlorures, sulfates, phosphates, silicates alcalins), dont on détermine le poids en évaporant leur solution aqueuse, qui est alcaline et laisse dégager de l'acide carbonique quand on la traite par l'acide azotique lorsque les vins sont naturels, neutre ou légèrement acide, s'ils sont plâtrés. Le charbon qui reste est ensuite placé dans une capsule de porcelaine à fond plat tarée, et introduit dans le moufle d'un fourneau à gaz où on le calcine au rouge sombre ; on pèse la capsule après l'avoir laissé refroidir au-dessus de l'acide sulfurique, et l'augmentation de poids indique la proportion des sels insolubles dans l'eau (certains sulfates, phosphates, et les sels des métaux lourds si le vin en contient). — L'opération doit s'effectuer en deux temps, comme je viens de l'indiquer, parce que la calcination de l'extrait sec du vin en présence de charbon aurait pour effet de volatiliser les chlorures, de réduire les phosphates alcalins en phosphites et hypophosphites et de décomposer les sulfates ; de plus, l'incinération dans ces conditions n'est jamais complète, il reste toujours du charbon qui est protégé contre la combustion par les chlorures, phosphates, carbonates, etc., fondus qui forment un enduit autour des dernières parties du charbon. Pour avoir le poids total des cendres, il suffit de faire la somme des deux résultats obtenus. Les vins blancs donnent peu de cendres insolubles dans l'eau, ce qui veut dire qu'ils contiennent peu de phosphates ; ils sont moins nutritifs que les vins rouges

Le rapport des poids des cendres et de l'extrait est de $\frac{1}{8}$ à $\frac{1}{10}$. Les vins qui donnent à l'analyse plus de 15 grammes et moins de 5 grammes d'extrait pour 1 gramme de cendres doivent être considérés comme suspects.

Dosage des matières sucrées. — J'ai indiqué page 87 la méthode suivie d'ordinaire pour déterminer la proportion de sucre contenue dans le moût. Le même procédé sert à doser ce corps dans les vins secs, rouges ou blancs, qui n'en contiennent généralement qu'une petite quantité ; ces vins doivent être préalablement décolorés au noir animal (5 p. 100) et neutralisés à l'aide d'une solution étendue de carbonate de soude ; quand il s'agit de vins rouges, on ajoute cette solution au vin de façon à l'amener à la teinte violet bleuâtre. On opère sur 100 centimètres cubes, par exemple, et pour rendre le dosage plus exact, on ajoute à ce volume de vin une certaine quantité d'une solution exactement titrée de glucose pur cristallisé ; on retranche ensuite le poids de glucose ainsi ajouté, du poids total du sucre réducteur trouvé à l'analyse.

La décoloration peut s'effectuer aussi à l'aide du sous-acétate de plomb que l'on ajoute au vin dans la proportion de 20 p. 100 ; au résultat trouvé on ajoute ensuite un cinquième de sa valeur : au sous-acétate de plomb M. Portes ajoute une solution saturée de sulfate de soude. Quand on veut rechercher, à l'aide de cette méthode, la présence de sucre cristallisé, on a recours à l'inversion que l'on pratique comme il a été dit pour le moût ; un vin naturel ne contient jamais de sucre inversible, même quand du sucre de canne a été ajouté à la vendange, puisque ce sucre s'intervertit pendant l'acte de la fermentation. L'addition de glucose commercial, ou même de substances étrangères telles que la dextrine et destinées à augmenter le poids de l'extrait, peut être recherchée à l'aide du polarimètre de Laurent. Pour cela, après avoir décoloré un certain volume de vin (100, 200 et même 500 centimètres cubes) à l'aide du noir animal ou du sous-acétate de plomb, on l'évapore jusqu'à consistance sirupeuse, puis on le ramène au volume primitif par addition d'eau distillée et l'on observe dans le tube de 20 centimètres de long (voyez *Sucres*). Le volume du vin sur lequel on doit opérer dépend de la grandeur du pouvoir rotatoire que l'on observe avant évaporation. Pour la décoloration des vins rouges on peut aussi employer le peroxyde de manganèse bien exempt de fer (vin et peroxyde à volumes égaux) ; pourtant la décoloration n'est pas complète lorsqu'il s'agit de vins de coupage, pour la préparation desquels on a employé des vins très chargés en couleur venant d'Italie ou de Dalmatie.

Les vins secs naturels, décolorés au noir animal, ne donnent lieu d'ordinaire à aucune déviation, ou tout au plus à une légère déviation dextrogyre de $0°,1$ à $0°,3$. Si le vin naturel a été décoloré à l'aide du sous-acétate de plomb et du sulfate de soude, on observe d'ordinaire une légère déviation à gauche proportionnelle à la quantité de sucre (Portes). Les vins additionnés de glucose et de dextrine traités de cette manière dévient ordinairement à droite de $0°,5$ à $1°,6$ et cette déviation ne change pas après inversion ; mais, avant de conclure dans ce cas à la présence de glucose, il faut s'assurer que le vin ne contient pas d'acide tartrique libre qui dévie à droite, et qu'il faut séparer du liquide avant de faire l'observation. Si, après inversion, on observait une déviation lévogyre, le vin aurait subi une addition de sucre de canne en quantité proportionnelle à la différence des déviations. Dans huit vins provenant de cépages américains et examinés par M. Desmoulins, il n'y en avait qu'un dont le pouvoir rotatoire fût nul ; tous les autres déviaient à gauche.

La détermination du pouvoir rotatoire combinée avec le dosage du sucre réducteur à l'aide de la liqueur de Fehling met bien souvent sur la trace d'une fraude. Si l'on opère avec du vin décoloré à l'aide du sous-acétate de plomb et du sulfate de soude [1], quatre cas peuvent se présenter : 1° *Le vin ne dévie pas sensiblement et contient plus de 3 grammes de sucre réducteur constaté par la liqueur cupro-potassique :* on a dans ce cas de fortes présomptions pour soupçonner la fraude sans pouvoir l'affirmer.

2° *La déviation est très sensiblement lévogyre et le vin est très sucré :* si la proportion de sucre réducteur concorde avec les degrés saccharimétriques (1° saccharimétrique pour 2 à 3 grammes de sucre), le vin n'est pas falsifié et le sucre provient d'une fermentation incomplète.

3° *La déviation est peu sensible et le vin peu sucré :* vin naturel ayant subi une fermentation complète.

4° *Déviation dextrogyre :* addition de glucose, de saccharose ou de dextrine (Portes).

Acidité totale ($1^{gr},5$ à 6 grammes dans les vins ordinaires). — On l'évalue soit en acide tartrique, soit en acide sulfurique, directement dans les vins blancs, à l'aide de la solution normale décime de soude dont un centimètre cube correspond à 0,0075 d'acide tartrique ou 0,0049 d'acide sulfurique. Les éléments du vin qui prennent part à la réaction sont formés par des acides fixes (succinique, malique, tartrique), par des acides volatils (acétique, propionique, œnantique), des sels acides (crème de tartre, ou bisulfates dans certains cas) ; enfin par l'acide sulfureux quand les vins ont été mutés. On opère sur 10 centimètres cubes de vin placés dans un verre de Bohême assez large pour que le liquide n'occupe qu'une faible hauteur, et on le débarrasse d'abord

---

[1] 50cc de vin, 10cc d'acétate de plomb liquide à 1,32, et 40cc d'une solution de sulfate de soude à 1/5.

de l'acide carbonique qu'il contient, en le plaçant sous le vide de la machine pneumatique ; on y ajoute ensuite quelques gouttes d'une solution alcoolique de phénolphtaléine, et puis à l'aide d'une burette graduée en dixièmes de centimètre cube, la dissolution alcaline titrée jusqu'à apparition de la couleur rouge que la phénolphtaléine prend sous l'influence des alcalis. Si l'on ne veut pas être gêné par la matière colorante du vin, on ajoute aux 10 centimètres cubes, 50 centimètres cubes d'eau distillée. Ce procédé de dosage ne peut pas s'appliquer aux vins rouges pour lesquels on se servira plutôt du procédé suivant indiqué par M. Pasteur :

On se sert d'une solution de chaux dont on détermine le titre exact à l'aide de l'acide sulfurique normal. Dans un volume donné de vin, on ajoute à l'aide d'une burette graduée la solution titrée de chaux, jusqu'au moment où il se produit un trouble floconneux et que la liqueur filtrée présente une teinte grise qui indique la fin de la réaction ; du nombre de centimètres cubes et de dixièmes de centimètre cube d'eau de chaux employés on déduit ensuite facilement l'acidité du vin qui sera ainsi représentée en acide sulfurique.

Si l'on veut obtenir des résultats très exacts, on se servira de la solution $\frac{N}{10}$ de soude et de la méthode dite à la touche, pratiquée avec du papier de tournesol. La détermination exacte de l'acidité totale des vins est une opération très importante, puisqu'elle sert aujourd'hui à la recherche du mouillage. Il est à remarquer pourtant que l'acidité varie beaucoup dans sa nature et ses proportions avec une foule de conditions qui sont principalement : la provenance du vin, la nature du raisin, les procédés de vinification, l'année, l'ancienneté du liquide, etc. ; dans beaucoup de vins (par exemple ceux du Midi) l'acidité due aux acides volatils est assez considérable, tandis qu'elle est presque nulle pour les vins de Bourgogne.

Acides volatils (1/3 à 1/20ᵉ de l'acidité totale). — Parmi les méthodes recommandées pour le dosage des acides volatils, la suivante me paraît donner des résultats très satisfaisants. Elle repose sur ce fait que la vapeur d'eau entraîne par distillation les acides volatils dont le point d'ébullition est situé au-dessus de 100°, principalement l'acide acétique qui bout à 118° et qui forme la majeure partie des acides volatils du vin. On place 50 centimètres cubes de vin dans un ballon d'environ 300 centimètres cubes et on y ajoute une petite pincée de tannin afin d'empêcher le liquide de mousser ; le ballon est relié d'un côté avec un réfrigérant dans lequel on fait passer le tube qui conduit les produits de la distillation dans un verre de Bohême ; ce tube qui doit avoir à peu près 6 millimètres de diamètre porte une boule immédiatement après sa sortie du ballon, lequel est mis en communication du côté opposé, avec un deuxième ballon de 500 centimètres cubes dans lequel on met 300 centimètres cubes d'eau que l'on porte à l'ébullition en même temps que le vin placé dans le premier ballon : le tube qui amène la vapeur d'eau doit plonger jusqu'au fond du ballon contenant le vin. On continue la distillation jusqu'à ce qu'on ait recueilli environ 200 centimètres cubes de liquide dans lequel on dose l'acidité à l'aide de la solution normale décime de soude ; on l'évalue ensuite en acide acétique en se rappelant que 1 centimètre cube de la solution normale de soude correspond à 0,006 d'acide acétique. En exprimant cette acidité en acide tartrique ou en acide sulfurique et en la déduisant de l'acidité totale exprimée, soit en acide tartrique, soit en acide sulfurique, on obtient par différence l'acidité qui correspond aux acides fixes. Si le vin contient de l'acide sulfureux, ce dont on peut s'assurer par le procédé qui sera décrit plus loin, il faudrait en déterminer la quantité et la retrancher du total des acides volatils.

Bitartrate de potasse (crème de tartre) : (2ᵍʳ,5 p. 100 en moyenne,) et acide tartrique libre. — La détermination quantitative de la crème de tartre se fait le plus exactement, dans les vins naturels à l'aide de la méthode de MM. Berthelot et de Fleurieu : A 20 centimètres cubes de vin on ajoute 80 centimètres cubes d'un mélange à parties égales d'alcool absolu et d'éther anhydre ; on agite et on laisse en contact pendant trois jours au moins, à basse température ; il se forme un dépôt cristallin de bitartrate de potasse. On décante le liquide sur un filtre sans plis et on lave à plusieurs reprises avec le mélange éthéro-alcoolique, en ayant soin de ne porter sur le filtre que le moins possible du dépôt cristallin : le filtre est ensuite lavé avec de l'eau bouillante, de façon à dissoudre la petite portion du précipité qui s'y trouve ; cette dissolution est placée dans le vase qui contient le restant du précipité et le tout est dissous dans l'eau bouillante (50 centimètres cubes au maximum). Après refroidissement, on y dose la quantité de crème de tartre par la méthode volumétrique, à l'aide de la solution normale décime de soude dont 1 centimètre cube correspond à 0^{gr}, 0188 de crème de tartre et à 0^{gr}, 014 d'acide tartrique. Comme indicateur de la fin de la réaction on peut se servir d'une solution alcoolique de phénolphtaléine ou de la teinture de tournesol. On peut encore, pour ce dosage, employer une liqueur alcaline préparée de la façon suivante :

Pr. Liqueur potassique correspondant à 10 grammes
    d'acide sulfurique monohydraté par litre. . . 10 centimètres cubes
    Eau distillée. . . . . 90 centimètres cubes

Le nombre de centimètres cubes de cette dissolution employés pour saturer la dissolution de bitartrate de potasse, provenant de 10 centimètres cubes de vin, multiplié par 0,382 donne en grammes le poids de crème de tartre contenu dans un litre de ce vin ; à ce nombre il faut ajouter 0,2 correspondant à la quantité de bitartrate qui reste en dissolution dans la liqueur éthéro-alcoolique. (Barillot. *Manuel de l'analyse des vins.*)

D'après M. Reboul, on évapore dans une capsule placée au bain-marie, 100 centimètres cubes de vin jusqu'à 8 centimètres cubes, et on laisse reposer pendant vingt-quatre heures; la crème de tartre qui se dépose est mise sur filtre et lavée à plusieurs reprises, ainsi que la petite quantité qui reste dans la capsule, avec 5 centimètres cubes d'alcool à 42°; après ce lavage, la crème de tartre est dissoute dans l'eau bouillante et titrée à l'aide d'une solution alcaline (eau de baryte par exemple) titrée elle-même avec une solution de bitartrate contenant un poids déterminé de sel par litre. Les résultats de ces analyses sont faussés quand on opère avec des vins plâtrés. Dans ce cas, on précipite d'abord la chaux par l'oxalate d'ammoniaque, après addition d'acétate de potasse.

Les vins naturels contiennent quelquefois de l'acide tartrique libre. Haas en a trouvé des quantités assez considérables dans des vins d'Allemagne; par exemple dans des vins qui possédaient une acidité totale de 10 à 12 p. 100, il y avait 2,3 et 3,6 d'acide tartrique libre; même dans un vin provenant de raisins imparfaitement mûrs, et qui avait 13,6 p. 100 d'acidité totale, il se trouvait 4,9 p. 100 d'acide tartrique libre. En tout cas, si cet acide est rare dans les vins naturels, on le rencontre souvent dans les vins falsifiés; sa présence est presque toujours la preuve d'une sophistication. Mais qu'il existe naturellement dans le vin ou qu'il ait été ajouté frauduleusement, le dosage exact de cet acide peut s'effectuer en servant du liquide éthéro-alcoolique dans lequel s'est précipité le bitartrate de potasse pendant l'opération précédente. On chasse par évaporation l'alcool et l'éther, et on ajoute au résidu une dissolution d'acétate de potasse rendue légèrement acide à l'aide d'un peu d'acide acétique; il se forme du bitartrate de potasse que l'on précipite de nouveau par le mélange éthéro-alcoolique et que l'on dose comme dans l'opération précédente ; on en déduit ensuite facilement la quantité d'acide tartrique libre qui existait dans le vin.

Glycérine. (3 à 8 grammes par litre.) — Nombreux sont les procédés qui ont été proposés pour la détermination de la quantité de glycérine contenue dans les vins ; aucun d'eux ne donne des résultats bien exacts, mais tous par contre sont longs et d'une exécution difficile. Le dosage de la glycérine est pourtant très important à effectuer, puisqu'il existe une relation constante entre l'alcool, la glycérine et l'acide succinique, ce qui permet très souvent de reconnaître certaines falsifications comme le vinage et le mouillage. Voici d'après M. Pasteur le rapport qui existe entre ces trois corps :

ALCOOL P. 100	GLYCÉRINE	ACIDE SUCCINIQUE
11	4,980	0,924
12	5,430	1,086
13	5,882	1,176
14	6,425	1,250

Il est vrai que les fraudeurs, pour dissimuler ces falsifications ajoutent souvent de la glycérine au vin ; mais ils le font d'ordinaire sans mesure, et l'excès de ce corps, que l'on constatera à l'analyse, permettra de reconnaître la sophistication.

1° *Procédé de M. Pasteur.* — Ce procédé s'applique aux vins non plâtrés. On opère sur 250 centimètres cubes de vin, qu'on décolore par le noir animal et qu'on évapore ensuite vers 70° jusqu'à réduction à 100 centimètres cubes ; on y ajoute alors, pour saturer les acides, une quantité suffisante de chaux éteinte, et on achève l'évaporation du liquide dans le vide. La masse sèche est ensuite traitée par u n mélange d'alcool et d'éther (1 p. d'alcool à 95 et 1 1/2 p. d'éther à 65) qui dissout la glycérine; après filtration, cette solution est évaporée lentement dans une capsule tarée, puis placée dans le vide, et enfin pesée ; le résidu que l'on obtient ainsi est de la glycérine presque pure. Quand les vins sont plâtrés, ce procédé n'est plus applicable; on le remplace dans ce cas par le suivant, dû à M. Raynaud. On évapore au bain-marie 500 centimètres cubes de vin, et on les réduit au cinquième de leur volume; on y ajoute ensuite de l'acide hydrofluosilicique et de l'alcool afin de précipiter les métaux alcalins; après cela la liqueur filtrée est additionnée d'un léger excès d'hydrate de baryte et de sable quartzeux, et évaporée dans le vide; le résidu est épuisé par le mélange éthéro-alcoolique (1 p. d'alcool, 1 1/2 p. d'éther), puis cette dissolution est évaporée lentement et desséchée dans le vide au-dessus de l'acide sulfurique : ce qui reste est pesé comme glycérine. On obtient ainsi de la glycérine presque pure qui, à l'inci-nération, laisse à peine de résidu salin. Un procédé plus rapide, mais qui ne donne que des résultats très ap-proximatifs consiste à déterminer le poids de l'extrait du vin à 95 ou 100°, puis à chauffer jusqu'à 110°, à peser de nouveau, et à compter comme glycérine la différence des deux pesées.

Pour les vins sucrés, on peut employer le procédé suivant de Borgmann : 100 centimètres cubes de vin sont additionnés d'un peu de sable quartzeux et évaporés à siccité au bain-marie, dans une capsule en porcelaine : le résidu est traité en plusieurs fois par 100 à 150 centimètres cubes d'alcool absolu (selon la proportion de matières sucrées) et les li-queurs sont réunies dans un flacon. On y ajoute ensuite pour 1 partie d'alcool 1 1/2 p. d'éther à 65°, on agite et on laisse reposer jusqu'à ce que le liquide soit clair. Toute la matière sucrée se trouve ainsi précipitée tandis que la glycérine se trouve en dissolution dans la liqueur éthéro-alcoolique. On décante la liqueur claire pour la séparer du résidu sucré qu'on lave encore deux ou trois fois avec le mélange éthéro-alcoolique ; les liqueurs sont ensuite évaporées, et le résidu amené dans une capsule tarée à l'aide d'un peu d'eau, est placé dans le vide et pesé après évaporation.

Ce que l'on pèse ainsi dans les différentes méthodes que je viens d'indiquer n'est jamais de la glycérine pure : on peut arriver à un résultat beaucoup plus précis en traitant cette glycérine brute par le procédé suivant de Dietz : On dissout $0^{gr},1$ à $0^{gr},2$ de cette glycérine dans 10 à 20 centimètres cubes d'eau en opérant dans un ballon où l'on introduit ensuite 5 centimètres cubes de chlorure de benzoyle et 35 centimètres cubes d'une solution de soude à $1/10^e$. Le mélange est agité pendant 10 à 15 minutes et l'on a soin de le refroidir de temps en temps pendant cette opération ; l'éther dibenzoique de la glycérine est ensuite amené sur un filtre taré, lavé à plusieurs reprises avec de l'eau distillée, chauffé vers 70° pendant deux à trois heures et pesé après dessiccation complète ; $0^{gr},385$ de cet éther correspondent à $0^{gr},1$ de glycérine.

Acide succinique. — Le dosage de l'acide succinique se fait rarement dans les vins ; cela tient surtout à l'incertitude des méthodes qui ont été proposées pour cela : on tirerait pourtant des renseignements précieux, concernant la nature d'un vin, de la détermination du poids de cet acide qui est un produit constant de la fermentation alcoolique des sucres. M. Pasteur a indiqué le procédé suivant de dosage : On évapore en consistance d'extrait, à 70° environ, 250 centimètres cubes de vin ; on épuise l'extrait par l'alcool éthéré qu'on filtre et qu'on évapore dans le vide ; on ajoute ensuite de la chaux au résidu et, après une nouvelle évaporation, on reprend encore par le mélange éthéro-alcoolique ; le succinate de chaux reste insoluble, on le purifie à l'aide de l'alcool à 80°, on le recueille et on le pèse après dessiccation.

Procédé Macagno. — A 500 centimètres cubes de vin, on ajoute à chaud 10 à 15 grammes d'oxyde de plomb récemment préparé ; il se forme un précipité gris que l'on recueille et que l'on fait bouillir longtemps avec une solution à 1/10e d'azotate d'ammoniaque ; on filtre et on fait passer dans le liquide un courant d'hydrogène sulfuré, on sépare le précipité par filtre ; on fait bouillir le liquide et on le sature par de l'ammoniaque ; après quelque temps d'ébullition on traite par le perchlorure de fer ; le succinate de fer qui se précipite est recueilli sur filtre, lavé, desséché, calciné, et la proportion d'acide succinique calculée d'après le poids du résidu de sesquioxyde de fer qu'il suffit de multiplier par 1,978. Dans ce procédé, la présence du tannin fausse les résultats ; on devra donc l'éliminer soit à l'aide de la gélatine, soit à l'aide des cordes, selon le procédé de M. A. Girard que je décrirai plus bas.

Au laboratoire municipal on opère ainsi : 250 centimètres cubes de vin sont mélangés avec du sable et évaporés dans le vide. La masse ainsi obtenue est épuisée par de l'éther absolu ; il faut employer en plusieurs fois de 200 à 250 centimètres cubes d'éther et continuer l'épuisement tant que l'éther s'acidifie ; on filtre et on laisse évaporer spontanément jusqu'à siccité, à l'abri de la poussière ; l'acide succinique se dépose sous forme de petits cristaux : on détermine l'acidité de ces cristaux dissous dans l'eau, à l'aide de la potasse normale décime dont 1 centimètre cube = $0^{gr},0059$ d'acide succinique.

Dosage des principes astringents du vin. — (De 0^{gr}, 5 à 2 grammes par litre dans les vins rouges.) Ces principes ne sont pas les mêmes dans les différents vins ; mais quelle que soit leur constitution, on les dose tous sous la dénomination générale de tannins. Un des meilleurs procédés pour cette détermination est celui de Loëwenthal modifié par Neubauer, procédé qui est basé sur l'action oxydante excercée par le permanganate de potasse sur le tannin et sur l'indigo. Pour l'exécution on a besoin des liqueurs suivantes :

1° Une solution de 30 grammes de carmin d'indigo pur dans 1 litre d'eau ; on la filtre et on la chauffe à 70° pour la rendre plus stable.

2° une solution aqueuse de permanganate de potasse à 2 grammes p. 1000.

3° Une solution aqueuse de tannin chimiquement pur (0^{gr},2 dans 100 centimètres cubes).

On détermine d'abord la correspondance des titres des deux solutions d'indigo et de permanganate ; pour cela on place dans un vase à précipiter 20 centimètres cubes de la solution indigotique, on y ajoute 10 centimètres cubes d'acide sulfurique étendu (1 partie d'acide, et 4 parties d'eau) et de l'eau en quantité suffisante pour obtenir 750 centimètres cubes. A l'aide d'une burette graduée en 10e de centimètre cube, on y fait tomber goutte à goutte, en agitant continuellement, la solution de permanganate, jusqu'à ce que la liqueur soit d'un beau jaune sans mélange de vert, et on note le nombre de divisions employées pour atteindre ce résultat ; on procède ensuite à une deuxième opération dans des conditions semblables en agissant sur 20 centimètres cubes de solution d'indigo, y ajoutant 10 centimètres cubes d'acide sulfurique étendu et 10 centimètres cubes de la solution de tannin, le tout étendu à 750 centimètres cubes. Du nombre de divisions nécessaires dans cette seconde opération pour amener la teinte jaune d'or, on soustrait celui de la première opération, et la différence indique la proportion de caméléon qui correspond à 10 centimètres cubes de solution tannique ou à 0^{gr},02 de tannin. Pour doser ensuite le tannin dans le vin, on chauffe un certain volume de ce liquide pour en chasser d'abord l'alcool sur lequel le permanganate exerce une action oxydante, on ramène au volume primitif à l'aide de l'eau distillée, et on en prend 5 centimètres cubes que l'on ajoute à 20 centimètres cubes d'indigo, et 10 cent. cubes d'acide sulfurique dilué, enfin on complète le volume de 750 cent. cubes ; on y fait tomber ensuite la solution de caméléon jusqu'à coloration jaune. Du nombre de divisions nécessaires pour amener ce résultat, on déduit la quantité de matières astringentes du vin qui se trouvent ainsi évaluées en tannin ; l'erreur qui est due à la présence des matières colorantes est peu considérable. On obtient des résultats plus exacts, mais l'opération est plus longue, si l'on précipite d'abord le tannin dans le vin sous forme de tannate de zinc à l'aide d'une solution d'acétate de zinc ammoniacal : le tannate de zinc ensuite décomposé par l'acide sulfurique, et le tannin dosé comme ci-dessus. (Pour les détails consulter la notice de M. Salleron sur les instruments de précision appliqués à l'œnologie.)

M. Barillot (*loc. cit.*) indique comme préférable la modification suivante : On prépare la solution d'acétate de zinc ammoniacal en dissolvant environ 5 grammes d'acétate de zinc cristallisé dans l'eau ; on ajoute 25 à 30 centimètres cubes d'ammoniaque qui redissout le précipité d'abord formé, et l'on étend le tout à 200 centimètres cubes par addition d'eau distillée. Dans 50 centimètres cubes de vin tiède, on verse 20 centimètres cubes de cette liqueur ; on filtre sur un filtre Berzélius taré, on lave ce filtre avec de l'eau à 30° légèrement additionnée d'ammoniaque, on le sèche dans le vide, puis à 100°, et on le pèse ; l'augmentation de poids donne le tannate et les autres combinaisons du zinc. On place ensuite le filtre dans une capsule tarée, on le mouille avec un peu d'acide azotique, on l'incinère et on pèse l'oxyde de zinc obtenu : la différence entre ce poids et le précédent donne celui des matières astringentes contenues dans le volume de vin mis en expérience.

La méthode de M. A. Girard est peut-être celle qui donne les résultats les plus exacts.

On fait usage de cordes blanches à violon de bonne qualité (*ré* de violon) avant leur polissage à l'huile ; si elles ont subi cette opération, il faut avant de s'en servir les laver à l'éther, à l'alcool et à l'eau ; on les coupe de la longueur de 4 à 5 centimètres, on en pèse 1 gramme et on détermine la perte de poids que subit cette quantité chauffée à l'étuve à 100°. Lorsqu'on veut doser le tannin dans un vin, on pèse exactement 3 ou 5 grammes de corde, selon la coloration du vin et on les fait tremper dans l'eau pendant deux ou trois heures ; les cordes finissent par se gonfler et on peut alors les détordre à la main ; on les place ensuite dans 100 centimètres cubes du vin à analyser, où on les maintient jusqu'à décoloration complète, ce qui exige un à deux jours ; on les retire, on les lave à plusieurs reprises avec de l'eau distillée, et on les sèche à 100°. On déduit du poids trouvé celui qu'on a déterminé dans la première opération et qui représente la perte de poids à 100° de 1 gramme de corde ordinaire, et la différence indique le poids des matières astringentes contenues dans 100 centimètres cubes de vin et qui ont été absorbées par la corde.

Quant au procédé à la gélatine qui a été employé très longtemps, il présente trop d'incertitude dans ses résultats pour qu'il puisse être employé encore, et je ne l'aurais pas mentionné si M. Portes n'avait fait connaître une modification qui fait disparaître l'indécision qui y était inhérente et qui provenait de ce fait, que le tannate de gélatine se déposant avec beaucoup de difficulté, il était impossible de savoir à quel moment on devait arrêter l'affusion du réactif précipitant. Mais si l'on ajoute au vin du sulfate de baryte récemment précipité et lavé, ce sel, par le seul effet de sa pesanteur, entraînera rapidement avec lui le précipité de tannate de gélatine, et l'on pourra apprécier facilement le moment où tout le tannin sera précipité.

Pour l'opération on fait d'une part une solution de 1 gramme

de tannin chimiquement pur dans 200 centimètres cubes
d'eau distillée, et d'autre part une solution de gélatine telle
que 10 centimètres cubes environ soient précipités par 20 centimètres cubes de la première solution, c'est-à-dire par $0^{gr},10$
de tannin. On la titre ensuite en prenant 20 centimètres
cubes de la solution de tannin qu'on étend de deux fois son
volume d'eau distillée ; puis on y ajoute 20 à 25 gouttes
d'acide chlorhydrique et quelques centimètres cubes d'une
bouillie épaisse de sulfate de baryte dans l'eau distillée ; on
verse alors, à l'aide d'une burette graduée en dixièmes de
centimètre cube, la solution de gélatine. On reconnaît que
la réaction est terminée par le moyen suivant : « Sur une
feuille de papier noir glacé on dispose 2 lamelles de verre :
sur l'une on dépose des gouttes de solution tannique, sur
l'autre des gouttes de la solution de gélatine, et lorsqu'une
goutte du liquide mis en expérience ne donne plus de précipité sur aucune des lamelles, on lit et on note le nombre
de divisions employées. Connaissant ainsi le titre de la
solution de gélatine par rapport à un poids déterminé de
tannin, on opère de la même manière sur 50 centimètres
cubes de vin, sans ajouter d'eau, et en ayant soin de n'y pas
mettre plus de 25 gouttes d'acide chlorhydrique. » (Portes et
Ruyssen. *Traité de la Vigne et de ses produits.*)

Détermination de l'intensité colorante des vins. — Pour
déterminer le pouvoir colorant des vins qui est un des principaux éléments d'appréciation de la valeur commerciale de
ce produit, on fait usage du procédé de M. Salleron basé sur
l'emploi d'une gamme vino-colorimétrique qui a été construite
en comparant les teintes des diverses variétés de vins rouges
aux cercles chromatiques que Chevreul a créés à la manu-
facture des Gobelins, lesquels contiennent classés et numé-
rotés des écheveaux de laine de toutes les nuances que l'art
peut être appelé à reproduire. Les vins les plus violets

atteignent le point de la gamme des couleurs franches que Chevreul appelle le violet rouge ; les vins vieux les plus passés descendent jusqu'au 3e rouge de la même gamme ; entre et y compris ces deux couleurs, il existe dix gammes intermédiaires ainsi nommées :

VIOLET ROUGE		ROUGE	
1er VIOLET ROUGE		1er ROUGE	
2e	«	2e	«
3o	«	3e	«
4o	«		
5e	«		

Ces dix couleurs et leurs désignations actuelles ont servi à M. Salleron, non seulement à dénommer toutes les couleurs des vins, mais encore à déterminer leurs intensités. Pour cela il a fait teindre une série de rubans de satin de soie rigoureusement échantillonnés d'après les types des Gobelins et dont chacun reproduit exactement un des numéros de la gamme ci-dessus désignée. Il a collé ensuite sur une bande de carton des disques découpés dans ces rubans de satin en les disposant les uns au-dessus des autres (fig. 18), depuis le violet rouge jusqu'au 3e rouge ; enfin, à côté de ces disques colorés, il a collé une autre série de disques semblables en satin blanc, parfaitement incolores. A cette gamme on adjoint une petite lunette (fig. 19) composée d'un godet en cuivre argenté AB et à fond de verre c, dans lequel entre un tube de même métal

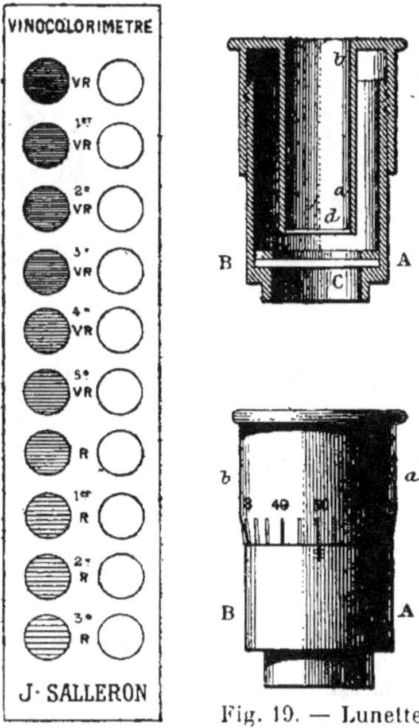

Fig. 18.

Fig. 19. — Lunette ou colorimètre.

ab, fermé lui-même par un disque de verre *d ;* l'écartement des deux verres est variable au moyen d'un pas de vis, de sorte qu'en versant du vin dans le godet extérieur, l'épaisseur de la couche vineuse interposée entre les deux verres peut varier également. L'écartement des deux glaces s'obtient au moyen d'une vis micrométrique qui permet de mesurer l'épaisseur de la couche liquide avec une très grande précision. Cette lunette ou *colorimètre* A (fig. 20) est fixée sur un support G incliné à 45° ; une seconde lunette semblable, B, dont les deux disques de verre sont fixes, est placée sur le même support à côté de la première et à une distance à peu près égale à celle de l'écartement des yeux. Pour faire

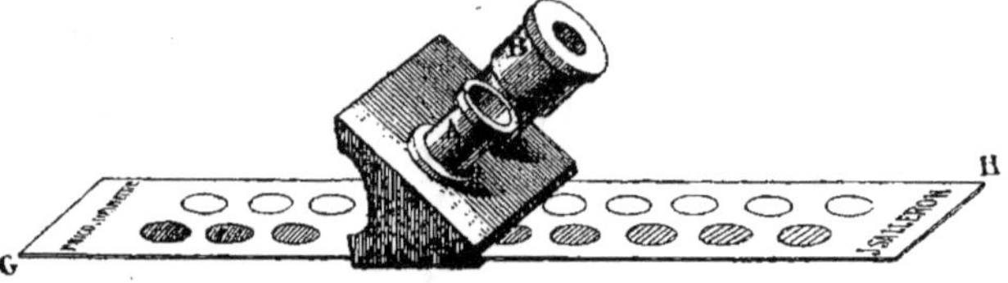

Fig. 20.

usage de l'appareil, on verse quelques centimètres cubes de vin dans la *lunette-colorimètre*, on fixe l'appareil sur son support, et l'on fait glisser sous ce dernier la gamme colorée GH. L'un des disques rouges se trouve en face de la lunette à verres fixes, et l'un des disques de satin blanc en face du colorimètre A, de sorte qu'en regardant à travers les deux lunettes en même temps, on voit l'un à côté de l'autre, deux disques colorés, dont l'un est un des tons de la gamme et l'autre un ton rouge formé par la couche de vin qui colore le satin blanc. Généralement ce disque ne ressemble pas au disque de la gamme ; il est trop violet ou trop rouge et en outre trop clair ou trop foncé ; il faut obtenir cependant leur parfaite ressemblance. Si la teinte du vin est trop intense, on enfonce le tube intérieur dans le vin afin de diminuer l'épaisseur de la couche vineuse, alors l'intensité de la couleur diminue rapidement ; quand elle est à peu près égale au ton de la gamme, on juge mieux de l'identité de la nuance ; on fait alors glisser la gamme sous les lunettes afin de changer le disque observé, et l'on trouve bien vite celui qui présente exactement la même couleur. Si les deux disques colorés sont absolument identiques comme couleur et comme hauteur de ton, l'instrument donne la dénomination complète du vin observé au point de vue de sa coloration. La gamme dira par exemple que le *nom* de la couleur est le 4e violet rouge, et si l'épaisseur de la couche vineuse est 150 [1], on en déduira que sous l'épaisseur de 150 centièmes de millimètre, le vin présente la même intensité que le 4e violet rouge de la gamme des Gobelins prise pour type. Dès lors, en abrégeant, on dénommera ce vin *4e violet rouge 150*. Quelle valeur peut avoir ce chiffre 150 ? Quel parti peut-on en tirer ? Quelles seront les conséquences à en déduire ? Le nombre 150 représente l'épaisseur de la couche sous laquelle la coloration du vin essayé est aussi intense que celles des nuances types ; or plus ce chiffre est élevé, plus la couche de vin est épaisse, et par conséquent, moins le vin est coloré, c'est-à-dire que les intensités sont en raison inverse des épaisseurs ; si donc on essaye un autre vin qui donne le chiffre 75, on en conclura que ce dernier, ayant la même intensité que le précédent sous une épaisseur moitié moindre, est deux fois plus coloré. En général, pour obtenir le rapport qui existe entre la coloration de deux vins, il faut diviser leurs épaisseurs l'une par l'autre. M. Salleron propose de considérer comme type de l'unité de couleur, le vin qui, sous l'épaisseur de 300 centièmes de millimètre, possède une intensité égale à l'une des teintes de l'échelle vino-colorimétrique ; c'est la coloration moyenne du vin de coupage vendu par le commerce en gros de Paris. D'après cela, si un vin indique au colorimètre le chiffre 150, il contient $\frac{300}{150} = 2$ couleurs ; celui qui

---

[1] Le pas de vis du colorimètre est de 1 millimètre *subdivisé* en 100 parties ; l'unité de l'échelle est donc le *centième* de millimètre.

marque 100 contient $\frac{300}{100} = 3$ couleurs, etc. Les nombres fournis par le colorimètre peuvent conduire, par de simples opérations arithmétiques, à la solution de nombreux problèmes intéressants pour le commerce des vins. (SALLERON, *loc. cit.*)

Dosage des principaux éléments qui constituent les cendres. — 1° *Chlorures.* — La proportion des chlorures est très faible dans les vins naturels (0,06 p. 1000 au maximum); un excès de chlore pourra indiquer que le vin a été soumis à la pratique du salage, ou encore à celle si dangereuse du déplâtrage à l'aide du chlorure de baryum, ou bien qu'on y a simplement ajouté du chlorure de sodium dans le but d'augmenter le poids des cendres diminué par une addition d'eau. On dose les chlorures dans la partie des cendres solubles dans l'eau, à l'aide d'une solution titrée $\frac{N}{10}$ d'azotate d'argent parfaitement neutre et avec le chromate de potasse comme indicateur.

Nessler et Barth opèrent directement dans le vin le dosage des chlorures ; 40 à 50 centimètres cubes décolorés préalablement à l'aide du noir animal parfaitement débarrassé d'acide chlorhydrique sont acidulés avec de l'acide azotique, et additionnés après cela d'un excès de solution titrée d'argent ; cet excès est ensuite dosé selon la méthode de Volhardt à l'aide d'une solution titrée de sulfocyanure de potassium que l'on ajoute jusqu'au moment où une goutte produit une coloration rouge sang avec une goutte d'une solution d'un sel de peroxyde de fer placée sur une soucoupe en porcelaine.

2° *Sulfates.* — Ils existent naturellement dans les vins dans des proportions très variables, mais qui, dans les vins de France, ne dépassent jamais la proportion qui correspond à un gramme de sulfate de potasse par litre. Leur dosage a une très grande importance à cause des nombreuses pratiques frauduleuses qui tendent à en augmenter la quantité ; telles sont, outre le plâtrage dont je n'ai pas à apprécier la nécessité, l'addition d'acide sulfurique, assez fréquente depuis quelque temps, d'alun, de glucose contenant de l'acide sulfurique, le mutage à l'aide de l'acide sulfureux ou des bisulfites. On détermine la proportion des sulfates dans les vins, en les pré-cipitant à chaud à l'aide d'une solution acide de chlorure de baryum, recueillant, séchant et pesant le précipité de sulfate de baryte formé. Lorsqu'on veut simplement s'assurer si un vin contient une quantité de sulfates plus forte que celle qui est admise par les règlements ministériels (2 grammes par litre), on fait usage d'une solution titrée de chlorure de baryum qui permet de s'assurer par une opération simple et rapide si le vin satisfait aux conditions demandées. Ce procédé de dosage qui a été imaginé par M. le pharmacien-inspecteur Marty exige l'emploi d'une solution titrée de chlorure de baryum ainsi préparée :

Chlorure de baryum pur cristallisé . . . . . 14 grammes
Acide chlorhydrique pur et concentré . . . . 100 —
Eau distillée. — Q. S. pour 1 000 centimètres cubes.

On introduit le chlorure de baryum et l'acide chlorhydrique dans une carafe jaugée de 1 litre et on complète le volume de 1 000 centimètres cubes avec de l'eau distillée à la tempé-rature de 15 degrés; 10 centimètres cubes de cette solution précipitent exactement $0^{gr},1$ de sulfate de potasse. Pour faire l'essai du vin, on en mesure exactement 50 centimètres cubes, on les porte à l'ébullition dans un ballon et on y ajoute 10 centimètres cubes de la solution de chlorure de baryum. On chauffe de nouveau à l'ébullition, et on jette le tout sur un filtre lavé à l'eau bouillante. Dans le liquide filtré qui doit être bien limpide, on ajoute une nouvelle quantité de solution de chlorure de baryum; s'il se forme un trouble, c'est que le vin contient par litre plus de 2 grammes de sulfates évalués en sulfate de potasse ; si au contraire le liquide reste clair, le vin contient moins de 2 grammes ou, au maximum, 2 grammes de sulfates par litre.

La liqueur titrée de M. Marty permet de déterminer avec une approximation de $0^{gr},5$ la proportion de sulfates existant dans le vin. Pour cela, on range cinq tubes en verre parallèlement les uns à côté des autres, et on introduit dans chacun d'eux 5 centimètres cubes du vin à essayer : à l'aide d'une burette de Mohr graduée en demi-centimètres cubes on fait arriver dans ce vin des quantités croissantes par demi-centimètres cubes de solution titrée de chlorure de baryum, un demi-centimètre cube dans le premier tube, 1 centimètre cube dans le second, et ainsi de suite jusqu'au cinquième qui reçoit 2 centimètres cubes et demi du réactif. On porte à l'ébullition, on filtre le contenu de chaque tube dans un autre tube, et l'on y ajoute de la solution barytique ; on observe alors dans quel tube il ne se forme plus de trouble après cette addition, et l'on en déduit la proportion approximative de sulfates contenus dans le vin : 10 centimètres cubes de solution barytique précipitant exactement $0^{gr},1$ de sulfate de potasse par litre, chaque demi-centimère cube ajouté à 5 centimètres cubes de vin correspondra à 1 gramme par litre. Si donc le trouble s'est manifesté dans le deuxième tube et pas dans le troisième, on en conclura que la proportion de sulfates contenue dans le vin se trouve comprise entre 2 grammes et 3 grammes et qu'elle est d'environ $2^{gr},5$. Si l'on voulait avoir une approximation plus grande, on pourrait y arriver en augmentant le nombre des tubes et en diminuant en même temps la quantité de réactif ajouté dans chacun d'eux.

Acide phosphorique. — Il forme environ de 1/10 à 1/4 de la totalité des matières minérales ; sa moyenne dans les vins ordinaires est de $0^{gr},03$ p. 100 ; il tombe rarement au-dessous de $0^{gr},02$ p. 100, et très souvent on le trouve dans la proportion de 0^{gr}, 04 p. 100. L'acide phosphorique est un élément très important de la composition des vins et auquel on n'a pas accordé jusqu'à présent l'attention qu'il mérite. Sa détermination quantitative donnerait certainement, sur la nature des vins, des renseignements plus précis que ceux que l'on déduit du dosage d'autres parties constituantes de ce liquide, et sujettes à des variations plus grandes et plus fréquentes que lui. Le dosage rapide de l'acide phosphorique peut être effectué par la méthode des volumes. On dissout les cendres de 50 ou de 100 centimètres cubes de vin dans de l'acide azotique très étendu ; on sature l'excès d'acide par la soude et on ajoute de l'acide acétique jusqu'à disparition du précipité qui s'est formé et de façon à avoir une légère réaction acide. Dans cette solution on dose ensuite l'acide phosphorique par la méthode ordinaire à l'aide de la liqueur titrée d'azotate ou d'acétate d'urane, et avec le cyanure jaune comme indicateur. Si l'on voulait opérer un dosage rigoureux de l'acide phosphorique, il faudrait avoir recours à la méthode qui consiste à précipiter cet acide sous forme de phosphomolybdate d'ammoniaque. Les cendres du vin, qui par suite de la calcination peuvent renfermer des méta et des pyrophosphates, sont chauffées d'abord avec un peu de soude et d'azotate de potasse, le résidu est traité par l'acide chlorydrique très étendu, la solution est filtrée, saturée par l'ammoniaque, acidulée de nouveau par l'acide azotique et précipitée par la solution de molybdate d'ammoniaque[1] en observant les précautions suivantes : 1° opérer sur 0^{gr},1 à 0^{gr},2 d'acide phosphorique tout au plus (cette condition sera toujours remplie dans l'analyse des vins) ; 2° ajouter à la liqueur qui contient l'acide phosphorique à doser

[1] La solution du molybdate d'ammoniaque est préparée en dissolvant 150 grammes de molybdate d'ammoniaque dans un litre d'eau et versant dans la solution un litre d'acide azotique pur (ne pas faire l'inverse, c'est-à-dire verser le molybdate dans l'acide).

assez de solution de molybdate pour que à une partie en poids d'acide phosphorique correspondent 50 parties d'acide molybdique. Comme le molybdate d'ammoniaque contient environ 83 p. 100 d'acide molybdique, pour $0^{gr},1$ d'acide phosphorique il faut employer à peu près 100 centimètres cubes de la solution de molybdate. Un trop grand excès de molybdate n'empêche pas le dosage d'être exact, mais à raison de l'acide molybdique qui peut rester dans le précipité et se dissoudre ensuite difficilement dans l'ammoniaque, il faut l'éviter autant que possible. Quatre à six heures de digestion à la température de 50° suffisent à la séparation complète du phosphomolybdate qu'on recueille sur filtre et qu'on lave avec un mélange de une partie de molybdate d'ammoniaque et trois parties d'eau; après cela on le dissout sur filtre par de l'ammoniaque étendue et chaude (une partie d'ammoniaque et trois parties d'eau), en ayant soin de n'employer pour cette opération que le plus petit volume possible d'ammoniaque; on neutralise ensuite l'excès d'ammoniaque par de l'acide chlorhydrique qu'on verse peu à peu jusqu'au moment où le précipité formé se redissout lentement et non plus instantanément; on laisse la liqueur se refroidir complètement et on y précipite ensuite l'acide phosphorique à l'aide du mélange magnésien suivant : 100 grammes de chlorure de magnésium cristallisé; 140 grammes de chlorydrate d'ammoniaque; 700 grammes d'ammoniaque pure ; 1 300 grammes d'eau. Pour $0^{gr},1$ d'acide phosphorique on emploie 10 centimètres cubes de ce mélange qui contiennent une quantité de magnésie double environ de celle qu'exige la précipitation de l'acide phosphorique. Après addition du mélange magnésien, on ajoute environ 1/3 de volume d'ammoniaque ordinaire et, au bout de trois à quatre heures, le phosphate ammoniaco-magnésien est complètement déposé et peut être filtré; le précipité est lavé sur filtre avec de l'ammoniaque étendue (1 : 3) jusqu'à ce que le liquide filtré ne donne plus la réaction du chlore, puis desséché ; on le sépare ensuite du filtre qui est brûlé à part tandis que le phosphate est calciné et pesé. Le poids du phosphate de magnésie ainsi formé multiplié par 0,640 donne le poids d'acide phosphorique correspondant.

Potasse. — La potasse constitue en moyenne 1/3 des cendres ; son dosage s'effectue à l'aide des méthodes ordinaires en la précipitant sous forme de chloro-platinate ou de perchlorate.

§ IV. — FALSIFICATIONS ET ALTÉRATIONS DES VINS

Mouillage. — La falsification la plus fréquente, celle qui entraîne fatalement toutes les autres à sa suite, consiste dans l'addition au vin d'une certaine quantité d'eau et porte le nom de *mouillage*. L'appréciation du mouillage se fait à l'aide des rapports qui existent entre les différents éléments du vin qu'on a l'habitude de doser et que je viens de passer en revue. C'est un des problèmes les plus délicats à résoudre, et bien souvent il sera difficile de poser des conclusions, si l'on n'a pas soumis à l'analyse, en même temps que le produit incriminé, un vin de même cépage, de même localité, de même âge et qui aura été soumis aux mêmes traitements pendant la fabrication. Cette condition pourtant est presque impossible à réaliser dans la plupart des cas, et naturellement il n'y faut songer que pour des vins de provenance connue : s'il s'agit des nombreux vins de coupage fournis par le commerce, il faudra effectuer le dosage de tous les éléments pour arriver à poser, avec beaucoup de prudence, des conclusions que l'on déduira des rapports que ces éléments présenteront entre eux et qui ne devront pas s'écarter sensiblement des moyennes fournies par l'analyse d'un certain nombre de mélanges préparés avec des vins connus.

Par suite du mouillage, la proportion d'alcool diminue ainsi que celle de l'extrait, ce qui rend déjà le vin suspect, mais le rapport des poids de ces deux éléments [1] $\frac{pA}{pE}$ peut rester sensiblement le même que dans un vin naturel non mouillé pour lequel on admet que la valeur moyenne de ce rapport est égale à 4,5 pour les vins rouges, et à 6,5 pour les vins blancs. Dans un vin mouillé, l'acidité diminue aussi en même temps que les cendres, la crème de tartre et la glycérine ; cette dernière se trouve ordinairement avec l'alcool, dans le rapport de $\frac{1}{10}$ et jamais au-dessous de $\frac{1}{14}$ (quand on se sert pour son dosage des méthodes usuelles qui ne permettent pas d'en faire des déterminations bien exactes) ; dans les vins vieux ce rapport augmente beaucoup. C'est en combinant ces diverses données qu'on peut arriver à constater la fraude, surtout si on fait la comparaison avec celles qui sont fournies par l'analyse d'un vin pur de même origine. Pourtant le simple mouillage est plus souvent reconnu avec plus de facilité par la dégustation, quand elle est pratiquée par des palais exercés.

Pour dissimuler la fraude et rendre à peu près normaux les rapports de l'alcool à l'extrait et de la glycérine à l'alcool, on a quelquefois additionné les vins de glycérine ; cette pratique porte le nom de scheelisage. Pour résoudre dans ces cas la question du mouillage, on peut recourir à une méthode empirique imaginée par M. Gautier, et qui consiste dans la détermination de la somme alcool acide : elle repose sur cette donnée d'observation : *si l'on additionne dans un vin le chiffre indiquant son titre centésimal alcoolique et celui qui donne par*

---

[1] E = *extrait réduit :* on appelle ainsi l'extrait diminué du poids des sulfates moins 1 gramme et du poids du sucre moins 1 gramme : exemple : un vin a donné à l'analyse des chiffres suivants :

Extrait à 100°.	29.70
Sulfate de potasse.	3,10
Sucre réducteur.	4,50

L'extrait réduit sera : 29,70 — (2,10 + 3,50) = 24,10.

litre le poids en acide sulfurique de son acidité totale, on obtiendra toujours pour les vins rouges non additionnés d'eau, un nombre égal ou supérieur à 13, et dépassant rarement 17 pour les vins non plâtrés. L'application de cette règle permet dans la majeure partie des cas de reconnaître le mouillage puisque ce dernier a pour effet de diminuer en même temps l'alcool et l'acidité; elle a de plus le grand avantage de s'appuyer sur des données très précises puisque les procédés qui servent au dosage de l'alcool et de l'acidité sont les plus exacts de tous ceux qui sont employés dans l'analyse des vins. Lorsqu'on veut l'appliquer à des vins plâtrés, il faut diminuer leur acidité de toute celle qui appartient au sulfate de potasse provenant de cette adultération, et ajouter à l'alcool le titre acide ainsi réduit, à raison de 0^{gr}, 2 d'acide sulfurique pour chaque gramme de sulfate de potasse.

Exemple : Soit un vin de coupage formé de vins du midi plâtrés et qui a donné à l'analyse les chiffres suivants :

Alcool	12°
Extrait à 100°	25^{gr} p. litre
Glycérine	7 —
Sulfate de potasse	$2^{gr},35$ —
Acidité totale	$3^{gr},3$ (en acide sulfurique)

Ce vin ayant été plâtré comme l'indique le sulfate de potasse, pour obtenir l'acidité totale réelle, il faut soustraire d'abord 1 gramme du poids du sulfate trouvé : (1 gramme est le poids de sulfate que l'on suppose exister normalement dans le vin), et déduire de l'acidité totale le produit de ce reste par 0,2 c'est-à-dire $1,35 \times 0,2 = 0,27$ ce qui fait pour l'acidité totale corrigée, 3,23 : dans ce vin la somme acide + alcool devient alors $3,23 + 12 = 15,23$, ce qui indique un vin non mouillé. Si maintenant on suppose qu'à ce vin on ajoute un cinquième d'eau, les chiffres que fournira l'analyse seront modifiés ainsi qu'il suit :

Alcool. 10°
Extrait. . . . . 20 gr. p. 1000
Glycérine. . . . . 5,6 —
Sulfate de potasse. . . . . 1,88 —
Acidité totale. . . . . 2,8 —

Par son alcool et son extrait, ce vin serait sur la limite des vins naturels; mais en procédant comme tout à l'heure on trouve que la somme acide + alcool = 10 + 2,52 = 12,52 chiffre inférieur à 13 et qui prouve l'addition d'eau.

Si l'on considère maintenant un vin pour lequel les chiffres d'alcool et d'extrait pourraient faire conclure au mouillage, mais qui possède une acidité totale assez élevée, la détermination de la somme acide + alcool fera voir que l'on est en présence d'un vin naturel :

EXEMPLE :

Alcool. . . . . 9°,9
Extrait. . . . . 19,4 p. 1000
Sulfate de potasse. . . . . 2,36 —
Acidité totale. . . . . 6,41 —

L'acidité totale diminuée de celle due au plâtrage devient 6,01 : la somme acide + alcool = 9,9 + 6,01 = 15,91 ; ce vin est donc naturel. On voit par ces exemples toute l'importance que présente l'application de la règle de M. A. Gautier.

Vinage. — Le *vinage* ou addition au vin d'une quantité d'alcool plus ou moins considérable est souvent la conséquence obligée du mouillage qu'il accompagne dans la majeure partie des cas. Si le vinage est pratiqué avec de l'alcool de vin ou avec de l'alcool rectifié (et c'est ordinairement le cas), il est fort difficile à constater par l'examen direct. S'il a été pratiqué seul, le rapport $\frac{pA}{pE}$ deviendra plus grand que 4,5 pour les vins rouges ou que 6,5 pour les vins blancs (avec une tolérance de $\frac{1}{10}$) et c'est alors par la détermination de ce rapport que la fraude peut être reconnue; dans ce cas aussi, la densité du vin deviendra inférieure à 0,985; cette diminution sera donc encore un indice de l'addition d'alcool. Si l'on emploie des alcools impurs pour opérer le vinage, la recherche en est rendue plus facile, puisqu'il suffit de déterminer les impuretés de ces alcools à l'aide des procédés qui sont exposés plus loin. La proportion d'alcool ajouté au vin peut être déterminée assez exactement par la considération du rapport du poids de l'alcool au poids de l'extrait. Si par exemple ce rapport est égal à 6,71 (provenant de 13,6 p. 100 d'alcool en volume $=$ 108,8 d'alcool p. 1000 en poids, et de 16,2 d'extrait), on voit de suite que le vin a été additionné d'alcool. Pour en connaître la surforce alcoolique, c'est-à-dire la quantité d'alcool ajoutée, on ramène le rapport $\frac{p\mathrm{A}}{p\mathrm{E}}$ à 4,6 : le poids de l'alcool devient alors $16,2 \times 4,6 = 74,52$ et son volume $\frac{74,52}{0,8} = 9,32$; la quantité d'alcool ajoutée ou sa surforce alcoolique $= 13,60 - 9,32 = 4,28$ p. 100. J'ai supposé ici le cas d'un vin ni plâtré, ni sucré ; si l'on avait à examiner un vin contenant un excès de sulfate de potasse et de sucre, il faudrait déduire du poids de l'extrait les proportions de sulfate et de sucre qui dépassent 1 gramme et faire les calculs avec l'extrait ainsi réduit.

Mouillage et vinage. — Le plus souvent le mouillage est accompagné du vinage ; les deux falsifications peuvent être mises en évidence par les procédés étudiés ci-dessus ; on détermine d'abord le rapport $\frac{p\mathrm{A}}{p\mathrm{E}}$ en prenant toujours pour $p\mathrm{E}$ la valeur de l'extrait réduit, et s'il est supérieur à 4, 6 on le ramène à ce chiffre par le calcul ; on connaîtra ainsi la surforce alcoolique. On fait ensuite la somme acide $+$ alcool en prenant les valeurs réelles de ces deux éléments, c'est-à-dire l'alcool diminué de la surforce et l'acidité diminuée de celle qui est relative au plâtrage, lorsque le poids des sulfates est supérieur à 1 gramme.

Prenons pour exemple un vin dont l'analyse a donné les résultats suivants :

Alcool	14,2 en volume
Extrait.	16,4 p. 1000
Sulfate de potasse.	2,8 —
Acidité totale.	3,6 —

Le rapport $\frac{pA}{pE} = 7{,}78$, donc le vin est viné ; en ramenant ce rapport à $4{,}6$ on trouve que le poids de l'alcool sera égal à $14{,}6 \times 4{,}6 = 67{,}16$ ($14{,}6 =$ extrait réduit) et son volume à $\frac{67{,}16}{0{,}8} = 8{,}39$; la surforce sera donc de $14{,}2 - 8{,}39 = 5{,}81$. Quant au mouillage il sera reconnu à l'aide de la somme acide + alcool. L'acidité totale réelle est égale à $3{,}6$ moins celle qui est due à l'excès de sulfate de potasse, c'est-à-dire $1{,}8 \times 0{,}2 = 0{,}36$; elle est donc de $3{,}24$ et la somme acide + alcool, devient $3{,}24 + 8{,}39 = 11{,}63$ chiffre inférieur à $12{,}50$ [1] ; le vin est donc viné et mouillé.

Plâtrage. — L'opération du plâtrage pratiquée surtout dans le midi de la France et dans certaines contrées étrangères (Italie, Espagne, Grèce, etc.) consiste dans l'addition d'une certaine quantité de plâtre (sulfate de chaux) à la vendange au moment où elle est placée dans la cuve de fermentation. D'autres fois, plus rarement il est vrai, c'est le vin fait qui reçoit une addition de cette substance étrangère. Cette pratique, au dire des viticulteurs des régions méditerranéennes, a pour effet utile de rendre la fermentation plus rapide et plus complète, de dépouiller et d'acidifier le vin et par suite de précipiter les germes des ferments ainsi que les substances protéiques qui servent à leur nourriture, et d'empêcher ainsi les fermentations ultérieures de se produire : les vins traités de cette manière se conservent donc bien mieux et leur couleur est plus vive. A tous ces avantages qui intéressent le producteur, on peut, en se plaçant au point

---

[1] La commission des arts et manufactures a admis le chiffre 12,5 comme limite de la somme acide + alcool au-dessous de laquelle les vins doivent être considérés comme additionnés d'eau.

de vue hygiénique qui touche plus particulièrement le consommateur, opposer un effet nuisible provenant de ce que le plâtrage introduit dans le vin, par substitution à la crème de tartre, un sel, le sulfate acide de potasse qui agit sur l'organisme d'une façon désastreuse, et dont la proportion est souvent assez élevée, lorsque le plâtrage a été effectué sans mesure, comme cela se pratique la plupart du temps.

Le sulfate acide de potasse se produit probablement dans le vin selon l'équation de Bussy et Buignet :

$$\underset{\text{Crème de tartre.}}{2\,(C^4H^4O^6KH)} + \underset{\text{Sulfate de chaux.}}{SO^4Ca} = \underset{\text{Sulfate acide de potasse.}}{SO^4KH} + \underset{\text{Tartrate de chaux.}}{C^4H^4O^6Ca}$$
$$+ \underset{\text{Crème de tartre.}}{C^4H^4O^6KH} \quad [1]$$

La crème de tartre diminue ainsi par suite du plâtrage, mais ne peut jamais disparaître complètement, même si l'on emploie des quantités un peu considérables de sulfate de chaux. Ainsi lorsque le plâtrage s'effectue à la cuve, sur le moût, avec une quantité modérée de plâtre, le bitartrate de potasse décomposé suivant l'équation ci-dessus, est remplacé par une nouvelle proportion de ce sel provenant des marcs qui en contiennent beaucoup, et la décomposition se continue jusqu'à épuisement du sulfate de chaux d'un côté, ou du bitartrate de potasse de l'autre, si la quantité de plâtre est considérable. Le sulfate acide de potasse peut ainsi dans certains cas atteindre un chiffre très élevé, et, de fait, Poggiale en a trouvé jusqu'à 7^{gr},5 par litre, lorsqu'il est parfaitement démontré par les expériences de M. Marty que le maximum des sulfates contenus naturellement dans les vins ne dépasse pas 0^{gr},60 par litre :

Dans les vins plâtrés, l'acidité augmente, non seulement

---

[1] J'indique ici le résultat final ; il est fort possible, comme le veulent certains chimistes, qu'il se forme d'abord du sulfate neutre de potasse et de l'acide tartrique libre : ce dernier agissant sur le sulfate de potasse produit de la crème de tartre et du sulfate acide de potasse.

par suite de la décomposition de la crème de tartre, mais encore par suite de l'action décomposante que le sulfate de chaux exerce sur des combinaisons potassiques autres que les tartrates, et qui existent dans les marcs ; il ne se dissout que très peu de sulfate de chaux, et un peu plus de tartrate de chaux. Dans les cendres, qui augmentent en proportion du plâtrage, l'alcalinité normale disparaît pour faire place à l'acidité (quelquefois pourtant les cendres sont neutres) ; le carbonate de potasse y disparaît presque totalement. Voici d'après M. Magnier de la Source la composition comparée des cendres de deux vins préparés avec le même raisin de Saragosse, et dont l'un avait été plâtré :

	VINS	
	NON PLATRÉ	PLATRÉ
Couleur.	jaunâtre	rouge vif
Extrait sec à 100°	23,3	27,3
Cendres, partie insoluble.	0,66	0,61
— partie soluble.	2,06	5,38
La partie soluble renfermait :		
Carbonate de potasse	1,29	0,17
Sulfate de potasse.	0,44	5

J'ai déjà eu l'occasion de dire que l'acidité augmentait en moyenne de $0^{gr},2$ (exprimée en acide sulfurique) pour chaque gramme de sulfate de potasse, et que dans les analyses on admettait, comme normal, 1 gramme de sulfate par litre ; il en est de même pour l'extrait qui augmente en proportion du plâtrage, et dont on déduit toujours le poids de sulfate supérieur à 1 gramme. — On a vu plus haut quels étaient les procédés usités pour doser la quantité de sulfates qui se trouvent dans un vin, et par quelle méthode rapide on pouvait arriver à déterminer si un vin contenait plus de 2 grammes de sulfates, limite supérieure qui ne doit plus être franchie.

Salage.— Le salage consiste à introduire dans le vin une certaine proportion de chlorure de sodium, destinée à précipiter plus rapidement les matières albuminoïdes (effet analogue à celui que produit le plâtrage), à rehausser le goût du vin, et quelquefois à augmenter le poids de l'extrait. On l'effectue, soit en suspendant dans le moût en fermentation un sachet contenant du sel marin, soit en ajoutant ce sel au vin déjà fait, soit enfin en battant les blancs d'œufs destinés au collage avec une solution de ce sel. Cette pratique qui ne constitue pas à proprement parler une falsification, si elle ne dépasse pas certaines limites, peut être décelée facilement par le dosage des chlorures dans la partie des cendres solubles dans l'eau.

Déplâtrage. — Voici une falsification réelle en même temps que des plus dangereuses, et qui est destinée à débarrasser le vin de l'excès de sulfates qu'il contient ; on y arrive par l'addition de chlorure de baryum ou de carbonate de baryte (withérite) ou encore de tartrate de baryte : ces sels par double décomposition forment du sulfate de baryte et du chlorure, du carbonate ou du tartrate de potasse. A la suite de cette opération, le vin peut conserver des proportions plus ou moins considérables de sels de baryte qui sont, comme on sait, des poisons violents à des doses relativement faibles. C'est par l'examen des cendres qu'on décélera cette pratique dangereuse ; elles contiendront en effet des quantités anormales de chlorures ou de carbonates, en même temps que de la baryte qu'il sera facile de reconnaître par ses réactions caractéristiques. Depuis quelque temps, les sels de baryum sont remplacés par les sels de strontium.

Recherche de l'alun. — Quand le collage est pratiqué avec certains produits industriels, comme la teinte de Fismes, on trouve dans le vin des quantités souvent considérables d'alumine provenant de l'alun ajouté (jusqu'à 7 grammes par litre, d'après M. Maumené). Les vins additionnés d'alun ont ordinairement une saveur astringente, et donnent un précipité abondant par le chlorure de baryum. Pour pouvoir affirmer la fraude, il faut doser l'alumine qui n'existe dans les vins naturels que dans la proportion de $0^{gr},03$ par litre. M. Portes recommande comme donnant de bons résultats le procédé suivant dû à M. Carles : On évapore 500 centimètres cubes de vin, et on calcine l'extrait sec de manière à l'obtenir à l'état de charbon ; on le pulvérise et on l'épuise d'abord par de l'eau bouillante, puis par de l'eau bouillante aiguisée d'acide chlorhydrique ; on filtre sur du papier Berzelius, et on traite la solution à 100° par un excès de soude ; on précipite ainsi les phosphates, tandis que l'alumine reste en dissolution ; on filtre, on ajoute au liquide filtré du chlorhydrate d'ammoniaque en excès et on porte à l'ébullition ; au bout de quelques minutes l'alumine est complètement précipitée. Pour la débarrasser de quelques traces de potasse qu'elle entraîne toujours, on la redissout dans l'acide chlorhydrique, et on la précipite finalement par l'ammoniaque ; le précipité est enfin desséché, calciné et pesé ; on en déduit le poids d'alun en se rappelant que 108 grammes d'alumine correspondent à 1 000 grammes d'alun cristallisé. L'alumine ainsi obtenue contient toujours un peu d'acide phosphorique ; c'est pour cela qu'il faut retrancher 5 p. 100 du poids que l'on obtient.

Acide sulfurique. — Pour échapper aux inconvénients du plâtrage, et dans le but d'aviver la couleur du vin, on l'additionne quelquefois d'acide sulfurique qui transforme aussi la crème de tartre en sulfate acide de potasse en mettant de l'acide tartrique en liberté Si la quantité ajoutée est trop considérable, le vin contiendra de l'acide sulfurique libre, produit éminemment dangereux ; cet acide peut provenir aussi de l'acide sulfureux qui a servi au mutage du vin. Le meilleur procédé pour reconnaître dans le vin la présence de l'acide sulfurique à l'état de liberté a été imaginé par Pollacci. On met le vin suspect dans un verre à précipiter contre la paroi intérieure duquel on a disposé, de façon à la couvrir presque complètement, des bandelettes de papier à filtrer lavé à l'acide chlorhydrique ; ces bandelettes plongent jusqu'au fond du vase et dépassent le rebord supérieur d'environ 1 centimètre. On laisse, pendant trente à trente-six heures, l'appareil ainsi disposé, dans un milieu où l'air se renouvelle facilement et à une douce température. On détache ensuite l'extrémité supérieure des bandelettes où l'acide sulfurique libre s'est accumulé ; on la dessèche, puis tous ces morceaux ayant été déchirés sont triturés dans un mortier avec de l'éther anhydre ; on renouvelle ce traitement plusieurs fois, on réunit les liqueurs éthérées, on les évapore, on reprend le résidu par de l'eau distillée et on ajoute à cette solution du chlorure de baryum acide qui produira un précipité blanc de sulfate de baryte, si le vin contenait de l'acide sulfurique libre, les vins plâtrés traités de cette manière ne cédant jamais d'acide sulfurique. Un procédé plus rapide consiste à évaporer le vin jusqu'à consistance sirupeuse, à reprendre l'extrait par l'alcool qui dissout l'acide sulfurique ; on filtre ensuite, on évapore, on reprend le résidu par l'eau distillée et dans cette solution on ajoute la dissolution acide de chlorure de baryum.

La décomposition du sulfate acide de potasse pendant l'évaporation du vin est une cause d'erreur dans l'emploi de cette dernière méthode.

Acide sulfureux. — L'opération du mutage se pratique à

l'aide de différents agents parmi lesquels l'acide sulfureux et les bisulfites alcalins et alcalino-terreux. La présence du bisulfite de chaux, employé plus spécialement à cet usage, peut être reconnue, d'abord par l'excès de chaux contenu dans les cendres, et ensuite par le dégagement d'acide sulfureux que l'on produit en traitant le vin par l'acide sulfurique, et en y faisant passer un courant d'acide carbonique. L'acide sulfureux peut être recueilli dans une solution titrée d'iode dont l'excès sera dosé volumétriquement à l'aide de l'hyposulfite de soude, suivant la méthode de Bunsen.

Acide salicylique. — Cet acide, dont l'introduction dans les substances alimentaires est formellement interdite, est ajouté très souvent aux vins dans le but d'arrêter la fermentation pendant un certain temps, afin de permettre aux fraudeurs de faire passer, sans payer des droits d'octroi, des vins additionnés d'une forte proportion de sucre ; au bout d'un certain temps, la fermentation reprend et l'on obtient ainsi des vins très chargés en alcool et qui n'ont pas acquitté de droits. On ajoute encore de l'acide salicylique à des vins mal fabriqués, dans le but d'arrêter les fermentations ultérieures qui pourraient s'y produire. On reconnaît la présence de cet acide en acidulant fortement avec de l'acide chlorhydrique un certain volume de vin placé dans une éprouvette bouchée ; on y ajoute ensuite de l'éther, on agite et on laisse reposer ; l'éther dissout l'acide salicylique et vient à la partie supérieure du liquide ; on le décante à l'aide d'une pipette et on l'évapore dans une capsule ; le résidu est dissous dans l'eau distillée chaude et traité par le perchlorure de fer ; dans le cas de la présence de l'acide salicylique, il se forme une coloration violette caractéristique. Pour rendre cette réaction plus sensible, on met dans un tube à expérience quelques gouttes de perchlorure de fer, qu'on étend d'eau distillée ; à la surface du liquide, on fait arriver ensuite la solution d'acide salicylique et on aperçoit immédiatement à l'intersection des deux liquides la coloration violette produite par le salicylate de fer. Il arrive parfois, lorsque les vins contiennent beaucoup de matières astringentes et peu d'acide salicylique, que la coloration violette est masquée par la coloration vert foncé que le tannin produit avec le sel de fer. Dans ce cas, on traite le mélange comme il a été dit ci-dessus pour le vin, c'est-à-dire par l'acide chlorhydrique et l'éther; on décante la couche éthérée, on l'évapore, on dissout le résidu dans l'eau chaude et on fait agir cette solution sur du perchlorure de fer très étendu. On peut aussi se servir pour opérer la dissolution de l'acide salicylique, d'un mélange à volumes égaux d'éther et d'éther de pétrole pour éviter la dissolution des tannins qui empêchent la réaction avec le perchlorure de fer. Le dosage de l'acide salicylique me paraît être une opération parfaitement inutile; sa présence seule suffit pour caractériser la fraude et pour faire rejeter le vin de l'alimentation.

Acide azotique et azotates. — L'acide azotique a été signalé dans certains vins auxquels il avait été ajouté dans le but d'en jaunir la couleur rouge et de leur donner la teinte de vins vieux. On peut le caractériser par la coloration bleue qu'il produit avec la solution sulfurique de diphénylamine. Pour cela on évapore 100 centimètres cubes de vin; le résidu presque sec est traité par de l'alcool à 95° et la solution alcoolique est évaporée en présence du noir animal; le nouveau résidu est enfin traité par l'eau et c'est à l'aide de cette solution aqueuse que l'on fait la réaction avec la diphénylamine.

La présence des azotates dans les vins est très rare; elle peut provenir de l'eau employée pour opérer le mouillage. On peut les reconnaître dans l'extrait des vins ou dans les cendres à l'aide de leur réaction avec la tournure de cuivre et l'acide sulfurique.

Acide borique. — Cet acide peut se rencontrer dans les vins, soit qu'il y ait été introduit comme antifermentescible, soit qu'il s'y trouve naturellement comme l'ont constaté certains chimistes ; sa recherche n'offre donc d'intérêt au point de vue de la falsification, que si on le retrouve en quantité assez notable. Le dosage de cet acide est toujours une opération très délicate et doit être pratiqué sur plusieurs litres de vin qu'on évapore à siccité : dans le résidu calciné on procède ensuite à ce dosage par les procédés ordinaires de l'analyse quantitative, ou par le procédé suivant de Viard, recommandé par M. Portes (*loc. cit.*).

« Le résidu charbonneux provenant de l'incinération de l'extrait de plusieurs litres de vin est humecté avec de l'acide chlorhydrique, l'excès d'acide chassé par évaporation, puis le tout traité par de l'alcool à 85° ; la solution alcoolique filtrée, est bouillie avec du carbonate de potasse, filtrée de nouveau, évaporée à siccité et calcinée ; le résidu de cette calcination est ensuite traité par un grand excès d'acide fluorhydrique, et le liquide évaporé à siccité ; le fluoborate ainsi formé est mis à macérer d'abord, et lavé sur filtre ensuite, avec une dissolution d'acétate de potasse à 20 p. 100, puis lavé avec de l'alcool à 85°, séché et pesé. Du poids de fluoborate ainsi obtenu on déduit celui de l'acide borique, en le multipliant par 0,27755. Si l'on opère sur des vins plâtrés, comme le fluoborate contient toujours un peu de sulfate de potasse, il est indispensable, avant de multiplier par le coefficient ci-dessus, de déduire du poids trouvé le poids de sulfate de potasse qu'un dosage au moyen du chlorure de baryum fournit avec exactitude. »

Saccharine. — Ce produit peut être recherché dans le vin en prenant 100 centimètres cubes du liquide qu'on acidule fortement et qu'on agite ensuite vivement à trois reprises différentes avec 50 centimètres cubes d'un mélange à parties égales d'éther et d'éther de pétrole ; on sépare, et on évapore presque à siccité les liquides éthérés. Après y avoir ajouté un peu de lessive de soude, le résidu est chauffé à 250° pendant une demi-heure, dans une capsule en porcelaine ou en argent, puis dissout dans de l'eau et saturé avec de l'acide sulfurique ; l'acide salicylique ainsi formé est ensuite enlevé par l'éther et caractérisé à l'aide du perchlorure de fer. Avant de procéder à cet essai, il est nécessaire de s'assurer que le vin ne contient pas d'acide salicylique. D'après M. Girard, on peut séparer la saccharine de l'acide salicylique en dissolvant le résidu éthéré dans l'alcool et ajoutant une solution alcoolique de potasse ; on précipite ainsi en partie le saccharinate de potasse, tandis que le salicylate reste en dissolution.

M. Riche (*Encyclopédie d'Hygiène*) conseille, pour la recherche de la saccharine, le procédé suivant basé sur la formation d'une fluorésorcine lorsqu'on la chauffe avec de la résorcine et de l'acide sulfurique : « On traite le résidu éthéré chauffé à 100°, avec un petit excès de résorcine et quelques gouttes d'acide sulfurique concentré ; il se développe une coloration jaune rouge, puis vert foncé et il se dégage un peu d'acide sulfureux ; on laisse refroidir, on étend d'eau et on ajoute de la potasse ; le liquide devient rouge avec une fluorescence verte très prononcée.

Cette réaction est encore sensible avec un milligramme de saccharine, et la coloration est encore visible dans 5 à 6 litres d'eau.

Recherche du vin de raisins secs. — L'addition de ces vins en quantité plus ou moins considérable aux vins ordinaires est aujourd'hui une des falsifications les plus usuelles, mais que l'on ne peut plus déceler par les procédés chimiques. Un palais exercé seul peut jusqu'à un certain point, reconnaître la présence du vin de raisins secs ; c'est donc à la dégustation qu'il faut avoir recours pour reconnaître ce produit.

Toutes les méthodes analytiques indiquées jusqu'à présent ne conduisent qu'à des résultats incertains ; on ne peut que considérer comme suspects des vins qui contiennent certains des éléments ou qui donnent quelques-unes des réactions qu'on a signalés comme caractéristiques des vins de raisins secs[1]. La falsification du reste n'est pas répréhensible au point de vue hygiénique ; c'est plutôt une tromperie sur la qualité de la marchandise.

Recherche du cidre et du poiré. — Dans ce cas, comme dans le précédent, la dégustation donnera des renseignements plus précis que l'analyse ; on pourra néammoins avoir quelques notions exactes relatives à cette addition en se basant sur les considérations suivantes :

Les vins additionnés de cidre et de poiré contiennent généralement une faible quantité de crème de tartre, laissent une proportion relativement considérable d'extrait sec, et donnent à la distillation un alcool dans lequel domine l'odeur de l'éther acétique. — M. Portes (*loc. cit.*) indique le procédé de Sonnex comme donnant de bons résultats pour contrôler les données fournies par l'examen ci-dessus. D'après ce procédé, on évapore 100 centimètres cubes de vin en consistance sirupeuse, on laisse refroidir pendant vingt-quatre heures ; puis on traite le résidu par une solution saturée à froid de crème de tartre, on recueille sur filtre la crème de tartre qui s'est déposée pendant le refroidissement, on dessèche et on pèse. On recommence la même opération sur 100 centimètres cubes du vin en ajoutant préalablement 1 gramme de bitartrate de soude qui, avec la potasse des malates et acétates du cidre et du poiré, produira de la crème de tartre

---

[1] *Dosage et caractères de la gomme* (Reboul) — *Pouvoir rotatoire* (Girard).

qui s'ajoutera à celle que contient le vin et dont on connaît le poids par l'analyse précédente ; on pèse et, si le vin est pur, le deuxième poids ne devra pas être supérieur au premier.

Métaux toxiques. — Dans certaines conditions, il peut se faire que des métaux lourds (plomb, zinc, cuivre) ou des substances toxiques telles que l'arsenic se trouvent en solution dans du vin ; ainsi le plomb se rencontre quelquefois dans des vins piqués que l'on a cherché à corriger par addition de litharge, ou dans des vins qui ont séjourné dans des récipients en étain plombifère; le zinc a généralement aussi une origine semblable. Le cuivre n'existe ordinairement qu'en petite quantité dans le vin, et si je le cite ici, c'est uniquement pour faire observer que la minime proportion de ce corps, que l'on rencontre à la suite du traitement de la vigne par la bouillie bordelaise, ne peut avoir aucune action nuisible sur l'économie. L'arsenic est introduit dans le vin de bien des manières ; par l'emploi des matières colorantes arsénicales (fuchsine par exemple), d'acide sulfurique arsénical, de glucoses commerciales contenant souvent de l'arsénic ; par le lavage des fûts avec des acides minéraux provenant des pyrites arsénicales, etc.

Le *plomb* sera facilement reconnu en faisant évaporer le vin à siccité et en incinérant le résidu ; on traite les cendres par l'acide azotique, on chasse par la chaleur l'excès d'acide, on reprend par l'eau distillée, on filtre et avec le liquide filtré on fait les réactions caractéristiques des sels de plomb. On peut encore rechercher ce métal en décolorant le vin par le noir animal, acidulant avec de l'acide tartrique et faisant passer un courant d'hydrogène sulfuré qui précipitera le plomb à l'état de sulfure noir. Le *zinc* sera recherché dans les cendres du vin par les procédés ordinaires de l'analyse qualitative. L'*arsénic* sera reconnu à l'aide du procédé suivant décrit par M. Gautier dans son *Traité de la sophis-*

tication des vins. On dessèche le vin au bain-marie, et on détruit le résidu par un mélange d'acide sulfurique (30 grammes) et d'acide azotique (2 grammes) ; on chauffe ensuite lentement le résidu avec un excès d'acide sulfurique et de bisulfate de potasse jusqu'à complète décoloration. Après avoir étendu d'eau et filtré, on précipite l'arsenic par un courant d'hydrogène sulfuré dans la liqueur préalablement additionnée d'un peu de solution d'acide sulfureux ; le sulfure recueilli est mis à digérer dans de l'eau ammoniacale ; la solution filtrée et évaporée laisse du sulfure d'arsenic qui, oxydé par l'acide azotique fumant, puis chauffé un instant avec de l'acide sulfurique fort jusqu'à apparition de vapeurs blanches, est introduit dans l'appareil de Marsh.

Matières colorantes. — L'addition aux vins de matières colorantes étrangères a pour but de masquer l'une ou l'autre des falsifications signalées plus haut, surtout le mouillage et l'addition de vin de raisins secs ; elle est pratiquée avec des substances tirées des trois règnes de la nature, végétales, minérales et animales. Les matières d'origine végétale sont : la *mauve noire*, le *sureau*, l'*hièble*, le *troène*, le *phytolacca* ou *raisin d'Amérique, la myrtille, la betterave rouge, le campèche, le fernambouc, le tournesol, l'orseille, l'indigo* et depuis quelque temps le *maqui*[1] et *l'œnocyanine*[2] : cette dernière substance est extraite des marcs des raisins rouges à l'aide de lavages à l'acool à 95°. La matière d'origine ani-

---

[1] Le maqui est un fruit originaire du Chili et produit par l'Aristotelia Macqui ; sa présence comme colorant du vin a été reconnue pour la première fois par M. Lajoux de Reims.

[2] L'œnocyanine contenue dans les pellicules des raisins est colorée en rouge par l'acide tartrique, et se dissout dans les liquides alcooliques : 1/3 seulement passe dans le vin lors de la fermentation. Si on arrose les marcs de raisin rouge avec de l'alcool, l'œnocyanine s'y dissout en présence de l'acide tartrique qui y existe encore ; cette solution est concentrée et mise en vente pour colorer les vins blancs et les vins rouges de faible coloration.

male est la cochenille et le carmin qui en dérive ; quant aux matières d'origine minérale, ce sont les nombreux dérivés de la houille connus sous le nom de fuchsine, mauvaniline, brun d'aniline, safranine, employés seuls ou à l'état de mélanges plus ou moins compliqués, leurs dérivés sulfoconjugués, les colorants azoïques et leurs sulfoconjugués, enfin les phtaléines. La recherche et la détermination de quelques-unes de ces substances est facile ; d'autres au contraire, et surtout celles qui sont d'origine végétale, ne peuvent être décelées qu'avec beaucoup de peine et souvent même ne peuvent pas l'être du tout ; il en est de même des nombreux mélanges des colorants tirés du goudron de houille, dont les fraudeurs font usage maintenant. Il me paraît du reste parfaitement inutile de déterminer exactement, dans un cas semblable, la nature de la substance introduite dans le vin dans un but frauduleux ; il suffit de reconnaître la présence d'une matière colorante étrangère pour déclarer le vin frelaté et impropre à la consommation. Dans un vin fortement coloré, l'expert devra toujours rechercher la présence des matières colorantes étrangères, lorsqu'à l'aide des procédés précédemment décrits il aura pu constater une addition d'eau ou un vinage.

Avant de procéder à la recherche des matières colorantes étrangères, il est bon de faire subir au vin un collage partiel en l'agitant vivement avec du blanc d'œuf ou de la gélatine ; de cette façon, on le débarrasse de la majeure partie de la matière colorante naturelle, et l'on pourra opérer les recherches sur un liquide relativement plus riche en matières colorantes étrangères ; on fait ensuite les essais suivants :

1° On dépose une goutte de vin sur une des faces d'un bâton de craie albuminée[1] (si le vin est peu coloré, on en

---

[1] La craie albuminée se prépare en plongeant dans une solution d'albumine de l'œuf des bâtons de craie à surface polie, les laissant séjourner pendant trois heures et les séchant ensuite.

dépose deux ou plusieurs gouttes) ; on attend une demi-heure environ et on observe la couleur de la tache qui est *gris clair*, *gris ardoisé* ou *bleu indigo* avec les vins naturels, cette dernière coloration appartenant aux vins jeunes et très colorés, ou bien gris violacé (campêche), gris verdâtre (sureau), bleu verdâtre (mauve), rose violacé (orseille), rose franc (fuchsine), rose plus faible (cochenille) ; ces taches deviennent plus nettes au bout d'un certain temps. Il est utile de les comparer à celles que l'on obtient sur la craie albuminée avec des vins colorés à l'aide des diverses substances énumérées plus haut, en se rappelant que les indications fournies par cette réaction ne sont jamais décisives et qu'il faut les contrôler par celles que fournissent les autres réactifs.

2° Dans un tube muni d'un robinet à la partie inférieure, on introduit un certain volume de vin que l'on additionne d'eau de baryte saturée jusqu'à ce que, par l'agitation, la coloration ait viré au vert ou vert brunâtre ; on y ajoute ensuite de l'éther acétique et mieux encore de l'alcool amylique ; on agite de nouveau, on laisse la couche éthérée ou alcoolique se rassembler à la partie supérieure, et on l'examine après avoir soutiré le liquide qui se trouve à la partie inférieure.

Quand le vin est naturel, la couche supérieure est incolore, et reste incolore quand on y ajoute quelques gouttes d'acide acétique : elle est colorée au contraire, ou bien se colore par l'acide acétique, quand le vin a été additionné d'une des matières colorantes étrangères suivantes :

Coloration violette.		Orseille.
—	verte.	Matières colorantes azoïques.
—	rouge.	Rouge de Biebrich. Roccelline.
—	rose.	Fuchsine, dérivés basiques.
—	jaune.	Dérivés diazoïques.
—	violette.	Violet de méthyle, mauvéine.

Une coloration, avant ou après addition de l'acide acétique, indique toujours un colorant tiré du goudron de houille à caractère basique.

3° A 10 centimètres cubes de vin à examiner, placés dans un tube à essai, on ajoute un gramme de réactif mercurique (2 parties d'acétate mercurique, 1 partie de magnésie calcinée), on mélange exactement, on porte à l'ébullition et on filtre : la liqueur filtrée est incolore et reste incolore après addition d'acide acétique ou chlorhydrique, quand la couleur du vin est naturelle ; elle est au contraire colorée si le vin contient des dérivés sulfoconjugués azoïques, tels que *crocéine, ponceau, roccelline, bordeaux, jaunes azoïques :* dans ce cas, l'addition d'ammoniaque avive la couleur, et le vin primitif reste coloré lorsqu'on l'agite avec un excès de bioxyde de manganèse en poudre. Si la liqueur filtrée est incolore, et si elle se colore en rose, après addition d'acide chlorhydrique ou acétique, cela indique la présence du *sulfoconjugué de la fuchsine ;* dans ce cas, la coloration disparaît par addition d'ammoniaque. Les dérivés diazoïques peuvent encore être reconnus par la réaction suivante basée sur la solubilité de leurs sels ammoniacaux dans l'alcool amylique : dans un tube à essai, on sature un certain volume de vin par de l'ammoniaque, puis on agite le mélange avec de l'alcool amylique qui se réunit à la partie supérieure et se colore en rose quand on y ajoute un peu d'acide acétique. Soutiré et évaporé en présence d'un mouchet de soie, il lui communique une teinte (rose, rouge, etc.) variable avec la matière colorante introduite dans le vin. Si l'on verse sur cette floche bien lavée et séchée un peu d'acide sulfurique concentré, on peut, par la coloration qui se produit, définir nettement la couleur.

4° Dans un tube à essai on place un certain volume de vin auquel on ajoute la moitié de son volume de solution de carbonate de soude à 10 p. 100, puis la moitié de son volume d'une solution d'alun à 10 p. 100 ; on agite et on filtre.

On observe dans ce cas la couleur du liquide filtré et celle de la laque qui reste sur filtre.

La laque est vert bouteille.   avec les vins naturels.
— violette ou rose.   — Cochenille, fernambouc campêche.

— bleu violacée qui s'accentue au contact de l'air ; le filtre reste coloré en bleu après dessiccation.   — Hièble.
— brun bleuâtre, noircit à l'air.   — Sureau.
— bleu gris.   — Maqui et tournesol.

Le liquide filtré additionné d'un excès de carbonate de soude est :

Vert bouteille ou incolore, verdissant légèrement à l'air. Vin naturel.
Légèrement vert ou incolore, jaunissant à chaud.   Maqui.
Rose ou violet ; on étend l'eau et on porte à l'ébullition :
     la couleur :
         persiste.   Cochenille.
         disparaît.   Phytolacca.
             Betterave.

5° Dans un tube à essai on sature un volume donné de vin par du carbonate de soude faible, puis on y ajoute de l'acétate d'alumine à 2° Baumé en volume égal à celui du vin ; on filtre sur un filtre sans pli, et l'on observe le liquide et le précipité.

Le liquide est coloré en :
     Vert bouteille.   Vin naturel.
     Bleu, violet, bleu violacé.   Vin coloré par les substances ci-dessous :

Le précipité est coloré en :
     Grenat ou lilas vineux peu intense et le filtre ne prend pas une coloration bleue.   Vin naturel.
     Bleu ou violacé.   Mauve noire, myrtille, sureau, hièble, troëne, vigne vierge.

6° On ajoute à un volume donné de vin la moitié de ce volume d'une solution d'acétate de plomb à 15° Baumé ;

on agite, on filtre, et on examine la coloration du liquide et du
précipité qui reste sur filtre :

Le liquide est incolore.	Vin naturel.
— coloré.	Sulfoconjugués de la fuch-
	sine, orseille, phytolacca,
	betterave.
Le précipité a une couleur allant du	
bleu grisâtre au vert clair.	Vin naturel.

7° On traite un volume de vin par deux volumes de solution saturée de borax ; on observe la coloration du mélange.
Elle est :

Bleu verdâtre, quelquefois avec une pointe de marron.	Vin naturel.
— avec pointe lilas.	Dérivés de la houille.
Bleu violacé.	Orseille, cochenille.
Marron ou bleu virant à l'ébullition.	Campêche.
Bleu verdâtre, avec pointe de marron.	Sureau, hièble.
Verdâtre.	Mauve.

8° On traite à l'ébullition un volume de vin par trois
volumes d'une solution d'alun ammoniacal au 10e. La coloration du mélange est :

Rouge brique.	Vin naturel.
— — elle se fonce.	Hièble, sureau.

La coloration du mélange change, se fonce beaucoup en
tirant sur le :

Violet.	Campêche, mauve.
Bleu.	Indigo.

A l'aide de ces réactions, on arrive à déterminer avec assez
d'exactitude si un vin a été falsifié par un colorant dérivé du
goudron de houille, ou par une matière végétale ; c'est le
point le plus important. Si l'on veut pousser plus loin l'expertise et connaître la nature du colorant, il suffit de produire les réactions caractéristiques de ces corps, indiquées
dans les ouvrages spéciaux parmi lesquels je recommande
tout spécialement *La Sophistication du vin* de M. A. Gau-

tier. *La Vigne et ses produits*, de MM. Portes et Ruyssen, *Le manuel de l'analyse des vins*, de Barillot, et *Les Documents du laboratoire municipal* de M. Girard, Mais, avant de conclure qu'un vin a été coloré artificiellement, surtout à l'aide des colorants végétaux, il sera prudent de comparer les réactions obtenues avec celles que donnent, dans les mêmes conditions, des vins naturels d'origine et de cépages connus.

Altérations ou maladies du vin. — Les altérations qui surviennent dans le vin fabriqué, et qui ont été reconnues par M. Pasteur comme des maladies provenant de ferments spéciaux, ont été étudiées d'une façon magistrale dans l'ouvrage de ce savant, *Etudes sur les vins*. Les réactions chimiques ne donnant aucune indication relative à ces altérations, c'est à l'examen microscopique qu'il faut avoir recours pour reconnaître l'origine du mal qui est souvent suffisamment constaté par la dégustation. On a fréquemment essayé d'arrêter ou de corriger ces altérations par l'addition frauduleuse de certaines substances étrangères que j'ai fait connaître dans les pages précédentes. Le moyen le plus efficace pour empêcher ces altérations de se produire, celui qui n'introduit aucune substance étrangère dans le vin, consiste dans l'emploi d'une température de 55 à 60°, à laquelle on soumet le liquide à l'aide d'appareils spéciaux parmi lesquels celui de M. Houdart réunit certainement les meilleures conditions. Cette opération porte le nom de *pasteurisation*.

CIDRE

Le cidre est le liquide alcoolique que l'on obtient lorsqu'on laisse fermenter le suc de certaines espèces de pommes que l'on appelle communément pommes à cidre et que l'on peut

TABLE III

Tableau Œnobarométrique donnant le poids de l'extrait sec des vins.

INDICATION DE L'ŒNOBAROMÈTRE E. HOUDART

	RICHESSE ALCOOLIQUE																																		
	1	1,5	2	2,5	3	3,5	4	4,5	5	5,5	6	6,5	7	7,5	8	8,5	9	9,5	10	10,5	11	11,5	12	12,5	13	13,5	14	14,5	15	15,5	16	16,5	17	17,5	18
1,0																				3,6	4,87	6,0	7,1	8,2	9,3	10,5	11,7	12,7	13.7	14,8	15,8	16,8	17,0	18,9	19,9
1,5																			3,4	4,6	5,0	7,0	8,16	9,3	10,5	11,6	12,7	13,8	14,8	15,8	16,8	17,8	18,0	19,9	21,0
2,0																		3,3	4,46	5,7	6,9	8,06	9,2	10,3	11,5	12,6	13,8	14,8	15,8	16,8	17,8	18,9	19,9	21,0	22,0
2,5																	3,2	4,3	5,5	6,7	7,9	9,1	10,2	11,36	12,5	13,6	14,8	15,8	16,8	17,9	18,9	19,9	21,0	22,0	23,0
3,0																	4,25	5,4	6,5	7,7	9,0	10,1	11,3	12,4	13,5	14,7	15,8	16,8	17,9	18,9	19,9	21,0	22,0	23,0	24,0
3,5																3,9	5,3	6,4	7,5	8,7	10,0	11,1	12,3	13,4	14,6	15,7	16,8	17,9	18,9	19,9	21,0	22,0	23,0	24,0	25,0
4,0															3,6	5,0	6,3	7,4	8,6	9,8	11,0	12,2	13,3	14,5	15,6	16,7	17,9	18,9	19,9	21,0	21,97	23,0	24,04	25,07	26,1
4,5														3,4	4,7	6,0	7,3	8,5	9,6	10,8	12,1	13,2	14,4	15,5	16,6	17,8	18,9	19,9	21,0	22,0	23,0	24,0	25,07	26,1	27,1
5,0													3,2	4,4	5,7	7,0	8,37	9,5	10,6	11,8	13,1	14,2	15,4	16,5	17,6	18,8	19,0	21,0	22,0	23,0	24,0	25,1	26,1	27,1	28,16
5,5													4,2	5,5	6,7	8,1	9,4	10,5	11,7	12,9	14,2	15,3	16,4	17,6	18,7	19,8	21,0	22,0	23,0	24,1	25,1	26,1	27,1	28,1	29,2
6,0												3,9	5,3	6,5	7,7	9,1	10,4	11,6	12,7	13,0	15,2	16,3	17,4	18,6	19,7	20,8	22,0	23,0	24,0	25,1	26,1	27,1	28,1	29,2	30,2
6,5											3,6	5,0	6,3	7,5	8,8	10,1	11,5	12,0	13,7	15,0	16,2	17,3	18,5	19,6	20,7	21,9	23,0	24,1	25,1	26,1	27,4	28,1	29,2	30.2	31,2
7,0										3,3	4,7	6,0	7,3	8,6	9,8	11,2	12,5	13,6	14,8	16,0	17,3	18,4	19,5	20,6	21,8	22,9	24,0	25,1	26,1	27,1	28,1	29,2	30,2	31,2	32,3
7,5									3,0	4,36	5,7	7,04	8,37	9,6	10,8	12,2	13,5	14,7	15,8	17,0	18,3	19,4	20,5	21,6	22,8	23,9	25,1	26,1	27,1	28,2	29,1	30,2	31,2	32,3	33,3
8,0									4,1	5,4	6,7	8,07	9,4	10,6	11,9	13,2	14,6	15,7	16,8	18,1	19,3	20,4	21,6	22,7	23,8	25,0	26,1	27,1	28,2	29,2	30,2	31,25	32,3	33,3	34,3
8,5								3,7	5,1	6,4	7,76	9,10	10,4	11,7	12,9	14,2	15,6	16,7	17,8	19,1	20,3	21,4	22,6	23,7	24,8	26,0	27,1	28,1	29,2	30,2	31,2	32,3	33,3	34,3	35,4
9,0							3,4	4,8	6,1	7,4	8,8	10,1	11,5	12,7	13,9	15,3	16,6	17,7	18,9	20,1	21,4	22,5	23,6	24,8	25,9	27,0	28,2	29,2	30,2	31,2	32,3	33,3	34,3	35,4	36,4
9,5						3,0	4,5	5,8	7,1	8,5	9,8	11,2	12,5	13,7	15,0	16,3	17,6	18,8	19,9	21,2	22,4	23,5	24,6	25,8	26,9	28,1	29,2	30,2	31,2	32,3	33,3	34,3	35,4	36,4	37,4
10,0						4,0	5,5	6,8	8,2	9,5	10,9	12,2	13,6	14,8	16,0	17,4	18,7	19,8	21,0	22,2	23,4	24,6	25,7	26,8	28,0	29,1	30,2	31,3	32,3	33,3	34,3	35,4	36,4	37,4	38,5
10,5					3,6	5,1	6,5	7,9	9,2	10,6	11,9	13,3	14,6	15,8	17,0	18,4	19,7	20,8	22,0	23,2	24,4	25,6	26,7	27,8	29,0	30,1	31,2	32,3	33,3	34,3	35,4	36,4	37,4	38,5	39,5
11,0				3,2	4,7	6,1	7,5	8,9	10,3	11,6	12,9	14,3	15,6	16,8	18,1	19,4	20,7	21,9	23,0	24,3	25,5	26,6	27,7	28,9	30,0	31,2	32,3	33,3	34,3	35,4	36,4	37,4	38,4	39,5	40,5
11,5				4,3	5,7	7,1	8,6	9,9	11,3	12,6	14,0	15,3	16,7	17,9	19,1	20,5	21,8	22,9	24,1	25,3	26,5	27,7	28,8	29,9	31,1	32,2	33,4	34,4	35,4	36,5	37,4	38,5	39,5	40,5	41,5
12,0			3,8	5,3	6,7	8,2	9,6	10,9	12,3	13,7	15,0	16,3	17,7	18,9	20,1	21,5	22,8	24,0	25,1	26,3	27,6	28,7	29,8	31,0	32,1	33,2	34,4	35,4	36,4	37,5	38,4	39,5	40,5	41,5	42,6
12,5		3,3	4,8	6,3	7,7	9,2	10,6	12,0	13,3	14,7	16,0	17,4	18,7	20,0	21,2	22,2	23,9	25,0	26,2	27,4	28,6	29,8	30,9	32,0	33,2	34,3	35,4	36,5	37,5	38,6	39,5	40,5	41,5	42,6	43,6
13,0		4,3	5,9	7,3	8,8	10,2	11,7	13,0	14,4	15,8	17,1	18,4	19,7	21,0	22,5	23,5	24,9	26,0	27,2	28,4	29,6	30,8	31,9	33,0	34,2	35,3	36,4	37,5	38,5	39,5	40,5	41,56	42,6	43,6	44,6
13,5	3,8	5,4	6,9	8,4	9,8	11,3	12,7	14,1	15,4	16,8	18,1	19,4	20,8	22,0	23,2	24,6	25,9	27,1	28,2	29,4	30,7	31,9	33,0	34,1	35,2	36,4	37,5	38,5	39,6	40,6	41,5	42,6	43,6	44,6	45,7
14,0	4,9	6,4	8,0	9,4	10,8	12,3	13,7	15,1	16,4	17,8	19,1	20,4	21,8	23,0	24,3	25,6	27,0	28,1	29,2	30,5	31,7	32,8	33,9	35,1	36,2	37,4	38,5	39,5	40,6	41,6	42,6	43,6	44,6	45,7	46,7
14,5	5,9	7,4	9,0	10,4	11,9	13,3	14,8	16,1	17,5	18,8	20,1	21,5	22,8	24,1	25,3	26,7	28,0	29,8	30,2	31,5	32,7	33,9	35,0	36,2	37,3	38,4	39,6	40,6	41,6	42,6	43,6	44,6	45,7	46,7	47,7
15,0	6,9	8,5	10,0	11,5	12,9	14,3	15,8	17,1	18,5	19,9	21,2	22,5	23,8	25,1	26,3	27,6	29,0	30,1	31,3	32,5	33,8	34,9	36,0	37,1	38,3	39,4	40,5	41,6	42,6	43,6	44,6	45,7	46,7	47,7	48,7
15,5	8,0	9,5	11,0	12,5	13,9	15,4	16,8	18,2	19,5	20,9	22,2	23,6	24,9	26,1	27,3	28,7	30,0	31,2	32,3	33,5	34,8	35,9	37,1	38,2	39,3	40,5	41,6	42,6	43,7	44,7	45,7	46,7	47,7	48,7	49,8
16,0	9,0	10,5	12,1	13,5	15,0	16,4	17,9	19,2	20,6	22,0	23,2	24,6	25,9	27,1	28,3	29,7	31,0	32,2	33,3	34,5	35,8	36,9	37,8	39,2	40,3	41,4	42,6	43,6	44,6	45,7	46,7	47,7	48,7	49,8	
16,5	10,0	11,6	13,1	14,6	16,0	17,4	18,9	20,2	21,6	23,0	24,3	25,7	26,9	28,1	29,4	30,7	32,1	33,2	34,3	35,6	36,8	37,9	39,1	40,2	41,3	42,5	43,6	44,6	45,7	46,7	47,7	48,7	49,8		
17,0	11,1	12,6	14,1	15,6	17,1	18,5	20,0	21,3	22,6	23,9	25,3	26,6	27,9	29,2	30,4	31,7	33,1	34,2	35,3	36,6	37,8	39,0	40,1	41,2	42,4	43,5	44,6	45,7	46,7	47,7	48,7	49,8			
17,5	12,1	13,6	15,2	16,6	18,1	19,5	21,0	22,3	23,6	24,9	26,3	27,6	29,0	30,2	31,4	32,8	34,1	35,2	36,4	37,0	38,9	40,0	41,1	42,3	43,4	44,5	45,7	46,7	47,7	48,7	49,8				
18,0	13,1	14,7	16,2	17,7	19,1	20,5	22,0	23,4	24,6	26,0	27,3	28,6	30,0	31,2	32,5	33,8	35,1	36,3	37,4	38,7	39,9	41,0	42,2	43,3	44,4	45,6	46,7	47,7	48,8	49,8					

diviser en trois classes : 1° les pommes douces; 2° les pommes acides; 3° les pommes amères. Chaque classe produit un jus possédant des qualités spéciales qui diffèrent d'une classe à l'autre, et c'est leur mélange en proportions convenables qui donne un produit agréable au goût et de bonne conservation. La fermentation s'établit et se continue à une température de 15 à 20° sous l'influence prédominante du *saccharomyces apiculatus*, qui existe en abondance sur les pommes et dans le sol où croissent les pommiers. Depuis quelques années, la consommation du cidre a été sans cesse en augmentant. En 1883, la récolte a été de plus de 23 millions d'hectolitres presque tous consommés en France; l'étude de cette boisson s'impose donc en raison de la place importante qu'elle tend à prendre dans l'alimentation.

Le tableau suivant que j'emprunte à l'*Encyclopédie d'hygiène* indique :

La production, l'importation, l'exportation et la consommation du cidre en France pendant la période décennale de 1879 à 1889.

ANNÉES	PRODUCTION	IMPORTATION	TOTAL des deux colonnes précédentes.	EXPORTATION	QUANTITÉS consommées intérieurement ou en stocks : différence entre les colonnes 4 et 5	OBSERVATIONS
1	2	3	4	5	6	7
	hectol.	hectol.	hectol.	hectol.	hectol.	
1879	7.738.000	1.804	7.739.804	21.215	7.518.589	La moyenne de
1880	5.465.000	1.114	5.466.114	11.063	5.455.051	la consommation
1881	17.122.000	2.853	17.124.853	8.035	17.116.818	a été de 1879 à 1888
1882	8.921.000	912	8.921.912	16.134	8.905.778	de 5.435.000 hecto-
1883	23.492.000	880	23.492.880	10.645	23.482.235	litres par année.
1884	11.907.000	540	11.907.540	16.704	11.890.836	
1885	17.955.000	376	19.955.376	16.838	19.938.538	
1886	8.300.000	554	8.300.554	16.104	8.284.450	
1887	13.437.000	405	13.437.405	13.312	13.424.093	
1888	9.767.000	578	9.767.578	12.656	9.754.922	
1889	3.701.000	»	»	11.840	»	

§ I. — COMPOSITION ET ANALYSE DU CIDRE

M. Girard (*Documents sur les travaux du laboratoire municipal*) donne les chiffres suivants comme moyenne de la composition des cidres de bonne qualité fabriqués en Normandie :

Alcool p. 100	$5°,2$
Extrait sec à 100° p. 1000	$41^{gr},8$
Sucre	$8^{gr},9$
Cendres	$2^{gr},8$

D'un autre côté, M. Grignon dans son ouvrage *Le Cidre* donne la composition suivante comme moyenne d'un certain nombre d'analyses de cidres purs bien fermentés :

Alcool p. 100	$5°,4$
Extrait à 100° p. 1000	$30^{gr},32$
Cendres	$2^{gr},70$
Acidité totale	$5^{gr},21$
Sucre	$6^{gr},24$
Faible déviation lévogyre.	

Enfin M. Kayser vient de publier (*Annales de l'Institut Pasteur*, t. IV, p. 321) les résultats des analyses d'un certain nombre de cidres qui avaient été récompensés à l'Exposition de 1888 et de celles de produits préparés dans son laboratoire :

ANALYSE DES CIDRES PRIMÉS A L'EXPOSITION NATIONALE DES CIDRES ET POIRÉS, 1888

A. — CIDRES DE BRETAGNE PAR LITRE

Nos	Années	Densité	Alcool en volume	Sucre	Tannin	Glycérine	Cendres	Matières extractives non dosées	Acidité totale	Acidité fixe	Acidité volatile	Acide acétique	Acide butyrique
1	1888	1,044	39,7	54,71	1,00	«	3,00	22,49	2,40	0,95	1,45	1,31	0,21
2	1884	1,028	37,5	42,96	1,30	1,90	2,90	17,74	3,15	2,65	0,50	0,40	0,18
3	1884	1,066	37,5	46,06	1,34	2,25	2,90	61,95	3,23	1,58	1,65	1,65	«
4	1887	0,998	47,5	24,16	1,60	1,00	2,40	10,44	2,48	1,36	1,12	0,91	0,31
5	1887	1,025	40,0	36,20	1,20	«	2,50	7,10	3,57	2,43	1,14	1,14	«
6	1887	1,020	60,0	29,00	1,80	«	2,80	16,00	2,61	1,71	0,90	0,82	0,13
7	1887	1,017	33,4	37,33	1,82	«	2,80	15,55	1,96	1,13	0,83	0,83	«
8	1886	1,024	17,5	43,18	1,30	0,90	2,80	29,22	2,59	1,16	1,43	1,43	«
9	1886	1,022	15,0	56,00	1,34	0,85	2,85	11,16	2,56	0,87	1,69	1,69	«
10	1888	1,035	12,5	68,28	0,80	1,00	3,00	25,80	1,32	0,33	0,99	0,99	«

B. — CIDRES DE DIVERSES PROVENANCES

Nos	Années	Densité	Alcool en volume	Sucre	Tannin	Glycérine	Cendres	Matières extractives non dosées	Acidité totale	Acidité fixe	Acidité volatile	Acide acétique	Acide butyrique
11	1887	1,015	52,5	31,00	1,30	1,27	3,50	18,23	2,30	1,03	1,27	1,15	0,17
12	1887	1,005	55,0	12,87	0,80	0,70	2,60	19,33	3,78	2,45	1,13	1,13	«
13	1887	1,015	60,0	33,93	2,40	1,80	3,10	26,37	2,76	1,93	0,83	0,70	0,19
14	1888	1,029	24,1	61,54	0,60	0,60	2,80	25,86	1,04	0,61	0,43	0,32	0,16

C. — CIDRES DE NORMANDIE PAR LITRE

N°s	Années	Densité	Alcool en volume	Sucre	Tannin	Glycérine	Cendres	Matières extractives non dosées	Acidité totale	Acidité fixe	Acidité volatile	Acide acétique	Acide butyrique
15	1886	1,035	14,5	67,44	2,20	1,80	2,50	23,96	1,21	0,80	0,41	0,38	0,04
16	1886	1,068	33,5	46,28	2,20	1,87	2,52	68,63	2,99	1,25	1,74	»	»
17	1888	1,010	50,0	16,11	1,80	1,68	2,40	14,51	1,56	0,97	0,59	0,50	0,14
18	1888	1,006	51,2	14,55	1,84	»	2,43	12,68	1,74	0,85	0,89	0,89	»
19	1885	1,018	37,5	37,84	1,80	1,38	3,50	19,88	2,71	1,33	1,38	1,38	»
20	1886	1,013	52,5	28,57	1,00	2,40	2,80	14,33	2,53	1,39	1,14	1,14	»
21	1886	1,006	50,0	11,84	1,58	»	2,20	12,48	2,33	1,62	0,71	0,71	»
22	1888	1,030	40,5	41,35	1,60	»	2,25	20,40	2,08	1,27	0,81	0,81	»
23	1886	1,029	35,0	31,15	1,60	»	2,20	21,35	1,21	0,98	0,23	0,19	0,06

D. — CIDRES DIVERS NON EXPOSÉS

N°s	Années	Densité	Alcool en volume	Sucre	Tannin	Glycérine	Cendres	Matières extractives non dosées	Acidité totale	Acidité fixe	Acidité volatile	Acide acétique	Acide butyrique
24	1888	1,020	47,5	40,58	1,10	0,41	2,50	25,21	2,52	1,96	0,56	0,56	»
25	1889	1,000	53,7	traces	0,60	2,20	2,50	10,10	2,64	1,06	1,58	1,47	0,16
26	1886	1,010	61,2	21,38	1,40	0,52	3,50	20,40	2,30	1,27	1,03	0,94	0,14
27	1886	1,029	37,5	70,00	2,10	0,78	3,00	21,82	2,30	1,21	1,09	1,09	»
28	1886	1,018	36,5	34,15	1,90	1,18	3,60	20,57	1,46	0,57	0,89	0,89	»
29	1888	1,029	32,5	63,11	2,60	0,92	2,00	19,47	1,67	0,93	0,74	0,69	0,08
30	1888	1,023	40,0	22,31	1,00	1,00	3,10	12,49	1,27	1,12	0,15	0,11	0,06

Les diverses méthodes suivies par M. Kayser dans l'analyse de ces cidres sont les suivantes :

L'*alcool* a été dosé par distillation, après saturation préalable du cidre par l'eau de baryte ; dans le liquide distillé on dosait l'alcool à l'aide du compte-gouttes de M. Duclaux.

Le *sucre* a été dosé en ajoutant à 40 centimètres cubes de liquide, 2 centimètres cubes de sous-acétate de plomb ; on amène à un volume déterminé, on agite, on filtre, on prend ensuite un volume quelconque du liquide filtré, on le fait bouillir pendant une minute avec quelques gouttes d'acide chlorhydrique, et on le ramène à un volume tel qu'il y ait environ 1 p. 100 de sucre qu'on dose par la liqueur de Fehling.

Le *tannin* a été dosé par la méthode de Lœwenthal-Neubauer, à l'aide du permanganate de potasse, sur 50 centimètres cubes de cidre étendus à 200 centimètres cubes. Cette méthode assez peu précise a été décrite déjà lors de l'étude du vin ; elle donne toujours des nombres inférieurs à ceux que l'on obtient par la méthode de M. A. Girard, qui a été étudiée p. 133.

La *glycérine* a été dosée par le procédé de M. Pasteur que j'ai déjà indiqué plus haut. Sans donner des chiffres exacts, il a du moins l'avantage de donner des résultats comparables.

L'*acidité totale* a été déterminée en saturant 10 centimètres cubes de cidre par de l'eau de chaux titrée et au moyen d'un papier de tournesol sensible ; le cidre avait été préalablement débarrassé de son acide carbonique par une insufflation d'air.

Les *acides volatils* ont été étudiés en quantité et en qualité par la méthode de M. Duclaux qui est indiquée à propos de l'analyse du beurre. M. Kayser opérait sur 165 centimètres cubes de cidre qu'il distillait à 150 centimètres cubes ; il neutralisait par un volume connu d'eau de chaux, évaporait à 80 centimètres cubes, ajoutait la quantité d'acide tartrique nécessaire pour précipiter la chaux et ramenait à 110 centimètres cubes le liquide surnageant qu'il traitait ensuite par la méthode de la distillation fractionnée.

Pour déterminer l'*extrait*, on évaporait à 100°, dans l'étuve de Gay-Lussac, 10 centimètres cubes de cidre jusqu'à cessation de perte de poids ; de cet extrait on retranchait les éléments déjà dosés, y compris la glycérine.

On fabrique dans les lieux de production du cidre, en ajoutant à la pulpe une quantité plus ou moins considérable d'eau, un liquide auquel on donne le nom de boisson et auquel M. Girard assigne la composition moyenne suivante :

Alcool (en vol.) p. 100.	2°,7
Extrait sec à 100° p. 1000	20^g,8
— dans le vide.	31^{gr},2
Sucre réducteur	7^{gr},2
Cendres totales.	1^{gr},17
Acidité (en acide sulfurique).	2^{gr},86

Composition des cendres.

Phosphates insolubles.	0,13
Carbonate de potasse	1,21
Autres sels alcalins.	0,38

Ces boissons peuvent, d'après leur composition, être considérées comme un coupage par moitié des cidres purs cités plus haut avec de l'eau.

Les chiffres indiqués ici n'étant que des moyennes, il est évident que les proportions de ces différents éléments varieront selon la provenance du produit. M. Lechartier (C. R. 103, 1104) fait remarquer que, pour apprécier la qualité d'un cidre, il est surtout utile de doser l'alcool, le sucre, l'acide acétique, l'extrait, les cendres et les matières pectiques, puis de déterminer la densité, ce qui permet, lorsqu'on connaît la proportion d'alcool, de calculer l'extrait. Beaucoup de cidres qui n'ont pas subi une fermentation complète, contiennent des proportions relativement faibles d'alcool ; d'autres ont subi la fermentation complète, mais ont perdu une partie de leur alcool qui s'est transformé en acide acétique ; il y a donc intérêt à déterminer dans le cidre ce que l'on peut appeler l'alcool total, c'est-à-dire la somme de l'alcool existant dans le cidre, de l'alcool que pourrait produire par fermentation le sucre non transformé, et de l'alcool disparu à la suite de l'acétification.

§ II. — DOSAGE DES ÉLÉMENTS DU CIDRE

Alcool. — Le dosage de l'*alcool* se fait à l'aide des mêmes procédés que pour le vin, et en s'entourant des mêmes précautions. On emploie d'ordinaire un volume plus grand de cidre, par exemple 200 centimètres cubes, à cause de la faible quantité d'alcool qui s'y trouve contenue.

Sucre. — Cet élément est dosé avec la liqueur de Fehling : les cidres, à côté du sucre réducteur, contiennent souvent des proportions non négligeables (10 à 2,8 p. 100 du poids total) d'un autre sucre (saccharose?) qui n'agit pas sur la liqueur bleue ; il faut donc toujours faire le dosage des matières sucrées après précipitation des matières pectiques et gommeuses à l'aide du sous-acétate de plomb, et après inversion.

Densité. — La densité doit toujours être prise après filtration du liquide, et ramenée à ce qu'elle serait à 15°. Elle est très variable, suivant la proportion de sucre contenue dans le cidre, et se trouve placée entre 997 et 1039.

Extrait. — L'extrait est obtenu directement en opérant toujours dans les mêmes conditions, c'est-à-dire par évaporation de 10 centimètres cubes de liquide dans une capsule de dimensions fixes ; ou bien à l'aide de la formule suivante qui donne le poids de l'extrait en fonction de la densité ramenée à 15°, après qu'on a débarrassé le liquide de l'alcool à l'aide de la distillation :

$$p = 16,7 + 2,51\,(d + 1000).$$
$$(p = \text{poids de l'extrait,} \quad d = \text{densité corrigée}).$$

Dans le poids de l'extrait se trouvent réunis le sucre et les autres principes extractifs ; pour avoir des données plus complètes sur la pureté du cidre, il faut toujours déterminer sa teneur en sucre, afin d'obtenir par différence le poids des matières non alcoolisables.

Matières pectiques. — Les matières pectiques, assez abondantes dans le moût (3 à 7 p. 1000), disparaissent en grande partie pendant la fermentation ; on les dose de la manière suivante : On concentre au bain-marie 100 centimètres cubes de cidre jusqu'à 10 centimètres cubes et on ajoute au résidu 60 centimètres cubes d'alcool à 90° ; on laisse reposer, on décante et on redissout le précipité formé dans une petite quantité d'eau pour le soumettre à une nouvelle précipitation par l'alcool, après laquelle on le recueille sur un filtre taré ; on le lave avec de l'alcool à 80° et on le pèse après dessiccation à 100°.

Cendres. — Les cendres sont obtenues en incinérant l'extrait de 100 centimètres cubes de cidre à la plus basse température possible ; le charbon obtenu est lavé à l'eau bouillante afin de dissoudre les sels solubles et le résidu est incinéré complètement et pesé ; d'un autre côté, on évapore la solution aqueuse et l'on détermine le poids du résidu. En additionnant les deux chiffres que l'on obtient ainsi, on a le poids total des cendres qui varie entre 1gr,7 et 5 grammes p. 1000 ; la majeure partie 80 à 92 p. 100 est soluble dans l'eau et est formée de sels de potassium ; la soude s'y trouve en minime proportion et l'on n'y rencontre pas de chaux ; les deux acides qui en font partie sont l'acide phosphorique et surtout l'acide carbonique ; on y trouve très peu de chlorures. Dans la partie insoluble, on constate la présence de la chaux et de la magnésie en proportions à peu près égales, combinées à l'acide phosphorique et à l'acide silicique, avec un peu d'oxyde de fer et d'oxyde de manganèse. L'abondance de carbonate de potasse (provenant de la décomposition du malate) distingue tout particulièrement les cendres du cidre de celles du vin. Le tableau suivant résume la composition de ces cendres.

POIDS DES PRINCIPALES MATIÈRES MINÉRALES CONTENUES DANS LE CIDRE
(par litre.)

a) *Insolubles dans l'eau.*

Silice	0,017
Acide phosphorique	0,229
Chaux	0,050
Magnésie	0,037
Oxydes de fer et de manganèse	0,017

b) *Solubles dans l'eau.*

Potasse	0,970
Soude	0,020
Acide carbonique	0,48
— phosphorique	0,02

Tuchschmidt indique les chiffres suivants dans l'analyse des cendres d'un cidre de Suisse :

Carbonate de chaux	0,26 p. 100
Sulfate de chaux	0,02 —
Phosphate de chaux	0,21 —
Carbonate de magnésie	0,1 —
Chlorure de sodium	0,01 —
Alumine	0,028 —
Oxyde de fer	0,016 —
Acide silicique	0,009 —

Il est assez étonnant que l'auteur ne mentionne pas la présence de la potasse, qui est l'élément le plus important des cendres du cidre. D'après lui, ces cendres se font surtout remarquer par la quantité de carbonate de chaux qu'elles renferment (0,30 p. 100, moyenne de 6 analyses), tandis que les cendres de vin n'en contiennent que 0,036 p. 100, ce qui permettrait de distinguer le cidre du vin.

Composition centésimale des cendres de cidre :

Silice.	0,94
Acide phosphorique	12,68
Chaux	2,77
Magnésie	2,05
Oxydes de fer et de manganèse	0,94
Potasse.	53,74
Soude.	1,10
Acide carbonique	25,78
	100,00

Acidité. — L'acidité totale, qui est due principalement aux acides tartrique et malique, se dose comme dans le vin à l'aide d'une solution normale décime de soude, après élimination de l'acide carbonique par ébullition ; on étend le cidre de 10 à 15 fois son volume d'eau et on reconnaît la fin de la saturation à l'aide de la phtaléine du phénol ; l'acidité est évaluée en acide sulfurique et souvent aussi en acide malique.

L'acide acétique se détermine en opérant sur 50 centimètres cubes de liquide que l'on sature par la baryte et que l'on évapore au bain-marie pour chasser l'alcool. On reprend par l'eau, on filtre et on ajoute de l'acide phosphorique ; on distille ensuite et on dose l'acide acétique dans le liquide distillé.

Tannin. — Le tannin existe en assez grande quantité dans les pommes et par suite dans les moûts (1 à 5 grammes p. 1000). — Pendant la fermentation et la clarification, une partie de ce tannin disparaît, de sorte que les cidres qui proviennent d'un moût pauvre en tannin peuvent n'en contenir que très peu ou même peuvent n'en pas contenir du tout. Ces produits sont alors sujets à s'altérer assez rapidement et à devenir filants ; aussi doit-on, pour obtenir du cidre de bonne conservation, se servir de moût contenant 4 à 5 grammes de tannin p. 1000. Le dosage du tannin du cidre s'effectue par les mêmes procédés que ceux qui ont été indiqués pour le dosage de ce corps dans le vin.

M. Lechartier a trouvé dans un grand nombre de cidres de diverses provenances, des proportions d'éléments, un peu différentes de celles indiquées plus haut. Ainsi des cidres d'Ille-et-Vilaine n'ont donné qu'une moyenne de 1^{gr}, 7 de cendres (au lieu de 2^{gr}, 8), ce qui pourrait faire croire à une addition d'eau. La proportion de l'alcool total est restée comprise entre 5,1 et 9,48 p. 100 ; le poids de l'extrait a varié en même temps que la teneur en sucre, depuis 17^{gr}, 5 jusqu'à 100 grammes par litre : les cidres complètement fermentés ne contenaient plus que de 1 à 2 grammes de sucre p. 1000, et présentaient à 15° une densité égale à l'unité ; d'autres renfermaient jusqu'à 78 grammes de principes sucrés et avaient une densité égale à 1,039.

§ III. — CONSERVATION

On a essayé de conserver le cidre par le procédé de la *congélation*. Lorsqu'on le porte à une température de 18° à 20° au-dessous de 0°, on remarque tout d'abord que la densité du liquide est augmentée considérablement ainsi que sa teneur en alcool ; en même temps sa couleur devient plus foncée ; mais la stérilisation n'est pas obtenue par ce procédé ; on observe tout simplement un ralentissement dans la fermentation (Lechartier).

Chauffage. — Une température de + 60° suffit au contraire pour détruire toute fermentation dans les cidres qui ne contiennent que 3 à 6 p. 100 d'alcool ; mais les cidres chauffés ainsi prennent une saveur spéciale qui rappelle celle des

fruits cuits. On peut les débarrasser de cette saveur en y
ajoutant par baril de 25 à 30 litres, une bouteille du même
cidre non chauffé (Lechartier).

§ IV. — MALADIES

Le cidre, comme le vin est sujet à contracter un certain
nombre de maladies lorsqu'il n'a pas été fabriqué et conservé
dans des conditions convenables.

L'*acescence* (cidre aigri, cidre paré) se produit à la suite
du développement du mycoderma aceti dans les cidres faibles
en alcool et qui sont restés dans des tonneaux en vidange :
on peut prévenir cette maladie en mettant une mince couche
d'huile à la surface du liquide. Lorsque la maladie est très
avancée, aucun procédé ne peut être employé pour saturer
l'excès d'acide qui s'y trouve contenu ; l'emploi de la chaux
ou du bicarbonate de soude, qui a été proposé dans ce but,
doit être considéré comme une falsification.

La *graisse* (cidre filant) a son origine dans le développement d'un mycoderme et dans la faible teneur en tannin des
pommes employées dans la préparation du cidre. Ce dernier devient visqueux et prend une odeur putride, absolument comme certains vins blancs de Champagne. On peut
remédier à cette maladie, par l'emploi du tannin, du cachou
ou de l'alcool.

La *pousse* est une fermentation qui se produit dans le
cidre comme dans le vin, à l'époque du printemps ; elle a
lieu surtout dans les cidres qui possèdent un faible degré
alcoolique ; elle est caractérisée par une pression qui se
produit dans les tonneaux et par un trouble très marqué du
liquide : on y remédie par le collage à l'aide du cachou, et par
le soutirage dans des tonneaux soufrés.

Le cidre prend quelquefois une couleur vert brun ou noire,

en même temps qu'il perd sa saveur et devient plat : on dit
alors qu'il « se tue » ; cette modification est due à la saturation des acides qui existent dans le liquide. On corrige
cet excès d'alcalinité en y ajoutant 20 à 25 grammes d'acide
tartrique par hectolitre.

§ V. — FALSIFICATIONS

1° *Mouillage*. — Le mouillage (ou addition d'eau peut être
reconnu dans le cidre comme dans le vin, par le dosage d'un
certain nombre de ses éléments constitutifs, et par la comparaison du rapport qui existe entre ces éléments, qui sont
principalement l'alcool, l'extrait et les cendres. M. Gir ard
(*Documents*) admet qu'un cidre peut être considéré comme
mouillé, lorsque la proportion de ses éléments principaux
est inférieure aux minima suivants :

       Alcool. . . . .   3 p. 100 en volume
       Extrait p. 1000. . . . .   18 grammes.
       Cendres p. 1000   1,7

Ces limites s'appliquent à un cidre complètement fermenté ;
dans les cidres doux la proportion du sucre devra compenser
le manque d'alcool, ce que l'on peut facilement établir par
le calcul.

2° *Addition de glucoses commerciaux*. — On les détermine
en se basant sur le pouvoir rotatoire dextrogyre de ces corps,
la matière sucrée normale des cidres possédant toujours un
pouvoir rotatoire lévogyre ; pour cette détermination on décolore préalablement le cidre à l'aide de l'acétate de plomb et
du sulfate de soude. On peut encore pour la recherche du
glucose mettre à profit la détermination de la dextrine et du
sulfate de chaux, corps qui accompagnent le plus ordinairement le sucre de fécule ; cette détermination se fait par

des procédés analogues à ceux employés dans l'analyse des vins.

3° *Acide salicylique.* — On le sépare en le dissolvant dans l'éther, après avoir acidulé le liquide avec de l'acide chlorhydrique, et on le caractérise à l'aide de la réaction qu'il produit en présence des persels de fer.

4° *Sulfites.* — Ils sont d'ordinaire introduits dans le cidre sous forme de bisulfite de chaux, afin d'empêcher les fermentations secondaires de se produire. On les caractérise en ajoutant au liquide de l'acide sulfurique, et faisant passer dans le mélange un courant d'acide carbonique qui entraîne l'acide sulfureux dans une solution de chlorure de baryum additionnée d'eau iodée ; il se forme du sulfate de baryte que l'on recueille et que l'on pèse après dessiccation.

La chaux et la soude ajoutées au cidre pour saturer l'excès d'acide acétique, sont recherchées dans les cendres par les procédés ordinaires de l'analyse chimique ; il en est de même de certains sels toxiques tels que les sels de plomb dont la présence a été constatée parfois dans le cidre.

5° *Matières colorantes étrangères.* — Bien souvent la présence de matières colorantes jaunes ou orangées dérivées du goudron de houille a été constatée dans des cidres qui avaient été primitivement étendus d'eau : l'addition de ces matières avait pour but de leur rendre la teinte ambrée du cidre naturel. On peut, pour reconnaître cette falsification, ajouter au cidre de l'aluminate et du carbonate de soude ; les cidres purs brunissent à peine sous l'action de ces réactifs, tandis que les cidres colorés artificiellement par des dérivés du goudron de houille donnent une laque et un liquide roses. (Riche, *Encyclopédie d'hygiène.*) On ajoute aussi quelquefois au cidre des matières colorantes d'origine végétale, par exemple les coquelicots, la nitro-rhubarbe, etc. ; pour cette recherche on additionne le liquide d'ammoniaque jusqu'à neutralisation et ensuite de chlorure d'étain, et l'on observe la formation d'une laque violacée dans le cas de la présence de coquelicot, brune avec la nitro-rhubarbe. — La cochenille employée souvent aussi se reconnaît d'après le procédé décrit pour l'analyse du vin.

Le caramel qui est utilisé de même pour donner de la couleur à des cidres mouillés, se reconnaît à l'aide d'une solution de tannin au 50e et d'une solution de gélatine au 30e. Le cidre pur, additionné successivement de quelques centimètres cubes de ces deux solutions, donne une laque surnagée par un liquide incolore, tandis que ce liquide a une couleur jaune lorsque le cidre a été additionné de caramel (Fauré).

BIÈRE

Sous la dénomination de *bière* on ne devrait livrer à la consommation que le liquide provenant de la fermentation alcoolique du moût préparé à l'aide de malt d'orge, de houblon et d'eau. Tous les autres produits, et ils sont malheureusement très nombreux, qu'on vend sous le nom de *bière*, et pour la préparation desquels on n'emploie pas exclusivement les matières premières indiquées ci-dessus, devraient porter des noms rappelant leur origine.

La bière de bonne qualité exige pour sa préparation des matériaux de premier choix, et une surveillance constante exercée par des brasseurs doublés de chimistes.

L'industrie de la bière est entrée depuis quelques années dans une phase toute nouvelle ; grâce aux travaux de M. Pasteur, elle peut aujourd'hui se mettre à l'abri de toutes les causes de non-réussite qui lui ont pendant si longtemps, porté de si grands préjudices. Les traités spéciaux concernant la brasserie font connaître quels sont les perfectionnements apportés à l'art du brasseur, perfectionnements qui permettront bientôt à la brasserie française de se placer sur le même rang que les brasseries étrangères dont nous sommes encore les tributaires pour la majeure partie de la bière consommée en France.

Le cadre de cet ouvrage ne comporte pas l'étude des procédés analytiques employés aujourd'hui pour déterminer la qualité des matières premières qui servent à préparer la bière, c'est-à-dire de l'orge, du malt, du houblon, de l'eau [1], ni les méthodes suivies dans toutes les usines dignes du nom de brasserie, pour ne jamais employer que des levûres parfaitement saines. Je vais immédiatement commencer l'étude de la composition de la bière, de ses altérations, de ses falsifications et des procédés les meilleurs qui servent à les reconnaître.

La *bière*, dont la densité est toujours supérieure à l'unité (elle varie de 1014 à 1025), est, d'après la définition donnée plus haut, un liquide alcoolique, tenant en dissolution un certain nombre de principes volatils et fixes qui proviennent des matières premières employées à sa fabrication. Elle est donc formée 1° d'alcool, d'eau, de faibles proportions d'acides carbonique et acétique, d'huile éthérée de houblon, qui constituent les matières volatiles à 100°, et 2° de maltose, dextrine, glycérine, acides lactique et succinique, et des sels ; ces substances constituent le résidu de l'évaporation à 100° c'est-à-dire l'*extrait*. Le tableau de la page suivante indique la composition moyenne des principales variétés de bières.

La bière de bonne qualité est limpide et il ne s'y forme jamais de dépôt ; elle doit avoir le goût légèrement sucré du malt, associé à une légère amertume non persistante qui provient du houblon ; elle ne doit avoir aucun goût aigrelet,

---

[1] Les qualités de l'eau sont celles d'une bonne eau potable (voyez p. 10).

ni surtout une amertume trop marquée ; la mousse qui la surnage ne doit jamais être colorée.

DÉNOMINATION DES BIÈRES	DENSITÉ	EAU	ACIDE CARBONIQUE	ALCOOL	EXTRAIT	MATIÈRES PROTÉIQUES	SUCRE	DEXTRINE ET GOMME	ACIDE LACTIQUE	GLYCÉRINE	CENDRES	ACIDE PHOSPHORIQUE
		p. 100	p. 100	p. 100	p. 100	p. 100	p. 100	p. 100	p. 100	p. 100	p. 100	p. 100
Bière jeune . . .	1,0142	91,81	0,228	3,206	4,988	0,811	0,442	2,924	0,116	0,202	0,200	0,066
Bière de conserve.	1,0159	90,71	0,218	3,679	5,612	0,491	0,872	4,390	0,128	0,218	0,223	0,070
Bière d'exportation.	1,0237	88,72	0,245	4,066	7,227	0,710	0,900	«	0,166	«	0,267	0,082
Porter et ale . . .	1,0153	88,52	0,213	5,164	6,321	0,730	0,844	«	0,325	«	0,273	0,115

§ I. — ANALYSE DE LA BIÈRE

Je vais maintenant passer en revue les éléments principaux qui entrent dans la composition de la bière, en indiquant quels sont les procédés les plus usités pour leur détermination quantitative.

Acide carbonique. — La bière contient des proportions variables d'acide carbonique selon son mode de préparation et selon sa température ; la moyenne est de 0,20 à 0,30 p. 100 : une bière qui ne contient plus que peu d'acide carbonique (moins de 0,20 p. 100) est plate et ne possède plus de goût agréable. Le meilleur procédé pour déterminer cet acide consiste à chauffer à l'ébullition un volume donné de bière, par exemple 200 centimètres cubes, dans un ballon où l'on a fait préalablement le vide, et à faire passer les gaz qui se dégagent, dans un appareil composé de tubes en U contenant de la ponce sulfurique et du chlorure de calcium, et de boules de Liebig remplies d'une solution de potasse caustique ; les tubes et les boules pesés avant et après l'opération permettront de déterminer le poids d'acide carbonique.

Alcool. — L'alcool existe dans la bière dans des proportions qui sont en rapport avec les quantités de maltose que contenait le moût et avec l'énergie de la fermentation. Les bières anglaises, par exemple, qui sont obtenues par infusion et par fermentation haute, en contiennent d'ordinaire une plus forte proportion que les bières préparées par décoction et par fermentation basse ; on trouve par suite, des bières qui contiennent jusqu'à 8 p. 100 d'alcool en volume, et d'autres qui n'en renferment que 2,5 ou 3 p. 100. La moyenne dans les bonnes bières de conserve est de 4 à 5 p. 100. Le dosage de l'alcool s'effectue à l'aide de la distillation et de l'alcoomètre de Gay-Lussac, selon la méthode indiquée pour le vin, avec cette différence toutefois qu'il faut d'abord débarrasser la bière de son acide carbonique. On obtient ce résultat en l'agitant dans un ballon que l'on ferme avec la main ; de temps en temps on enlève la main pour permettre au gaz de s'échapper. Au début de la distillation il faut chauffer très doucement, pour éviter la formation de la mousse dans l'appareil où l'on opère, résultat auquel on arrive encore en y ajoutant un peu de tannin. L'ébulliomètre de Salleron peut être employé aussi pour le dosage de l'alcool dans la bière, ainsi que l'ébullioscope de Malligand, mais on obtient des résultats moins certains à cause de la grande quantité d'extrait contenu dans la bière.

Extrait. — Dans la bière on considère l'*extrait apparent* et l'*extrait réel ;* le premier est l'extrait que contient la bière avec son alcool, le second celui qui est contenu dans la bière privée de son alcool. Ces deux proportions d'extrait sont déterminées à l'aide de la densité à 15° et de tables spéciales dues à Schultze, tables qui donnent la quantité d'extrait contenue dans une infusion ou une décoction quelconque ou dans une bière débarrassée de son alcool, lorsqu'on a déterminé sa densité à 15°.

TABLEAU D'EXTRAIT D'APRÈS SCHULTZE

DENSITÉ du LIQUIDE	EXTRAIT dans 100 GR.	DENSITÉ du LIQUIDE	EXTRAIT dans 100 GR.	DENSITÉ du LIQUIDE	EXTRAIT dans 100 GR.	DENSITÉ du LIQUIDE	EXTRAIT dans 100 GR.
1,0001	0,0263	1,0050	1,3133	1,0099	2,5895	1,0148	3,8556
1,0002	0,0526	1,0051	1,3394	1,0100	2,6155	1,0149	3,8814
1,0003	0,0789	1,0052	1,3655	1,0101	2,6415	1,0150	3,9072
1,0004	0,1053	1,0053	1,3916	1,0102	2,6675	1,0151	3,9329
1,0005	0,1316	1,0054	1,4177	1,0103	2,6934	1,0152	3,9587
1,0006	0,1579	1,0055	1,4439	1,0104	2,7194	1,0153	3,9845
1,0007	0,1842	1,0056	1,4700	1,0105	2,7454	1,0154	4,0102
1,0008	0,2105	1,0057	1,4961	1,0106	2,7714	1,0155	4,0358
1,0009	0,2368	1,0058	1,5222	1,0107	2,7973	1,0156	4,0613
1,0010	0,2632	1,0059	1,5483	1,0108	2,8233	1,0157	4,0869
1,0011	0,2895	1,0060	1,5744	1,0109	2,8493	1,0158	4,1125
1,0012	0,3158	1,0061	1,6005	1,0110	2,8753	1,0159	4,1381
1,0013	0,3421	1,0062	1,6266	1,0111	2,9012	1,0160	4,1636
1,0014	0,3684	1,0063	1,6527	1,0112	2,9272	1,0161	4,1892
1,0015	0,3947	1,0064	1,6788	1,0113	2,9532	1,0162	4,2148
1,0016	0,4211	1,0065	1,7049	1,0114	2,9792	1,0163	4,2404
1,0017	0,4474	1,0066	1,7311	1,0115	3,0051	1,0164	4,2659
1,0018	0,4737	1,0067	1,7572	1,0116	3,0309	1,0165	4,2915
1,0019	0,5000	1,0068	1,7833	1,0117	3,0567	1,0166	4,3171
1,0020	0,5263	1,0069	1,8094	1,0118	3,0824	1,0167	4,3427
1,0021	0,5526	1,0070	1,8355	1,0119	3,1082	1,0168	4,3682
1,0022	0,5790	1,0071	1,8616	1,0120	3,1340	1,0169	4,3938
1,0023	0,6053	1,0072	1,8877	1,0121	3,1597	1,0170	5,4194
1,0024	0,6316	1,0073	1,9138	1,0122	3,1855	1,0171	4,4450
1,0025	0,6579	1,0074	1,9400	1,0123	3,2113	1,0172	4,4705
1,0026	0,6842	1,0075	1,9660	1,0124	3,2371	1,0173	4,4961
1,0027	0,7105	1,0076	1,9921	1,0125	3,2628	1,0174	4,5217
1,0028	0,7368	1,0077	2,0181	1,0126	3,2886	1,0175	4,5473
1,0029	0,7632	1,0078	2,0441	1,0127	3,3144	1,0176	4,5728
1,0030	0,7895	1,0079	2,0701	1,0128	3,3402	1,0177	4,5984
1,0031	0,8158	1,0080	2,0960	1,0129	3,3659	1,0178	4,6240
1,0032	0,8421	1,0081	2,1220	1,0130	3,3917	1,0179	4,6496
1,0033	0,8684	1,0082	2,1480	1,0131	3,4175	1,0180	4,6751
1,0034	0,8947	1,0083	2,1740	1,0132	3,4432	1,0181	4,7007
1,0035	0,9211	1,0084	2,2000	1,0133	3,4690	1,0182	4,7263
1,0036	0,9474	1,0085	2,2259	1,0134	3,4948	1,0183	4,7519
1,0037	0,9737	1,0086	2,2519	1,0135	3,5206	1,0184	4,7774
1,0038	1,0000	1,0087	2,2779	1,0136	3,5463	1,0185	4,8030
1,0039	1,0261	1,0088	2,3038	1,0137	3,5721	1,0186	4,8286
1,0040	1,0522	1,0089	2,3298	1,0138	3,5979	1,0187	4,8542
1,0041	1,0783	1,0090	2,3558	1,0139	3,6237	1,0188	4,8797
1,0042	1,1044	1,0091	2,3818	1,0140	3,6494	1,0189	4,9053
1,0043	1,1305	1,0092	2,4077	1,0141	3,6752	1,0190	4,9309
1,0044	1,1567	1,0093	2,4337	1,0142	3,7010	1,0191	4,9565
1,0045	1,1828	1,0094	2,4597	1,0143	3,7268	1,0192	4,9820
1,0046	1,2089	1,0095	2,4857	1,0144	3,7525	1,0193	5,0076
1,0047	1,2350	1,0096	2,5116	1,0145	3,7783	1,0194	5,0330
1,0048	1,2611	1,0097	2,5376	1,0146	3,8041	1,0195	5,0585
1,0049	1,2872	1,0098	2,5636	1,0147	3,8298	1,0196	5,0839

DENSITÉ du LIQUIDE	EXTRAIT dans 100 GR.	DENSITÉ du LIQUIDE	EXTRAIT dans 100 GR.	DENSITÉ du LIQUIDE	EXTRAIT dans 100 GR.	DENSITÉ du LIQUIDE	EXTRAIT dans 100 GR.
1,0197	5,1094	1,0249	6,4293	1,0301	7,7387	1,0353	9,0371
1,0198	5,1348	1,0250	6,4545	1,0302	7,7638	1,0354	9,0619
1,0199	5,1603	1,0251	6,4798	1,0303	7,7889	1,0355	9,0866
1,0200	5,1857	1,0252	6,5050	1,0304	7,8140	1,0356	9,1114
1,0201	5,2111	1,0253	6,5303	1,0305	7,8392	1,0357	9,1361
1,0202	5,2366	1,0254	6,5555	1,0306	7,8643	1,0358	9,1609
1,0203	5,2620	1,0255	6,5808	1,0307	7,8894	1,0359	9,1841
1,0204	5,2875	1,0256	6,6060	1,0308	7,9145	1,0360	9,2104
1,0205	5,3129	1,0257	6,6313	1,0309	7,9397	1,0361	9,2352
1,0206	5,3384	1,0258	6,6565	1,0310	7,9648	1,0362	9,2599
1,0207	5,3638	1,0259	6,6818	1,0311	7,9899	1,0363	9,2847
1,0208	5,3893	1,0260	6,7070	1,0312	8,0150	1,0364	9,3094
1,0209	5,4147	1,0261	6,7323	1,0313	8,0401	1,0365	9,3342
1,0210	5,4402	1,0262	6,7575	1,0314	8,0648	1,0366	9,3589
1,0211	5,4656	1,0263	6,7828	1,0315	8,0898	1,0367	9,3837
1,0212	5,4911	1,0264	6,8080	1,0316	8,1147	1,0368	9,4084
1,0213	5,5165	1,0265	6,8333	1,0317	8,1396	1,0369	9,4332
1,0214	5,5419	1,0266	6,8585	1,0318	8,1646	1,0370	9,4579
1,0215	5,5674	1,0267	6,8838	1,0319	8,1895	1,0371	9,4827
1,0216	5,5928	1,0268	6,9091	1,0320	8,2145	1,0372	9,5074
1,0217	5,6183	1,0269	6,9343	1,0321	8,2394	1,0373	9,5322
1,0218	5,6437	1,0270	6,9596	1,0322	8,2643	1,0374	9,5569
1,0219	5,6692	1,0271	6,9848	1,0323	8,2893	1,0375	9,5817
1,0220	5,6946	1,0272	7,0100	1,0324	8,3142	1,0376	9,6065
1,0221	5,7201	1,0273	7,0351	1,0325	8,3391	1,0377	9,6312
1,0222	5,7455	1,0274	7,0603	1,0326	8,3641	1,0378	9,6559
1,0223	5,7709	1,0275	7,0854	1,0327	8,3890	1,0379	9,6807
1,0224	5,7964	1,0276	7,1105	1,0328	8,4140	1,0380	9,7055
1,0225	5,8218	1,0277	7,1357	1,0329	8,4389	1,0381	9,7302
1,0226	5,8473	1,0278	7,1608	1,0330	8,4638	1,0382	9,7550
1,0227	5,8727	1,0279	7,1859	1,0331	8,4888	1,0383	9,7797
1,0228	5,8982	1,0280	7,2110	1,0332	8,5137	1,0384	9,8045
1,0229	5,9236	1,0281	7,2362	1,0333	8,5386	1,0385	9,8292
1,0230	5,9491	1,0282	7,2613	1,0334	8,5636	1,0386	9,8540
1,0231	5,9745	1,0283	7,2864	1,0335	8,5885	1,0387	9,8787
1,0232	6,0000	1,0284	7,3115	1,0336	8,6135	1,0388	9,9035
1,0233	6,0252	1,0285	7,3367	1,0337	8,6384	1,0389	9,9282
1,0234	6,0505	1,0286	7,3618	1,0338	8,6633	1,0390	9,9530
1,0235	6,0757	1,0287	7,3869	1,0339	8,6883	1,0391	9,9977
1,0236	6,1010	1,0288	7,4120	1,0340	8,7132	1,0392	10,0025
1,0237	6,1262	1,0289	7,4372	1,0341	8,7381	1,0393	10,0271
1,0238	6,1515	1,0290	7,4623	1,0342	8,7631	1,0394	10,0516
1,0239	6,1767	1,0291	7,4874	1,0343	8,7880	1,0395	10,0762
1,0240	6,2020	1,0292	7,5125	1,0344	8,8130	1,0396	10,1008
1,0241	6,2272	1,0293	7,5377	1,0345	8,8379	1,0397	10,1253
1,0242	6,2525	1,0294	7,5628	1,0346	8,8628	1,0398	10,1499
1,0243	6,2777	1,0295	7,5879	1,0347	8,8878	1,0399	10,1743
1,0244	6,3020	1,0296	7,6120	1,0348	8,9127	1,0400	10,1990
1,0245	6,3282	1,0297	7,6382	1,0349	8,9376	1,0401	10,2236
1,0246	6,3535	1,0298	7,6633	1,0350	8,9626	1,0402	10,2482
1,0247	6,3787	1,0299	7,6884	1,0351	8,9875	1,0403	10,2728
1,0248	6,4040	1,0300	7,7135	1,0352	9,0124	1,0404	10,2973

DENSITÉ du LIQUIDE	EXTRAIT dans 100 GR.	DENSITÉ du LIQUIDE	EXTRAIT dans 100 GR.	DENSITÉ du LIQUIDE	EXTRAIT dans 100 GR.	DENSITÉ du LIQUIDE	EXTRAIT dans 100 GR.
1,0405	10,3119	1,0458	11,6211	1,0511	12,9103	1,0564	14,1867
1,0406	10,3465	1,0459	11,6455	1,0512	12,9345	1,0565	14,2106
1,0407	10,3710	1,0460	11,6700	1,0513	12,9588	1,0566	14,2345
1,0408	10,3956	1,0461	11,6944	1,0514	12,9831	1,0567	14,2585
1,0409	10,4202	1,0462	11,7189	1,0515	13,0073	1,0568	14,2824
1,0410	10,4447	1,0463	11,7434	1,0516	13,0314	1,0569	14,3063
1,0411	10,4693	1,0464	11,7678	1,0517	13,0555	1,0570	14,3302
1,0412	10,4939	1,0465	11,7922	1,0518	13,0796	1,0571	14,3542
1,0413	10,5185	1,0466	11,8167	1,0519	13,1037	1,0572	14,3781
1,0414	10,5430	1,0467	11,8411	1,0520	13,1278	1,0573	14,4020
1,0415	10,5676	1,0468	11,8656	1,0521	13,1519	1,0574	14,4260
1,0416	10,5922	1,0469	11,8900	1,0522	13,1760	1,0575	14,4499
1,0417	10,6167	1,0470	11,9145	1,0523	13,2001	1,0576	14,4738
1,0418	10,6413	1,0471	11,9389	1,0524	13,2242	1,0577	14,4977
1,0419	10,6659	1,0472	11,9634	1,0525	13,2483	1,0578	14,5216
1,0420	10,6904	1,0473	11,9878	1,0526	13,2724	1,0579	14,5455
1,0421	10,7150	1,0474	12,0122	1,0527	13,2965	1,0580	14,5695
1,0422	10,7396	1,0475	12,0365	1,0528	13,3206	1,0581	14,5934
1,0423	10,7642	1,0476	12,0607	1,0529	13,3447	1,0582	14,6173
1,0424	10,7887	1,0477	12,0850	1,0530	13,3687	1,0583	14,6412
1,0425	10,8133	1,0478	12,1093	1,0531	13,3928	1,0584	14,6652
1,0426	10,8379	1,0479	12,1336	1,0532	13,4169	1,0585	14,6891
1,0427	10,8624	1,0480	12,1578	1,0533	13,4410	1,0586	14,7130
1,0428	10,8870	1,0481	12,1821	1,0534	13,4651	1,0587	14,7369
1,0429	10,9016	1,0482	12,2064	1,0535	13,4892	1,0588	14,7609
1,0430	10,9361	1,0483	12,2306	1,0536	13,5133	1,0589	14,7848
1,0431	10,9607	1,0484	12,2549	1,0537	13,5374	1,0590	14,8087
1,0432	10,9853	1,0485	12,2792	1,0538	13,5615	1,0591	14,8326
1,0433	10,0098	1,0486	12,3035	1,0539	13,5856	1,0592	14,8566
1,0434	11,0343	1,0487	12,3277	1,0540	13,6097	1,0593	14,8805
1,0435	11,0587	1,0488	12,3520	1,0541	13,6338	1,0594	14,9044
1,0436	11,0832	1,0489	12,3763	1,0542	13,6579	1,0595	14,9283
1,0437	11,1076	1,0490	12,4005	1,0543	13,6820	1,0596	14,9522
1,0438	11,1321	1,0491	12,4248	1.0544	13,7061	1,0597	14,9762
1,0439	11,1565	1,0492	12,4491	1,0545	13,7302	1,0598	15,0001
1,0440	11,1810	1,0493	12,4734	1,0546	13,7543	1,0599	15,0239
1,0441	11,2054	1,0494	12,4966	1,0547	13,7784	1,0600	15,0476
1,0442	11,2299	1,0495	12,5219	1,0548	13,8025	1,0601	15,0714
1,0443	11,2543	1,0496	12,5462	1,0549	13,8266	1,0602	15,0951
1,0444	11,2788	1,0497	12,5704	1,0550	13,8507	1,0603	15,1189
1,0445	11,3032	1,0498	12,5947	1,0551	13,8748	1,0604	15,1426
1,0446	11,3277	1,0499	12,6190	1,0552	13,8989	1,0605	15,1664
1,0447	11,3521	1,0500	12,6433	1,0553	13,9230	1,0606	15,1901
1,0448	11,3766	1,0501	12,6675	1,0554	13,9471	1,0607	15,2139
1,0449	11,4010	1,0502	12,6918	1,0555	13,9712	1,0608	15,2376
1,0450	11,4255	1,0503	12,7161	1,0556	13,9953	1,0609	15,2614
1,0451	11,4500	1,0504	12,7403	1,0557	14,0192	1,0610	15,2851
1,0452	11,4744	1,0505	12,7646	1,0558	14,0432	1,0611	15,3089
1,0453	11,4988	1,0506	12,7889	1,0559	14,0671	1,0612	15,3327
1,0454	11,5233	1,0507	12,8132	1,0560	14,0910	1,0613	15,3564
1,0455	11,5477	1,0508	12,8374	1,0561	14,1149	1,0614	15,3802
1,0456	11,5722	1,0509	12,8617	1,0562	14,1388	1,0615	15,4039
1,0457	11,5966	1,0510	12,8860	1,0563	14,1628	1,0616	15,4277

DENSITÉ du LIQUIDE	EXTRAIT dans 100 GR.	DENSITÉ du LIQUIDE	EXTRAIT dans 100 GR.	DENSITÉ du LIQUIDE	EXTRAIT dans 100 GR.	DENSITÉ du LIQUIDE	EXTRAIT dans 100 GR.
1,0617	15,4514	1,0636	16,3751	1,0695	17,2936	1,0734	18,2076
1,0618	15,4752	1,0637	16,3987	1,0696	17,3170	1,0735	18,2309
1,0619	15,4989	1,0638	16,4223	1,0697	17,3405	1,0736	18,2542
1,0620	15,5227	1,0639	16,4459	1,0698	17,3640	1,0737	18,2775
1,0621	15,5464	1,0640	16,4695	1,0699	17,3875	1,0738	18,3008
1,0622	15,5702	1,0661	16,4931	1,0700	17,4109	1,0739	18,3241
1,0623	15,5939	1,0662	16,5166	1,0701	17,4344	1,0740	18,3475
1,0624	15,6177	1,0663	16,5402	1,0702	17,4579	1,0741	18,3708
1,0625	15,6414	1,0664	16,5638	1,0703	17,4813	1,0742	18,3941
1,0626	15,6652	1,0665	16,5874	1,0704	17,5048	1,0743	18,4174
1,0627	15,6889	1,0666	16,6110	1,0705	17,5283	1,0744	18,4407
1,0628	15,7127	1,0667	16,6346	1,0706	17,5518	1,0745	18,4640
1,0629	15,7365	1,0668	16,6581	1,0707	17,5752	1,0746	18,4873
1,0630	15,7602	1,0669	16,6817	1,0708	17,5987	1,0747	18,5106
1,0631	15,7840	1,0670	16,7053	1,0709	17,6222	1,0748	18,5339
1,0632	15,8077	1,0671	16,7289	1,0710	17,6457	1,0749	18,5572
1,0633	15,8315	1,0672	16,7525	1,0711	17,6691	1,0750	18,5806
1,0634	15,8552	1,0673	16,7761	1,0712	17,6926	1,0751	18,6039
1,0635	15,8790	1,0674	16,7997	1,0713	17,7161	1,0752	18,6272
1,0636	15,9027	1,0675	16,8232	1,0714	17,7396	1,0753	18,6505
1,0637	15,9265	1,0676	16,8468	1,0715	17,7630	1,0754	18,6738
1,0638	15,9502	1,0677	16,8704	1,0716	17,7865	1,0755	18,6971
1,0639	15,9741	1,0678	16,8940	1,0717	17,8100	1,0756	18,7204
1,0640	15,9977	1,0679	16,9176	1,0718	17,8335	1,0757	18,7437
1,0641	16,0214	1,0680	16,9412	1,0719	17,8569	1,0758	18,7670
1,0642	16,0449	1,0681	16,9648	1,0720	17,8804	1,0759	18,7903
1,0643	16,0685	1,0682	16,9883	1,0721	17,9039	1,0760	18,8137
1,0644	16,0921	1,0683	17,0119	1,0722	17,9274	1,0761	18,8370
1,0645	16,1157	1,0684	17,0353	1,0723	17,9508	1,0762	18,8603
1,0646	16,1393	1,0685	17,0588	1,0724	17,9743	1,0763	18,8836
1,0647	16,1629	1,0686	17,0823	1,0725	17,9978	1,0764	18,9069
1,0648	16,1864	1,0687	17,1058	1,0726	18,0211	1,0765	18,9302
1,0649	16,2100	1,0688	17,1292	1,0727	18,0144	1,0766	18,9535
1,0650	16,2336	1,0689	17,1527	1,0728	18,0677	1,0767	18,9768
1,0651	16,2572	1,0690	17,1762	1,0729	18,0910	1,0768	19,0001
1,0652	16,2808	1,0691	17,1997	1,0730	18,1144	1,0769	19,0233
1,0653	16,3044	1,0692	17,2231	1,0731	18,1377	1,0770	19,0464
1,0654	16,3280	1,0693	17,2466	1,0732	18,1610		
1,0655	16,3515	1,0694	17,2701	1,0733	18,1843		

On prend d'abord, par la méthode du flacon, la densité de la bière débarrassée de son acide carbonique par l'agitation, et on cherche dans les tables de Schultze la quantité d'extrait qui correspond à cette densité, ce sera l'extrait apparent. Pour connaître ensuite l'*extrait réel*, on évapore au bain-marie un poids connu de bière ; lorsque les 2/3 du liquide ont disparu, on laisse refroidir, on ajoute de l'eau distillée en quantité suffisante pour obtenir le poids primitif et on prend la densité de ce liquide; on trouve de nouveau dans les tables la proportion d'extrait qui correspond à cette densité. La méthode directe qui consiste à évaporer un certain volume de bière, et à laisser le résidu pendant un temps déterminé à la température de 110° ne donne que des résultats incertains : on peut tout aussi bien se servir de la méthode de Sullivan qui consiste simplement à diviser par le coefficient 38,5 le nombre formé par les trois derniers chiffres de la densité prise avec quatre décimales, de la bière débarrassée de son alcool et ramenée au volume primitif. Pour une détermination exacte de la quantité d'extrait, il vaut mieux opérer suivant la méthode de MM. A. Gautier et Magnier de la Source, c'est-à-dire évaporer un volume donné de bière dans le vide en présence de l'acide sulfurique et de l'acide phosphorique anhydre. Dans les bières bien préparées le rapport $\frac{P.E}{P.A}$ (poids de l'extrait au poids de l'alcool) est généralement de 1,5 au minimum, et de 2 au maximum. Le poids de l'extrait varie suivant la nature du liquide depuis 4,6 jusqu'à 8 p. 100 ; en général il doit toujours y avoir moins d'alcool que d'extrait; une bière qui contient un poids d'alcool plus élevé que celui de l'extrait a pu être fabriquée avec addition de sucre, ou être alcoolisée après fermentation.

L'extrait est composé de maltose (3 p. 100 au maximum, 1,5 p. 100 au minimum) de dextrine, de matières protéiques, d'acides organiques (surtout d'acide lactique), de glycérine, de produits minéraux (0,3 p. 100) dont les principaux sont, la silice, l'acide phosphorique, la chaux, la magnésie, l'acide sulfurique, l'oxyde de fer, la soude, la potasse, l'acide chlorhydrique.

Maltose et dextrine. — Souvent, pour reconnaître si une bière a été bien préparée, il est nécessaire d'y doser le maltose qui peut exister en quantité plus ou moins grande selon la marche et les progrès de la fermentation. Ce dosage s'effectue à l'aide de la liqueur cupropotassique ; on décolore la bière par le sous-acétate de plomb, on la filtre et on l'étend de plusieurs fois son volume d'eau distillée selon la proportion probable de maltose qu'elle peut contenir. Le pouvoir réducteur du maltose est à celui du glucose comme $\frac{100}{66}$ ou $\frac{3}{2}$; 10 centimètres cubes de liqueur bleue qui sont réduits par $0^{gr},05$ de glucose, exigent donc pour leur réduction complète 0,075 de maltose. On emploie très fréquemment pour le dosage du maltose dans la bière, la méthode pondérale de Soxhlet : on mélange 25 centimètres cubes de bière débar-

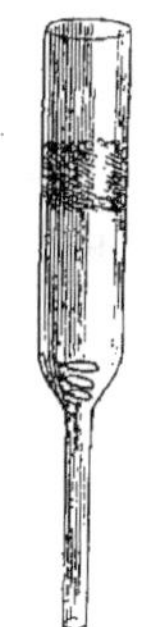

Fig. 21.
Tube de Soxhlet.

rassée au préalable de son acide carbonique et étendue de son volume d'eau, avec 50 centimètres cubes de liqueur de Fehling ; on porte à l'ébullition que l'on maintient pendant quatre minutes, et l'on recueille le précipité d'oxyde de cuivre formé sur un filtre d'amiante placé dans un petit tube de verre (fig. 21), système dont on connaît le poids : le précipité est lavé à plusieurs reprises avec de l'eau chaude, séché ensuite, et réduit finalement par un courant d'hydrogène ; on pèse ensuite le tube, et la différence entre les deux pesées donne le poids du cuivre d'après lequel on détermine celui du maltose, en sachant que 113 de cuivre correspondent à 100 de maltose. Ce procédé de dosage peut être employé pour tous les sucres réducteurs.

Pour doser la dextrine on prend 50 centimètres cubes de la bière qui a été préparée comme pour le dosage du maltose, on y ajoute 10 centimètres cubes d'acide chlorhydrique (d = 1,125) et 100 centimètres cubes d'eau ; on chauffe au bain-marie pendant trois à quatre heures dans un ballon muni d'un long tube qui sert de réfrigérant ; le maltose et la dextrine se transforment en glucose que l'on dose à l'aide de la liqueur de Fehling ; on en déduit la proportion qui correspond au maltose que l'on a déterminé dans l'opération précédente, et le reste représente la dextrine (9 parties de dextrine = 10 p. de glucose) :

Matières albuminoïdes ou protéiques. — Elles sont constituées par des peptones et des parapeptones et forment de 5 à 13 p. 100 de la totalité de l'extrait. Pour en opérer le dosage, on évapore à siccité un certain volume de bière (25 à 30 centimètres cubes), on mélange l'extrait avec de la chaux sodée et on détermine la proportion d'azote d'après la méthode de Will et Warentrapp, en recevant l'ammoniaque dans un volume exactement mesuré d'acide titré (sulfurique ou chlorhydrique $\frac{N}{10}$) : la proportion d'azote ainsi obtenue multipliée par le coefficient 6,25 donne le poids des matières albuminoïdes.

Acidité. — Une certaine acidité est nécessaire à la bière pour augmenter son goût et sa saveur et aussi pour assurer sa conservation. Cette acidité, dans les bières de bonne qualité, est due principalement aux acides lactique, acétique et à des traces d'acide succinique ; la proportion de tous ces acides, que l'on a l'habitude d'exprimer en acide lactique, ne doit pas être supérieure aux quatre centièmes du poids de l'extrait. On l'exprime encore quelquefois en centimètres cubes d'alcali normal ; chacun de ces centimètres cubes correspond à 1 degré d'acidité, et l'acidité d'une bière non altérée ne doit pas dépasser 5 centimètres cubes d'alcali normal. On se sert d'ordinaire, pour ce dosage, d'une solution de baryte titrée par rapport à un acide sulfurique de degré connu, et de la teinture de tournesol comme indicateur ; lorsque la bière est foncée en couleur, on l'étend d'eau de façon à bien saisir le changement de coloration qui se produit lors de l'addition de la liqueur alcaline. Cette observation est facilitée par le fait de la précipitation de la matière colorante sous l'action mécanique exercée par le

sulfate de baryte qui se forme avec les sulfates contenus
dans la bière : si l'on veut avoir des indications plus exactes,
il vaut mieux faire usage de la méthode dite à la touche.
Pour exprimer l'acidité de la bière en acide lactique, il faut
se rappeler qu'une partie d'acide sulfurique équivaut à
2,25 parties d'acide lactique,

Pour déterminer la proportion d'acide acétique qui existe
dans la bière, on distille dans un courant de vapeur d'eau,
et jusqu'à réduction à moitié, un certain volume de bière,
et dans le liquide distillé que l'on recueille ainsi, on dose
l'acidité d'après la méthode précédente ; la différence entre
les chiffres de la première et de la deuxième opération exprime l'acidité qui correspond à l'acide lactique.

Glycérine. — La glycérine existe normalement dans la
bière dans la proportion de 0,15 à 0,50 p. 100. Ces chiffres
varient du reste suivant le procédé employé pour le dosage
de cette substance ; aucun de ceux qui ont été recommandés
ne donne de résultats certains. Celui de M. Pasteur et les
autres que j'ai étudiés à l'occasion du dosage de la glycérine
dans le vin (page 127) peuvent être utilisés aussi pour l'analyse des bières.

Cendres. — Elles forment environ de 2,5 à 5 p. 100 du
poids de l'extrait, et sont contenues dans la bière dans la
proportion de 1,5 à 3 grammes par litre ; il est impossible
d'en donner une moyenne bien exacte à cause des variations
très grandes qui se produisent dans les principes minéraux
contenus dans les matières premières employées à la fabrication de la bière (orge, houblon, eau). Les éléments les plus
importants qui entrent dans la composition des cendres sont
l'acide phosphorique et la potasse qui en forment les 30 à
33 centièmes ; leur détermination peut donner des renseignements très nets sur les falsifications qu'on a fait subir à
la bière. On évalue le poids total des cendres en opérant

comme pour le vin; on peut y reconnaître la présence de certaines substances ajoutées dans le but d'améliorer, de clarifier, ou de conserver la bière (chlorure de sodium, alcalis, alun, acide borique). Dans tous ces cas la proportion d'acide phosphorique descendra au-dessous de la moyenne ; souvent aussi, la faible proportion de cet acide peut provenir de l'emploi de glucoses impurs dans la fabrication de la bière; dans ce cas, on retrouvera toujours des quantités très fortes de sulfates. Le dosage de l'acide phosphorique ($0^{gr},66$ à 1 gramme par litre) peut être effectué directement dans les bières peu colorées à l'aide de la méthode si exacte et si rapide basée sur l'emploi d'une solution d'azotate d'urane, en opérant sur 100 centimètres cubes de liquide.

Si la bière est très colorée, on dose l'acide phosphorique dans les cendres. Pour cela on les dissout d'abord dans l'acide azotique, on chasse l'excès d'acide, on sature par la soude et on ajoute de l'acide acétique ; le titrage se fait ensuite avec la solution d'urane. Ce procédé donne des résultats largement suffisants qui ne diffèrent pas beaucoup de ceux que l'on obtient par la méthode décrite page 140, et qui consiste à précipiter d'abord l'acide phosphorique à l'état de phosphomolybdate d'ammoniaque. Dans les cendres il est souvent important de doser aussi la potasse, l'acide sulfurique qui peut provenir soit de glucoses impurs, soit de l'alun employé pour la clarification, et les chlorures. Dans certaines bières anglaises on trouve en effet une quantité de chlore bien supérieure à celle qui doit y exister normalement : cet excès de chlore est dû à l'emploi que l'on fait du chlorure de sodium pour opérer la clarification ; le dosage du chlore se fait dans les cendres suivant les procédés ordinaires de l'analyse quantitative.

Le *degré de coloration* des bières, qui n'a qu'une importance secondaire, peut être déterminé à l'aide d'un colorimètre spécial dans lequel on rapporte la couleur de la bière à celle d'une solution d'iode dans l'iodure de potassium ; le colorimètre de Salleron pour les vins jaunes pourrait très bien servir à cet usage.

§ II. — RECHERCHE DES FALSIFICATIONS

Elles sont peu nombreuses aujourd'hui où presque toutes les bières sont fabriquées dans de grandes usines dont l'intérêt majeur consiste à livrer à la consommation des produits de bonne qualité. Les falsifications ne sont produites ordinairement que par l'emploi de succédanés du malt et du houblon, et par l'addition de substances antiseptiques destinées à assurer la conservation plus longue de la bière.

Succédanés du malt. — 1° *Glucose.* Le malt est très souvent remplacé en totalité ou en partie par le sirop de glucose ; les bières ainsi obtenues sont très alcooliques, pauvres au contraire en extrait, en matières azotées et en acide phosphorique ; elles renferment des alcools homologues supérieurs de l'alcool éthylique, surtout de l'alcool amylique. Le rapport $\frac{PE}{PA}$ (poids de l'extrait au poids de l'alcool) donne déjà, comme je l'ai dit plus haut, des indications utiles en ce qui concerne cette falsification ; si le poids de l'alcool est supérieur à celui de l'extrait, il y a eu addition de glucose avant la fermentation, ou addition d'alcool après ce phénomène. Le poids des cendres des bières glucosées est assez considérable, mais la proportion d'acide phosphorique est très diminuée; on y trouve, par contre, beaucoup de sulfate de chaux.

2° *Glycérine.* Elle est ajoutée à la bière (rarement, il est vrai) dans le but de relever la saveur des produits trop plats. Cette fraude est facilement reconnue par le dosage de cette substance dont le poids ne doit jamais dépasser 6 grammes par litre.

3° *Réglisse*. Cette matière entre dans la fabrication de beaucoup de bières allemandes ; on peut la reconnaître par le procédé suivant indiqué par B. Kayser : On concentre au bain-marie 1 litre de bière jusqu'à moitié de son volume, et après refroidissement, on précipite par une solution concentrée d'acétate de plomb ; le précipité bien lavé est introduit dans un ballon avec 300 à 400 centimètres cubes d'eau, chauffé pendant une heure au bain-marie, puis traité à chaud par l'hydrogène sulfuré pour décomposer le composé plombique. Après refroidissement, le précipité de sulfure de plomb, qui contient l'acide glycyrrhyzique, est jeté sur filtre, lavé pour le débarrasser complètement de l'hydrogène sulfuré, et placé dans un ballon avec 150 à 200 centimètres cubes d'alcool à 20° ; on fait digérer à l'ébullition, on filtre, on évapore jusqu'au volume de quelques centimètres cubes la solution jaune clair, on ajoute de l'ammoniaque, ce qui dans le cas de la présence de la réglisse donne lieu à une coloration brune, et on évapore à siccité ; on reprend par 2 à 3 centimètres cubes d'eau et on filtre. Le liquide filtré possède le goût particulier de la racine de réglisse ; traité à chaud par l'acide chlorhydrique, il réduit la liqueur cupropotassique.

Recherche des substances antiseptiques. — Celles que l'on emploie le plus fréquemment sont : 1° *Le bisulfite de chaux*, que l'on peut reconnaître et même doser en opérant comme il a été dit pour le vin, c'est-à-dire en faisant passer dans la bière un courant d'acide carbonique, et en recevant l'acide sulfureux dans une solution titrée d'iode ; ou bien en précipitant, par le chlorure de baryum, l'acide sulfurique formé, recueillant et pesant le sulfate de baryte. La méthode suivante, qui est plutôt qualitative, donne aussi de bons résultats : On introduit 100 centimètres cubes de bière dans une cornue dont le col étiré plonge dans un récipient contenant une dissolution d'azotate d'argent ; on distille environ 1/3 de

la bière, et s'il y a du bisulfite, il se forme dans la solution
argentique un précipité blanc soluble dans l'acide azotique.

2° *L'acide salicylique*. — Le procédé de recherche de ce
corps dans la bière est le même que celui que j'ai indiqué
pour le vin. Le dosage me paraît tout aussi inutile que dans
ce dernier liquide, puisqu'il est admis que tout produit alimentaire dans lequel on a constaté la présence de l'acide
salicylique doit être rejeté de la consommation.

Les falsifications les plus fréquentes après celles que je
viens de citer consistent dans l'emploi de substances amères
destinées à remplacer en totalité ou en partie le houblon
dont le prix de revient est toujours très élevé. Parmi ces
substances, les unes sont inoffensives et ne constituent qu'une
tromperie sur la qualité de la marchandise ; les autres, au
contraire, contiennent des principes actifs, le plus souvent des
alcaloïdes, qui peuvent occasionner des accidents très graves.
La recherche de ces substances s'impose donc à l'expert
chargé de l'examen d'une bière dont les caractères organoleptiques sont douteux, et la meilleure méthode à suivre pour
arriver à un résultat certain est celle de Dragendorff. On fait
évaporer en consistance sirupeuse 1 à 2 litres de bière, on
ajoute au résidu du sable quartzeux ou du marbre finement
pulvérisé, et on continue à chauffer, en remuant continuellement, jusqu'à ce que la masse soit devenue presque dure.
On la pulvérise encore chaude et on traite la poudre par de
l'alcool à 95° jusqu'à épuisement, c'est-à-dire jusqu'à ce que
l'alcool reste incolore. Les liqueurs alcooliques filtrées sont
soumises à la distillation, jusqu'à ce qu'il n'en reste plus que
20 ou 30 centimètres cubes que l'on mélange avec environ
50 grammes de sable ; on évapore au bain-marie et on sèche
à 100-110° ; on pulvérise ensuite le résidu et on l'épuise par
de la benzine bien rectifiée ; on jette sur filtre le liquide avec
le résidu, on sèche ce dernier à 100° et on le conserve pour

une opération ultérieure. La benzine, qui a pris une légère coloration jaunâtre, peut tenir en dissolution la brucine, la colchicine, la colocynthine et la strychnine ; on l'évapore de façon à n'en avoir plus que quelques centimètres cubes avec lesquels on fait les réactions suivantes :

Brucine. — Dans une petite capsule on évapore lentement quelques gouttes de la solution benzénique et on ajoute au résidu un peu d'acide azotique de 1,40 de densité ; s'il y a de la brucine, il se produit une coloration rouge.

Colchicine. — Dans les mêmes conditions, on observe une coloration violette si le résidu contient de la colchicine (la lupuline donne une réaction à peu près semblable).

Colocynthine. — On évapore quelques gouttes de la solution benzénique et au résidu on ajoute quelques gouttes d'acide sulfurique concentré. La colocynthine sera caractérisée par une coloration rouge.

Strychnine. — Au résidu de l'évaporation de quelques gouttes de la solution benzénique, on ajoute un peu d'acide sulfurique, puis un petit cristal de bichromate de potasse ; une coloration violette intense indique la présence de la strychnine.

Le résidu provenant du traitement par la benzine, et qui a été séché sur filtre à 110°, est pulvérisé finement et traité à plusieurs reprises par l'alcool amylique ; cette solution, après avoir été filtrée, est soumise aux essais suivants : le résidu est conservé pour un examen ultérieur.

1° On évapore dans une capsule en verre une partie de la solution ; s'il reste comme résidu de longs cristaux blancs, ils appartiennent à la *picrotoxine ;* ces cristaux sont solubles en jaune dans l'acide sulfurique ; on observe une coloration rouge brique si, après les avoir humectés avec de l'acide azotique concentré, on évapore à sec au bain-marie, on ajoute un peu d'acide sulfurique et qu'on sursature avec de la soude.

2° Au résidu de l'évaporation qui est jaune, amorphe et qui répand l'odeur du safran, on ajoute de l'acide azotique, on évapore au bain-marie et on traite à chaud par du cyanure de potassium et de la potasse ; une coloration rouge indique la présence de l'*aloès*.

Le filtre, qui contient le résidu du traitement par l'alcool amylique, est séché vers 110°, pulvérisé et traité par l'éther ; la solution éthérée est évaporée et le résidu de l'évaporation additionné d'un peu d'acide sulfurique concentré. Une coloration brune qui passe au rouge et ensuite au bleu violet, indique la présence de l'*absinthe*.

Le résidu provenant de ce traitement est séché, pulvérisé et traité par l'eau distillée : une portion de la solution est évaporée et traitée ensuite par l'acide sulfurique concentré ; s'il se produit une coloration brun jaunâtre qui peu à peu devient verte, on peut conclure à la présence de la *ményanthine*. Si au contraire la couleur du résidu ne change pas immédiatement, mais devient rouge quand on chauffe le mélange, il s'y trouve de la *gentipicrine*. Pour s'assurer plus exactement de la présence de l'une ou de l'autre de ces deux matières amères, on fait bouillir la solution aqueuse avec une dissolution d'azotate d'argent ammoniacal ; il se forme alors un miroir d'argent métallique. Si la solution est très amère et s'il ne se fait pas de réduction de la solution d'argent, on peut soupçonner la présence du *quassia*.

Dans le cours de ces recherches, il importe de ne pas perdre de vue que le houblon contient la *lupuline* de Griess-mayer que l'on peut facilement confondre avec les alcaloïdes cités plus haut ; il contient souvent aussi de la *triméthylamine* qui possède quelques-unes des réactions attribuées à ces mêmes alcaloïdes. On peut éliminer les principes amers provenant du houblon en traitant par de l'acétate de plomb aussi basique que possible, un certain volume de bière (1 à 2 litres) réduit à moitié par l'évaporation ; le précipité qui se forme contient le principe amer du houblon ; on rend la précipitation complète en ajoutant au liquide filtré 40 à 50 gouttes de solution de gélatine à 5 p. 100 : ce liquide filtré n'est pas amer si la bière n'a pas été falsifiée.

Acide picrique. — On a signalé dans la bière la présence de ce principe amer ; je crois que cette falsification est bien rare de nos jours : l'amertume d'une bière qui a été additionnée d'acide picrique est tout à fait caractéristique, et met déjà sur la trace de la falsification ; d'un autre côté, la mousse de cette bière est toujours plus ou moins jaunâtre. On peut constater facilement la présence de l'acide picrique en mélangeant 20 centimètres cubes de bière avec 10 centimètres cubes d'alcool amylique ; on agite, on décante l'alcool, et on l'évapore. On ajoute ensuite au résidu de l'évaporation une ou deux gouttes soit de sulfhydrate d'ammoniaque, soit d'une solution concentrée de cyanure de potassium ; en chauffant légèrement, il se produit une coloration rouge sang, si la bière contenait de l'acide picrique (Vitali).

D'après Fleck, on peut reconnaître et même doser cet acide dans la bière à l'aide du procédé suivant : On évapore 500 centimètres cubes de bière jusqu'à consistance sirupeuse, et on mélange ce résidu avec dix fois son volume d'alcool absolu ; il se forme un précipité qu'on jette sur filtre, et qu'on lave avec de l'alcool aussi complètement que possible ; les liqueurs alcooliques sont évaporées à siccité et le résidu bouilli à plusieurs reprises avec de l'eau jusqu'à ce que cette dernière ne se colore plus ; cette solution aqueuse est ensuite évaporée et le résidu repris par l'éther qui dissout l'acide picrique. Il suffit d'évaporer l'éther et de faire avec le résidu de cette évaporation les réactions caractéristiques indiquées plus haut. Si on veut procéder au dosage, on reprend le résidu de l'évaporation de la solution éthérée par le chloroforme ou la benzine, et l'on évapore la solution dans une capsule tarée.

Matières colorantes. — Les bières possèdent des colorations plus ou moins foncées, selon le degré de torréfaction du malt employé à leur fabrication. Pour donner à la bière une coloration déterminée, les falsificateurs emploient (bien rarement, il est vrai) des matières colorantes dérivées de la houille, que l'on peut reconnaître à l'aide des procédés employés dans l'analyse des vins et qui sont relatés avec détails dans les ouvrages que j'ai cités page 166.

Substances minérales toxiques. — Les sels minéraux toxiques que l'on peut rencontrer dans la bière proviennent généralement des récipients ; quelques-uns pourtant, et il en est ici comme du vin, sont introduits dans le liquide dans le but de corriger certaines altérations. Pour reconnaître la présence de ces sels (de plomb, de cuivre, de zinc, etc.), on se sert des mêmes procédés qui ont été indiqués pour la recherche de ces corps dans le vin.

Les *altérations* de la bière ont leur point de départ dans le développement de microorganismes, qui sont les mêmes que ceux qui engendrent les maladies des vins. C'est encore aux mémorables travaux de M. Pasteur que l'on doit la connaissance exacte des causes auxquelles il faut attribuer ces altérations, ainsi que des moyens qu'on peut employer pour les éviter. — Je renvoie le lecteur, pour tout ce qui concerne ce sujet, à l'ouvrage publié par ce savant, sous le titre « *Études sur la bière* ».

VINAIGRES

On donne aujourd'hui le nom de vinaigre à des produits liquides, aromatiques, plus ou moins colorés et qui résultent

de la fermentation acétique des liqueurs alcooliques : A côté
de l'acide acétique qui en forme l'élément caractéristique,
se trouvent encore certains principes fixes et des substances
volatiles, telles que l'alcool, des éthers, des acides gras homologues de l'acide acétique (valérianique et caproïque). Il
existe plusieurs espèces de vinaigre dont les caractères sont
différents selon leur provenance et leur mode de préparation.
Le principe de cette préparation est toujours le même, la transformation de l'alcool en acide acétique en présence de l'air et
sous l'influence d'un ferment spécial, le mycoderma aceti.

1° *Vinaigre provenant du vin.* — Ce produit possède une
densité variant de 1018 à 1020; il est obtenu par la fermentation acétique du vin et le plus ordinairement par la méthode
connue sous le nom de *procédé d'Orléans.* Ce vinaigre est
caractérisé par sa couleur qui est rouge ou jaune plus ou
moins ambrée, selon la nature du vin employé à sa préparation.

Il contient en moyenne de 6 à 8 p. 100 d'acide acétique
monohydraté, et se distingue des autres vinaigres par sa
saveur et son odeur aromatiques dues à la présence d'une
certaine quantité d'éthers et de crème de tartre. L'extrait de
ce vinaigre dont la proportion moyenne est de 2 p. 100 possède une saveur acide et une couleur jaune brunâtre; on y
trouve les principaux sels qui existent dans l'extrait de vin :
il est très visqueux.

2° *Vinaigre de cidre et de poiré.* — Il a une couleur jaune, et
son odeur, à côté de celle qui est dominante, de l'acide acétique rappelle encore celle du liquide qui a été employé à sa
fabrication. Il contient environ 3 à 4 p. 100 d'acide acétique
monohydraté; sa densité est un peu inférieure à celle du
précédent (1013-1015). L'extrait (1,5 p. 100) est rouge foncé,
mucilagineux, d'une saveur de pomme ou de poire selon son
origine, légèrement acide et astringente; il ne contient pas

de crème de tartre, mais on y trouve surtout des malates et de l'acide malique libre.

3° *Vinaigre fabriqué avec la bière.* — Ce produit possède une couleur jaune, une saveur amère et une odeur caractéristique de bière aigrie ; sa densité varie de 1010 à 1025 ; la proportion d'acide acétique qui s'y trouve contenue est environ de 3 p. 100 ; l'extrait dont le poids est assez élevé (5 à 6 p. 100) a une couleur jaune foncé et une saveur légèrement amère. Il se distingue surtout par l'absence de crème de tartre, et la présence en proportion assez notable de phosphates, de matières albuminoïdes et de maltose.

4° *Vinaigre d'alcool.* — C'est le vinaigre que l'on trouve aujourd'hui le plus abondamment dans le commerce. Il est remarquable par sa faible densité (1010 en moyenne), et par sa couleur très claire, à moins qu'on n'y ait ajouté une matière colorante étrangère ; très souvent il possède une coloration légèrement ambrée due à l'addition d'une certaine quantité de caramel ; la proportion d'extrait est très faible, et cet extrait est peu coloré : le poids des matières salines que l'on obtient par calcination de l'extrait est faible également. La teneur en acide acétique de ce vinaigre est d'environ 6 à 8 p. 100 : il contient toujours de l'alcool et de l'aldéhyde.

5° *Vinaigre de glucose.* — On y perçoit toujours une odeur et une saveur de fécule fermentée. Si l'on y ajoute de l'alcool à 90 degrés, on observe la formation d'un précipité floconneux formé de dextrine. Le résidu de l'évaporation de ce vinaigre réduit la liqueur cupro-potassique : quand on y ajoute une dissolution de chlorure de baryum, on voit se former très souvent un précipité plus ou moins abondant de sulfate de baryte provenant du sulfate de chaux que contiennent ordidinairement les glucoses du commerce. Il ne renferme pas de crème de tartre.

6° *Vinaigre de bois.* — Ce vinaigre donne une très faible proportion d'extrait et de cendres. Il possède une odeur empyreumatique que l'on constate surtout après avoir saturé l'acide acétique. Quand on distille un pareil vinaigre, le produit de la distillation réduit facilement la solution de permanganate de potasse.

COMPOSITION DE QUELQUES VINAIGRES D'APRÈS KOENIG

	DENSITÉ	ACIDE ACÉTIQUE p. 100.	ACIDES FIXES p. 100.	CRÈME DE TARTRE p. 100.	ALCOOL EN POIDS p. 100.	EXTRAIT p. 100.	GLYCÉRINE p. 100.	CENDRES p. 100.	ACIDE phosphorique p. 100.
Vinaigre d'alcool	1,0177	11,55	traces	»	0,63	0,296	0,010	0,031	traces
» de vin	1,0143	7,79	0,216	0,057	1,19	0,863	0,141	0,118	0,012
» »	»	5,84	0,080	0,190	»	2,55	0,280	0,250	»
» »	1,0550	4,63	»	»	»	0,47	»	»	»
» »	1,0090	4,82	»	»	»	0,38	»	»	»
Vinaigres provenant d'un mélange de vin et d'alcool.	1,0107	6,83	0,145	0,028	1,69	0,647	0,086	0,088	0,008
	»	7,29	0,007	0,037	»	1,29	0,100	0,230	»

§ I. — ANALYSE DES VINAIGRES

Pour apprécier la qualité d'un vinaigre, on examine d'abord ses propriétés physiques qui n'ont qu'une importance secondaire, ensuite ses propriétés organoleptiques, et on procède après aux opérations suivantes :

1° *Dosage de l'acidité.* — On ne peut pas se servir des aéromètres ou pèse-acides pour déterminer la proportion d'acide acétique contenue dans le vinaigre, à cause des matières extractives d'abord et ensuite parce que le maximum de densité des solutions d'acide acétique ne correspond pas à leur maximum de concentration.

Il faut, pour obtenir des résultats exacts, faire usage de la méthode volumétrique par saturation à l'aide d'une solution alcaline titrée ; on se sert le plus avantageusement de la solution normale de soude dont chaque centimètre cube correspond à 0^{gr}, 06 d'acide acétique monohydraté. Lorsque le vinaigre n'est pas très coloré, on peut opérer avec 10 centimètres cubes qu'on étend de 10 centimètres cubes d'eau distillée; on y ajoute 2-3 gouttes de teinture de tournesol, puis on y fait tomber, à l'aide d'une burette graduée, la solution normale de soude jusqu'à apparition de la coloration bleue. Si au contraire le vinaigre est assez coloré pour que le changement de couleur du tournesol ne puisse pas être aperçu, le meilleur procédé pour marquer le point de saturation est celui de la touche pratiqué sur une feuille de papier de tournesol. Les résultats que l'on obtient ainsi sont très satisfaisants. Au lieu de teinture de tournesol, on peut aussi employer, pour les vinaigres peu colorés, une solution alcoolique de phénol-phtaléine.

Souvent on se contente d'examiner un vinaigre pour savoir s'il ne contient pas moins d'un poids déterminé d'acide acétique, par exemple dans certains établissements comme les hôpitaux militaires, où le vinaigre doit renfermer au moins 6 p. 100 de cet acide; dans ce cas, au lieu du dosage précédent, on opère de la manière suivante : à 10 centimètres cubes de vinaigre on ajoute 10 centimètres cubes de la solution normale de soude, on chauffe et on essaye la réaction du mélange (qui doit être acide), à l'aide du papier de tournesol. La faible proportion des autres acides existant dans le vinaigre (0^{gr}, 2 à 0^{gr},5 p. 100 d'acides gras) ne fausse pas sensiblement les résultats.

L'*acétimètre de Réveil*, modifié par M. Marty, permet de déterminer rapidement et avec une approximation suffisante la teneur en acide d'un vinaigre; l'appareil (fig. 22) se compose d'un tube de verre assez épais de 25 centimètres de hauteur et de 2 centimètres de diamètre, fermé à sa partie inférieure et portant une graduation spéciale. Le premier trait marqué *o* limite un espace de 5 centimètres cubes que l'on remplit du vinaigre à examiner ; à partir de cet endroit le tube porte les divisions 1, 2, 3, etc., jusqu'à 25, qui indiquent les proportions centésimales d'acide acétique existant dans le vinaigre. Pour l'essai, on introduit le vinaigre dans le tube jusqu'au trait *o* (au besoin, à l'aide d'une pipette de 5 centimètres cubes, fig. 23) et on y ajoute lentement, en remuant sans cesse, une solution alcaline de borate de soude préparée de la manière suivante :

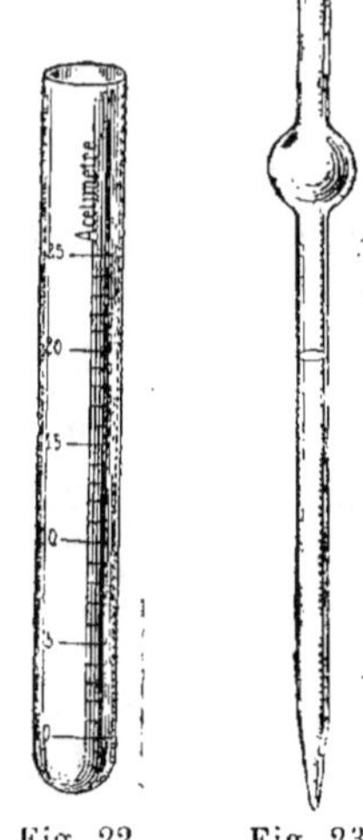

Fig. 22.
Acétimètre.

Fig. 23.
Pipette
de 5 cent. c.

Borax pur. . . . . 30 grammes.
Soude caustique liquide (D = 1,148). . 30 centimètres cubes.
Eau distillée. . . . . Q. S. pour 1000 cent. cubes à 15°.

Il faut 20 centimètres cubes de cette liqueur pour produire la teinte violacée avec 5 centimètres cubes d'acide sulfurique normal (49 p. 1000). Ces 20 centimètres cubes correspondent donc à 0, 245 d'acide sulfurique et à 0, 3 d'acide acétique. On continue l'addition jusqu'au moment où le liquide qui était d'abord rouge paraît violacé ; on perçoit bien nettement ce changement de coloration, si l'on regarde, suivant l'axe du tube, au-dessus d'une feuille de papier blanc. La division du tube vis-à-vis de laquelle se trouvera le sommet du liquide indique la proportion centésimale d'acide acétique contenue dans le vinaigre.

On peut doser rigoureusement l'acide acétique dans le vinaigre, en sursaturant un volume donné du liquide par un volume connu d'eau de baryte exactement titrée, et en déterminant l'excès de baryte ajouté, à l'aide d'une solution titrée acide (l'acide chlorhydrique, par exemple).

Le dosage de l'*extrait* et des *cendres* s'effectue suivant les procédés indiqués précédemment pour l'extrait et les cendres du vin, en opérant sur 20 centimètres cubes de vinaigre ou sur 10 centimètres cubes, lorsqu'on prépare l'extrait dans le vide.

Le tableau suivant donne la correspondance qui existe pour les vinaigres de vin, entre l'acide acétique et l'extrait :

ACIDE ACÉTIQUE en poids, par litre.	EXTRAIT SEC à 100° par litre.	ACIDE ACÉTIQUE en poids, par litre.	EXTRAIT SEC à 100° par litre.
53,49	10,8	89,15	18,0
62,40	12,6	98,06	19,8
71,32	14,4	106,98	21,6
80,23	16,2		

On voit que dans ces vinaigres le rapport du poids de l'acide acétique au poids de l'extrait $\left(\frac{\text{P.A}}{\text{P.E}}\right)$ est en moyenne de 4,9. (Girard, *Documents du laboratoire municipal.*)

On pourra donc à l'aide de ce tableau reconnaître si un vinaigre de vin a été additionné de vinaigre d'alcool ; dans ce cas le rapport $\frac{\text{P.A}}{\text{P.E}}$ s'éloigne d'autant plus de 4,9 et sera d'autant plus élevé que le mélange contiendra plus de vinaigre d'alcool.

Crème de tartre. — Le procédé de dosage est semblable à celui qui est employé pour le vin.

§ II. — FALSIFICATIONS DU VINAIGRE

1° *Par les acides minéraux*. — On reconnaît facilement et rapidement la présence de ces acides dans le vinaigre, à l'aide d'une dissolution aqueuse de violet de méthyle ($0^{gr},01$ pour 100 centimètres cubes d'eau), dont on ajoute quelques gouttes à 20 centimètres cubes de vinaigre. Si la couleur du liquide passe au bleu d'abord et devient finalement verte, le vinaigre contient des acides minéraux que l'on peut caractériser par les procédés indiqués plus loin. On peut encore reconnaître la présence des acides minéraux libres, en ajoutant au vinaigre une solution de chlorure de calcium et ensuite de l'oxalate d'ammoniaque; il se forme ainsi de l'oxalate de chaux qui se dissout si le vinaigre contient des acides minéraux, et qui est insoluble dans les acides organiques (Strohl).

Les acides minéraux que l'on peut rencontrer (rarement du reste) dans le vinaigre, sont : l'acide sulfurique, l'acide chlorhydrique, et peut-être l'acide azotique. La présence de l'acide sulfurique peut déjà être soupçonnée lorsque l'addition d'une solution de chlorure de baryum occasionne un précipité abondant de sulfate de baryte, les vinaigres naturels ne donnant d'ordinaire qu'un précipité faible avec ce réactif, à moins qu'ils n'aient pour origine un vin plâtré. Pour caractériser nettement l'acide sulfurique libre, on évapore un certain volume, par exemple 100 ou 200 centimètres cubes de vinaigre, jusqu'à consistance sirupeuse, et on traite cet extrait par de l'alcool absolu qui dissout l'acide sulfurique libre sans toucher aux sulfates; la liqueur alcoolique filtrée, étendue de son poids d'eau distillée, précipite par addition d'une solution de chlorure de baryum acide. Cette méthode peut aussi servir à doser l'acide sulfurique libre; il suffit, pour cela, de recueillir le précipité de sulfate de baryte, de le sécher et de le peser. Souvent, pour constater la présence de l'acide sulfurique libre dans le vinaigre, on peut employer le procédé de Runge qui consiste à évaporer au bain-marie 30 à 40 centimètres cubes du produit à examiner, et à ajouter au résidu un petit morceau de sucre qui noircit s'il y a de l'acide sulfurique.

La présence de l'acide chlorhydrique peut être constatée par le précipité relativement abondant qui se forme par addition d'azotate d'argent, les vinaigres naturels ne précipitant que très légèrement par ce réactif ; pour le caractériser plus nettement et même pour le doser au besoin, on distille environ 200 centimètres cubes de vinaigre, et dans le produit distillé on précipite l'acide chlorhydrique par l'azotate d'argent. Le précipité peut être recueilli et pesé et le poids d'acide chlorhydrique déduit de celui du chlorure d'argent ; un dosage volumétrique, à l'aide de la solution titrée d'azotate d'argent et de chromate de potasse comme indicateur, donne encore plus rapidement la proportion d'acide chlorhydrique contenue dans le volume du vinaigre soumis à la distillation.

L'acide azotique peut être reconnu par l'action décolorante qu'il exerce sur le sulfate d'indigo.

2° *Acides organiques*. — On a signalé quelquefois l'addition d'*acide tartrique* au vinaigre. Pour constater sa présence, on évapore au bain-marie un volume quelconque de vinaigre, on reprend le résidu par l'alcool, on filtre, on ajoute de l'eau, et on chasse l'alcool par évaporation ; dans la solution aqueuse, on ajoute ensuite une dissolution saturée de chlorure de calcium ; il se forme un précipité cristallin de bitartrate de potasse si le vinaigre contient de l'acide tartrique.

Pour reconnaître l'*acide oxalique*, on sature le vinaigre par l'ammoniaque, et on y ajoute une solution de chlorure de calcium, qui produit un précipité blanc insoluble dans le chlorhydrate d'ammoniaque, s'il existe dans le vinaigre de l'acide oxalique.

On cherche quelquefois à relever la saveur des vinaigres par l'addition de substances âcres, telles que le poivre, la moutarde, la racine de pyrèthre, le piment. Les vinaigres qui ont été additionnés de ces substances ont une saveur piquante ou brûlante qui persiste même lorsqu'on les étend d'eau. Pour caractériser plus nettement cette falsification, on évapore le vinaigre au bain-marie, et l'on peut constater alors dans l'extrait, à un degré bien plus prononcé, l'âcreté et la causticité des substances ajoutées.

Le *chlorure de sodium*, ajouté dans le but d'augmenter la densité du vinaigre, peut être reconnu au précipité abondant qui se produit par addition d'une solution d'azotate d'argent et au poids considérable de l'extrait qui possède alors une saveur salée très marquée.

Les vinaigres bien préparés doivent toujours contenir une certaine quantité d'alcool (jusqu'à 7 centimètres cubes par litre) que l'on peut reconnaître et doser à l'aide de l'ébulliomètre de Salleron et de la règle qui accompagne cet instrument laquelle porte des indications spéciales relatives à cette détermination.

Métaux toxiques. — Le cuivre, le plomb, le zinc que le vinaigre peut renfermer et qui proviennent des ustensiles dans lesquels il a été conservé, se reconnaissent tout d'abord au précipité formé par le passage d'un courant d'hydrogène sulfuré. Si l'on veut faire une détermination plus exacte, on fait évaporer 100 ou 200 centimètres cubes de vinaigre, on incinère l'extrait et dans les cendres on constate la présence des métaux à l'aide des réactions ordinaires de l'analyse qualitative.

En résumé un vinaigre doit être limpide, de couleur jaunâtre plus ou moins foncée, d'une odeur pénétrante et agréable ; sa saveur doit être franche, sans âcreté ; il ne doit donner qu'un précipité très faible par addition de chlorure de baryum, d'azotate d'argent et d'oxalate d'ammoniaque ; l'hydrogène sulfuré ne doit pas le troubler, et la proportion d'acide acétique ne doit pas être inférieure à 6 p. 100 : sa densité sera comprise entre 1018 et 1020.

<h2 style="text-align:center">§ III. — ALTÉRATIONS</h2>

Elles proviennent soit des matières premières qui ont servi à la fabrication du vinaigre, soit de la fabrication elle-même. Ces dernières sont dues à la présence de micro-organismes autres que le mycoderma aceti et qui déterminent des fermentations d'une nature différente, à la suite desquelles les matières organiques sont détruites en donnant naissance à des produits plus ou moins putrides.

L'acide acétique lui-même peut être transformé complètement ou partiellement en acide carbonique et en eau, par le fait même du mycoderma aceti lorsque le liquide ne contient plus d'alcool. On constate enfin très souvent dans certaines fabrications, la présence de l'aldéhyde que l'on peut reconnaître par son action sur le bisulfite de rosaniline.

Les *anguillules*, petits vers filiformes, visibles à l'œil nu, se rencontrent surtout dans les vinaigres faibles ; on s'en débarrasse par filtration.

<h2 style="text-align:center">ALCOOLS</h2>

L'alcool éthylique C^2H^6O est un liquide incolore, très volatil, d'une densité de 0,7955 à 15° et de 0,809 à 0°, il bout à 78,4, sous la pression de 760 millimètres, et se solidifie vers — 130°. Il se mélange facilement à l'eau avec élévation de température et contraction de volume qui est maxima pour un mélange de 46 volumes d'alcool et 54 volumes d'eau : au lieu de 100 volumes il ne s'en forme que 96,33. C'est un produit constant de la fermentation que les matières sucrées éprouvent sous l'influence des ferments spéciaux qui portent le nom de levures. L'alcool constitue un des principaux éléments de la composition du vin, et c'est par la distillation de ce dernier liquide qu'on obtenait autrefois la presque totalité de l'alcool consommé (environ 800,000 hectolitres). Aujourd'hui la production de l'alcool de vin est très reduite, et sur les deux millions d'hectolitres qui sont consommés annuellement en France, 1,900,000 sont des *alcools d'industrie*, obtenus par fermentation des moûts de grains (riz, maïs, blé, etc.), des pommes de terre, des jus de betteraves, ou des mélasses : l'alcool de vin ne forme plus guère aujourd'hui que certaines eaux-de-vie de consommation qui sous les noms de cognacs, d'armagnacs, etc., constituent des produits d'un prix assez élevé et qui sont rarement falsifiés, c'est-à-dire additionnés de matières étrangères. Il résulte du reste des travaux de M. Ordonneau d'une part, et d'autre part de ceux de MM. Claudon et Morin que l'eau-de-vie obtenue par la distillation du vin contient un certain nombre de produits qui se forment pendant la fermentation et qui proviennent soit de l'impureté des ferments ou des liquides, soit des conditions physiques dans lesquelles les réactions ont eu lieu. Ces produits sont principalement de l'aldéhyde, des alcools, propylique, butylique, isobutylique et surtout amylique : ces derniers alcools se rencontrent dans la proportion de 1/100ᵉ à peu près de l'alcool éthylique ; on trouve encore, parmi les produits de la fermentation, des principes azotés à caractère toxique, du furfurol (aldéhyde pyromucique) et des acides de la série grasse qui sont en grande partie éthérifiés. — Voici d'après l'analyse de M. Ordonneau la composition des impuretés d'une eau-de-vie authentique par hectolitre (*Comptes rendus*, t. CII, p. 218) :

Aldéhyde.	3
Ether acétique	35
Acétal.	35
Alcool propylique normal	40
— butylique —	218,60
— amylique.	83,80
— hexylique	0,60
— heptylique	1,5
Ethers propionique, butyrique, caprorique . . .	3
— oenanthique.	4
Bases, amines	4

Le résultat le plus important de cette analyse est la présence de l'alcool butylique normal bouillant à 116-118° et que M. Ordonneau considérait comme un des produits normaux de la fermentation alcoolique sous l'influence de la levure elliptique, tandis que l'alcool isobutylique, dont on constate la présence dans les produits de queue des alcools d'industrie, se produirait dans la fermentation développée par la levure de bière; c'est à cet alcool que M. Ordonneau attribuait l'odeur et la saveur spéciale dite *de trois-six* que possèdent les alcools d'industrie. Cette opinion n'a pas été admise par MM. Claudon et Morin qui croient au contraire que l'alcool butylique normal qu'ils ont rencontré dans une eau-de-vie des Charentes, provient d'une fermentation accessoire qui avait altéré le vin qui a servi à la fabrication de cette eau-de-vie. Pour un hectolitre d'une eau-de-vie de Surgères, MM. Claudon et Morin ont trouvé la composition suivante (*Bulletin de la Société chimique*, t. XLIX, p. 187).

Aldéhyde	traces
Alcool éthylique	50 837 grammes.
— propylique normal.	27,2
— isobutylique.	6,5
— amylique	190,2

Furfurol et bases   2,2
Huile odorante de vin.   7,6
Acide acétique .)
— butyrique. (· · · · · · · · · ·   traces
Glycol isobutylénique.   2,2
Glycérine.   4,4

La faible quantité de produits autres que l'alcool éthylique contenus dans ces eaux-de-vie, ne peut avoir et n'a en effet aucune action sur l'économie différente de celle de l'alcool éthylique lui-même, et leur recherche, dans ces liquides, n'offre aucun intérêt. En choisissant du reste convenablement les levures, on empêcherait presque complètement les fermentations qui donnent naissance à ces produits. La question n'est plus la même lorsque sous le nom de cognac, rhum, etc., on met en consommation des alcools d'industrie, imparfaitement rectifiés, c'est-à-dire débarrassés incomplètement de certains produits beaucoup plus toxiques que l'alcool ordinaire et dont l'action sur l'économie a été l'objet de recherches et d'études des plus importantes de la part de MM. Dujardin-Beaumetz[1], Audigé[1], Laborde[2], Magnan[2]. Dans ce cas, il est nécessaire de soumettre ces liquides à un examen très minutieux.

La principale altération spontanée que l'on observe quelquefois dans les alcools de vin, est la formation de l'acide acétique en plus ou moins grande quantité ; cette altération peut être reconnue facilement à l'aide du papier bleu de tournesol, les alcools ayant ordinairement une réaction neutre ; on peut encore pour cette recherche, saturer l'acide par de la potasse, et évaporer ; le résidu de l'évaporation contiendra de l'acétate de potasse, qui, traité par l'acide sulfurique, laisse dégager des vapeurs d'acide acétique facilement reconnaissables.

---

[1] *Bulletin de thérapeutique*, 1879.
[2] *Annales d'hygiène publique et de médecine légale.*

§ I. — ALCOOMÉTRIE

La valeur d'une eau-de-vie dépend de la quantité d'alcool absolu qu'elle renferme, en d'autres termes, de son *titre alcoolique* : ce titre est obtenu à l'aide d'une opération fort simple en apparence, mais dont l'exécution, très délicate, exige un certain nombre de précautions si l'on veut obtenir des résultats exacts. Elle est basée sur la détermination de la densité d'un mélange d'eau et d'alcool à une température constante à l'aide d'un densimètre spécial qui porte le nom d'alcoomètre centésimal de Gay-Lussac. Cet instrument est construit et gradué de telle façon que plongé dans un mélange d'eau d'alcool, il indique le volume d'alcool absolu qui, à la température de 15°, existe dans 100 volumes du mélange.

Pour en faire usage on remplit, avec l'alcool à essayer, une éprouvette de dimensions assez considérables pour que l'alcoomètre puisse y flotter librement ; on y plonge ensuite l'instrument après en avoir essuyé la tige avec une feuille de papier buvard légèrement humecté de solution de soude, de façon à enlever toute matière grasse ou impureté, et on le laisse flotter jusqu'à ce qu'il s'arrête dans sa position d'équilibre ; on lit ensuite la division à laquelle correspond la partie inférieure du ménisque capillaire ; on note en même temps la température et, à l'aide de ces deux données, on détermine avec les tables de Gay-Lussac le titre alcoolique du liquide à 15°, c'est-à-dire le volume d'alcool absolu qui se trouve contenu dans 100 volumes du mélange à la température de 15°. J'ai reproduit, page 104, une partie de ces tables se rapportant aux degrés alcoométriques compris entre 1 et 30 ; la table suivante comprend les degrés de 35 à 100 de 5 en 5 degrés.

TABLE DE CORRECTION DE GAY-LUSSAC

TEMPÉRATURES	INDICATIONS DE L'ALCOOMÈTRE													
	35	40	45	50	55	60	65	70	75	80	85	90	95	100
10	37,0	42,0	46,9	51,8	56,8	61,7	66,7	71,6	76,5	81,5	86,4	91,2	96,0	»
11	36,6	41.6	46,6	51,5	56,4	61,4	66,4	71,3	76,2	81,2	86,1	91,0	95,8	»
12	36,2	41,2	46,2	51,1	56,0	61,0	66,0	71,0	75,9	80,9	85,8	90,7	95,6	»
13	35,8	40,8	45,8	50,8	55,7	60,7	65,7	70,6	75,6	80,6	85,5	90,5	95,4	»
14	35,4	40,4	45,4	50,4	55,3	60,3	65,3	70,3	75,3	80,3	85,3	90,2	95,2	»
15	35,0	40,0	45,0	50,0	55,0	60,0	65,0	70,0	75,0	80,0	85,0	90,0	95,0	100,0
16	34,5	39,5	44,6	49,6	54,6	59,6	64,7	69,7	74,7	79,7	84,7	89,7	94,8	99,8
17	34,1	39,1	44,2	49,3	54,3	59,3	64,3	69,3	74,3	79,4	84,4	89,5	94,6	99,7
18	33,7	38,7	43,8	48,9	53,9	58,9	64,0	69,0	74,0	79,1	84,1	89,2	94,3	99,5
19	33,3	38,3	43,5	48,5	53,6	58,6	63,7	68,7	73,7	78,8	83,9	88,9	94,1	99,3
20	32,9	37,9	43,1	48,2	53,2	58,2	63,3	68,4	73,4	78,5	83,6	88,7	93,9	99,1
21	32,5	37,5	42,7	47,8	52,9	57,9	63,0	68,1	73,1	78,2	83,3	88,4	93,7	99,0
22	32,1	37,1	42,3	47,4	52,5	57,5	62,7	67,8	72,8	77,9	83,0	88,2	93,4	98,8
23	31,7	36,7	41,9	47,0	52,1	57,1	62,3	67,4	72,5	77,6	82,7	87,9	93,2	98,6
24	31,3	36,3	41,5	46,6	51,8	56,8	62,0	67,1	72,2	77,3	82,4	87,6	93,0	98,4
25	30,9	35,9	41,1	46,3	51,4	56,5	61,6	66.7	71,8	77,0	82,1	87,4	92,7	98,2
26	30,5	35,5	40,7	45,9	51,0	56,1	61,3	66,4	71,5	76,7	81,8	87,1	92,5	98,1
27	30,1	35,1	40,3	45,5	50,7	55,8	60,9	66,0	71,2	76,3	81,5	86,8	92,2	97,9
28	29,7	34,7	39,9	45,1	50,3	55,4	60,6	65,7	70,9	76,0	81,2	86,5	92,0	97,7
29	29,3	34,3	39,5	44,7	49,4	55,0	60,2	65,4	70,6	75,7	80,9	86,2	91,7	97,5
30	28,9	33,9	39,1	44,3	49,0	54,7	59,9	65,0	70,3	75,4	80,7	86,0	91,5	97,3

Si l'on n'a pas à sa disposition les tables de correction dressées par Gay-Lussac, on peut y suppléer par la formule suivante de Francœur :

$$x = N \pm 0{,}4 \times t$$

Dans laquelle x représente le titre alcoolique du liquide à 15°, N le degré lu à la température de l'expérience, t la température comptée à partir de 15° : pour que cette formule donne des résultats justes, il est nécessaire de substituer au coefficient invariable (0,4) donné par l'auteur, le coefficient variable qui se rapporte à la force alcoolique apparente du liquide : ce coefficient se trouve inscrit dans la 5e colonne du tableau (page 216) sous la désignation de la lettre (C) ; la formule devient alors :

$$x = N \pm Ct :$$

ALCOOMÉTRIE

Tableau indiquant : 1° les rapports des degrés centésimaux avec la densité, le poids du litre dans l'air et le titre pondéral ; 2° les coefficients pour la correction de température dans l'évaluation de la force réelle, et la contraction correspondant aux divers mélanges d'alcool et d'eau.

DEGRÉS CENTÉSIMAUX ou centièmes d'alcool absolu en volume.	POIDS DU LITRE		TITRE PONDÉRAL ou centièmes d'alcool absolu en poids.	COEFFICIENTS [C] pour la correction de température de 0 à 30°.	CONTRACTIONS des mélanges alcooliques.
	Dans le vide ou densité [1] à + 15°.	Dans l'air à + 15°.			
0	0,9992	998,08	0,00	0,00	0,00
1	0,9977	996,58	0,80	0,08	0,06
2	0,9962	995,08	1,59	0,08	0,11
3	0,9948	993,68	2,39	0,08	0,17
4	0,9934	992,28	3,20	0,08	0,24
5	0,9921	990,98	4,00	0,09	0,32
6	0,9908	989,69	4,81	0,09	0,39
7	0,9895	988,39	5,62	0,10	0,47
8	0,9883	987,19	6,43	0,10	0,56
9	0,9870	985,89	7,24	0,11	0,64
10	0,9859	984,79	8,05	0,12	0,73
11	0,9847	983,59	8,87	0,14	0,81
12	0,9836	982,49	9,69	0,15	0,91
13	0,9825	981,39	10,51	0,16	1,00
14	0,9814	980,29	11,33	0,18	1,10
15	0,9804	979,29	12,15	0,20	1,20
16	0,9794	978,29	12,97	0,22	1,31
17	0,9784	977,29	13,80	0,24	1,42
18	0,9774	976,29	14,62	0,25	1,52
19	0,9765	975,40	15,45	0,27	1,64
20	0,9755	974,40	16,28	0,29	1,74
21	0,9745	973,40	17,11	0,30	1,85
22	0,9734	972,30	17,94	0,32	1,94
23	0,9724	971,30	18,78	0,34	2,05
24	0,9713	970,20	19,62	0,36	2,14
25	0,9703	969,20	20,46	0,37	2,25
26	0,9692	968,10	21,30	0,38	2,35
27	0,9682	967,10	22,14	0,39	2,45
28	0,9671	966,00	22,99	0,39	2,54
29	0,9660	964,90	23,84	0,40	2,64
30	0,9649	963,80	24,69	0,40	2,73
31	0,9637	962,60	25,54	0,41	2,82
32	0,9625	961,40	26,40	0,41	2,90
33	0,9613	960,21	27,26	0,41	2,99
34	0,9600	958,91	28,12	0,41	3,07
35	0,9586	957,51	28,99	0,41	3,15
36	0,9573	956,21	29,86	0,41	3,21
37	0,9559	954,81	30,73	0,41	3,27
38	0,9545	953,41	31,61	0,40	3,34

[1] Les chiffres inscrits dans cette colonne expriment les vraies densités ou le poids à + 15° de l'unité de volume du mélange. Ce sont les densités données par Gay-Lussac, mais rapportées à l'eau au maximum de densité.

DEGRÉS CENTÉSIMAUX ou centièmes d'alcool absolu en volume.	POIDS DU LITRE		TITRE PONDÉRAL ou centièmes d'alcool absolu en poids.	COEFFICIENTS [C] pour la correction de température de 0 à 30°.	CONTRAC-TIONS des mélanges alcooliques.
	Dans le vide ou densité à + 15°.	Dans l'air à + 15°			
39	0,9530	951,91	32,49	0,40	3,39
40	0,9515	950,41	33,38	0,40	3,45
41	0,9499	948,81	34,27	0,40	3,49
42	0,9483	947,21	31,17	0,40	3,54
43	0,9466	945,52	36,07	0,39	3,57
44	0,9449	943,82	36,97	0,39	3,61
45	0,9432	942,12	37,88	0,39	3,64
46	0,9414	940,32	38,80	0,38	3,67
47	0,9396	938,52	39,72	0,38	3,69
48	0,9378	936,72	40.64	0,38	3,72
49	0,9359	934,82	41,57	0,37	3.73
50	0,9340	932,92	42,51	0,37	3,75
51	0,9321	931,03	43.44	0.37	3,77
52	0,9301	929,03	44,39	0,36	3,77
53	0,9281	927,03	45,34	0,36	3.78
54	0,9261	925,03	46,30	0,36	3.78
55	0,9240	922,93	47,26	0.36	3,78
56	0,9219	920,83	48.23	0.35	3,77
57	0,9198	918,73	49,20	0,35	3,77
58	0,9177	916,64	50,18	0.35	3,76
59	0,9155	914.43	51,17	0,35	3,75
60	0,9133	912,24	52,16	0,34	3,73
61	0,9111	910.04	53,16	0,34	3.71
62	0,9088	907,74	54,17	0,34	3.69
63	0,9065	905,44	55,18	0,34	3,67
64	0,9042	903,15	56,20	0,33	3,64
65	0,9019	900,85	57,22	0,33	3,62
66	0,8996	898.55	58,25	0,33	3,59
67	0,8972	896,15	59,29	0,33	3,56
68	0,8948	893,75	60,34	0,32	3,52
69	0,8924	891,35	61,39	0,32	3,49
70	0,8899	888,86	62,45	0.32	3,45
71	0,8874	886,36	63,53	0,32	3,40
72	0,8850	883,86	64,60	0,32	3,36
73	0,8824	881,26	65,69	0,31	3,30
74	0,8798	878,66	66,79	0,31	3,25
75	0,8772	876,06	67,89	0,31	3,19
76	0,8746	873,47	69,00	0,31	3,14
77	0,8719	870,77	70,13	0,30	3,07
78	0,8692	868,07	71,26	0,30	3,01
79	0,8665	865,37	72,39	0,30	2,94
80	0,8638	862,67	73,54	0,29	2,88
81	0,8610	859,88	74,70	0,29	2,80
82	0,8582	857,08	75,87	0,29	2,73
83	0,8553	854,18	77,06	0,28	2,64
84	0,8524	851,28	78,25	0,28	2,56
85	0,8495	848,38	79,45	0,28	2,48
86	0,8465	845,39	80,67	0,27	2,38
87	0,8435	842,39	81,90	0,27	2,29
88	0,8404	839,29	83,14	0,26	2,18
89	0,8372	836,09	84,41	0,26	2,07

DEGRÉS CENTÉSIMAUX ou centièmes d'alcool absolu en volume.	POIDS DU LITRE		TITRE PONDÉRAL ou centièmes d'alcool absolu en poids.	COEFFICIENTS [C] pour la correction de température de 0 à 30°.	CONTRAC-TIONS des mélanges alcooliques.
	Dans le vide ou densité [1] à + 15°.	Dans l'air à + 15°.			
90	0,8339	832,79	85,70	0,25	1,94
91	0,8305	829,40	87,00	0,25	1,81
92	0,8271	826,00	88,32	0,24	1,67
93	0,8235	822,40	89,67	0,23	1,52
94	0,8199	818,80	91,03	0,22	1,36
95	0,8161	815,01	92,43	0,22	1,19
96	0,8121	811,01	93,86	0,21	0,99
97	0,8079	806,81	95,33	0,20	0,78
98	0,8035	802,42	96,84	0,19	0,54
99	0,7989	797,82	98,39	0,19	0,29
100	0,7940	792,92	100,00	0,18	0,00

L'exemple suivant fera comprendre l'usage de cette formule. Supposons que l'alcoomètre accuse 95°,5 dans un liquide dont la température est de 18°; en remplaçant les lettres par leur valeur, la formule devient :

$$x = 95^c,5 - 0,22 \times 3 = 94^c,84$$

on emploie le signe + quand la température est inférieure à 15° et le signe — quand elle est supérieure.

Ce résultat est moins exact que celui qui est fourni par les tables, dont on doit préférer l'emploi toutes les fois que cela est possible.

L'alcoomètre centésimal de Gay-Lussac ne donne que la composition de l'alcool en volume. Il est souvent très utile d'en connaître la composition en poids, par exemple lorsqu'on veut procéder aux opérations de mouillage, de coupage ou de remontage des alcools en substituant les poids aux volumes. Les chiffres qui expriment le titre pondéral correspondant au degré alcoolique, se trouvent dans la quatrième colonne de la page 216 : ils ont été calculés à l'aide de la formule $p = N \dfrac{d}{D}$, dans laquelle N exprime le degré de l'alcool, D la densité correspondant à ce degré et d la densité de l'alcool absolu.

Pour amener un alcool d'un degré déterminé à un degré inférieur, en le diluant avec de l'eau distillée, on fait usage de la formule suivante :

$$x = \mathrm{P} \times \frac{b}{a}$$

dans laquelle x représente le poids de l'alcool à diluer qu'il faut prendre pour obtenir un poids P d'alcool plus faible, a le titre pondéral correspondant à l'alcool dont x exprime le poids, et b le titre pondéral de l'alcool dont P exprime le poids : la proportion d'eau distillée à ajouter est évaluée par différence. — *Exemple : Quel poids d'alcool à 90° faut-il prendre pour obtenir avec de l'eau distillée, 1 000 grammes d'alcool à 40°?* d'après la formule précédente on obtient :

$$x = 1\ 000\ \frac{33,38}{85,70} = 389^{gr},5 \text{ d'alcool à } 90°$$

$$\text{et } 1\ 000 - 389,5 = 610,5, \text{ d'eau distillée.}$$

Le tableau suivant (page 220) résume les cas de mouillage qui se présentent le plus souvent.

Si l'on veut utiliser pour le coupage, un alcool plus faible que celui que l'on veut obtenir, en le mélangeant à un alcool plus fort, on a recours à la règle des mélanges qui conduit à la formule suivante :

$$x = \mathrm{P}\ \frac{b - c}{a - c}$$

dans laquelle x représente le poids de l'alcool supérieur à employer pour obtenir un poids P de l'alcool intermédiaire, a le titre pondéral correspondant à x, b le titre pondéral correspondant à P et c le titre pondéral de l'alcool faible que l'on veut utiliser. Exemple : *Dans quelles proportions faut-il mélanger de l'alcool à 90° et de l'alcool à 15° pour obtenir 1 000 grammes d'alcool à 60°?*

La formule donne $x = 1\ 000 \times \dfrac{52,16 - 12,15}{85,70 - 12,15} = 543^{gr},98 ;$

MOUILLAGE. — *Tableau indiquant les quantités en poids d'alcool à un degré donné et d'eau distillée nécessaires pour obtenir 1 kilogramme d'alcool à l'un des titres indiqués ci-dessous :*

DEGRÉ de l'alcool employé.	TITRE A OBTENIR									
	50		60		80		85		90	
	ALCOOL	EAU	ALCOOL	EAU	ALCOOL	EAU	ALCOOL	EAU	ALCOOL	EAU
96	453	547	555	445	783	217	846	154	913	87
95	460	540	564	436	796	204	859	141	927	73
94	467	533	573	427	808	192	873	127	942	58
93	474	526	582	418	820	180	886	114	956	44
92	481	519	590	410	832	168	899	101	970	30
91	489	511	599	401	845	155	913	87	985	15
90	496	504	609	391	858	142	927	73		
89	504	496	618	382	871	129	941	59		
88	511	489	627	373	884	116	955	45		
87	519	481	637	363	898	102	970	30		
86	527	473	646	354	912	88	985	15		
85	535	465	656	344	926	74				
84	543	457	667	333	940	60				
83	552	448	677	323	955	45				
82	560	440	687	313	969	31				
81	569	431	698	302	984	16				
80	578	422	709	291						
79	587	413	720	280						
78	597	403	732	268						
77	606	394	744	256						
76	616	384	756	244						
75	626	374	768	232						
74	636	364	781	219						
73	647	353	794	206						
72	658	342	807	193						
71	669	331	821	179						
70	681	319	835	165						
69	692	308	849	151						
68	705	295	864	136						
67	717	283	880	120						
66	730	270	896	104						
65	743	257	911	89						
64	756	244	928	72						
63	770	230	946	54						
62	785	215	963	37						
61	800	200	981	19						
60	815	185								
59	831	169								
58	847	153								
57	864	136								
56	881	119								
55	901	99								
54	918	82								
53	938	62								
52	958	42								

il faut donc employer 543^{gr},98 d'alcool à 90° et 1 000 —
543,98 = 456^{gr},02 d'alcool à 15°.

L'ancien alcoomètre de Gay-Lussac est remplacé aujour-
d'hui par un alcoomètre légal dont la graduation a pour base
un tableau des densités des mélanges d'alcool absolu et d'eau
dressé par le bureau national des poids et mesures et qui
est calculé par dixième de degré alcoolique depuis 0 jusqu'à
100. (*Journal officiel* du 30 décembre 1884. Décret du 28 décembre 1884.)

Je donne (page 222), d'après M. Salleron, le tableau de ces
densités correspondant de degré en degré aux alcoomètres
ancien et nouveau.

L'alcoomètre officiel (fig. 12) se compose d'une carène
cylindrique en verre terminée par deux demi-sphères : à
l'une des extrémités de la carène est soudée une tige cylindrique, à section circulaire dont le diamètre minimum est
de 3 millimètres; à l'autre extrémité est soudé le contre-
poids. Le volume de la carène est tel que la tige cylindrique
qui porte la graduation s'enfonce de 5 millimètres au moins
par degré : l'affleurement de l'instrument est lu à la partie
inférieure du ménisque. Les thermomètres destinés à accom-
pagner les alcoomètres sont divisés en demi-degrés, de 0 à +
30° et la longueur de chaque degré est de 3 millimètres au
moins ; correction faite du déplacement du zéro, ils doivent
être reconnus exacts à un dixième de degré en plus ou en
moins. Les alcoomètres et les thermomètres sont vérifiés par
les soins des agents du ministère du commerce, et revêtus
ensuite d'une marque de vérification ; les vérificateurs des
poids et mesures sont chargés de constater si cette marque
existe sur les instruments en usage.

Ce nouvel alcoomètre légal se compose de 5 instruments
qui portent l'échelle alcoométrique de 0 à 100° : on est
obligé de la fractionner ainsi à cause de l'espace qui se trouve
compris entre chaque degré (5 millimètres au minimum) :

Tableau des densités correspondant aux dégrés des alcoomètres ancien et nouveau.

DEGRÉS	DENSITÉS		DEGRÉS	DENSITÉS	
	ALCOOMÈTRE légal.	ALCOOMÈTRE Gay-Lussac.		ALCOOMÈTRE légal.	ALCOOLMÈTRE Gay-Lussac.
0	1,000,00	1,000,00	51	932,41	932,9
1	998,14	998,05	52	930,41	930,9
2	996,95	997,0	53	928,37	928,9
3	995,52	995,6	54	926,30	926,9
4	994,13	994,2	55	924,20	924,8
5	992,77	992,9	56	922,09	922,7
6	991,45	991,6	57	919,97	920,6
7	990,16	990,3	58	917,84	918,5
8	988,91	989,1	59	915,69	916,3
9	987,70	987,8	60	913,51	914,1
10	986,52	986,7	61	911,30	911,9
11	985,37	985,5	62	909,07	909,6
12	984,24	984,4	63	906,82	907,3
13	983,14	983,3	64	904,54	905,0
14	982,06	982,2	65	902,24	902,7
15	981,00	981,2	66	899,91	900,4
16	979,95	980,2	67	897,55	898,0
17	978,92	979,2	68	895,16	895,6
18	977,90	978,2	69	892,74	893,2
19	976,88	977,3	70	890,29	890,7
20	975,87	976,3	71	887,81	888,2
21	974,87	975,3	72	885,31	885,7
22	973,87	974,2	73	882,78	883,1
23	972,86	973,2	74	880,22	880,5
24	971,85	972,1	75	877,63	877,9
25	970,84	971,1	76	875,00	875,3
26	969,81	970,0	77	872,34	872,6
27	968,76	969,0	78	869,65	869,9
28	967,69	967,9	79	866,92	867,2
29	966,59	966,8	80	864,16	864,5
30	965,45	965,7	81	861,37	861,7
31	964,28	964,5	82	858,54	858,9
32	963,07	963,3	83	855,67	856,0
33	961,83	962,1	84	852,75	853,1
34	960,55	960,8	85	849,79	850,2
35	959,23	959,4	86	846,78	847,2
36	957,86	958,1	87	843,72	844,2
37	956,45	956,7	88	840,60	841,1
38	954,99	955,3	89	837,41	837,9
39	953,50	953,8	90	834,15	834,6
40	951,96	952,3	91	830,81	831,2
41	950,36	950,7	92	827,38	827,8
42	948,72	949,1	93	823,85	824,2
43	947,05	947,4	94	820,20	820,6
44	945,35	945,7	95	816,41	816,8
45	943,61	944,0	96	812,45	812,8
46	941,83	942,2	97	808,29	808,6
47	940,02	940,4	98	803,90	804,2
48	938,17	938,6	99	799,26	799,6
49	936,29	936,7	100	794,33	794,7
50	934,37	934,8			

le 1er instrument porte donc la graduation de 0 à 20 ; le 2e de 20 à 40 ; le 3e de 40 à 60 ; le 4e de 60 à 80 et le 5e de 80 à 100.

M. Salleron a publié le tableau suivant (page 224), donnant les indications comparatives du nouvel alcoomètre légal et de l'ancien alcoomètre de Gay-Lussac.

Dans le commerce, les alcools reçoivent des noms qui se rapportent à leur richesse alcoolique ; ainsi on appelle *eaux-de-vie* les alcools qui marquent de 37 à 53°, *preuve de Hollande*, l'eau-de-vie à 50° et *eaux-de-vie* fortes celles qui marquent de 56 à 59°. Les alcools qui sont à des degrés supérieurs portent le nom d'*esprits*, et on les désigne par des fractions qui indiquent le poids d'eau qu'il faut ajouter à l'alcool pour obtenir de l'eau-de vie ordinaire à 50° : ainsi l'alcool 3/5 (*trois cinq*) est de l'alcool à 77°,5 qui, mélangé dans la proportion de 3 parties avec 2 parties d'eau, donne 5 parties d'alcool à 50° ; l'alcool 3/6 (*trois six*) est de l'alcool à 85° dont 3 parties mélangées à 3 parties d'eau donnent 6 parties d'alcool à 50°. L'*esprit rectifié* est de l'alcool à 90°.

§ II. — ÉTUDE CHIMIQUE DE L'ALCOOL

L'alcool d'industrie, lorsqu'il a été débarrassé à l'aide des procédés et des appareils perfectionnés employés aujourd'hui, des différentes impuretés connues sous les noms de mauvais goût de tête, moyen goût de tête, moyen goût de queue, mauvais goût de queue, huiles, est un liquide parfaitement neutre, dans lequel n'existent plus que des traces de ces produits étrangers qui se forment en même temps que lui pendant la fermentation. Donc, si on n'employait, pour la fabrication des différentes eaux-de-vie et des alcools de consommation, que de l'alcool bien rectifié, il n'y aurait à s'occuper que de la question des quantités d'alcool absorbées, et cette question est du domaine de l'hygiène publique. Mal-

FALSIFICATIONS ET ALTÉRATIONS

Tableau des indications du nouvel alcoomètre légal et de l'ancien alcoomètre de Gay-Lussac.

LÉGAL	GAY-LUSSAC	LÉGAL	GAY-LUSSAC	GAY-LUSSAC	LÉGAL	GAY-LUSSAC	LÉGAL
0	0	51	51,25	0		51	50,75
1	1,04	52	52,24	1	0,96	52	51,75
2	2,03	53	53,26	2	1,97	53	52,74
3	3,06	54	54,29	3	2,94	54	53,71
4	4,05	55	55,29	4	3,95	55	54,71
5	5,10	56	56,29	5	4,90	56	55,71
6	6,11	57	57,30	6	5,89	57	56,70
7	7,11	58	58,31	7	6,89	58	57,69
8	8,15	59	59,28	8	7,85	59	58,72
9	9,08	60	60,27	9	8,92	60	59,73
10	10,15	61	61,27	10	9,85	61	60,73
11	11,11	62	62,24	11	10,89	62	61,76
12	12,14	63	63,23	12	11,86	63	62,77
13	13,15	64	64,20	13	12,85	64	63,80
14	14,13	65	65,20	14	13,87	65	64,80
15	15,19	66	66,21	15	14,81	66	65,79
16	16,24	67	67,19	16	15,76	67	66,81
17	17,27	68	68,18	17	16,73	68	67,82
18	18,29	69	69,19	18	17,71	69	68,81
19	19,41	70	70,17	19	18,59	70	69,83
20	20,43	71	71,16	20	19,57	71	70,84
21	21,43	72	72,16	21	20,57	72	71,84
22	22,33	73	73,13	22	21,67	73	72,87
23	23,34	74	74,11	23	22,66	74	73,89
24	24,25	75	75,10	24	23,75	75	74,90
25	25,26	76	76,11	25	24,74	76	75,89
26	26,18	77	77,10	26	25,82	77	76,90
27	27,23	78	78,09	27	26,77	78	77,91
28	28,20	79	79,10	28	27,80	79	78,90
29	29,19	80	80,12	29	28,81	80	79,88
30	30,22	81	81,12	30	29,78	81	80,88
31	31,19	82	82,13	31	30,81	82	81,87
32	32,19	83	83,11	32	31,81	83	82,89
33	33,22	84	84,12	33	32,78	84	83,88
34	34,20	85	85,14	34	33,80	85	84,86
35	35,13	86	86,14	35	34,87	86	85,86
36	36,18	87	87,16	36	35,82	87	86,84
37	37,18	88	88,16	37	36,82	88	87,84
38	38,21	89	89,15	38	37,79	89	88,85
39	39,20	90	90,14	39	38,80	90	89,86
40	40,22	91	91,12	40	39,78	91	90,88
41	41,21	92	92,12	41	40,79	92	91,88
42	42,23	93	93,10	42	41,77	93	92,90
43	43,21	94	94,11	43	42,79	94	93,89
44	44,21	95	95,10	44	43,79	95	94,90
45	45,22	96	96,09	45	44,78	96	95,91
46	46,21	97	97,07	46	45,79	97	96,93
47	47,21	98	98,07	47	46,79	98	97,93
48	48,23	99	99,07	48	47,77	99	98,93
49	49,22	100	100,07	49	48,78	100	99,92
50	50,22			50	49,78		

heureusement les alcools imparfaitement rectifiés, et même les produits cités plus haut et qui proviennent de la rectification des alcools bon goût, sont très souvent versés dans la consommation et occasionnent ces cas nombreux d'intoxication que l'on signale partout et qui sont imputables spécialement aux aldéhydes, aux acétals, aux alcools butylique et amylique, au furfurol et aux composés basiques isolés par MM. Claudon et Morin.

Recherche des impuretés des alcools. Réactions chimiques. — Les procédés de recherche basés sur ces réactions sont très nombreux ; ils ont été passés en revue dans un excellent travail de M. Bardy, publié dans le *Journal de Pharmacie et de Chimie*, 5e série, t. XVIII et XIX. Parmi tous ces procédés je ne décrirai que ceux qui me paraissent donner les résultats les plus satisfaisants dans la recherche des impuretés.

1° *Produits de tête. Aldéhydes.* — Trois procédés seulement sont capables de donner des résultats certains.

Le premier consiste dans l'emploi d'une dissolution d'azotate d'argent ammoniacal que l'on ajoute à l'alcool à examiner ou mieux aux premiers produits de la distillation de cet alcool, à ceux qui passent vers 50°; en chauffant le mélange dans un tube en verre, il se forme sur les parois un dépôt d'argent métallique si l'alcool contient des composés aldéhydiques.

Le deuxième procédé est basé sur l'emploi d'une dissolution de diazosulfanilate de potassium que l'on prépare au moment du besoin en faisant dissoudre d'abord 5 grammes de sulfanilate de sodium bien pur dans 14 centimètres cubes d'eau froide; d'autre part, on dissout 2 grammes d'azotite de sodium dans 2 centimètres cubes d'eau, on mélange les deux dissolutions et on verse le mélange dans 35 centimètres cubes d'acide chlorhydrique étendu (acide chlorhydrique

25 centimètres cubes et eau 75 centimètres cubes); il se forme un précipité blanc d'acide diazosulfanilique que l'on sépare et que l'on fait dissoudre dans une solution de potasse jusqu'à réaction légèrement alcaline. Lorsqu'on veut en faire usage, on l'étend d'une petite quantité d'eau et on en ajoute 1 à 2 centimètres cubes dans 15 centimètres cubes environ de l'alcool à examiner placé dans un verre à pied; il se forme immédiatement, ou bien après un temps plus ou moins long qui dépend de la proportion des produits de tête contenus dans l'alcool, une coloration rouge intense.

Le troisième procédé, celui que l'on emploie le plus souvent et qui n'a qu'un défaut, sa trop grande sensibilité, est basé sur l'emploi d'une solution de fuchsine décolorée par le bisulfite de sodium ; la moindre trace d'aldéhyde ajoutée à cette dissolution de bisulfite de rosaniline y produit une coloration rose qui peut aller jusqu'au violet foncé si la proportion d'aldéhyde augmente. On prépare le réactif de la manière suivante :

Solution de fuchsine au 1000°	125 cent. cubes.
— de bisulfite de soude concentrée (30° AB) .	75 —
Acide sulfurique au 10°	250 —
Eau — — Q. S. pour faire	1 000 —

On mélange dans un tube à essai, à volumes égaux, par exemple 5 centimètres cubes, d'alcool et de réactif et l'on perçoit presque immédiatement la coloration rose ; le réactif est tellement sensible que cette coloration se produit avec les alcools les mieux rectifiés qui ne contiennent plus que des traces négligeables d'aldéhyde ; avec un peu d'habitude on arrive à apprécier la teinte qui correspond à ces traces d'impuretés.

Furfurol [1]. — Cette aldéhyde est reconnue facilement à

[1] D'après les expériences de M. Lindet, le furfurol n'est pas un produit naturel de la fermentation du sucre, comme l'alcool, l'acide carbonique, la glycérine, l'acide succinique, l'acide acétique, les alcools propylique, isobu-

l'aide de l'acétate d'aniline; pour cela, dans un verre à pied, on met 1 centimètre cube d'aniline pure, incolore, on y ajoute 1 centimètre cube d'acide acétique cristallisable pur, on mélange les deux liquides, et on fait arriver à la partie supérieure du mélange 10 à 15 centimètres cubes de l'alcool à essayer, ou mieux encore quelques centimètres cubes du résidu de la distillation de cet alcool à la température de 80°. Si l'on a soin de ne pas mélanger les liquides, on aperçoit au bout de très peu de temps une coloration rouge groseille qui se forme à leur ligne de séparation et qui petit à petit gagne toute la masse. On peut utiliser cette réaction pour doser colorimétriquement le furfurol dans les alcools en comparant la teinte obtenue à celles qui se produisent avec des solutions titrées de ce corps. Les alcools naturels contiennent de 1 à 2 milligrammes de furfurol par litre.

Bases azotées. — Il en existe un certain nombre dans tous les alcools. M. Morin en a séparé quelques-unes ; ainsi il a isolé :

Des bases bouillant de. . . . .   155 à 160°
—   —   171 à 172°
—   —   185 à 190°

La deuxième portion étudiée plus spécialement, est formée par un liquide mobile, incolore, très réfringent, doué d'une odeur nauséabonde, soluble dans l'eau, l'alcool, l'éther et répondant à la formule $C^7H^{10}Az$.

On peut constater la présence de ces différentes bases à l'aide des réactifs généraux des alcaloïdes, tels que l'*iodomercurate de potassium* additionné d'acide chlorhydrique, qui produit un précipité jaune qui se transforme en cristaux

tylique, amylique, le glycol isobutylémique, les bases; sa présence dans les alcools est due à une cause étrangère qui n'est autre que l'action de la chaleur sur les marcs, les pulpes, les lies, les globules de levure que les liquides soumis à la distillation tiennent en suspension, lorsque cette distillation est effectuée à feu nu; les alcools obtenus à l'aide de flegmes distillés à la vapeur ne contiennent pas de furfurol.

formés d'aiguilles jaunes, brillantes, caractéristiques ; le *chlorure mercurique*, qui donne un précipité blanc, floconneux lequel se forme plus ou moins rapidement selon l'état de concentration des solutions ; l'*acide phosphotungstique* qui occasionne immédiatement un précipité blanc, même avec des solutions alcaloïdiques au millième : l'*acide phosphomolybdique*, qui donne de suite un précipité blanc.

Pour doser l'azote de ces bases, M. Lindet se sert du procédé de Kjeldahl, modifié par lui de la manière suivante : Un demi-litre d'alcool, ramené à 50 centimètres cubes, est additionné de 20 grammes d'acide sulfurique pur et distillé doucement pour éliminer l'alcool et l'eau ; lorsque l'acide sulfurique, qui d'abord noircit, s'est éclairci de nouveau, on ajoute $0^{gr},5$ de mercure et on continue à chauffer le liquide pendant deux heures, un peu au-dessous de son point d'ébullition ; après cela on le traite par l'eau, et on le distille dans l'appareil de Schloesing (fig. 6) après l'avoir additionné de sulfure de potassium et de potasse caustique. L'ammoniaque qui se dégage est recueillie dans une solution acide titrée et dosée volumétriquement. Cette méthode est très sensible et permet de doser $\dfrac{1}{1000000}$ de bases dans les flegmes.

Alcools. — Les homologues supérieurs de l'alcool éthylique et principalement l'alcool amylique, qui se trouvent dans les alcools du commerce, ne peuvent pas être caractérisés très nettement à l'aide des réactions chimiques. L'essai Savalle, que je vais décrire, en décèle pourtant la présence, mais on n'est jamais bien sûr si la réaction qui se produit est due à ces alcools, ou aux corps que j'ai cités plus haut. L'essai Savalle est pratiqué à l'aide de l'acide sulfurique. Cet acide est le seul réactif général qui permet de déceler, dans l'alcool, les impuretés de quelque nature qu'elles soient ; par son emploi on saura toujours si l'on a affaire à un alcool impur et jusqu'à un certain point quel est le degré de cette impureté. On ajoute 10 centimètres cubes d'acide sulfurique pur (66° ÆB,) à 10 centimètres cubes de l'alcool à essayer, il se forme une coloration variant du jaune clair au brun plus ou moins intense, et qui est due à la présence des impuretés ; en portant le mélange à l'ébullition on rend la réaction plus sensible ; après refroidissement, on compare la teinte ainsi obtenue à celle de verres colorés qui forment une gamme numérotée de 1 à 10 dont chaque unité représente $\frac{1}{10000^e}$ d'impuretés ; c'est le *diaphanomètre* de Savalle. Il résulte de recherches faites par M. Roques avec de l'alcool à 97°, que 1 degré Savalle représente $\frac{1}{16000^e}$ d'aldéhyde et $\frac{1}{7000^e}$ d'alcool amylique, et que ce procédé donne des résultats variables : 1° avec la nature des impuretés (les aldéhydes se colorant plus que les alcools); 2° avec la proportion des impuretés (dans les solutions aldéhydiques la coloration croît plus vite que la quantité d'aldéhyde); 3° avec la concentration de l'alcool (plus l'alcool est concentré et plus la réaction est sensible); 4° avec la nature des mélanges d'impuretés. Malgré cela, l'essai Savalle permet de retrouver les impuretés de toute nature qui existent dans les alcools. Pour rendre les résultats concordants et pour obtenir le maximum de sensibilité, M. Roques propose d'opérer toujours avec de l'alcool à 90°, condition que l'on réalise soit par addition d'eau, soit par addition d'alcool absolu parfaitement pur ; il faudra nécessairement, dans l'un ou dans l'autre cas, faire une correction pour tenir compte de la dilution.

Si l'essai Savalle, pratiqué comme il vient d'être dit, permet d'affirmer qu'un alcool est ou n'est pas de l'alcool éthylique pur, il ne peut nullement servir à déterminer la nature et la proportion exacte des impuretés qui se trouvent contenues dans cet alcool.

MM. Girard et Roques ont résolu le problème du dosage de l'alcool amylique en présence de l'aldéhyde, en engageant d'abord cette dernière dans une combinaison colorée et stable qui permet de l'éliminer et de la doser; après cette séparation on peut aisément évaluer la proportion d'alcool amylique par le procédé Savalle. L'élimination de l'aldéhyde s'opère le plus complètement à l'aide de la m-phénylène-diamine; quand on chauffe un mélange d'aldéhyde et de chlorhydrate decette base en solution alcoolique, la liqueur prend une coloration rouge orangée qui augmente par l'agitation avec une belle fluorescence verte; la matière colorante ainsi formée est stable et cette réaction peut servir au dosage de l'aldéhyde d'abord, de l'alcool amylique ensuite en opérant comme il suit : On fait dissoudre dans 200 centimètres cubes de l'alcool à essayer ramené à 50°, 3 grammes de chlorhydrate de m-phénylène-diamine, et on fait bouillir pendant une demi-heure au réfrigérant ascendant; le liquide prend une teinte jaune clair : on laisse refroidir en agitant un peu; la couleur du liquide fonce de plus en plus s'il y a de l'aldéhyde et prend une belle fluorescence verte. On distille alors assez rapidement et on recueille 125 centimètres cubes d'alcool qui marque environ 75° et qui contient tout l'alcool amylique s'il existe dans l'alcool primitif dans les limites de 1 à 10 p. 100. On fait, sur l'alcool ainsi distillé, l'essai Savalle, et l'on compare les teintes obtenues à celles que donnent des solutions types d'alcool amylique pur dans l'alcool à 75°.

De toutes les méthodes qui ont été proposées jusqu'à présent pour la recherche et le dosage des impuretés dans les alcools (surtout des homologues supérieurs de l'alcool éthylique connus sous le nom vulgaire de fuselœl), la plus exacte est celle qui a été imaginée par Rôse, modifiée par Stutzer et Reitmayer et dont M. Bardy a fait une étude complète publiée dans le *Journal de Pharmacie et de Chimie* (Série 5, t. XVIII). — Cette méthode est basée sur une propriété connue du chloroforme d'après laquelle ce liquide

ajouté à un mélange d'alcool éthylique et d'homologues
supérieurs, absorbe de préférence ces derniers dont la
solubilité dans l'eau est en raison inverse du poids de la
molécule, tandis que leur solubilité dans le chloroforme
croît proportionnellement à ce poids. Si donc on agite
avec du chloroforme un mélange d'eau et
d'alcools éthylique, propylique, butylique,
amylique, la couche de chloroforme occu-
pera après l'opération une hauteur d'autant
plus considérable que la proportion des alcools
supérieurs aura été plus grande dans le mélange.

L'essai des alcools se pratique à l'aide d'un
tube spécial en verre représenté dans la
figure 24 : il est formé d'un réservoir cylindrique A, prolongé par un tube B de 8 millimètres de diamètre, lequel porte une graduation en centimètres cubes et dixièmes de cen-
timètre-cube faite à la température de 15° ; le
volume du réservoir et du tube est de 32 centimètres cubes, et la graduation commence à
partir du 20ᵉ centimètre cube un peu au-dessus
de la naissance du tube B ; l'appareil est

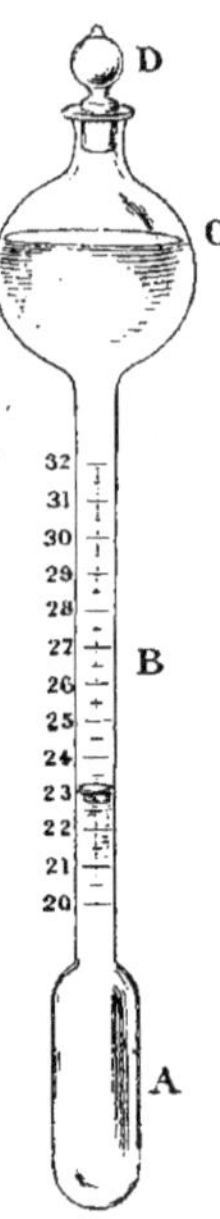

Fig. 24.
Tube de Rœse.

terminé par un réservoir C de 175 à 180 centimètres cubes
de capacité, fermé par un bouchon en verre D, parfaitement rodé. Pour faire un essai, on verse dans l'appareil
préalablement bien desséché 20 centimètres cubes de chloroforme pur amené à 15° ; il faut avoir soin de ne pas
mouiller les parois du tube, à quoi l'on arrive en se servant d'un petit entonnoir dont l'extrémité plonge jusqu'à
la 20ᵉ division ; on introduit ensuite 100 centimètres cubes
de l'alcool à essayer que l'on a d'abord distillé avec une
petite quantité de lessive de potasse ou de soude afin de
polymériser les aldéhydes, de saponifier les éthers et de

saturer les acides libres qui amènent une augmentation de
la couche de chloroforme, et ensuite ramené à 30° à l'aide
des tables de Brix publiées plus loin, ou de la formule de
la page 219 : dans ce mélange d'alcool et de chloroforme on
ajoute 1 centimètre cube d'acide sulfurique de 1,286 de
densité afin de favoriser le rassemblement du chloroforme
et de faire disparaître la pellicule qui se produit ordinairement au point de contact de la couche de chloroforme
avec l'alcool dilué; puis, sans agiter, on porte le tout dans
un bain d'eau à 15°. Quand l'équilibre de température s'est
établi, on agite vivement l'appareil et on le replace dans le
bain d'eau à 15°. Quand le chloroforme s'est bien rassemblé,
on lit très exactement le volume qu'il occupe et on détermine, d'après lui, la proportion des impuretés contenues
dans l'alcool examiné à l'aide du tableau suivant dressé par
Stutzer et Reitmayer :

AUGMENTATION DE LA COUCHE DE CHLOROFORME ET TENEUR CORRESPONDANTE EN
ALCOOL AMYLIQUE, EN EMPLOYANT DE L'ALCOOL A 30° ET EN AJOUTANT 1 CEN-
TIMÈTRE CUBE D'ACIDE SULFURIQUE (D = 1,286) :

AUGMENTATION DU CHLOROFORME en centimètres cubes	TENEUR EN ALCOOL AMYLIQUE exprimée en p. 100 de volume	0.01 CENTIÈME D'AUGMENTATION DE VOLUME du chloroforme correspond à p. 100
0,20	0,1	0,0050
0,35	0,2	0,0057
0,50	0,3	0,0060
0,65	0,4	0,0062
0,80	0,5	0,0063
0,95	0,6	0,0063
1,10	0,7	0,0064
1,25	0,8	0,0064
1,40	0,9	0,0064
1,55	1,0	0,0065

Comme il a été dit plus haut, on doit faire la lecture à la
température de 15°; si l'on ne peut pas satisfaire à cette
condition, on fait une correction en tenant compte de ce fait

qu'une élévation de température de 1° correspond à une augmentation de volume de $0^{cc},1$.

TABLE DE BRIX PERMETTANT DE RAMENER A 30 DEGRÉS
LES ALCOOLS A ESSAYER $(t = 15^o\ 5/9)$

POUR 100 CENTIM. CUBES D'ALCOOL		POUR 100 CENTIM. CUBES D'ALCOOL	
D'UNE TENEUR DE	IL FAUT AJOUTER : EAU	D'UNE TENEUR DE	IL FAUT AJOUTER : EAU
30	0,0	58	94,9
31	3,3	59	98,3
32	6,6	60	101.8
33	10,0	61	105,2
34	13.4	62	108,6
35	16,7	63	112.1
36	20,1	64	115,5
37	23,4	65	119.9
38	26,8	66	122,4
39	30,2	67	125.9
40	33,5	68	129,4
41	36,9	69	132,8
42	40,3	70	136,3
43	43,7	71	139,7
44	47,1	72	143,2
45	50,5	73	146,7
46	58,9	74	150,2
47	57,3	75	153,6
48	60,7	76	157,1
49	64,1	77	160,6
50	67.5	78	164,1
51	70,9	79	167,6
52	74,3	80	171.1
53	77,7	81	174,6
54	81,2	82	178,1
55	84,6	83	181,6
56	88,0	84	185,1
57	91,4	85	188,6

L'alcool éthylique augmente aussi dans une certaine mesure le volume du chloroforme ; il est donc nécessaire de déterminer au préalable l'augmentation que subit ce volume sous l'influence de l'alcool, et l'on fait pour cela un essai préliminaire avec de l'alcool absolument pur; on déduit ensuite du volume total celui qui est produit par la dissolution de l'alcool dans le chloroforme. Voici deux exemples tirés du travail de M. Bardy et qui permettront au lecteur de se rendre compte des calculs à effectuer pour la détermination des impuretés à l'aide de cette méthode :

I

Titre de l'alcool à examiner. . . . . 90^c

Augmentation de la couche de chloroforme . . . . . . $0^{cc},183$

Correspondant pour 100^{cc} d'alcool à 30° à impuretés . . $0^{milligr},10$

Impuretés pour $1\,000^{cc}$ d'alcool à 100° $(0,10 \times 33,3) =$ $3^{milligr},3$

Impuretés par litre de l'alcool primitif $\dfrac{0,10 \times 90}{30} = $ . . $3^{milligr}.$

II

Titre de l'alcool à examiner. . . . . 93°

Augmentation de la couche de chloroforme. . . . . . . $0^{cc},11$

Correspondant pour 100^{cc} d'alcool à 30°, à impuretés . . $0^{milligr},056$

Impuretés pour $1\,000^{cc}$ d'alcool à 100° $(0,056 \times 33,3) =$ $1^{milligr},86$

Impuretés par litre de l'alcool à 93° $= \dfrac{0,056 \times 93}{30} = $. $1^{milligr},73$

Le premier de ces deux alcools contenant plus de 2 milligrammes d'impuretés par litre (limite maxima) ne devra pas être livré à la consommation. Malgré certaines difficultés d'exécution, la méthode de Rôse est supérieure à toutes les autres pour la recherche et le dosage des impuretés dans les alcools.

Lorsqu'on veut constater dans les alcools la présence des produits de tête et des produits de queue, on peut opérer ainsi qu'il suit :

1° *Produits de tête.* — On verse dans 50 ou 60 centimètres cubes de l'alcool à essayer une solution alcaline contenant 150 grammes de potasse par litre ; on mélange et on chauffe vers 60° au bain-marie ; s'il y a des produits de tête (aldéhyde, acétal, etc.), la liqueur prend une teinte jaune de plus en plus foncée, selon la quantité de produits.

2° *Produits de queue.* — On verse, dans 100 centimètres cubes d'alcool, de l'huile légère de pétrole jusqu'à ce que cette dernière cesse de s'y dissoudre instantanément ; l'alcool a dissous alors 1/5 environ de son volume d'hydrocarbure ; on étend le mélange de 5 à 6 fois son volume d'eau ordinaire, l'hydrocarbure se sépare et surnage ; on le sépare de l'eau alcoolisée en le décantant dans un entonnoir à robinet ; on soutire l'eau alcoolisée, on introduit l'hydrocarbure dans un flacon bouché à l'émeri, puis on y ajoute quelques centimètres cubes d'acide sulfurique à 66° ; on agite et on laisse reposer : il se forme alors deux couches, la supérieure constituée par l'hydrocarbure, l'inférieure par l'acide sulfurique qui sera coloré si l'alcool contient des produits de queue ; si la coloration est jaune, on a affaire à de l'alcool isobutylique ; si la coloration est brune, elle est due aux produits amyliques ; la réaction est plus rapide si on chauffe. Cette méthode analytique due à Bang a pour point de départ le procédé d'épuration des flegmes imaginé par cet auteur.

A ces impuretés qui sont des produits de la fermentation, il faut ajouter l'alcool méthylique, provenant des alcools primitivement dénaturés, puis régénérés ; cet alcool peut être recherché par le procédé de MM. Riche et Bardy ; pour cela, on introduit dans un ballon 10 centimètres cubes de l'alcool à essayer avec 15 grammes d'iode et 2 grammes de phosphore rouge, et l'on distille immédiatement en recueillant le produit dans 30 à 40 grammes d'eau. L'iodure alcoolique qui s'est formé se précipite au fond du ballon et est séparé au moyen d'un entonnoir qu'on bouche avec le doigt ; on le recueille dans un ballon contenant 6 centimètres cubes d'aniline où il se forme de l'éthylaniline et de la méthylaniline si l'alcool contient de l'alcool méthylique ; on verse alors de l'eau chaude dans le ballon pour dissoudre les cristaux formés, et l'on porte le liquide à l'ébullition pendant quelques minutes jusqu'à ce qu'il soit parfaitement clair ; à ce moment on y ajoute une solution alcaline pour mettre les bases formées en liberté, et on les fait monter à la surface par addition d'eau ; on les oxyde en en versant 1 centimètre cube sur 10 grammes d'un mélange formé de 100 grammes de sable quartzeux, 2 grammes de chlorure de sodium et 3 grammes d'azotate de cuivre ; on agite et on porte le tout à la température de 70° que l'on maintient pendant 8 à 10 heures ; en épuisant ensuite le produit de cette réaction par l'alcool pur et filtrant, on observe une coloration rouge brunâtre avec l'alcool pur, une coloration rouge violette s'il contient 1 p. 100 de méthylène, et violette intense si la proportion de méthylène est de 2 p. 100 et plus.

Le procédé suivant de Fuchs, modifié par MM. Portes et Ruyssen, donne des résultats aussi exacts tout en étant plus rapide :

Dans 10 centimètres cubes de l'alcool à essayer, on ajoute : 1° 5 centimètres cubes d'une solution saturée de potasse, préparée au moment de l'essai ; 2° 3 centimètres cubes de solution alcoolique ammoniacale, après quoi on verse dans le mélange quelques gouttes du réactif de Nessler ; si l'alcool est exempt d'esprit de bois, il se produit immédiatement un précipité rouge orangé ; si l'alcool contient au contraire de l'alcool méthylique, le précipité, qui ne se produit pas immédiatement, est blanc plus ou moins jaunâtre.

§ III. — EAUX-DE-VIE

On donne ce nom à des mélanges d'alcool et d'eau en proportions variables, mais qui contiennent le plus ordinairement 45 à 60 p. 100 d'alcool absolu en volume. J'ai déjà cité plus haut les eaux-de-vie que l'on obtient par distillation du vin : à côté de ces produits on trouve dans le commerce des eaux-de-vie préparées avec l'alcool d'industrie, étendu d'eau et additionné de certaines substances aroma-

tiques qui sous le nom de sauces [1] ou d'essences y sont ajoutées pour lui donner le goût des eaux-de-vie naturelles.
Lorsque ces produits factices ont pour base l'alcool convenablement rectifié, on y rencontre les impuretés signalées
plus haut en proportions souvent moindres que dans les eaux-
de-vie naturelles ; l'examen doit surtout porter alors sur les
autres substances ajoutées pour lui donner l'apparence d'un
produit naturel, et, dans ce cas, la solution du problème offre
de très grandes difficultés.

J'emprunte à un travail de M. Rocques et à l'ouvrage de
MM. Portes et Ruyssen la plupart des renseignements suivants : « Les eaux-de-vie naturelles sont principalement :
1° les eaux-de-vie de vin qui comprennent les *cognacs*, c'est-
à-dire les eaux-de-vie des Charentes ; les *armagnacs*, fabriquées dans le Gers, les Landes, le Lot-et-Garonne ; les
Marmandes et Pays, préparées dans les contrées situées
entre la Garonne et la Dordogne ; les *eaux-de-vie de Montpellier* ou trois-six de Montpellier, trois-six de Béziers, trois-six
du Languedoc ; les *eaux-de-vie d'Espagne* et l'*eau-de-vie de
marcs de raisin* ; 2° les eaux-de-vie de cidre et de poiré connues sous le nom de *Calvados* ; 3° les eaux-de-vie de fruits à
noyaux (*kirschs*, *quetschs*, etc.) ; 4° les *rhums* provenant
de la distillation du jus de canne ou vesou fermenté, et les
tafias qui proviennent de la distillation des mélasses fer-
mentées du sucre de canne ; 5° certains alcools de grains tels
que le *wiskey*. » Tous ces produits naturels, à côté de l'alcool

[1] COMPOSITION D'UNE SAUCE POUR COGNAC (CHATEAU) :

Cachou en poudre	250 grammes
Sassafras	468 —
Fleur de genêt	500 —
Thé suisse	192 —
Thé hyswen	128 —
Capillaire du Canada	128 —
Réglisse verte	500 —
Iris de Florence	16 —
Alcool à 53°	6 litres.

éthylique, contiennent encore en dissolution un grand nombre de substances organiques, dont quelques-unes ne se rencontrent qu'à l'état de traces. Leurs caractères et les méthodes analytiques qui permettent de les reconnaître ont été étudiées dans les pages précédentes. Comme leur présence est très rare dans les alcools d'industrie bien rectifiés, lorsqu'on la constate elle est souvent l'indice d'un produit naturel, et l'on peut jusqu'à un certain point émettre ce semblant de paradoxe, que l'on doit considérer comme factice une eau-de-vie qui aura été reconnue pure au point de vue de ces substances organiques ; ce qui ne veut pas dire du tout qu'une eau-de-vie dans laquelle ces substances auront été décelées est une eau-de-vie naturelle, les eaux-de-vie fabriquées avec des alcools d'industrie mal rectifiés en contenant toujours des proportions assez notables.

Cognacs. — Les cognacs ordinaires du commerce, ceux qui sont vendus à un prix relativement peu élevé, sont fabriqués à l'aide de l'alcool d'industrie que l'on amène à 50° environ, que l'on additionne d'essence[1] et que l'on colore à l'aide de caramel ; le liquide qui résulte de cette manipulation se distingue des produits naturels par l'absence de furfurol et d'alcools supérieurs et par une proportion bien moindre d'aldéhyde ; le poids de l'extrait est supérieur à celui des produits naturels et répand l'odeur caractéristique du sucre qui brûle, quand on l'incinère ; l'acidité de ces cognacs est plus faible aussi que celle des cognacs naturels : agités avec 1/6 d'albumine et filtrés, ils restent colorés, quand ils contiennent du caramel, tandis que les eaux-de-vie naturelles se décolorent. Ces différentes recherches se font

---

[1] Ces essences sont la plupart fabriquées en Allemagne ; leur composition n'est pas exactement connue ; ce sont ordinairement des mélanges d'éthers, formique, butyrique, nitrique : on peut les reconnaître en évaporant l'eau-de-vie avec de la potasse et traitant le résidu par 'acide sulfurique ; on perçoit alors l'odeur caractéristique des acides.

à l'aide des procédés déjà indiqués et en soumettant les eaux-de-vie à des distillations fractionnées à l'aide d'un appareil Lebel-Henninger à 3 boules. Il est souvent nécessaire de rechercher, dans des produits de qualité inférieure, la présence de certaines substances végétales âcres ou aromatiques (poivre, gingembre, renoncule, pyrèthre). La dégustation, qui ne doit jamais être négligée, fournit toujours des indices certains de ces falsifications : on les constate plus sûrement, en évaporant le liquide à une température inférieure à 100°, et en constatant la saveur et l'odeur âcre du résidu. Pour cet essai MM. Portes et Ruyssen recommandent l'emploi des éthers légers de pétrole et conseillent d'opérer de la manière suivante : On étend l'eau-de-vie à examiner de deux fois son volume d'eau, on l'agite avec de l'éther de pétrole, on décante et on évapore ce dissolvant à une température qui ne doit pas dépasser 60°. Le résidu de l'évaporation, au lieu de l'odeur suave des bonnes eaux-de-vie, présentera l'odeur et la saveur particulière des substances qui ont été ajoutées. — Dans ces produits factices, il faut rechercher aussi, surtout lorsqu'on y a constaté un certain degré d'acidité, la présence de l'acide sulfurique employé quelquefois pour aromatiser la liqueur, par suite de la formation d'éthers; on constate facilement cette fraude à l'aide d'une dissolution de chlorure de baryum que l'on fera agir sur l'eau-de-vie concentrée à une douce chaleur. Toujours dans le but de produire le bouquet, on y ajoute aussi de l'ammoniaque; cette addition peut être reconnue par la réaction alcaline que présente le produit, et surtout par le réactif de Nessler.

Il est impossible de citer ici toutes les substances qu'on ajoute aux eaux-de-vie factices pour leur donner la couleur, le bouquet, etc., des eaux-de-vie naturelles. En général, après la dégustation, la distillation et l'examen du produit distillé, l'expert devra porter son attention sur l'extrait qui sera épuisé successivement par les différents dissolvants neutres usités en analyse organique élémentaire : (benzine, chloroforme, éther, essence de pétrole, alcool absolu).

Rhums. — Les rhums naturels sont assez rares. Presque tous les produits commerciaux sont des rhums artificiels préparés avec des alcools d'industrie, de l'essence de rhum[1] ou des sauces, ou bien encore avec les produits de la distillation des résidus des raffineries de sucre auxquels on ajoute un peu d'essence de rhum ; le tout est souvent additionné de teinture de cachou, de teinture d'écorce de chêne, de caramel, etc.

On obtient ainsi des liquides qui ressemblent assez aux produits naturels et qui souvent n'en diffèrent que par l'absence des corps connus sous les noms de produits de tête et de produits de queue, ainsi que par leur faible degré d'acidité et la proportion moindre d'extrait.

Les rhums naturels sont en effet caractérisés par une quantité relativement élevée d'acides libres (2 p. 100) et par un poids d'extrait qui atteint quelquefois 12 p. 100. Un rhum artificiel mélangé avec de l'acide sulfurique concentré (10 centimètres cubes de rhum et 4 centimètres cubes d'acide sulfurique de 1,84 de densité) perd son arome presque immédiatement, tandis que le rhum naturel traité de la même façon conserve son arome au moins pendant vingt-quatre heures.

Kirschs. — A propos de cette eau-de-vie, on peut dire la même chose qu'à propos du cognac et surtout du rhum, c'est qu'il est difficile de rencontrer dans le commerce un produit naturel à moins d'y mettre un prix très élevé. Le kirsch est obtenu par la distillation du jus fermenté et des noyaux de

---

[1] L'essence de rhum paraît être formée par un mélange d'éther butyrique, d'éther acétique, de teinture de vanille, d'essence de violette, le tout dissous dans de l'alcool à 90°. On prépare en Allemagne un éther de rhum en distillant du savon butyrique avec de l'acide sulfurique.

différentes espèces de cerises parmi lesquelles la cerise sauvage fournit le produit le plus estimé. Les kirschs, d'après les analyses de Nessler et Barth, contiennent de 50 à 55 p. 100 d'alcool, de 0,3 à 1,8 p. 100 d'acides libres évalués en acide acétique, de 3 à 17 milligrammes d'acide cyanhydrique par litre (la proportion de ce corps augmente beaucoup si l'on écrase les noyaux), souvent jusqu'à 10 milligrammes par litre de chaux provenant de l'eau qui a été employée à la préparation, et presque toujours du cuivre dont le poids varie depuis des traces jusqu'à 9 milligrammes par litre.

Le dosage du cuivre dans les analyses que je viens de citer a été effectué à l'aide d'une méthode colorimétrique basée sur l'emploi du ferrocyanure de potassium ; celui de l'acide cyanhydrique par le procédé suivant : A 10 centimètres cubes de kirsch placés dans un flacon qu'on peut boucher hermétiquement, on ajoute 3 gouttes d'une solution de sulfate de cuivre contenant 0,5 p. 100 de sel, et 1 centimètre cube de teinture de gaïac récemment préparée (15 grammes de bois de gaïac et 100 centimètres cubes d'alcool à 50°), en ayant soin de ne pas mélanger la teinture avec la solution cuivrique ; on retourne alors vivement le flacon et on compare la coloration bleue qui se produit à celle que l'on obtient dans les mêmes conditions avec de l'eau de laurier-cerise dont la teneur en acide cyanhydrique a été déterminée à l'aide d'une solution titrée d'azotate d'argent.

M. Rocques a fait des kirschs naturels et artificiels une étude très approfondie ; le procédé qu'il emploie pour reconnaître la nature du produit est décrit par lui de la manière suivante (*Bulletin de la Société chimique*, t. XLVII, p. 303) : « 125 centimètres cubes de kirsch placés dans un ballon d'un demi-litre sont additionnés de 1 à 2 centimètres cubes de solution de potasse, de manière que le liquide soit fortement alcalin ; on distille et on recueille 60 à 70 centimètres cubes ; l'alcool distillé, ramené par addition d'eau au volume primitif de 125 centimètres cubes est examiné plus tard. La solution potassique jaunit pendant la distillation, mais ne se trouble pas quand on opère sur du kirsch naturel, tandis que les kirschs artificiels donnent des flocons plus ou moins abondants ; le résidu de la distillation a une odeur qui rappelle celle de l'infusion de tilleul quand on opère avec un kirsch naturel, tandis que l'odeur est aromatique, et rappelle celle de l'amande quand le résidu provient de kirschs artificiels. La liqueur alcaline refroidie est rendue acide par addition d'une solution d'acide phosphorique qui détermine un louche dans les kirschs naturels, et qui dissout au contraire le précipité formé par la potasse dans les produits artificiels en donnant une liqueur claire. On distille de nouveau en faisant arriver le liquide distillé dans un petit ballon contenant 10 centimètres cubes d'ammoniaque : on poursuit la distillation jusqu'à ce qu'il reste environ 20 centimètres cubes de liquide dans le ballon. »

On dose l'acide cyanhydrique dans le liquide ammoniacal à l'aide du procédé Buignet. On examine ensuite l'alcool distillé ramené au volume de 125 centimètres cubes ; son odeur, quand il provient de kirschs purs, est tout à fait différente de l'odeur de noyau et rappelle un peu celle du coing. Les kirschs fabriqués fournissent au contraire un alcool ayant une odeur agréable, bien différente de la précédente ; ils sentent presque toujours l'amande, quelquefois d'une façon très prononcée.

L'essai Savalle donne encore des indications assez nettes sur la nature du kirsch : On place 10 centimètres cubes de l'alcool dans un petit ballon ; on y ajoute avec précaution 10 centimètres cubes d'acide sulfurique monohydraté et on chauffe en agitant jusqu'à ce que le liquide commence à bouillir ; dans ces conditions, l'alcool de kirsch pur donne une coloration jaune, sans fluorescence sensible ; la couleur est tout à fait analogue à celle du perchlorure de fer dilué. Les alcools provenant de la plupart des kirschs fabriqués restent complètement incolores sur l'acide sulfurique ; quelques-uns pourtant se colorent en gris rosé : enfin les kirschs préparés artificiellement au moyen d'eau de laurier-cerise, et qui paraissent être assez rares dans le commerce, donnent une coloration rouge vineux ou brun rosé.

Si l'on ajoute à l'alcool distillé provenant d'un kirsch pur, quelques gouttes d'une solution de permanganate de potasse, il se produit une réduction faible, mais sensible ; tandis que la plupart des kirschs fabriqués ne donnent pas de réduction.

M. Rocques a trouvé que les kirschs purs contenaient de 49 à 52, 5 p. 100 d'alcool, possédaient une acidité totale exprimée par 0,20 à 1,42 d'acide sulfurique, et renfermaient de 25 à 110 milligrammes d'acide cyanhydrique par litre [1].

Les kirschs artificiels sont préparés avec de l'alcool (le plus souvent de l'alcool de riz) auquel on ajoute, soit de l'essence de noyaux, soit, lorsqu'il s'agit de produits grossiers, de l'essence d'amandes amères et plus rarement de l'eau de laurier-cerise. Ces kirschs ne donnent généralement pas la réaction de l'acide cyanhydrique (avec le sulfate de cuivre et la teinture de gaïac), ils ne contiennent que des traces d'acidité, ils ne donnent que très faiblement la réaction des aldéhydes avec le bisulfite de rosaniline, parce qu'ils sont fabriqués d'ordinaire avec des alcools très purs ; ce n'est que lorsqu'ils ont été préparés avec l'essence d'amandes amères que cette réaction se manifeste.

Je crois inutile de continuer cette étude des eaux-de-vie naturelles et artificielles ; celles que j'aurais à citer encore (eaux-de-vie de cidre, de poiré, de bière, de marc, quetsch, wiskey, genièvre) ne sont pas aussi souvent falsifiées que celles que je viens d'étudier. En tous cas, la principale falsification consiste comme pour les précédentes, dans l'emploi d'alcools imparfaitement rectifiés, ou de résidus de cette

---

[1] Il est probable que M. Rocques a analysé des kirschs fabriqués avec des moûts dans lesquels on avait écrasé les noyaux.

rectification, et sera reconnue à l'aide des procédés maintenant connus.

COMPOSITION DE QUELQUES EAUX-DE-VIE

	ALCOOL p. 100.	ACIDITÉ en acide acétique p. 1000.	ACIDE cyanhydrique p. 1000.	CHAUX [1] p. 1000.	CUIVRE [2] p. 1000.	AUTEURS
Kirsch (moyenne de 41 analyses).	52	gr. 0.57	milligr. 8,4	milligr. 2,7	milligr. 3	Nessler et Barth.
		Extrait p. 100 cc.	Acidité en acide sulfurique dans 100 cc.	furfurol dans 100 cc.		
Cognac (moyenne de 3 analyses).	53	0,32	0,068	4,7		Rocques.
Cognac artificiel.	50	0,102	0,012	traces		
Eau-de-v. de cidre.	64	0,11	0,044	0,6		
Wisky naturel.	61,9	0,036	0,027	0,18		
— artificiel.	50	0,020	»	traces		
Eau-de-v. de marc (Côte-d'Or).	52	0,030	0,018	traces		
Eau-de-v. de marc (Bourgogne).	49,4	0,030	0,029	0,16		
Eau-de-v. de marc artificielle.	50,1	0.008	traces	traces		
Rhum naturel.	50,6	0,330	0,102	2		
— artificiel.	49,3	0,160	0,005	traces	Cendres dans 100 cc.	
Cognac.	69,5	0,645			0,009	König.
Rhum.	51,4	1,260			0,059	
Rhum (doks de Londres).	75,0	0,668			0,023	Beckürts.
Rhum Glasgow.	75,0	4,800			0,089	
— Jamaïque.	63,0	2,047			0,098	

Absinthe. — La liqueur dite *d'absinthe* est un liquide verdâtre possédant l'odeur de l'absinthe associée à celle de l'anis, et se troublant au contact de l'eau par suite de la précipitation des essences qui s'y trouvent en dissolution.

[1] La chaux provient de l'eau qui a servi à diluer le produit distillé; dans les distilleries d'Alsace on se sert d'eau distillée pour opérer cette dilution et le kirsch de ce pays ne contient pas de chaux.

[2] Le cuivre provient des appareils distillatoires qui sont attaqués par le jus fermenté toujours légèrement acide.

Préparée convenablement, elle constitue un alcoolat chargé d'huiles essentielles dont la nature varie avec les plantes employées dans la préparation. L'absinthe *Suisse* qui est la plus goûtée des consommateurs, se prépare de la manière suivante :

Grande absinthe sèche.	2 kilogr., 500
Anis vert	5 —
Fenouil de Provence	5 —
Alcool à 85°.	95 litres.

On laisse macérer les plantes dans l'alcool pendant douze heures au moins, puis, au moment de distiller on ajoute 45 litres d'eau, et on retire par distillation 95 litres d'un alcoolat parfumé ; les résidus sont utilisés dans une autre opération ; on fait ensuite infuser dans le produit distillé les substances suivantes destinées à donner au produit sa couleur verte :

Petite absinthe sèche.	1 kilogramme.
Hysope (sommités fleuries sèches et feuilles) . . .	1 —
Mélisse citronnée.	500 grammes.
Alcoolat d'absinthe.	40 litres.

       (Larbalétrier. *L'alcool.*)

L'absinthe de bonne qualité est assez rare dans le commerce.

Le liquide que l'on rencontre le plus souvent sous ce nom, est fabriqué directement avec diverses essences, et la coloration verte lui est donnée à l'aide de feuilles d'épinards, d'ache, de persil, etc. Si l'alcool employé est *neutre* (c'est-à-dire débarrassé des produits de tête et de queue), l'absinthe ainsi préparée ne sera nuisible que par la grande quantité d'alcool qu'elle contient (quelquefois jusqu'à 70 et 75 p. 100 en volume) ; mais bien souvent l'alcool employé est imparfaitement rectifié et le produit ainsi livré à la consommation contient tous les principes toxiques qui ont été énumérés plus haut [1] ; les matières colorantes ne sont pas toujours non plus fournies par les plantes inoffensives citées tout à l'heure ; on a signalé effectivement des absinthes dont la coloration avait été obtenue à l'aide de sels de cuivre, de gomme-gutte, d'indigo, etc.

Je procède à l'examen de l'absinthe par la méthode de la distillation fractionnée, déjà employée précédemment, et en soumettant ensuite à l'action de réactifs spéciaux les produits qui passent à des températures déterminées : jusqu'à 80°, on recueille de l'alcool contenant l'aldéhyde, l'acétal, certains éthers ; à partir de 95°, et en faisant passer dans l'appareil un courant de vapeur d'eau, on peut recueillir et caractériser la plupart des essences, en les dissolvant d'abord dans l'huile légère de pétrole (D = 0,650 à 0,700) et en évaporant le dissolvant. Après les huiles essentielles passeront les produits de queue dans lesquels on pourra caractériser les alcools supérieurs. Le résidu verdâtre peut être examiné au spectroscope afin d'y reconnaître les bandes d'absorption caractéristiques de la chlorophylle (deux bandes entre le jaune et le rouge) et s'assurer ainsi que la coloration verte de la liqueur provient des plantes et non de matières colorantes étrangères. — Du poids de l'extrait, que l'on prépare en évaporant au bain-marie un volume donné d'absinthe, on peut déjà tirer quelques indications relatives à son origine ; l'extrait que l'on obtient avec les absinthes de bonne qualité a d'ordinaire un poids peu élevé, tandis que les absinthes frelatées avec des substances étrangères, laissent un poids d'extrait assez considérable, dans lequel on recherche alors la présence de ces substances, par exemple de certains produits végétaux âcres (piments, pyrèthre, etc.) : par incinération on obtient des cendres dans lesquelles on reconnaîtra les

---

[1] On se sert même de préférence, pour la fabrication des absinthes de qualité inférieure, des résidus de purification des alcools qui donnent par addition d'eau une émulsion très blanche et très épaisse.

sels minéraux par les méthodes ordinaires. Dans le tableau suivant j'ai réuni avec les densités, les quantités d'alcool et d'extrait déterminées par MM. Adrian et Deschamps dans un certain nombre de liqueurs d'absinthe.

	DENSITÉ	ALCOOL p. 100 en vol.	EXTRAIT dans 100 c.	
Absinthe ordinaire.	»	47,67	0,117	Adrian.
— demi-fine.	»	50,00	0,186	
— . fine.	»	68,00	0,316	
— suisse.	»	80,67	0,316	
— (rue de Rivoli).	0,945	43,20	0,163	Deschamps.
— (Belleville).	0,939	45,00	0,235	
— (Avallon).	0,919	55,60	0,606	
— (Gros-Caillou).	0,9192	56,40	0,966	
— (Belleville).	0,904	61,20	0,738	
— (Suisse).	0,906	61,60	0,636	
— (place de l'Ecole).	0,9045	61,80	0,699	
— (Gros-Caillou).	0,8925	65,80	0,744	
— (Lyon).	0,8850	69,20	0,767	

Liqueurs. — On appelle liqueurs des boissons alcooliques qui tiennent en dissolution des sucres et des principes aromatiques provenant des plantes : elles sont préparées soit par infusion des plantes, distillation et dissolution du sucre dans l'alcoolat ainsi formé; soit par simple dissolution d'essences et de sucre dans l'alcool étendu d'une quantité d'eau plus ou moins considérable, et souvent par les deux procédés réunis : la proportion d'alcool qui s'y trouve contenue varie entre 25 et 35 p. 100 en volume, celle de sucre entre 100 et 500 grammes par litre. Les liqueurs sont très souvent préparées à l'aide d'alcools mal rectifiés; il sera donc nécessaire d'y rechercher la présence des impuretés, ainsi que la proportion et la nature des matières sucrées ; cette dernière recherche se pratique par les méthodes enseignées lors de l'étude du vin (p. 120). Les matières colorantes qu'on y introduit fréquemment, sont presque toujours les mêmes que celles qui servent à colorer les vins et leur recherche se fait par les procédés exposés page 160. Pour rechercher dans les liqueurs la présence de certains principes amers, tels que l'aloès, la coloquinte, l'acide picrique, on utilise les méthodes employées dans le même but dans l'analyse de la bière (p. 196).

En terminant ce qui est relatif à l'examen des eaux-de-vie et liqueurs, j'insiste sur ce fait que la détermination de leur origine offre toujours à l'expert de grandes difficultés, et que c'est principalement par la recherche des impuretés que contiennent les alcools employés à la fabrication des produits artificiels que l'on arrive le plus sûrement à la solution du problème.

CHAPITRE III

ALIMENTS D'ORIGINE ANIMALE

LAIT

Le lait est un produit de sécrétion des glandes mammaires spéciales à toutes les femelles des mammifères. Quelle que soit son origine, sa composition est toujours sensiblement la même, les seules différences que l'on constate portent sur les proportions des éléments qui y sont contenus : le tableau suivant emprunté à Gorup-Besanez indique la composition moyenne du lait des différents mammifères. Dans la même

ÉLÉMENTS dans 1,000 parties de lait.	FEMME	VACHE	CHÈVRE	BREBIS	ANESSE	JUMENT
Eau.	872,40	842,80	868,50	833,00	890,10	904,50
Matières fixes.	127,75	157,20	135,20	166,00	109,90	95,50
Caséine.	19,00	35,70	25,30	57,30	35,70	25,30
Albumine.		7,80	12,60			
Beurre.	42,30	64,70	43,40	60,55	18,50	13,10
Lactose.	59,60	43,40	37,80	39,60	50,50	54,20
Sels minéraux.	2,80	6,30	6,50	6,80	»	2,90

espèce animale, les modifications importantes signalées dans la proportion des éléments et par suite dans la qualité du lait, proviennent souvent de la nourriture, des conditions de vie, de la race, de l'état de santé de l'animal, etc. Je ne m'occuperai ici que du lait de vache, le plus important au point de vue de l'alimentation. Tout ce qui concerne du reste l'analyse du lait de vache, tout ce qui se rapporte à la recherche des falsifications dont il est l'objet, peut s'appliquer à l'étude du lait de tout autre animal.

Le lait non altéré est un liquide blanc jaunâtre, opaque, de consistance assez épaisse, de saveur douce mais jamais sucrée à l'excès, et d'odeur agréable, à réaction neutre, quelquefois légèrement alcaline, jamais acide. Il est constitué par une émulsion de matières grasses dans un liquide qui tient en suspension des principes azotés (caséine et lactalbumine) et des principes minéraux (phosphate de chaux), et en dissolution des matières organiques (sucre de lait, substances protéiques), des sels minéraux (phosphates et chlorures de de sodium, de potassium, de calcium [1]).

Lorsque le lait est abandonné au repos sans que ses éléments constituants soient modifiés, ces derniers se séparent tout simplement ; la matière grasse, connue sous le nom de crème, monte à la surface, tandis que le liquide inférieur devient plus transparent : dans ce liquide, on aperçoit au bout d'un certain temps, un précipité peu abondant, d'une blancheur mate, et qui est constitué par du phosphate de chaux tribasique ; au-dessus de ce précipité, un dépôt plus abondant constitué par la matière albuminoïde appelée *caseum* ; dans le liquide demi-transparent se trouve encore une autre matière albuminoïde que l'on peut précipiter à l'aide de l'acide acétique ou de la présure.

Les choses se passent tout autrement lorsqu'on abandonne

---

[1] M. Béchamp donne du lait la définition suivante :

« Le lait est une humeur qui se produit grâce à un changement de fonction de la glande mammaire. Il est formé 1° d'une partie liquide tenant en dissolution parfaite les chlorures de potassium et de sodium, les caséinates et lactalbuminates d'alcalis, la galactozymase, le sucre de lait, l'alcool, l'acide acétique à l'état d'acétate, et des produits analogues aux produits digérés des matières alluminoïdes ; 2° d'une partie solide insoluble, débris des cellules glandulaires, globules et microzymas laiteux. Les phosphates sont en partie unis aux albuminates ou sont partie intégrante des globules et mycrozymas laiteux. »

le lait au contact de l'air ; alors, sous l'influence des microbes, il ne tarde pas à subir une série de fermentations dont la plus importante et en même temps la plus fréquente, est la fermentation lactique à la suite de laquelle le sucre de lait se transforme en acide lactique, lequel à son tour coagule la plus grande partie de la matière albuminoïde. Cette dernière phase du phénomène s'observe journellement, surtout pendant les chaleurs de l'été, et lorsqu'on commence à chauffer le lait qui a subi la fermentation lactique. J'indiquerai plus loin quels sont les procédés, les uns licites, les autres considérés à juste titre comme des falsifications, à l'aide desquels on cherche à empêcher, ou tout au moins à retarder cette transformation des éléments dans ce liquide éminemment altérable.

§ I. — COMPOSITION DU LAIT DE VACHE NORMAL

Il est impossible d'indiquer d'une façon nette et précise la proportion des éléments qui entrent dans la composition du lait. Je viens d'indiquer dans les lignes qui précèdent, les raisons d'ordre purement physiologique qui font naître cette impossibilité ; à ces raisons je puis ajouter celles qui ont leur source dans les inexactitudes provenant des différentes méthodes analytiques mises en usage. Tout ce que l'on peut faire quand il s'agit de l'analyse de ce liquide, c'est de se rapporter à des moyennes provenant d'un très grand nombre de déterminations effectuées à l'aide de méthodes identiques, moyennes autour desquelles les chiffres que l'on obtient lors d'une analyse peuvent osciller dans des limites assez rapprochées. Le tableau suivant, emprunté au Traité d'analyse des matières agricoles de M. Grandeau, donne des chiffres moyens provenant de nombreuses analyses de lait de vache, ainsi que les limites des écarts normaux, c'est-à-dire des variations indépendantes de toute falsification et dues à la race, à l'individu, à l'alimentation, à l'âge, à la saison, etc.

COMPOSITION CENTÉSIMALE MOYENNE DU LAIT DE VACHE P. 100.		LIMITE DES ÉCARTS	
Eau.	87,25	80 à 88,75 p. 100	
Beurre.	3,50	2,9 à 4,5 —	
Matières albuminoïdes { caséine. .	3,50	3 à 5 —	
albumine.	0,40	0,30 à 0,55 —	
Sucre de lait.	4,60	3 à 5,5 —	
Matières minérales.	0,75	0,76 à 0,80 —	

COMPOSITION DES CENDRES DU LAIT (FILHOL ET JOLY) POUR 1 000 GR. DE LAIT

Chlorure de sodium. 0,81
— de potassium 3,41
Phosphate de chaux. 3,87
— de magnésie 0,87
— de fer . . . . traces
Fluorure de calcium . . . . traces
Carbonates alcalins. . . . . traces

Les sels solubles des cendres du lait sont : les chlorures de potassium et de sodium, les phosphates et les carbonates alcalins; les sels insolubles sont : les phosphates de chaux, de magnésie et de fer.

§ II. — MÉTHODE D'ANALYSE DU LAIT

Détermination de la densité et de la proportion d'eau. — La densité du lait de vache varie entre 1 029 et 1 040; elle est en moyenne de 1 030 à 1 033 vers 15° : on la détermine à l'aide d'aréomètres spéciaux dont le plus usité est le lacto-densimètre de Quevenne et Bourchardat qui sert aussi à reconnaître si le lait a été additionné d'eau. Cet instrument étant journellement employé, je crois devoir entrer dans quelques détails relatifs à sa construction et à son emploi. Le lacto-densimètre de Quevenne et Bouchardat (fig. 25) est un aréomètre ordinaire gradué de la manière suivante: On plonge l'ins-

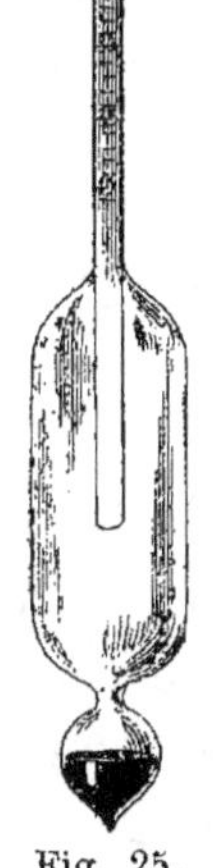

Fig. 25.
Lacto-den-
simètre.

trument dans une dissolution saline de 1 042 de densité à 15°
(densité maxima du lait), et on le leste de telle façon qu'il
s'enfonce jusqu'au bas de la tige où l'on marque le chiffre 42 :
d'autre part, on sait que le lait ordinaire mélangé de la
moitié de son poids d'eau a pour densité 1 014 à 1 016; on
plonge donc le lacto-densimètre dans un liquide ayant exactement 1 014 de densité à 15°, et on marque en
regard du point d'affleurement le chiffre 14 : ce
sera la division supérieure de la tige; l'intervalle
compris entre 14 et 42 sera ensuite partagé en
degrés égaux qui indiqueront les diverses densités
des laits dans lesquels l'instrument sera plongé.
Pour faire servir cet aréomètre à la détermination de la quantité d'eau ajoutée au lait, on
a gravé sur sa tige deux divisions (fig. 26), l'une
dont les indications se rapportent au lait non
écrémé (*lait entier*) est colorée en jaune; l'autre
qui est colorée en bleu, se rapporte au lait
écrémé après un repos de 24 heures (*lait bleu*);

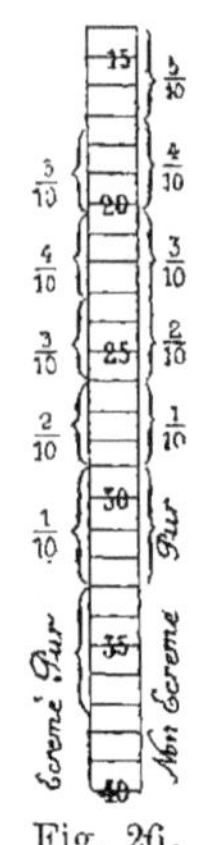

Fig. 26.
Echelle du
lacto-densi-
mètre.

les divisions de ces deux échelles sont réunies par des
accolades qui indiquent les proportions d'eau qui ont été
ajoutées au lait lorsque l'instrument s'arrête dans leur
intervalle. Pour obtenir par ce procédé des indications
concordantes, il faut bien agiter le lait avant d'y plonger le
lacto-densimètre, et placer l'éprouvette dans laquelle on fait
l'opération dans de l'eau à 15°.

On peut éviter cette dernière condition en prenant la température du lait au moment où l'on opère, et en faisant la
correction nécessaire pour ramener à 15° la densité observée;
cette correction se fait à l'aide des tables suivantes de Qué-
venne, ou bien d'une manière approximative, en se rappelant
que la densité du lait augmente ou diminue d'une unité environ pour une variation de température de 5°. Dans le lait
non écrémé pur, le lacto-densimètre doit marquer de 1 030 à

TABLES DE CORRECTION PO[UR]

TEMPÉRATUR[E]

INDICATIONS DU LACTO-DENSIMÈTRE	0	1	2	3	4	5	6	7	8	9	10	11	12
18	17,2	17,2	17,2	17,2	17,2	17,3	17,3	17,3	17,3	17,4	17,5	17,6	17,7
19	18,2	18,2	18,2	18,2	18,2	18,3	18,3	18,3	18,3	18,4	18,5	18,6	18,7
20	19,2	19,2	19,2	19,2	19,2	19,3	19,3	19,3	19,3	19,4	19,5	19,6	19,7
21	20,2	20,2	20,2	20,2	20,2	20,3	20,3	20,3	20,3	20,4	20,5	20,6	20,7
22	21,2	21,1	21,1	21,1	21,2	21,3	21,3	21,3	21,3	21,4	21,5	21,6	21,7
23	22,0	22,0	22,0	22,0	22,1	23,2	22,3	22,3	22,3	22,4	22,5	22,6	22,7
24	22,9	22,9	22,9	22,9	22,0	23,1	23,2	23,2	23,2	23,3	23,4	23,5	23,6
25	23,8	23,8	23,8	23,8	23,9	24,0	24,1	24,1	24,1	24,2	24,3	24,4	24,5
26	24,8	24,8	24,8	24,8	24,9	25,0	25,1	25,1	25,1	25,2	25,3	25,4	25,5
27	25,8	25,8	25,8	25,8	25,9	26,0	26,1	26,1	26,1	26,2	26,3	26,4	26,5
28	26,8	26,8	26,8	26,8	26,9	27,0	27,1	27,1	27,1	27,2	27,3	27,4	27,5
29	27,8	27,8	27,8	27,8	27,9	28,0	28,1	28,1	28,1	28,2	28,3	28,4	28,5
30	28,7	28,7	28,7	28,7	28,8	28,9	29,0	29,0	29,1	29,2	29,3	29,4	29,5
31	29,7	29,7	29,7	29,7	29,8	29,9	30,0	30,0	30,1	30,2	30,3	30,4	30,5
32	30,7	30,7	30,7	30,7	30,8	30,9	31,0	31,0	31,1	31,2	31,3	31,4	31,5
33	31,7	31,7	31,7	31,7	31,8	31,9	32,0	32,0	32,1	32,2	32,3	32,4	32,5
34	32,6	32,6	32,6	32,7	32,8	32,9	32,9	33,0	33,1	33,2	33,3	33,4	33,5
35	33,5	33,5	33,5	33,6	33,7	33,8	33,8	33,9	34,0	34,1	34,2	34,3	34,4
36	34,4	34,4	31,5	34,6	34,7	34,8	34,8	34,9	35,0	35,1	35,2	35,3	35,4
37	35,3	35,4	35,5	35,6	35,7	35,8	35,8	35,9	36,0	36,1	36,2	36,3	36,4
38	36,2	36,3	36,4	36,5	36,6	36,7	36,8	36,9	37,0	37,1	37,2	37,3	37,4
39	37,1	37,2	37,3	37,4	37,5	37,6	37,7	37,8	37,9	38,0	38,2	38,3	38,4
40	38,0	38,1	38,2	38,3	38,4	38,5	38,6	38,7	38,8	38,9	39,1	39,2	39,4

LAIT ENTI[ER]

	0	1	2	3	4	5	6	7	8	9	10	11	12
14	12,9	12,9	12,9	13,0	13,0	13,1	13,1	13,1	13,2	13,3	13,4	13,5	13,6
15	13,9	13,9	13,9	14,0	14,0	14,1	14,1	14,1	14,2	14,3	14,4	14,5	14,6
16	14,9	14,9	14,9	15,0	15,0	15,1	15,1	15,1	15,2	15,3	15,4	15,5	15,6
17	15,9	15,9	15,9	16,0	16,0	16,1	16,1	16,1	16,2	16,3	16,4	16,5	16,6
18	16,9	16,9	16,9	17,0	17,0	17,1	17,1	17,1	17,2	17,3	17,4	17,5	17,6
19	17,8	17,8	17,8	17,9	17,9	18,0	18,1	18,1	18,2	18,3	18,4	18,5	18,6
20	18,7	18,7	18,7	18,8	18,8	18,9	19,0	19,0	19,1	19,2	19,3	19,4	19,5
21	19,6	19,6	19,7	19,7	19,7	19,8	19,9	20,0	20,1	20,2	20,3	20,4	20,5
22	20,6	20,6	20,7	20,7	20,7	20,8	20,9	21,0	21,1	21,2	21,3	21,4	21,5
23	21,5	21,5	21,6	21,7	21,7	21,8	21,9	22,0	22,1	22,2	22,3	22,4	22,5
24	22,4	22,4	22,5	22,6	22,7	22,8	22,9	23,0	23,1	23,2	23,3	23,4	23,5
25	23,3	23,3	23,4	23,5	23,6	23,7	23,8	23,9	24,0	24,1	24,2	24,3	24,5
26	24,3	24,3	24,4	24,5	24,6	24,7	24,8	24,9	25,0	25,1	25,2	25,3	25,5
27	25,2	25,3	25,4	25,5	25,6	25,7	25,8	25,9	26,0	26,1	26,2	26,3	26,5
28	26,1	26,2	26,3	26,4	26,5	26,6	26,7	26,8	26,9	27,0	27,1	27,2	27,4
29	27,0	27,1	27,2	27,3	27,4	27,5	27,6	27,7	27,8	27,9	28,1	28,2	28,4
30	27,9	28,0	23,1	28,2	28,3	28,4	28,5	28,6	28,7	28,8	29,0	29,2	29,4
31	28,8	28,9	29,0	29,1	29,2	29,3	29,5	29,6	29,7	29,8	30,0	30,2	30,4
32	29,7	29,8	29,9	30,0	30,1	30,3	30,4	30,5	30,6	30,8	31,0	31,2	31,4
33	30,6	38,7	30,8	30,9	30,0	31,2	31,3	31,4	31,6	31,8	32,0	32,2	32,4
34	31,5	31,6	31,7	31,8	31,9	32,1	32,2	32,3	32,5	32,7	32,9	33,1	33,3
35	32,4	32,5	32,6	32,7	32,8	33,0	33,1	33,2	33,4	33,6	33,8	34,0	34,2

..AIT BLEU (LAIT ÉCRÉMÉ)

.LAIT

15	16	17	18	19	20	21	22	23	24	25	26	27	28	29	30
18,0	18,1	18,2	18,4	18,6	18,8	18,9	19,1	19,3	19,5	19,7	19,9	20,1	20,3	20,5	20,7
19,0	19,1	19,2	19,4	19,6	19,8	19,9	20,1	20,3	20,5	20,7	20,9	21,1	21,3	21,5	21,7
20,0	20,1	20,2	20,4	20,6	20,8	20,9	21,1	21,3	21,5	21,7	21,9	22,1	22,3	22,5	22,7
21,0	21,1	21,2	21,4	21,6	21,8	21,9	22,1	22,3	22,5	22,7	22,9	23,1	23,3	23,5	23,7
22,0	22,1	22,2	22,4	22,6	22,8	22,9	23,1	23,3	23,5	23,7	23,9	24,1	24,3	24,5	24,7
23,0	23,1	23,2	23,4	23,6	23,8	23,9	24,1	24,3	24,5	24,7	24,9	25,1	25,3	25,5	25,7
24,0	24,1	24,2	24,4	24,6	24,8	24,9	25,1	25,3	25,5	25,7	25,9	26,1	26,3	26,5	26,7
25,0	25,1	25,2	25,4	25,6	25,8	25,9	26,1	26,3	26,5	26,7	26,9	27,1	27,3	27,5	27,7
26,0	26,1	26,3	26,5	26,7	26,9	27,0	27,2	27,4	27,6	27,8	28,0	28,2	28,4	28,6	28,8
27,0	27,1	27,3	27,5	27,7	27,9	28,1	28,3	28,5	28,7	28,9	29,1	29,3	29,5	29,7	29,9
28,0	28,1	28,3	28,5	28,7	28,9	29,1	29,3	29,5	29,7	29,9	30,1	30,3	30,5	30,7	31,0
29,0	29,1	29,3	29,5	29,7	29,9	30,1	30,3	30,5	30,7	30,9	31,1	31,3	31,5	31,7	32,0
30,0	30,1	30,3	30,6	30,7	30,9	31,2	31,3	31,5	31,7	31,9	32,1	32,3	32,5	32,7	33,0
31,0	31,2	31,4	31,6	31,8	32,0	32,2	32,4	32,6	32,8	33,0	33,2	33,4	33,6	33,9	34,1
32,0	32,2	32,4	32,6	32,8	33,0	33,2	33,4	33,6	93,9	34,1	34,3	34,5	34,7	35,0	35,2
33,0	33,2	33,4	33,6	33,8	34,0	34,2	34,4	34,6	34,9	35,2	35,4	35,6	35,8	36,1	36,3
34,0	34,2	34,4	34,6	34,8	35,0	35,2	35,4	35,6	35,9	36,2	36,4	36,7	36,9	37,2	37,4
35,0	35,2	35,4	35,6	35,8	36,0	36,2	36,4	36,6	36,9	37,2	37,4	37,7	38,0	38,3	38,5
36,0	36,2	36,4	36,6	36,9	37,1	37,3	37,5	37,7	38,0	38,3	38,5	38,8	39,1	39,4	39,7
37,0	37,2	37,4	37,6	37,9	38,2	38,4	38,6	38,8	39,1	39,4	39,6	39,9	40,2	40,5	40,8
38,0	38,2	38,4	38,6	38,9	39,2	39,4	39,7	39,9	40,2	40,5	40,7	41,0	41,3	41,6	41,9
39,0	39,2	39,4	39,6	39,9	40,2	40,4	40,7	41,0	41,3	41,6	41,8	42,1	42,4	42,7	43,0
40,0	40,2	40,4	40,6	40,9	41,2	41,4	41,7	42,0	42,3	42,6	42,9	43,2	43,5	43,8	44,1

I ÉCRÉMÉ)

15	16	17	18	19	20	21	22	23	24	25	26	27	28	29	30
14,0	14,1	14,2	14,4	14,6	14,8	15,0	15,2	15,4	15,6	15,8	16,0	16,2	16,4	16,6	16,8
15,0	15,1	15,2	15,4	15,6	15,8	16,0	16,2	16,4	16,6	16,8	17,0	17,2	17,4	17,6	17,8
16,0	16,1	16,3	16,5	16,7	16,9	17,1	17,3	17,5	17,7	17,9	18,1	18,3	18,5	18,7	18,9
17,0	17,1	17,3	17,5	17,7	17,9	18,1	18,3	18,5	18,7	18,9	19,1	19,3	19,5	19,7	20,0
18,0	18,1	18,3	18,5	18,7	18,9	19,1	19,3	19,5	19,7	19,9	20,1	20,3	20,5	20,7	21,0
19,0	19,1	19,3	19,5	19,7	19,9	20,1	20,3	20,5	20,7	20,9	21,1	21,3	21,5	21,7	22,0
20,0	20,1	20,3	20,5	20,7	20,9	21,1	21,3	21,5	21,7	21,9	22,1	22,3	22,5	22,7	23,0
21,0	21,2	21,4	21,6	21,8	22,0	22,2	22,4	22,6	22,8	23,0	23,2	23,4	23,6	23,8	24,1
22,0	22,2	22,4	22,6	22,8	23,0	23,2	23,4	23,6	23,8	24,1	24,3	24,5	24,7	24,9	25,2
23,0	23,2	23,4	23,6	23,8	24,0	24,2	24,4	24,6	24,8	25,1	25,3	25,5	25,7	26,0	26,3
24,0	24,2	24,4	24,6	24,8	25,0	25,2	25,4	25,6	25,8	26,1	26,3	26,5	26,7	27,0	27,3
25,0	25,2	25,4	25,6	25,8	26,0	26,2	26,4	26,6	26,8	27,1	27,3	27,5	27,7	28,0	28,3
26,0	26,2	26,4	26,6	26,9	27,1	27,3	27,5	27,7	27,9	28,2	28,4	28,6	28,9	29,2	29,5
27,0	27,2	27,4	27,6	27,9	28,2	28,4	28,6	28,8	29,0	29,3	29,5	29,7	30,0	30,3	30,6
28,0	28,2	28,4	28,6	28,9	29,2	29,4	29,6	29,9	30,1	30,4	30,6	30,8	31,1	31,4	31,7
29,0	29,2	29,4	29,6	29,9	30,2	30,4	30,6	30,9	31,2	31,5	31,7	31,9	32,2	32,5	32,8
30,0	30,2	30,4	30,6	30,9	31,2	31,4	31,6	31,9	32,2	32,5	32,7	33,0	33,3	33,6	33,9
31,0	31,2	31,4	31,7	32,0	32,3	32,5	32,7	33,0	33,3	33,6	33,8	34,1	34,4	34,7	35,1
32,0	32,2	32,4	32,7	33,0	33,3	33,6	33,8	34,1	34,4	34,7	34,9	35,2	35,5	35,8	36,2
33,0	33,2	33,4	33,7	34,0	34,3	34,6	34,9	35,2	35,5	35,8	36,0	36,3	36,6	36,9	37,3
34,0	34,2	34,4	34,7	35,0	35,3	35,6	35,9	36,2	36,5	36,8	37,1	37,4	37,7	38,0	38,4
35,0	35,2	35,4	35,7	36,0	36,3	36,6	36,9	37,2	37,5	37,8	38,1	38,4	38,7	39,1	39,5

1 034, et lorsqu'il a été écrémé de 1 034 à 1 038 s'il n'a pas été additionné d'eau.

Pour ce dernier lait les groupes des divisions commencent 4 degrés plus bas que pour le lait entier parce que le lait devient de 4 degrés plus lourd lorsqu'on l'écrème entièrement. Grâce à sa double échelle, le lacto-densimètre rend des services plus étendus que tous les pèse-lait, mais il ne peut pas donner la densité réelle du lait parce que sa graduation est faite à l'aide de dissolutions salines dont la tension superficielle n'est pas la même que celle du lait, ses indications sont trop fortes : suffisantes toutefois pour les opérations agricoles ou commerciales, elles ne peuvent servir lorsqu'il s'agit de déterminations scientifiques plus exactes, d'autant plus qu'il serait facile par une addition d'eau convenable de ramener à la densité voulue un lait partiellement écrémé. Pour déterminer d'une manière précise la densité du lait, il faut, comme le conseille M. Duclaux, opérer de la manière suivante : au moyen d'une pipette bien jaugée, on place dans une capsule tarée 10 centimètres cubes de lait, on recouvre d'un verre de montre et on pèse exactement. Si l'on procède toujours de la même façon, on obtient des nombres concordants à 2 ou 3 milligrammes près.

La proportion d'eau contenue dans le lait est dosée bien plus exactement à l'aide du procédé suivant qui donne en même temps le poids de l'extrait, c'est-à-dire la somme des poids des matières grasses, des matières albuminoïdes, du sucre de lait et des sels minéraux.

Dans une capsule en porcelaine à fond plat et tarée, on introduit, après agitation, 10 centimètres cubes de lait dont on connaît la densité, et on y ajoute, en remuant, un poids connu, 5 grammes par exemple, de sable fin, lavé et séché ; on porte le tout à l'étuve chauffée à 100° ou mieux encore, pour ne pas détruire certains éléments du lait, à une température inférieure (90-95°) : on maintient le mélange à cette température jusqu'à ce qu'il ne perde plus de poids ; on pèse ensuite à la balance de précision, et on obtient le poids de l'extrait dont on déduit par différence celui de l'eau : on peut de cette manière déterminer avec une approximation suffisante la quantité d'eau qui a été ajoutée au lait. En admettant que le poids moyen de l'extrait du lait est de 13 gr. p. 100, si dans l'opération précédente on n'a trouvé que 10 p. 100, on calculera la quantité d'eau ajoutée à l'aide de la proportion

$$\frac{13}{10} = \frac{100}{x}$$

d'où :

$$x = 76,9 \, ;$$

x représente ici la quantité de lait à 13 p. 100 d'extrait qui existe dans 100 grammes du lait soumis à l'analyse : la différence 100-76,9 = 23,1 sera la proportion d'eau ajoutée au lait. Pour avoir des résultats comparables, les chimistes devraient toujours opérer dans des conditions identiques de température et de durée, absolument comme pour l'extrait du vin. Ce procédé, qui n'a aucune valeur lorsqu'il est appliqué à l'examen du lait provenant d'une vache isolée, est au contraire parfaitement indiqué si l'examen doit porter sur le produit moyen d'une étable. Pour éviter le petit calcul indiqué ci-dessus, on peut faire usage de tables qui se trouvent aux pages 329, 330, 331 des *Documents du laboratoire municipal* publiés par M. Girard.

Dosage de la matière grasse. — Les indications fournies par le lactodensimètre sont complétées par celles que donne un autre instrument appelé *crémomètre*, imaginé par Chevallier pour déterminer la proportion de matière grasse contenue dans le lait, d'après l'épaisseur de la couche de crème qui monte à sa surface dans un temps donné. Le crémomètre (fig. 27) se compose d'une éprouvette cylindrique à pied de

0^m,14 de hauteur et de 0^m,038 de diamètre intérieur, divisée
en 100 parties, depuis le 0 qui se trouve à la partie supé-
rieure, jusqu'au fond ; ordinairement les
divisions ne se prolongent pas au delà
de la 20e. Pour faire l'essai on met le lait
dans cette éprouvette jusqu'à la division 0
après l'avoir préalablement bien agité, et
on le laisse au repos pendant vingt-quatre
heures à la température ordinaire ; au bout
de ce temps, on lit le nombre de divisions
occupées par la couche de crème et ce
chiffre indique, en centièmes, la teneur en
crème du lait analysé. On admet qu'un
bon lait moyen (celui par exemple d'une

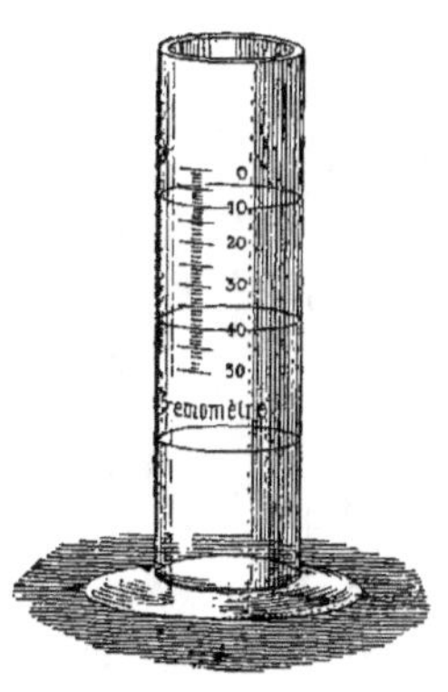

Fig. 27.
Crémomètre.

étable prise en bloc) doit donner de 10 à 14 p. 100 au
crémomètre. Pour apercevoir nettement la ligne de séparation de la crème et du liquide situé en dessous, et
par suite pour faire une lecture exacte, on mélange au
lait, au moment où on l'introduit dans l'appareil, une
ou deux gouttes de carmin d'indigo ; la crème forme alors
une couche jaunâtre plus ou moins épaisse au-dessus du
sérum qui reste coloré en bleu (Duclaux). Le crémomètre
employé seul ne peut donner que des résultats douteux relativement à la richesse absolue du lait en matière grasse ;
l'épaisseur de la couche de crème dépend en effet d'une
foule de causes, parmi lesquelles on peut citer la grosseur
des globules gras, leur différence de densité avec le liquide
dans lequel ils sont en suspension, la température, etc., de
sorte que bien souvent, pour ne pas dire toujours, la crème
ne se trouve pas rassemblée tout entière à la surface au bout
de vingt-quatre heures. L'instrument peut néanmoins rendre
des services dans les constatations journalières qui sont faites
sur les marchés, surtout si on combine son emploi avec celui
du lactodensimètre, comme je l'indiquerai plus loin à l'occa-

sion de la recherche des falsifications du lait ; mais jamais il ne peut être employé avec du lait bouilli.

Le dosage de la matière grasse peut encore être pratiqué rapidement (mais non pas toujours exactement) à l'aide du lactobutyromètre de Marchand, dont l'emploi est basé sur cette observation que dans un mélange de lait et d'éther effectué en présence de l'alcool, il se sépare au bout d'un certain temps et à une température de 40° à 45°, une solution éthérée de matière grasse, ayant toujours la même composition, et dont le volume est proportionnel à la richesse du lait en beurre, tandis que le restant du liquide retient toujours une proportion constante de matière grasse. Ce procédé, qui peut être utilisé dans certaines conditions spéciales, par exemple dans les exploitations agricoles, doit être absolument rejeté lorsqu'il s'agit de déterminations scientifiques exactes. L'appareil dont on fait usage se compose (fig. 28) d'un tube en verre cylindrique de 0^m,010 de diamètre environ, partagé par des traits circulaires en trois parties égales de 10 centimètres cubes chacune ; la partie supérieure porte des divisions en dixièmes de centimètre cube qui sont les degrés de l'instrument. Après avoir agité le lait (qui ne devra pas avoir été bouilli ou renfermer du lait bouilli), on en verse 10 centimètres cubes dans le tube jusqu'au 1er trait circulaire marqué (lait) ; on y ajoute ensuite 1 goutte d'une solution de soude au dixième et de l'éther pur jusqu'au 2e trait circulaire (éther) ; on mélange exactement et on finit de remplir le tube jusqu'au trait 0 avec de l'alcool à 90° ; on mélange encore, on bouche le tube et on le place dans un bain d'eau maintenu à la température de 40° à 45° ; au bout d'un certain temps, quand la couche oléagineuse qui surnage le liquide n'augmente plus de

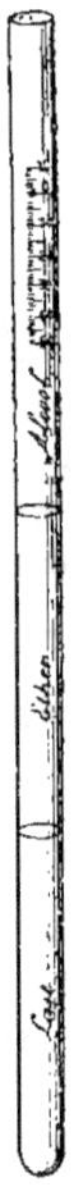

Fig. 28.
Lactobutyro-
mètre de
Marchand.

volume, on lit le nombre n de divisions qu'elle occupe et on calcule le poids p de beurre contenu dans 1 litre de lait à l'aide de la formule : $p = 2,33 \times n + 12,60$; 2,33 est le poids de beurre supposé contenu dans chaque division de la solution éthérée ; 12,60 est un facteur constant qui représente le poids de beurre qui n'entre pas en dissolution dans le liquide éthéré et qui reste dans le liquide sous-jacent. M. Marchand a dressé les tables suivantes qui dispensent du petit calcul ci-dessus. Pour obtenir des résultats concordants à l'aide du lactobutyromètre, il faut que les laits ne contiennent ni trop ni trop peu de beurre (de 25 à 45 grammes par litre), qu'ils n'aient pas été bouillis ou mélangés de laits bouillis, qu'ils ne soient pas acides et qu'ils ne contiennent pas de sel (*bicarbonate de soude*) ajouté dans le but d'empêcher la fermentation lactique ; de plus, il faut opérer toujours dans des conditions absolument semblables, avec les mêmes réactifs employés dans les mêmes proportions : ces conditions sont difficiles à réaliser lorsqu'il s'agit du lait vendu dans les villes, surtout en été. C'est pour cela qu'au Laboratoire municipal de Paris, on prend, dans chaque opération, 10 centimètres cubes de lait exactement mesurés et 20 centimètres cubes du mélange suivant :

Alcool à 90°	500^{cc}
Ether à 66° lavé	500^{cc}
Ammoniaque pure (D = 0,920).	5^{cc}

Il faut, lorsqu'on fait usage de ce mélange, retrancher 2^{gr},5 des chiffres du tableau de M. Marchand, parce que le beurre s'y dissout moins bien que dans le liquide employé par ce chimiste.

Le procédé que je viens de décrire, quoique entaché de toutes les causes d'erreur signalées plus haut, est pourtant très employé encore en France et en Allemagne où on l'a modifié suivant les indications de Schmidt et Henneberg ; on se sert d'éther de 0,725 de densité et d'alcool à 90°,5 (91° Tralles).

LAIT

Tableau des Concordances des degrés du lactobutyromètre Marchand avec les quantités de beurre contenues dans un kilogramme de lait.

DEGRÉS	POIDS de beurre	DEGRÉS	POIDS de beurre	DEGRÉS	POIDS de beurre	DEGRÉS	POIDS de beurre	DEGRÉS	POIDS de beurre	DEGRÉS	POIDS de beurre
	gr.		gr.		gr.		gr.		gr.		gr.
0,0	12,60										
0,1	12,83	3,6	20,99	7,1	29,14	10,6	37,30	14,1	45,46	17,6	53,61
0,2	13,07	3,7	21,22	7,2	29,37	10,7	37,53	14,2	45,69	17,7	53,84
0,3	13,30	3,8	21,45	7,3	29,61	10,8	37,76	14,3	45,92	17,8	54,07
0,4	13,53	3,9	21,68	7,4	29,84	10,9	38,00	14,4	46,16	17,9	54,31
0,5	13,76	4,0	21,92	7,5	30,07	11,0	38,23	14,5	46,39	18,0	54,54
0,6	14,00	4,1	22,15	7,6	30,31	11,1	38,46	14,6	46,62	18,1	54,77
0,7	14,23	4,2	22,39	7,7	30,54	11,2	38,70	14,7	46,85	18,2	55,00
0,8	14,46	4,3	22,62	7,8	30,77	11,3	38,93	14,8	47,09	18,3	55,24
0,9	14,70	4,4	22,85	7,9	31,01	11,4	39,16	14,9	47,32	18,4	55,47
1,0	14,93	4,5	23,08	8,0	31,24	11,5	39,40	15,0	47,55	18,5	55,71
1,1	15,16	4,6	23,32	8,1	31,47	11,6	39,63	15,1	47,79	18,6	55,94
1,2	15,40	4,7	23,55	8,2	31,70	11,7	39,86	15,2	48,02	18,7	56,17
1,3	15,63	4,8	23,78	8,3	31,94	11,8	40,10	15,3	48,25	18,8	56,40
1,4	15,86	4,9	24,02	8,4	32,17	11,9	40,33	15,4	48,48	18,9	56,64
1,5	16,09	5,0	24,25	8,5	32,40	12,0	40,56	15,5	48,72	19,0	56,87
1,6	16,33	5,1	24,48	8,6	32,64	12,1	40,80	15,6	48,95	19,1	57,10
1,7	16,56	5,2	24,72	8,7	32,87	12,2	41,03	15,7	49,18	19,2	57,34
1,8	16,79	5,3	24,95	8,8	33,10	12,3	41,26	15,8	49,42	19,3	57,57
1,9	17,03	5,4	25,18	8,9	33,34	12,4	41,49	15,9	49,65	19,4	57,80
2,0	17,26	5,5	25,41	9,0	33,57	12,5	41,73	16,0	49,88	19,5	58,03
2,1	17,49	5,6	25,65	9,1	33,80	12,6	41,96	16,1	50,11	19,6	58,27
2,2	17,73	5,7	25,88	9,2	34,03	12,7	42,19	16,2	50,34	19,7	58,50
2,3	17,96	5,8	26,11	9,3	34,27	12,8	42,42	16,3	50,58	19,8	58,73
2,4	18,19	5,9	26,35	9,4	34,50	12,9	42,66	16,4	50,81	19,9	58,97
2,5	18,42	6,0	26,58	9,5	34,73	13,0	42,89	16,5	51,04	20,0	59,20
2,6	18,66	6,1	26,81	9,6	34,97	13,1	43,13	16,6	51,28	20,1	59,43
2,7	18,89	6,2	27,04	9,7	35,20	13,2	43,36	16,7	51,51	20,2	59,67
2,8	19,12	6,3	27,28	9,8	35,43	13,3	43,59	16,8	51,74	20,3	59,90
2,9	19,36	6,4	27,51	9,9	35,67	13,4	43,83	16,9	51,97	20,4	60,13
3,0	19,59	6,5	27,74	10,0	35,90	13,5	44,06	17,0	52,21	20,5	60,36
3,1	19,82	6,6	27,98	10,1	36,13	13,6	44,29	17,1	52,44	20,6	60,60
3,2	20,05	6,7	28,21	10,2	36,36	13,7	44,52	17,2	52,68	20,7	60,83
3,3	20,29	6,8	28,44	10,3	36,60	13,8	44,76	17,3	52,91	20,8	61,06
3,4	20,52	6,9	28,68	10,4	36,83	13,9	44,99	17,4	53,14	20,9	61,30
3,5	20,75	7,0	28,91	10,5	37,06	14,0	45,22	17,5	53,37	21,0	61,53

DEGRÉS	POIDS de beurre	DEGRÉS	POIDS de beurre	DEGRÉS	POIDS de beurre	DEGRÉS	POIDS de beurre	DEGRÉS	POIDS de beurre
	gr.		gr.		gr.		gr.		gr.
21,1	61,76	23,1	66,42	25,1	71,08	27,1	75,74	29,1	80,40
21,2	62,00	23,2	66,66	25,2	71,32	27,2	75,98	29,2	80,64
21,3	62,23	23,3	66,89	25,3	71,55	27,3	76,21	29,3	80,87
21,4	62,46	23,4	67,12	25,4	71,78	27,4	76,44	29,4	81,10
21,5	62,69	23,5	67,36	25,5	72,02	27,5	76,67	29,5	81,33
21,6	62,93	23,6	67,59	25,6	72,25	27,6	76,91	29,6	81,57
21,7	63,16	23,7	67,82	25,7	72,48	27,7	77,14	29,7	81,80
21,8	63,39	23,8	68,05	25,8	72,71	27,8	77,37	29,8	82,03
21,9	63,63	23,9	68,29	25,9	72.95	27,9	77,61	29,9	82.27
22,0	63,86	24,0	68,52	26,0	73,18	28,0	77,84	30,0	82,50
22,1	64,09	24,1	68,75	26.1	73,41	28,1	78,07	30,1	82,73
22,2	64,33	24,2	68,99	26,2	73,65	28,2	78,31	30,2	82,97
22,3	64,56	24,3	69,22	26,3	73,88	28,3	78,54	30,3	83,20
22,4	64,79	24,4	69,45	26,4	74,11	28,4	78,77	30,4	83,43
22,5	65,03	24,5	69,68	26,5	74,34	28,5	79,01	30,5	83,67
22,6	65,26	24,6	69,92	26,6	74,58	28,6	79,24	30,6	83,90
22,7	65,49	24,7	70,15	26,7	74,81	28,7	79,47	30,7	84,13
22,8	65,72	24,8	70,38	26,8	75,04	28,8	79,71	30,8	84,36
22,9	65,96	24,9	70,62	26,9	75,28	28,9	79.94	30,9	84,59
23,0	66,19	25,0	70,85	27,0	75,51	29,0	80,17		

On verse le lait dans le lactobutyromètre jusqu'au trait L, et sans y ajouter d'alcan, on y introduit successivement l'éther et l'alcool ; on chauffe ensuite pendant 1/2 heure à 38°, on laisse refroidir à 20° et dès que le beurre est clair, on lit le nombre de degrés qu'il occupe , de 10 à 43 grammes la formule pour la détermination de la quantité de beurre existant dans 1 litre de lait est la suivante : $2,04 \times n + 11,35$ ($n =$

DEGRÉS	POIDS de beurre	DEGRÉS	POIDS de beurre	DEGRÉS	POIDS de beurre	DEGRÉS	POIDS de beurre
1	13,4	7	25,6	13	37,9	19	51,3
2	15,4	8	27,7	14	39,9	20	56,6
3	17,5	9	29,7	15	41,9	21	60,3
4	19,5	10	31,7	16	44,0	22	65,2
5	21,5	11	33,8	17	46,3	23	70,5
6	23,6	12	35,8	18	49,5	24	75,1

nombre de degrés occupés par la solution de beurre. Le tableau ci-contre dispense du calcul.

On tend à remplacer depuis quelques années le procédé de Marchand par celui d'Adam qui donne des résultats bien plus satisfaisants. Je cite à peu près textuellement l'Instruction qui a été publiée par cet auteur pour le dosage du beurre en poids et en volume à l'aide d'un petit appareil appelé galactotimètre qui permet en même temps d'effectuer l'analyse complète du lait. On se sert pour cette opération des liquides et réactifs suivants : 1° de l'eau distillée ; 2° de l'acide acétique à 15 p. 100 que l'on obtient, en introduisant dans un ballon de 1 litre, 150 centimètres cubes d'acide acétique cristallisable et une suffisante quantité d'eau distillée pour faire un litre de solution ; 3° de l'éther pur à 65° ; 4° un mélange composé de : éther pur à 65°, 110 volumes, et alcool à 75° ammoniacal, 100 volumes ; ce dernier est obtenu en plaçant dans un ballon jaugé de 1 litre, 833 centimètres cubes d'alcool à 90°, 30 centimètres cubes d'ammoniaque et complétant le volume de 1 litre avec de l'eau distillée [1]. Le galactotimètre (fig. 29) a une capacité totale de 50 à 55 centimètres cubes ; à la partie supérieure est un bouchon de caoutchouc ou de liège très fin, parfaitement ajusté et coupé en biseau intérieurement ; la boule supérieure est partagée vers son milieu par un trait jaugeant 32 centi-

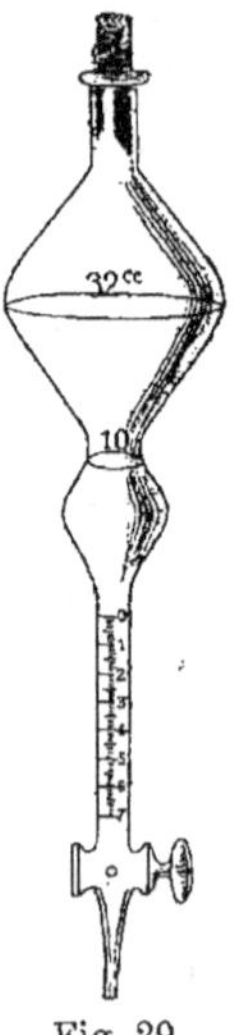

Fig. 29.
Galactoti-
mètre.

mètres cubes à partir du robinet ; la boule inférieure beaucoup plus petite que la supérieure est séparée de cette dernière par un col étroit sur lequel un trait circulaire marque 10 centimètres cubes à partir du robinet. Cette boule s'effile inférieurement en une tubulure étroite terminée par un robinet

---

[1] L'addition d'alcali n'est même pas nécessaire.

bien rodé, très doux et parfaitement étanche. La tubulure porte un trait supérieur marqué 0 et un inférieur marqué 70 ; l'espace compris entre ces deux limites est de 0^{rc},80 divisés en 70 degrés dont chacun correspond à 1 gramme de beurre par litre de lait. Pour effectuer le dosage du beurre à l'aide de cet appareil, on y introduit d'abord 10 centimètres cubes de lait de la manière suivante : Le robinet préalablement graissé avec soin et ouvert, on plonge le tube dans le lait mélangé par agitation et placé dans un vase à large ouverture ; par aspiration on le fait monter jusqu'au trait jaugeant 10 centimètres cubes, on ferme le robinet et on l'essuie ; on verse ensuite par l'ouverture supérieure de l'appareil et jusqu'au trait de jauge marquant 32 centimètres cubes le mélange d'alcool ammoniacal et d'éther, on bouche bien hermétiquement et on renverse l'appareil de façon à faire passer tout le liquide dans la boule supérieure où le mélange s'accomplit ; on répète plusieurs fois cette opération jusqu'à ce qu'on ait obtenu une liqueur parfaitement homogène et que les parois de l'appareil soient bien nettes. On place alors l'appareil sur un support ou sur une éprouvette et on le laisse au repos pendant cinq minutes ; après ce temps, le liquide est partagé en deux couches, l'une supérieure limpide contenant le beurre, l'autre inférieure, opaline, renfermant tous les autres principes du lait ; pour se débarrasser de la petite quantité de lait qui obstrue le conduit du robinet et la partie effilée de l'appareil située au-dessous, on enlève le bouchon et on entr'ouvre avec précaution le robinet, la presque totalité du lait s'écoule ainsi et le reste peut être enlevé facilement à l'aide de papier à filtrer. On soutire ensuite la liqueur inférieure à un demi-centimètre cube près, dans une éprouvette graduée ou dans un vase jaugeant exactement 100 centimètres cubes ; l'appareil est ensuite solidement rebouché, roulé entre les mains et mis au repos de façon à séparer encore une fois bien exactement les deux liquides clair et opalin ; on sépare encore ce dernier qu'on réunit au précédent : en répétant une ou deux fois cette manœuvre sans jamais laisser le liquide clair s'engager dans le robinet, on arrive à une séparation presque complète des deux couches : — on verse alors dans l'appareil de l'eau distillée jusqu'au trait 32 en ayant soin de la faire couler doucement, de façon à ce qu'elle ne tombe pas directement dans la liqueur intérieure, mais s'étale en nappe sur les parois de l'appareil qu'on fait tourner lentement dans la main gauche pendant cette affusion : on évite ainsi tout trouble ; le liquide butyreux surnage une liqueur parfaitement limpide que l'on soutire au bout de cinq minutes de repos, et que l'on ajoute à celle qui se trouve déjà dans l'éprouvette graduée ; ce mélange est additionné de 2 à 3 centimètres cubes d'acide acétique à 15 p. 100, et le tout porté à 100 centimètres cubes avec de l'eau distillée : on agite vivement jusqu'à ce qu'on voie les flocons de caséine nager dans le liquide clair ; on couvre alors l'éprouvette et on met à part. Le tube gradué ne contient plus à ce moment que la solution éthéro-alcoolique de beurre et une faible quantité d'eau engagée dans le robinet ; si l'on veut à ce moment faire un dosage par pesée, on élimine cette eau, on recueille la solution butyreuse dans une capsule de porcelaine à fond plat, tarée d'avance ; on rince l'appareil avec de l'éther (à deux reprises avec 2 centimètres cubes chaque fois), on ajoute cet éther au liquide contenu dans la capsule et on procède à l'évaporation au bain-marie sans amener le liquide à l'ébullition : on termine l'opération dans l'étuve à 100° et on pèse. — Ce premier mode de dosage du beurre donne les résultats les plus satisfaisants, et peut être pratiqué très rapidement.

Si on veut, au contraire, opérer volumétriquement, on fait suivre le lavage à l'eau ci-dessus indiqué, par un traitement à l'acide acétique à 15 p. 100 qui s'effectue de la manière suivante : On verse, avec les précautions déjà indiquées pour l'eau, l'acide dilué jusqu'au trait 32 centimètres cubes, on laisse éclaircir, et on rejette cette première portion d'acide ; on en remet un volume égal au premier et on plonge l'appareil dans un bain dont on élève lentement la température jusqu'à 75° ; la matière grasse se trouve alors à la surface du liquide sous forme d'un anneau oléagineux ; on retire l'appareil du bain : on ouvre avec précaution le robinet pour laisser écouler lentement le liquide aqueux, le beurre descend dans la tubulure graduée et donne un chiffre trop fort ; on verse alors dans le tube 2 à 3 centimètres cubes d'acide acétique dilué, et on le porte dans le bain dont on élève la température à 85°-90° jusqu'à ce que la solution butyreuse ait acquis une *limpidité parfaite*, indice de la pureté du beurre ; on ouvre alors le robinet (il faut laisser un peu refroidir pour

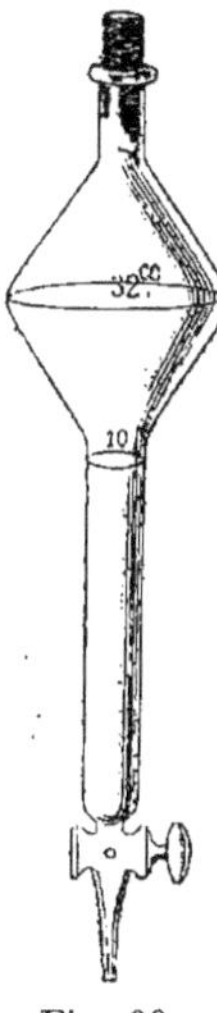

Fig. 30.

qu'il puisse fonctionner) et on fait arriver le beurre dans la tubulure graduée ; on reporte l'appareil dans le bain qu'on amène à 80°, on l'y laisse cinq minutes et on lit de haut en bas sur l'échelle le nombre de divisions occupées par le beurre et dont chacune réprésente 1 gramme de ce corps par litre de lait. Cette opération est longue et délicate, et les résultats que l'on obtient ne sont même pas aussi exacts que ceux fournis par la pesée ; c'est donc cette dernière méthode que je recommande plutôt, et j'emploie dans ce cas un tube semblable à celui qui sert pour la manipulation précédente, mais non gradué, et d'un diamètre un peu plus grand (fig. 30).

Le procédé d'Adam a l'avantage de permettre d'effectuer, outre le dosage du beurre, celui des autres éléments du lait. Pour doser par exemple la caséine, on recueille sur filtre les flocons blancs caillebottés qui se sont précipités sous l'influence de l'acide acétique dans le liquide placé dans l'éprouvette ; on lave sur filtre avec de l'eau distillée, on aplatit la matière, on dessèche à l'étuve, on laisse refroidir au-dessus de l'acide sulfurique et on pèse. Dans le liquide filtré on dose le lactose au moyen de la liqueur de Fehling.

Un des procédés les plus exacts de dosage de la matière grasse dans le lait consiste à épuiser par l'éther, et mieux encore par le sulfure de carbone pur, le résidu que l'on obtient par évaporation du lait lorsqu'on procède à la détermination des matériaux solides de ce liquide. Ce résidu, parfaitement desséché, est placé après pulvérisation dans un tube cylindrique effilé à sa partie inférieure où l'on met un tampon de coton, et épuisé à plusieurs reprises par du sulfure de carbone qui dissout toute la matière grasse : le dissolvant recueilli dans une capsule tarée, puis évaporé, abandonne la matière grasse que l'on pèse après avoir laissé la capsule pendant une heure à l'étuve à 100°.

Le dosage de la matière grasse du lait s'effectue rapidement et avec une grande exactitude à l'aide de l'appareil

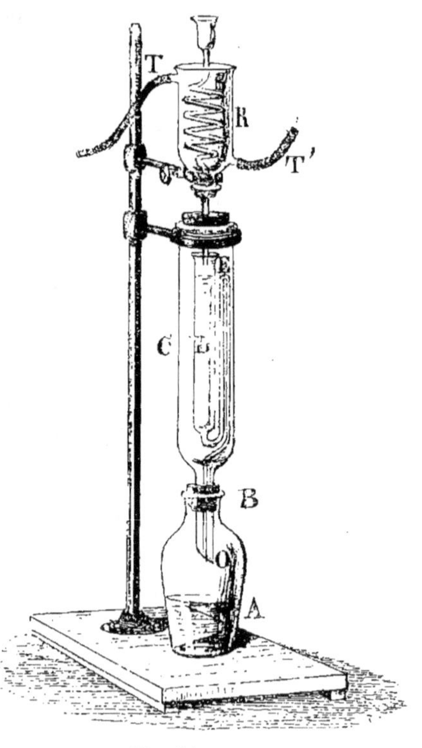

Fig. 31.
Dosage du beurre dans le lait.

de la figure 31, construit par M. Alvergniat ; il est employé couramment au Laboratoire municipal et je ne me sers plus d'autre procédé depuis que j'en ai reconnu les bons effets. Dans le vase en verre A on introduit un certain volume d'éther ; ce vase est ensuite fermé par un bouchon de liège B percé d'un trou dans lequel passe l'extrémité inférieure taillée en biseau (0) du tube cylindrique C dans lequel se trouve un deuxième tube D dont la partie inférieure à diamètre très étroit et formant siphon (E) se termine à l'extrémité O du premier cylindre : le tube C est surmonté par un serpentin S placé dans un réfrigérant R dans lequel on renouvelle l'eau à l'aide des tubulures T et T'. Lorsque l'on veut effectuer un dosage à l'aide de cet appareil, on jette sur un filtre, placé dans un entonnoir à robinet, 100 centimètres cubes d'acide acétique à 2 p. 1000, et 10 centimètres cubes du lait à analyser ; au bout d'une demi-heure, on soutire le liquide en ouvrant le robinet de l'entonnoir, et on porte le filtre qui contient la caséine et la matière grasse sous une cloche dans laquelle on fait le vide ; on l'y laisse douze heures et on le place ensuite dans le tube D de l'appareil ci-dessus : on porte à l'ébullition l'éther placé en A, et on procède ainsi à un lavage méthodique et continu du filtre qui abandonne toute la matière grasse à l'éther qui se rassemble dans le flacon A : il suffit d'évaporer et de peser pour avoir le poids de beurre contenu dans les 10 centimètres cubes de lait sur lesquels on a opéré.

Méthode de Soxhlet pour doser le beurre dans le lait. — *Principe :* Quand on agite ensemble des proportions déterminées de lait, de solution de potasse et d'éther, le beurre se dissout complètement dans ce dernier liquide, et la dissolution se rassemble à la surface sous forme d'une liqueur parfaitement transparente : une petite portion d'éther ne contenant pas de graisse reste dissoute dans la couche sous-jacente et cette portion d'éther est très constante dans certaines limites ; le reste de l'éther forme avec le beurre une solution d'autant plus concentrée que celui-ci est plus abondant dans le lait. Le degré de concentration de cette solution, et, par suite, la quantité de beurre qu'elle renferme, peut se déterminer à l'aide de la densité, et cela aussi exactement que l'on peut connaître la quantité d'eau contenue dans l'alcool à l'aide de l'alcoomètre, car entre les densités du beurre et de l'éther, la différence est aussi grande qu'entre celles de l'eau et de l'alcool.

Pour l'exécution, on fait usage : 1° de l'appareil de la figure 32 ; 2° d'une dissolution de potasse de 1,26 à 1,27 de densité (400 grammes de potasse caustique pure dans de l'eau en quantité suffisante pour 1 litre) ; 3° de l'éther saturé d'humidité : pour l'obtenir, on agite de l'éther ordinaire avec 1 à 2 dixièmes de son volume d'eau et on sépare l'éther; 4° de l'éther ordinaire ; 5° un récipient d'environ 4 litres plein d'eau que l'on peut amener facilement à la température de 17° à 18°. On mélange exactement le lait, on l'amène à 17°-18°, on en prend 200 centimètres cubes à l'aide d'une pipette, on les place dans un flacon de 300 centimètres cubes de capacité, et on y ajoute 10 centimètres cubes de la solution de potasse ; on agite vigoureusement et on y introduit 60 centi-

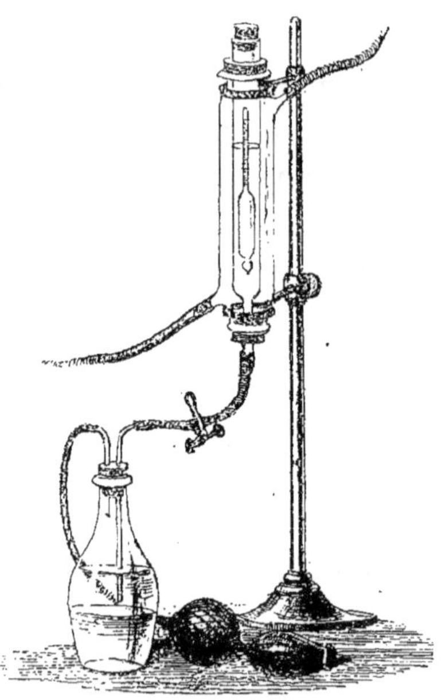

Fig. 32. — Appareil de Soxhlet.

mètres cubes d'éther aqueux, qui à ce moment doit avoir une température de 16° 5 à 18° 5 ; on bouche exactement le flacon avec un bon bouchon en caoutchouc ; on l'agite fortement pendant une demi-minute, on le place dans un vase contenant de l'eau à 17°-18°, et on le secoue légèrement pendant l'espace d'un quart d'heure (de demi-minute en demi-minute); au bout d'un nouveau quart d'heure de repos, la solution éthérée, parfaitement limpide, se trouve rassemblée à la partie supérieure du flacon; on arrive facilement à ce résultat si l'on fait subir au flacon un mouvement de rotation autour de son axe vertical. Quand on opère avec des laits très riches en beurre (45 à 50 p. 1000), la séparation est plus lente et peut durer jusqu'à une à deux heures ; dans ce cas, pour activer cette séparation il vaut mieux coucher le flacon dans une position horizontale : on fait ensuite communiquer le flacon à l'aide d'un tube (voir fig. 32) dont l'extrémité plonge dans la couche d'éther limpide, avec un tube vertical plus large étranglé à son extrémité inférieure et contenant, suspendu sur trois pointes, un densimètre très sensible, auquel est soudé un petit thermomètre indiquant les dixièmes de degré ; le deuxième tube qui traverse aussi le bouchon du flacon porte une poire en caoutchouc, au moyen de laquelle on comprime l'air dans le flacon ; on amène ainsi assez facilement l'éther dans le tube contenant l'aréomètre, de façon que ce dernier puisse flotter librement ; pour cela il est nécessaire d'ouvrir un instant l'orifice supérieur de l'appareil qui est ordinairement fermé par un bouchon. Pour obtenir la température de 17°,5 et pour la maintenir constante, le tube qui contient l'aréomètre est entouré d'un manchon de verre, dans lequel on place de l'eau à 17°,5. Quand le thermomètre indique cette température, on lit la densité, sur l'échelle de l'instrument, et on détermine la proportion de beurre à l'aide des tables suivantes :

Si l'on n'a pas su maintenir exactement la température de 17°,5, il faut faire une correction en se rappelant que, pour chaque dixième de degré de température en plus ou en moins, il faut augmenter ou diminuer de 0,0001 la densité lue sur l'instrument. On a reproché à cette méthode d'être d'une application très délicate : ce reproche est fondé, mais les résultats sont parfaitement conformes à ceux que l'on obtient par la pesée directe du beurre, et avec un peu d'habitude on arrive facilement à conduire l'opération avec une rapidité que l'on n'obtient pas suivant les autres méthodes :

Tableau donnant le poids du beurre contenu dans 100 volumes de lait d'après la densité de la solution éthérée (T = 17°,5).

DENSITÉ	Beurre pour 100 vol.	DENSITÉ	Beurre pour 100 vol.	DENSITÉ	Beurre pour 100 vol.	DENSITÉ	Beurre pour 100 vol.	DENSITÉ	Beurre pour 100 vol.	DENSITÉ	Beurre pour 100 vol.
0,7430	2,07	0,7470	2,52	0,7510	3,00	0,7550	3,49	0,7590	4,03	0,7630	4,63
1	2,08	1	2,54	1	3,01	1	3,51	1	4,04	1	4,64
2	2,09	2	2,55	2	3,03	2	3,52	2	4,06	2	4,66
3	2,10	3	2,56	3	3,04	3	3,53	3	4,07	3	4,67
4	2,11	4	2,57	4	3,05	4	3,55	4	4,09	4	4,69
5	2,12	5	2,58	5	3,06	5	3,56	5	4,11	5	4,70
6	2,13	6	2,60	6	3,08	6	3,57	6	4,12	6	4,71
7	2,14	7	2,61	7	3,09	7	3,59	7	4,14	7	4,73
8	2,16	8	2,62	8	3,10	8	3,60	8	4,15	8	4,75
9	2,17	9	2,63	9	3,11	9	3,61	9	4,16	9	4,77
0,7440	2,18	0,7480	2,64	0,7520	3,12	0,7560	3,63	0,7600	4,18	0,7640	4,79
1	2,19	1	2,66	1	3,14	1	3,64	1	4,19	1	4,80
2	2,20	2	2,67	2	3,15	2	3,65	2	4,20	2	4,82
3	2,22	3	2,68	3	3,16	3	3,67	3	4,21	3	4,84
4	2,23	4	2,70	4	3,17	4	3,68	4	4,23	4	4,85
5	2,24	5	2,71	5	3,18	5	3,69	5	4,24	5	4,87
6	2,25	6	2,72	6	3,20	6	3,71	6	4,26	6	4,88
7	2,26	7	2,73	7	3,21	7	3,72	7	4,27	7	4,90
8	2,27	8	2,74	8	3,22	8	3,73	8	4,29	8	4,92
9	2,28	9	2,75	9	3,23	9	3,74	9	4,30	9	4,93
0,7450	2,30	0,7490	2,76	0,7530	3,25	0,7570	3,75	0,7610	4,32	0,7650	4,95
1	2,31	1	2,77	1	3,26	1	3,76	1	4,33	1	4,97
2	2,32	2	2,78	2	3,27	2	3,78	2	4,35	2	4,98
3	2,33	3	2,79	3	3,28	3	3,80	3	4,36	3	5,00
4	2,34	4	2,80	4	3,29	4	3,81	4	4,37	4	5,02
5	2,35	5	2,81	5	3,30	5	3,82	5	4,39	5	5,04
6	2,36	6	2,83	6	3,31	6	3,84	6	4,40	6	5,05
7	2,37	7	2,84	7	3,33	7	3,85	7	4,42	7	5,07
8	2,38	8	2,86	8	3,34	8	3,87	8	4,44	8	5,09
9	2,39	9	2,87	9	3,35	9	3,88	9	4,46	9	5,11
0,7460	2,40	0,7500	2,88	0,7540	3,37	0,7580	3,90	0,7620	4,47	0,7660	5,12
1	2,42	1	2,90	1	3,38	1	3,91	1	4,48		
2	2,43	2	2,91	2	3,39	2	3,92	2	4,50		
3	2,44	3	2,92	3	3,40	3	3,93	3	4,52		
4	2,45	4	2,93	4	3,41	4	3,95	4	4,53		
5	2,46	5	2,94	5	3,43	5	3,96	5	4,55		
6	2,47	6	2,96	6	3,45	6	3,98	6	4,56		
7	2,49	7	2,97	7	3,46	7	3,99	7	4,58		
8	2,50	8	2,98	8	3,47	8	4,01	8	4,59		
9	2,51	9	2,99	9	3,48	9	4,02	9	4,61		

Matières albuminoïdes. — Le dosage direct des matières protéiques du lait offre de grandes difficultés ; on n'est jamais sûr de déterminer la totalité de ces substances qui existent dans le lait, d'autant plus que les différents réactifs employés dans ce but modifient certainement leur composition au point de rendre leur dosage plus qu'incertain. En évaluant leur proportion par différence, on ne commet pas des erreurs plus fortes (je puis même assurer qu'elles sont moindres) que par les méthodes de dosage direct, lesquelles exigent en outre beaucoup de temps et des précautions très minutieuses.

Sucre de lait (lactose). — Le dosage de ce corps s'effectue à l'aide de la liqueur de Fehling dont 10 centimètres cubes sont réduits par $0^{gr},635$ de lactose ; on peut opérer directement avec le lait, ou bien employer le liquide clair (petit-lait) que l'on obtient en traitant le lait à l'ébullition par de l'acide acétique. Dans le premier cas, lorsque le lait n'est pas trop riche en matière grasse, on en prend 10 centimètres cubes, on les amène à 50 centimètres cubes et à l'aide d'une burette graduée on les verse goutte à goutte dans 5 centimètres cubes de liqueur bleue de Fehling placés dans une capsule en porcelaine, additionnés de 5 centimètres cubes de solution de potasse au 10e et portés à l'ébullition ; on continue l'addition du lait jusqu'à décoloration complète de la liqueur bleue. (Voir aux *Matières sucrées* la correspondance de la liqueur bleue avec le *lactose*.)

Dans le deuxième cas (c'est celui qui se présentera le plus souvent), on introduit 100 centimètres cubes de lait dans un petit ballon, l'on chauffe de 60° à 70° après addition de quelques gouttes d'acide acétique ou d'acide sulfurique dilué, on filtre après refroidissement, et on ramène au volume primitif de 100 centimètres cubes ; le liquide transparent que l'on obtient ainsi est étendu de 4 à 5 fois son volume d'eau distillée, et le lactose est dosé comme précédemment à l'aide de la liqueur de Fehling. D'après la méthode de Soxhlet, on prend 25 centimètres cubes de lait que l'on additionne de 400 centimètres cubes d'eau distillée ; on y ajoute ensuite

quelques gouttes d'acide acétique et on porte à l'ébullition ;
après refroidissement, on amène le volume à 500 centimètres
cubes et on filtre : on prend du liquide filtré 100 centimètres
cubes qui correspondent à 5 centimètres cubes de lait, on y
ajoute 50 centimètres cubes de liqueur de Fehling et on fait
bouillir pendant 6 minutes environ dans une capsule de porcelaine : on recueille l'oxydule de cuivre dans un tube de
verre cylindrique de deux centimètres de diamètre étiré à
sa partie inférieure, dans lequel on a placé un tampon de
coton de verre et qu'on a lavé ; l'oxydule de cuivre est
réduit après lavage à l'état de cuivre métallique à l'aide d'un
courant d'hydrogène, puis on prend le poids du tube ; par différence on obtient celui du cuivre dont on déduit ensuite la
proportion de sucre de lait en se basant sur les chiffres suivants :

0,3927 de cuivre correspondent à				0,300 de sucre de lait.		
0,3636	—	—	—	0,275	—	—
0,3330	—	—	—	0,250	—	—
0,3008	—	—	—	0,225	—	—
0,2696	—	—	—	0,200	—	—
0,2375	—	—	—	0,175	—	—
0,2040	—	—	—	0,150	—	—
0,1714	—	—	—	0,125	—	—
0,1383	—	—	—	0,100	—	—

Les chiffres intermédiaires peuvent être obtenus par inter-
polation.

Le lactose est souvent dosé à l'aide du polarimètre. Pour
cela on peut suivre le procédé décrit dans l'agenda du chimiste pour l'année 1889 et qui est le suivant :

« On dilue à un litre 100 centimètres cubes de sous-acétate de plomb officinal, en ajoutant quelques gouttes d'acide
acétique, jusqu'à disparition du trouble laiteux : à 20 centimètres cubes de lait on ajoute 20 centimètres cubes de
cette solution plombique, on agite, on filtre après quelques
instants et on examine au tube de 20 centimètres : le tableau

suivant indique les proportions de lactose qui correspondent aux rotations observées.

DEGRÉS observés.	LACTOSE en grammes par litre.	DEGRÉS observés.	LACTOSE en grammes par litre.	DEGRÉS observés.	LACTOSE en grammes par litre.	DEGRÉS observés.	LACTOSE en grammes par litre.
1°	19,04	1°,40'	31,74	2°,40'	50,75	3°,40'	69,82
» 8'	21,58	» 48'	34,26	» 48'	53,29	» 48'	72,36
» 16'	24,12	» 56'	36,80	» 56'	55,83	» 56'	74,90
» 24'	26,65	2°,00'	38,07	3°,00'	57,11		
» 32'	29,20	» 08'	40,61	» 08'	59,66		
		» 16'	43,13	» 16'	62,20		
		» 24'	45,67	» 24'	64,74		
		» 32'	48,21	» 32'	67,28		

$2' = 0,635$ de lactose.

Si l'on emploie la division saccharimétrique, 1 degré saccharimétrique correspond à $2^{gr},074$ de lactose par litre, et si on dédouble le lait au moyen de la solution d'acétate de plomb, à $4^{gr},15$ de lactose par litre : le tableau suivant dispense du calcul.

DEGRÉS saccharimétriques.	LACTOSE en grammes par litre.	DEGRÉS saccharimétriques.	LACTOSE en grammes par litre.	DEGRÉS saccharimétriques.	LACTOSE en grammes par litre.	DEGRÉS saccharimétriques.	LACTOSE en grammes par litre.
5	20,75	10	41,50	15	62,25	0,2	0,83
6	24,90	11	45,65	16	66,40	0,4	1.66
7	29,05	12	49,80	17	70,55	0,6	2.49
8	33,20	13	53,95	18	74,70	0,8	3,32
9	37,35	14	58,10	19	78,85		

C'est Poggiale qui, le premier appliqua les méthodes optiques au dosage du lactose.

Matières salines. — Le résidu de l'évaporation à feu nu de 10 centimètres cubes de lait placés dans une capsule de platine tarée, est calciné avec précaution d'abord, plus fortement ensuite, jusqu'au rouge naissant que l'on maintient tant que les cendres ne sont pas complètement blanches ; on les pèse ensuite : leur réaction doit être légèrement alcaline ; quand elles sont naturelles, elles ne renferment ni sulfates ni azotates. En les reprenant par l'eau distillée et en évaporant cette dissolution, on connaît le poids des sels solubles et par différence celui des sels insolubles formés principalement de phosphate de chaux, que l'on peut déterminer directement, en dissolvant le résidu de la calcination dans de l'eau aiguisée d'acide acétique et au besoin d'acide chlorhydrique, filtrant et précipitant par l'ammoniaque.

Je viens de passer en revue les principales méthodes usitées pour la détermination des éléments essentiels du lait. Si l'on désire, dans une question d'ordre purement scientifique, obtenir des données plus exactes, il faut suivre les préceptes indiqués par M. Duclaux dans son nouveau procédé d'analyse du lait que le lecteur trouvera aux pages 171 et suivantes de l'excellent ouvrage sur le lait publié par ce savant en 1887. Je vais étudier maintenant les falsifications dont ce liquide est l'objet, ainsi que ses altérations qui, bien souvent, sont les causes des falsifications qu'on lui fait subir, parce que l'on cherche à les atténuer ou à les cacher par l'addition des substances étrangères.

§ III. — FALSIFICATIONS

La falsification du lait la plus simple et la plus fréquente, je pourrais presque dire la falsification constante du lait, est ce que l'on appelle d'ordinaire le *mouillage*, c'est-à-dire l'addition au produit naturel d'une quantité d'eau plus ou moins considérable. A côté de cette première falsification vient s'en placer une deuxième, l'*écrémage*, qui consiste dans la soustraction d'une partie de la crème,

et bien souvent ce sont ces deux opérations réunies qui constituent la manipulation ordinaire à laquelle on soumet le
lait. Les propriétés physiques du liquide permettent déjà
de soupçonner la fraude. Le lait additionné d'eau et
dépouillé d'une partie de sa crème, perd de son opacité, sa
couleur est légèrement bleuâtre, sa saveur aqueuse ; une

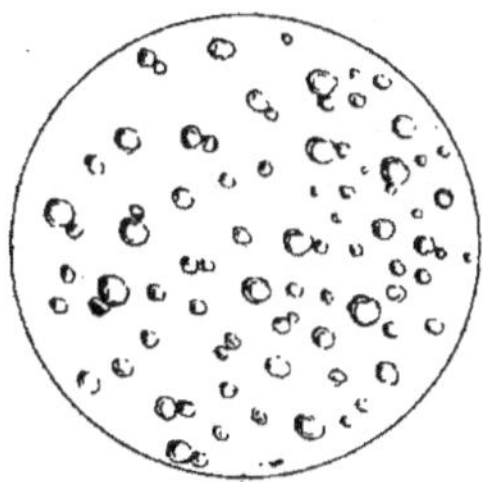

Fig. 33.   Fig. 34.
Lait mouillé examiné au microscope.   Lait pur examiné au microscope.

goutte de ce lait examinée au microscope ne présente que de
rares globules gras nageant dans un liquide légèrement
opaque (fig. 33), tandis que dans le lait pur (fig. 34) les globules
de beurre sont tellement nombreux qu'ils sont fortement
pressés les uns contre les autres. Le dosage de l'eau indiqué
page 256 et le calcul qui fait suite, permettent d'évaluer, avec
une approximation suffisante, la proportion de ce liquide introduite dans le lait ; à l'aide des indications combinées du lacto-densimètre et du crémomètre, on peut encore, mais avec
moins de certitude, s'assurer de la fraude et cela de la manière suivante (Grandeau). L'expertise dans ce cas se divise
en trois opérations principales.

1° On remplit de lait le crémomètre jusqu'à deux doigts
du bord et on y plonge le lacto-densimètre qui indique au
bout d'un instant la densité que l'on note ; on prend ensuite
la température du liquide, et, à l'aide des tables de la
page 254 (lait entier), on connaît la densité réelle à côté de
laquelle, sur le lacto-densimètre, on trouve l'indication de
la qualité du lait. Si le degré réel pour un lait entier tombe

par exemple entre 29 et 33, on voit à droite qu'il est pur ; s'il tombe entre 26 et 29 il y a $\frac{1}{10}$ d'eau ajoutée, entre 23 et 26 il y a $\frac{2}{10}$, etc.

2° Le lait qui a servi dans la première opération reste dans le crémomètre qu'on achève de remplir jusqu'au trait O et qu'on place dans un endroit frais ; au bout de vingt-quatre heures, on mesure l'épaisseur de la couche de crème, puis on l'enlève avec une petite cuillère et on fait la troisième opération.

3° On reprend avec le lacto-densimètre la densité du lait complètement écrémé : on cherche dans la table de la page 254 (lait écrémé) le degré réel, et on trouve à côté de ce degré, sur le côté gauche du lacto-densimètre, la quantité d'eau ajoutée au lait. Il ne faut pas perdre de vue, que toutes ces données se rapportent non au lait que fournit une seule vache, mais au produit total d'une ou de plusieurs étables.

Si l'on veut être fixé bien exactement sur le degré de la fraude qui nous occupe en ce moment, il faut faire un dosage des principaux éléments qui constituent le lait, surtout de la matière grasse et du sucre de lait, et comparer ensuite les chiffres obtenus à ceux qui ont été adoptés comme moyenne par la plupart des auteurs. Comme chiffres minima, le conseil d'hygiène de la Seine admet les suivants qui se rapportent évidemment à un lait additionné d'une certaine proportion d'eau et écrémé :

Matières sèches (extrait)	11,5
Eau	88,5
Beurre	27 à 30 p. 1 000.
Sucre de lait	45 —
Caséine, albumine et cendres	43 —

En résumé, on caractérisera facilement le *mouillage* par la diminution du poids de l'extrait, et l'*écrémage* par la diminution de la quantité de matière grasse contenue dans l'extrait. Il résulte d'analyses faites au Laboratoire municipal de Paris que l'extrait d'un lait entier renferme au minimum

23 p. 100 de beurre, et au maximum 77 p. 100 d'autres matières sèches (sucre de lait, caséine, albumine et sels). Il en résulte que l'écrémage sera nettement caractérisé dès que l'extrait ne renfermera plus que 21 p. 100 de matière grasse, et lorsque l'on trouvera dans ce lait plus de 79 p. 100 des autres matières citées plus haut. (*Documents du Laboratoire municipal.*) Quelquefois, mais bien rarement pourtant, les fraudeurs cherchent à dissimuler le mouillage et l'écrémage par l'addition de certaines substances destinées à rendre au lait l'opacité, la couleur, la densité qu'il possédait primitivement. Ces falsifications, la plupart du temps très grossières, sont facilement décelées par l'examen des propriétés physiques du lait, (goût, couleur, épreuve d'ébullition, examen microscopique); au besoin on peut faire intervenir aussi quelques réactions chimiques très simples. Je me contenterai de citer celles de ces substances qui ont été trouvées dans le lait par certains chimistes, en faisant observer que c'est tout à fait exceptionnellement qu'on arriva à rechercher leur présence, pour cette raison que, possédant une valeur marchande assez élevée, leur emploi ne constituerait aucun bénéfice pour le fraudeur. Ce sont : 1° *Le sucre de canne et le glucose :* on sera amené à en rechercher la présence par suite de la saveur sucrée exagérée que présentera le lait, et on les caractérisera par la réduction exercée par le sérum, sur la liqueur de Fehling avant et après inversion. 2° *Dextrine :* elle sera reconnue en précipitant le sérum par l'alcool : le précipité est redissout dans l'eau et la solution colore l'eau iodée en rouge vineux. 3° *Matières gommeuses :* lorsqu'elles existent dans le lait, l'addition d'alcool au sérum y occasionne un précipité très abondant; dans le sérum d'un lait pur l'alcool ne produit qu'un léger louche. 4° *Farine, amidon :* le lait additionné de ces substances se colore directement en bleu par l'iode.

L'examen microscopique pratiqué sur le dépôt qui se forme

au fond des vases qui contiennent le liquide, permet de reconnaître facilement et rapidement cette falsification, que souvent on constate immédiatement en portant le lait à l'ébullition ; il s'épaissit et s'attache au fond du vase.

Plus fréquentes que les falsifications que je viens de citer, sont celles qui consistent à ajouter au lait certains produits minéraux ou organiques destinés à en prévenir les altérations, ou bien à les dissimuler lorsqu'elles se sont déjà produites. Ainsi, sous l'influence de certains ferments et surtout quand la température est assez élevée (25 à 30°), le lait subit la fermentation lactique pendant laquelle le sucre de lait est transformé en acide lactique ; par suite le lait se coagule très facilement, surtout si on le chauffe : pour éviter cette décomposition, plusieurs procédés ont été mis en usage : 1° l'emploi du froid qui donne d'excellents résultats, mais qui n'est applicable que dans de grandes exploitations, et qui, du reste, a souvent donné lieu à des abus, en ce sens que la glace employée pour retarder l'altération était placée dans le lait même, et produisait ainsi un mouillage plus ou moins étendu ; 2° l'emploi de la chaleur qui arrête l'action des microbes, mais qui a pour effet nuisible de transformer certains des éléments du lait (la caséine par exemple) et de donner au liquide un goût particulier que beaucoup de consommateurs n'aiment pas.

Ces deux derniers moyens peuvent être seuls recommandés pour empêcher l'altération du lait, tandis que ceux dont je vais parler maintenant constituent des falsifications ; ils comportent en effet l'emploi de certains produits chimiques dont les uns, comme l'acide salicylique, le salicylate de soude, sont destinés à arrêter l'action des ferments, et dont les autres doivent saturer, en totalité ou en partie, l'acide lactique formé sous l'influence de la fermentation.

Les substances employées à ce dernier usage, et auxquelles on donne le nom de *conservateurs* sont : 1° le bicarbonate de soude, dont on se sert dans la proportion de 1 à 2 p. 1 000. A la dose de 2 grammes par litre, la saveur et l'odeur du lait sont modifiés, surtout si le liquide a été soumis à l'ébullition. On reconnaît l'addition de ce sel par l'examen des cendres, dont la proportion est alors supérieure à 0,8 p. 100 et qui présentent une réaction nettement alcaline. On peut même en déterminer la proportion, soit par un dosage alcalimétrique, soit par le dosage de l'acide carbonique ; les cendres du lait pur ne contiennent en effet que 1,5 à 2 p. 100 d'acide carbonique, tandis que le bicarbonate de soude en contient 41,2 p. 100. 2° Le *borax* ou *borate de soude* dont l'action est complexe ; son alcali se combine à l'acide lactique produit par la fermentation, tandis que l'acide borique mis en liberté, agissant comme antiseptique, empêche l'action ultérieure des ferments. L'acide borique peut être reconnu facilement dans les cendres du lait à l'aide de ses réactions caractéristiques, par exemple par la coloration verte qu'il communique à la flamme de l'alcool, et par sa transformation en fluorure de bore qui, en contact avec l'hydrogène, colore la flamme de ce gaz en vert. Pour produire cette dernière réaction qui est très belle et très probante, on fait passer l'hydrogène dans un tube effilé à un bout et contenant les cendres du lait mélangées à du fluorure de calcium et à de l'acide sulfurique ; on chauffe le tube, et on allume l'hydrogène qui se dégage à son extrémité ; le gaz brûle alors avec une belle flamme verte (Pabst). On peut encore employer, pour la recherche de l'acide borique dans le lait, le procédé suivant de Meissl : On prépare les cendres de 100 grammes de lait auquel on a d'abord ajouté de l'eau de chaux jusqu'à réaction alcaline ; on les dissout dans l'acide chlorhydrique concentré, on filtre et on chasse par la chaleur l'excès d'acide ; on reprend ensuite par très peu d'acide chlorhydrique étendu d'eau, on y ajoute de la teinture fraîche de curcuma et on évapore à siccité. Si le lait contient la moindre trace d'acide borique ou de borate de soude, le résidu sera coloré en rouge vif ou en rouge foncé.

L'*acide salicylique* et son sel de soude sont reconnus à l'aide des procédés déjà indiqués précédemment. On trouve l'acide salicylique dans le petit lait après précipitation de la caséine par l'acide acétique.

A côté de ces altérations du lait, il s'en produit quelquefois d'autres dont les unes, dues à l'influence de microbes spéciaux, sont connues sous le nom de lait bleu, lait jaune, et peuvent être reconnues immédiatement, tandis que les autres qui sont produites par certaines maladies des vaches ne peuvent être décelées que par un examen· attentif pratiqué à l'aide du microscope.

Ainsi le lait des vaches atteintes de la maladie que l'on appelle vulgairement la *cocotte*, a une consistance visqueuse et devient souvent filant comme du blanc d'œuf; quand on l'examine au microscope, on y aperçoit nettement des globules muqueux ou purulents au milieu des globules de beurre qui eux-mêmes sont altérés dans leur forme; ces derniers sont solubles dans l'éther tandis que les premiers se dissolvent dans une solution de soude caustique On y reconnaît aussi quelquefois, mais plus rarement, la présence de globules sanguins.

Les corps métalliques (cuivre, zinc, plomb) que le lait pourrait contenir accidentellement, sont reconnus dans les cendres par les procédés ordinaires de l'analyse qualitative.

§ IV. — LAITS CONDENSÉS ET CONSERVES DE LAIT

Afin de pouvoir conserver le lait plus ou moins longtemps, et surtout dans le but de le transporter avec ses principales propriétés et sans altération de ses éléments essentiels, on prépare des laits condensés (laits privés de leur eau) ou des conserves de lait (lait débarassé de ses germes par la chaleur et conservé dans des récipients hermétiquement clos).

Les *laits condensés* sont d'excellentes préparations qui permettent de conserver les éléments principaux du lait pendant un temps très long : on y arrive par évaporation du lait naturel dans le vide jusqu'à réduction au quart ou au cinquième de son volume, après addition d'une quantité plus ou moins considérable de sucre de canne, et par conservation dans des boîtes en fer-blanc hermétiquement closes ; les seuls reproches que l'on puisse faire à ces produits, sont l'introduction d'une quantité trop considérable de sucre, et l'emploi beaucoup trop fréquent de lait écrémé. Voici la composition moyenne, d'un certain nombre de ces produits (résultat de 64 analyses) :

Eau	25,61
Matières azotées	11,79
Beurre	10,35
Sucre de lait	13,84
Sucre de canne	36,22
Cendres	2,19

Tous ces laits ont été écrémés et additionnés d'une proportion très forte de sucre de canne. Il existe aussi des laits condensés préparés sans addition de sucre ; leur composition moyenne est la suivante :

Eau	58,99
Matières azotées	11,92
Matière grasse	12,42
Sucre de lait	14,49
Cendres	2,18

La proportion d'eau est plus considérable et la conservation du produit plus difficile. Malgré cela ces préparations rendent de très grands services et sont très employées, surtout par le département de la marine pour l'alimentation des malades dans les colonies ; elles sont appelées de même à rendre de grands services aux armées en campagne ; pour l'usage on les étend d'une quantité d'eau suffisante pour leur rendre à peu près la composition du lait frais.

L'analyse de ces produits qui s'effectue comme celle du lait naturel après les avoir étendus d'eau, doit porter surtout sur la proportion de beurre, sur celle de la matière albuminoïde, et sur la recherche des substances étrangères qu'on a pu y introduire. On sait que dans le lait pur le rapport des substances albuminoïdes aux substances grasses est comme $\frac{100}{110}$ environ ; on cherche donc à établir ce rapport suivant les procédés analytiques ordinaires décrits plus haut, pour s'assurer si le produit a été préparé avec du lait pur ou avec du lait écrémé. — Très souvent on y trouve des substances antiseptiques comme l'acide salicylique, l'acide borique, etc. ; on les caractérise d'après les procédés connus.

Le lait condensé de la compagnie générale française des laits purs a la composition suivante d'après l'analyse de M. Girard.

```
Extrait — 34,75   (donc, Eau 100 — 34,75 = 65,25).
formé de Beurre. . . . . . . . . . . . . . . . . . . .  10,35
    —      Sucre de lait. . . . . . . . . . . . . . . .  13,62
    —      Caséine et albumine . . . . . . . . . . . . .   8,68
    —      Cendres . . . . . . . . . . . . . . . . . . .   2,10
Azote sur la matière sèche . . . . . . . . . . . . . . .   4,95
Pas de sucre de canne, d'acide salicylique et d'acide borique
```

Le *lait conservé* n'est autre chose que du lait stérilisé par la chaleur à l'aide du procédé qui est appliqué aux vins et à la bière et connu sous le nom de pasteurisation. Dans ce but on enferme le lait frais dans des boîtes en tôle soudées hermétiquement, et on l'expose à une série de chauffages et de refroidissements destinés à détruire les germes et les spores qui s'y trouvent contenus à l'origine : la température à laquelle on soumet le lait varie entre 105° à 120° : on obtient ainsi un produit qui peut se conserver sans altération pendant un temps très long, condition qui le rend précieux pour les expéditions lointaines ; il a conservé à peu près intrégrales toutes les qualités physiques du lait primitif : son goût rappelle très vaguement celui du lait cuit : la matière grasse seule vient se réunir à la surface, mais il est facile de la répartir de nouveau dans la masse du liquide, en chauffant ce dernier au bain-marie et en l'agitant. Si l'opération de la conservation a été mal exécutée, on s'en aperçoit de suite à l'ouverture des boîtes, par l'odeur ammoniacale et la saveur rance du produit, de même qu'à sa coloration plus ou moins foncée ; il est probable que les matières albuminoïdes subissent des transformations qui les amènent finalement à l'état de produits de composition plus simple, tels que leucine, tyrosine, et finalement ammoniaque ; la matière grasse aussi subit des décompositions et devient rance : le produit présente alors une réaction acide plus ou moins prononcée.

Outre l'avantage de conserver le lait avec toutes ses propriétés primitives, ces préparations ont encore celui d'écarter toute possibilité de transmission de maladies contagieuses.

L'administration de l'assistance publique de Paris, frappée des grands avantages que présente leur usage, les emploie dans presque tous ses établissements hospitaliers.

Parmi les laits stérilisés, les deux échantillons suivants que j'ai examinés, me paraissent réunir toutes les conditions désirables.

1° Lait conservé de Dahl. — L'analyse de ce produit faite au Laboratoire municipal et dans mon laboratoire, a donné les résultats suivants :

Densité.	1033	1032
Eau	87,15	87 (par différence).
Extrait.	12,85 p. 100	13 p. 100
Cendres	0,66	0,73 —
Beurre.	4,89	4,63 —
Lactose	4,61	4,78 —
Caséine	2,69	2,86 p. 100 (par différence).
(LABORAT. MUNICIPAL.)		(E. BURCKER).

2º Lait pur stérilisé de la compagnie générale de laits purs.

ANALYSES FAITES AU LABORATOIRE MUNICIPAL ET DANS MON LABORATOIRE

Densité	1032,5		1033
Crémomètre.	3	Eau. . .	86,15
Extrait	13,66 p. 100		13,85 p. 100
Cendres.	0,71 —		0,69 —
Beurre	4,21 —		4,18 —
Lactose	5,21 —		4,92 —

Caséine et albumine 3,06 p. 100.

Caséine et albumine, 3,53 p. 100 :
Pas d'acide salicylique, ni d'acide
borique, pas de fécule.

(LABORATOIRE MUNICIPAL)   (BURCKER)

En regard des chiffres trouvés au Laboratoire municipal, j'ai placé ceux que j'ai obtenus moi-même lors du dosage des éléments principaux de ces laits.

Voici encore, d'après Meissl, les résultats de l'examen et de l'analyse d'un lait frais et du même lait stérilisé.

	LAIT FRAIS	LAIT STÉRILISÉ (après 8 jours).
ODEUR ET SAVEUR	BONNES	BONNES
Réaction.	Neutre.	Neutre.
Eau.	86,5 p. 100	86,44 p. 100
Matières azotées.	3,84 —	3,87 —
Beurre.	4,01 —	4,96 —
Lactose.	4,98 —	4,96 —
Cendres.	0,74 —	0,73 —

§ V. — CRÈME

Lorsque le lait est abandonné au repos, la matière grasse vient se réunir à sa partie supérieure où elle constitue ce que l'on nomme la *crème*, tandis que le liquide sous-jacent qui est appelé *sérum* ou *petit-lait* n'en retient plus que de faibles quantités. La crème n'est pas seulement formée par les globules de beurre qui se sont rassemblés à la partie supérieure du liquide en vertu de leur poids spécifique plus faible, mais encore par des proportions variables des autres éléments du lait entraînés par eux, tels que la caséine, l'albumine, la lactose et les sels. — Cela ressort des analyses suivantes de Vœlcker qui se rapportent à de la crème produite par du lait de bonne qualité :

	1	2	3	4
Eau.	74,46	64,80	56,50	61,67
Matière grasse pure	18,18	25,40	31,57	33,43
Caséine.	2,69	7,64	8,44	2,62
Sucre de lait.	4,03			1,56
Cendres.	0,59	2,19	3,49	0,72

1° Ecrémage après quinze heures de repos.

2° 3° 4° Crèmes de quarante-huit heures.

Voici le résultat des analyses opérées sur 39 échantillons de crème obtenus par divers procédés (Koënig) :

	Minimum p. 100	Maximum p. 100	Moyenne p. 100
Eau.	22,83	83,23	66,51
Matières azotées	1,83	8,12	3,61
Beurre	16,80	33,41	26,75
Sucre de lait.	0,66	6,43	3,52
Cendres.	0,13	2,79	0,61

La valeur de la crème dépend surtout de sa teneur en beurre que l'on détermine de la même manière que dans le lait, en évaporant un poids quelconque de crème et traitant le résidu par l'éther ou par le sulfure de carbone : le dissolvant évaporé dans une capsule tarée laisse comme résidu la matière grasse dont on peut ainsi connaître le poids. La crème aigre a une consistance assez épaisse que l'on cherche à donner à la crème jeune par le battage et par addition de bicarbonate de soude, de gélatine, de blanc d'œuf... On y ajoute quelquefois aussi, mais plus rarement, de la farine, de l'amidon, de la craie, etc. ; tous ces corps peuvent être reconnus à l'aide des méthodes décrites déjà précédemment. Le blanc d'œuf se sépare en flocons quand on chauffe la crème étendue d'eau ; la gélatine est précipitée par une solution de tannin. Il est nécessaire dans l'examen des crèmes, d'opérer par comparaison avec des produits préparés avec le même lait qui a servi à la préparation des crèmes suspectes : on peut considérer comme telles toutes celles qui contiennent moins de 22 à 25 p. 100 de matières grasses.

On obtient des crèmes plus riches en beurre en opérant la séparation de la matière grasse à une température plutôt basse qu'élevée, et constante autant que possible (10 à 15°) ; une température plus élevée est nuisible puisqu'elle active la fermentation lactique et par suite la coagulation du lait.

BEURRE

Le beurre est formé par des glycérides d'acides gras fixes et d'acides gras volatils ; les premiers contiennent surtout les acides palmitique, oléique, stéarique et myristique ; les seconds, les acides butyrique, caproïque, caprylique et caprique. On confond généralement ces derniers glycérides sous le nom de butyrine ; ce sont eux qui donnent au beurre son odeur particulière. La composition des beurres de diverses provenances n'est pas la même en ce qui concerne leurs glycérides à acides volatils et leurs glycérides à acides fixes ; on a trouvé pourtant que le rapport en équivalents des acides volatils (butyrique et caproïque) est sensiblement constant pour une même espèce de beurre et égal à 2,1 pour les beurres de Normandie, 2,4 pour les beurres du Cantal, 1,8 pour les beurres de Bretagne, etc. (Duclaux. *Le Lait*, p. 329.) A la suite de ses recherches, M. Duclaux a été amené à conclure que les beurres des diverses régions sont absolument différents les uns des autres au lieu d'être à peu près identiques comme on l'avait cru jusqu'à présent, et qu'aucun soin, aucune méthode de fabrication, ne pourront permettre d'obtenir en Normandie du beurre de Bretagne, ou en Bretagne du beurre de Normandie.

Le beurre est entièrement soluble dans l'éther, le sulfure de carbone, l'éther de pétrole. L'alcool absolu bouillant en dissout 3,5 parties (Chevreul); cette solubilité dans l'alcool décroît rapidement avec la température et à mesure que le degré de dilution de l'alcool augmente; l'alcool à 60° n'en dissout plus que des traces : c'est la butyrine qui forme la majeure partie des matériaux du beurre dissous dans l'alcool. L'alcool méthylique agit de la même façon que l'alcool éthylique. (Duclaux. *Loc. cit.*)

Altérations du beurre. — Beurre rance. — On connaît peu les causes qui provoquent et les phénomènes qui caractérisent la rancissure du beurre; on y constate une augmentation d'acidité et la présence de l'acide butyrique, surtout en été; cette question importante a été élucidée autant qu'elle pouvait l'être, par les beaux travaux de M. Duclaux que je vais résumer d'après l'excellent ouvrage « *le Lait* » que ce savant a publié en 1887.

Le beurre s'altère sous l'influence de l'air et de la lumière diffuse ou directe, et sous l'action des microbes et des végétaux cryptogamiques dont les filaments envahissent rapidement le beurre fait sans soin et qui provient de crème aigrie. Le beurre très frais renferme déjà des acides volatils libres (butyrique et caproïque), en faible proportion il est vrai, 1 à 2 décigrammes par kilogramme; ils augmentent à mesure que le beurre vieillit, et cette augmentation est due à la saponification de la matière grasse qui constitue les glycérides à acides volatils : les glycérides à acides fixes résistent donc mieux dans le beurre que les glycérides à acides volatils à la saponification sous l'action du temps.

A la lumière diffuse et à l'air, le beurre perd peu à peu sa saveur et son odeur et acquiert une saveur suiffeuse qui va en augmentant de plus en plus. La matière colorante est attaquée aussi et le beurre blanchit : l'oxygène est absorbé très lentement, et il se dégage de l'acide carbonique dû à l'oxydation des produits de décomposition des glycérides à acides fixes. On constate toujours la formation, au bout d'un certain temps, d'acide formique et d'acide oxyoléique ; c'est ce dernier acide qui, en se combinant aux alcalis provenant de la décomposition des matières albuminoïdes, donne au beurre ancien une teinte foncée quelquefois noirâtre. Le beurre ainsi décomposé est plus soluble dans l'alcool concentré que le beurre frais, les acides et la glycérine résultant de la saponification des corps gras étant plus solubles dans ce véhicule que les corps gras eux-mêmes.

L'action de la lumière diffuse sur le beurre exposé en large surface à l'air, est de provoquer une oxydation rapide à la suite de laquelle la matière grasse se saponifie peu à peu, en commençant par les glycérides à acides volatils et en passant ensuite aux glycérides à acides fixes : les acides volatils disparaissent petit à petit ; les acides fixes se transforment en produits d'oxydation cités plus haut.

L'action des rayons solaires est en tous points semblable à celle de la lumière diffuse ; elle en diffère seulement par sa plus grande intensité et par ce fait qu'il y a oxydation beaucoup plus active des glycérides à acides fixes et de leurs produits de saponification, et par suite production plus grande d'acides formique, oxyoléique et carbonique.

Donc, *très lentement à l'obscurité, plus rapidement à la lumière diffuse et très rapidement au soleil, la matière grasse dans le beurre se saponifie sous l'influence de l'oxygène, et se dédouble en éléments qui sont atteints à leur tour et transformés en produits nouveaux, tous plus oxydés, en allant de l'acide oxyoléique à l'acide formique et à l'acide carbonique.*

Par l'action des mucédinées (par exemple du *penicillium*), la saponification des glycérides à acides volatils se fait la première, et les acides mis en liberté sont en partie brûlés par la plante et en partie disparaissent par évaporation. La butyrine se saponifie plus facilement que la caproïne, et ces deux glycérides plus facilement que ceux des acides gras fixes. Mais au bout d'un certain temps, la présence de l'acide butyrique, qui est un poison pour le pénicillium, entrave et arrête complètement l'action de la plante. En somme, la décomposition est très lente, et l'action des microbes est la même que celle de l'air et de la lumière, mais cette action se trouve arrêtée dès que le milieu contient une certaine proportion d'acide libre.

Toutes ces transformations de la matière grasse s'accomplissent avec beaucoup de lenteur; mais, malgré cette lenteur, les beurres, aliments très délicats, perdent de suite leurs qualités lorsque la plus petite quantité d'acide est mise en liberté. (Duclaux. *Loc. cit.*)

§ I. — ANALYSE DES BEURRES

On effectue successivement le dosage de l'eau, de la matière grasse, du chlorure de sodium et des impuretés constituées par la caséine et le sucre de lait qui peuvent s'y trouver par suite d'un lavage incomplet.

La proportion d'eau qui est en moyenne de 11 à 14 p. 100, se détermine en chauffant au bain-marie un poids connu de beurre, 20 grammes par exemple, placé dans une capsule et chauffé jusqu'à ce qu'il ne perde plus de son poids.

La matière grasse (85-90 p. 100) est enlevée au beurre desséché, à l'aide de l'éther ou du sulfure de carbone : on lave jusqu'à ce que le dissolvant évaporé ne laisse plus de résidu : on évapore et on pèse.

Le chlorure de sodium (4-5 p. 100), qui n'existe que dans les beurres salés et qui se trouve inégalement réparti dans la masse, est enlevé à l'aide de l'eau tiède, en opérant sur l'échantillon qui a servi aux dosages précédents : on en détermine ensuite la proportion à l'aide d'une solution titrée d'azotate d'argent, avec le chromate de potasse comme indicateur.

La différence de la somme des poids de ces divers produits avec le poids de beurre employé, donne celui des impuretés (sucre de lait, caséine) que l'on pourrait du reste déterminer directement, ainsi que les cendres, en opérant sur des poids de beurre plus considérables (50-100 grammes), parce que ces impuretés existent d'ordinaire en petite quantité.

§ II. — FALSIFICATIONS DU BEURRE

Lorsque la somme des poids de l'eau, du sel, de la matière grasse, est inférieure à 97 p. 100 du poids du beurre mis en expérience, on a le droit de soupçonner une addition de matières étrangères, qui sont d'ordinaire les suivantes : borax, alun, verre soluble, craie, argile, plâtre, amidon, farine, pulpe de pommes de terre, fécule, rocou, safran, curcuma, dérivés azoïques (ces 4 dernières substances employées comme matières colorantes), corps gras naturels tels que suif, axonge, graisse d'oie, etc., corps gras industriels, margarine et beurre de margarine.

Les matières minérales ajoutées frauduleusement sont reconnues dans le produit de la calcination de 20 grammes de beurre, à l'aide des procédés ordinaires de l'analyse qualitative. — Pour reconnaître l'addition des diverses fécules on introduit dans un tube de verre 1 partie de beurre et 2 parties d'eau, et on place le tube dans un bain-marie porté à 60° environ : les fécules, au bout d'un certain temps, se réunissent au fond du tube ; on les recueille, on les pèse et on en détermine la nature à l'aide du microscope et des réactifs spécifiques de ces substances.

Si le beurre a été coloré artificiellement à l'aide du rocou, du safran ou du curcuma, il suffit pour reconnaître cette falsification de le malaxer dans l'eau qui dissout la matière colorante étrangère en se teignant en jaune plus ou moins foncé.

L'emploi des dérivés azoïques pour colorer le beurre est très rare : on les retrouve dans la solution aqueuse dont il a été question plus haut, ou au besoin dans la solution alcoolique que l'on obtient en malaxant le beurre suspect dans de l'alcool à 90°.

La falsification à l'aide des corps gras est aujourd'hui la plus fréquente : je vais passer en revue les différents procédés employés pour la reconnaître. Le premier est basé sur ce fait que les beurres purs donnent en moyenne 88 p. 100 d'acides gras fixes, tandis que les graisses animales en contiennent 95,5 p. 100, c'est-à-dire 7,5 p. 100 en plus : la recherche de la falsification se trouve donc ramenée au dosage des acides gras fixes, qui se fait le plus rapidement et le plus exactement par la méthode suivante due à M. Dalican.

On fait fondre à l'étuve, à 70-75°, dans un verre de Bohême, 50 ou 60 grammes de beurre ; lorsque la masse est limpide, on agite pour séparer complètement les impuretés (caséine et sel) et on décante la partie claire sur un filtre de papier Berzélius. De ce produit filtré on prend exactement 10 grammes pour l'analyse et on les fait couler dans un verre de Bohême de 250 à 300 centimètres cubes, que l'on place au bain-marie à 70-75° : on y verse ensuite, en agitant continuellement, une solution alcoolique de soude préparée en ajoutant 6 grammes de soude caustique pure, dissous dans 6 ou 8 grammes d'eau distillée, à 80 centimètres cubes d'alcool à 80°. Après 30 ou 40 minutes de chauffage, la saponification est ordinairement effectuée ; la solution alcoolique de savon doit être limpide et ne doit pas se troubler par l'addition de quelques gouttes d'eau. On verse alors sur le produit 150 centimètres cubes d'eau distillée pour dissoudre le savon, puis en plusieurs fois 20 grammes d'acide chlorhydrique étendu de quatre fois son volume d'eau, en agitant chaque fois. Au bout de 25 à 30 minutes, pendant lesquelles on a maintenu le flacon au bain-marie, les acides gras libres viennent nager à la surface : on refroidit alors le flacon et on décante sur un filtre afin de ne rien perdre du produit ; on lave deux ou trois fois pour enlever toute acidité, et on place les acides gras dans une capsule tarée où l'on introduit aussi les petites parcelles qui peuvent se trouver sur le filtre ; la capsule est ensuite chauffée à 100-110° jusqu'à ce qu'elle ne perde plus de poids. Du poids des acides gras ainsi obtenus on déduit la quantité des graisses étrangères ajoutées, par une simple proportion. Les beurres[1] purs donnant en moyenne 88 p. 100 d'acides gras et les graisses animales 95,5 (différence = 7,5), si l'analyse a donné par exemple 90 p. 100, poids supérieur de 2 à la moyenne, on a :

$$\frac{7,5}{100} - \frac{2}{x}, \quad x = \frac{100 \times 2}{7,5} = 26,66$$

c'est-à-dire que le beurre examiné renfermait 26,66 p. 100 de graisses étrangères.

Le deuxième procédé est volumétrique ; il est basé sur ce fait que 1 gramme de beurre pur exige en moyenne pour se saponifier, 227 milligrammes de potasse, tandis que les matières grasses étrangères en exigent 195,5. Pour opérer le dosage on pèse de 2 à 5 grammes de beurre fondu et desséché comme il a été dit ci-dessus, et on les place dans un vase de Bohême avec une excès d'une solution alcoolique titrée de potasse (20 à 40 centimètres cubes d'une solution normale) ; on chauffe au bain-marie jusqu'à saponification

---

[1] Ce chiffre 88 p. 100 provient de l'analyse d'un grand nombre de produits purs examinés dans mon laboratoire.

complète et on détermine l'excès d'alcali ajouté à l'aide de la solution normale d'acide chlorhydrique, en employant comme indicateur la phénol-phtaléine : la proportion de graisse étrangère se calcule à l'aide de la formule

$$p = \frac{100\ (227 - n)}{227 - 195,5}$$

n est le nombre de centimètres cubes de solution de potasse neutralisés par les acides du beurre.

Si l'on trouve que 1 gramme de beurre exige moins de 221 milligrammes de potasse, on peut le considérer comme falsifié.

Le troisième procédé consiste à séparer par distillation les acides volatils et à en déterminer la proportion à l'aide d'une solution titrée de potasse normale décime. Pour cela on introduit 5 grammes de beurre fondu, séché et filtré, dans un ballon de 200 centimètres cubes avec 2 grammes de potasse caustique et 50 centimètres cubes d'alcool à 70° : après saponification on chasse l'alcool par distillation au bain-marie, on redissout le savon dans 100 centimètres cubes d'eau, on le décompose par 40 centimètres cubes d'acide sulfurique au dixième, on ajoute quelques morceaux de pierre ponce ou de verre pour éviter les soubresauts, et on distille 110 centimètres cubes dont on prend 100 centimètres cubes que l'on titre avec une solution de potasse normale décime, en ajoutant au chiffre trouvé un dixième de sa valeur. Les beurres purs exigent de 26 à 33 centimètres cubes de la solution de potasse normale décime pour la saturation des acides volatils provenant des 5 grammes mis en expérience ; les graisses étrangères n'en prennent au contraire que de 1/2 à 3 centimètres cubes.

Souvent, dans le but de conserver le beurre, on y introduit de l'acide salicylique : la recherche de ce corps se fait facilement en traitant à plusieurs reprises 20 grammes de beurre par une solution de bicarbonate de soude ; les liqueurs réunies, contenant le salicylate de soude, sont traitées par de l'acide sulfurique en excès, puis agitées avec de l'éther ; la solution éthérée laisse par évaporation un résidu qui donne avec les persels de fer la coloration violette caractéristique de l'acide salicylique.

Toute analyse de beurre doit être complétée par un examen microscopique qui permettra de reconnaître souvent, non seulement l'addition d'amidon, de fécule, etc., mais encore celle des corps gras animaux naturels et industriels : ces derniers présentent d'ordinaire des amas cristallins que l'on ne voit pas dans le beurre pur (Husson, *le Lait, la Crème et le Beurre*, 203).

Voici, pour terminer et d'après M. Girard [*loc. cit.*], la composition moyenne que doit présenter le beurre pur :

	Grammes, p. 100.
Eau	10 — 15,
Matières insolubles dans l'éther	2 — 3
Cendres	0,10 — 0,20
Acides gras	87 —·87,5

FROMAGES

Les fromages sont des aliments azotés constitués principalement par la partie du lait qui se coagule sous l'influence de la présure ou de l'acide lactique produit par la fermentation lactique du sucre de lait. Le caséum qui se sépare à la suite de cette coagulation et que l'on débarrasse du sérum par compression, est d'abord blanc, opaque et friable; au bout d'un certain temps, sous l'influence des produits élaborés par certains microbes, il devient jaunâtre, à demi transparent et élastique, et même coulant; en même temps une partie de ce caséum devient soluble dans l'eau et cette solubilité augmente avec le degré de maturation du fromage.

Composition. — La composition du fromage varie essentiellement avec le mode de fabrication. On distingue ordinairement les *fromages gras* et les *fromages maigres*. Les premiers obtenus avec le lait non écrémé contiennent donc le beurre mélangé au caséum ; les seconds au contraire sont fabriqués avec du lait dont la presque totalité de la crème a été enlevée : 10 à 15 litres de lait donnent environ 1 kilogramme de fromage. Les deux espèces de fromages se divisent chacune en *fromages cuits* (Gruyère, Parmesan), *fromages crus à pâte ferme* (Hollande, Cantal, Roquefort), *fromages crus à pâte molle* (Brie, Munster, Gerardmer, Camembert) ; tous ces fromages peuvent être conservés plus ou moins longtemps. Les fromages mous frais (petits fromages à la crème) doivent au contraire être consommés de suite.

Les fromages sont composés principalement de caséum insoluble et de caséum soluble, d'albumine, de matière grasse, de sel marin, de sucre de lait et des autres principes du lait en faible proportion : à ces corps il convient d'ajouter les produits de dédoublement des matières albuminoïdes : leucine, tyrosine, butylamine, amylamine, sels ammoniacaux à acides gras volatils, carbonate d'ammoniaque et ammoniaque. Voici, d'après M. Duclaux, la composition d'un certain nombre de fromages d'espèces différentes :

I. — FROMAGES DU CANTAL DE BONNE QUALITÉ (Agés de 5 a 6 mois)

	1	2	3	4 Fromage plus âgé
Eau	44,8	44,2	44,2	36,26
Matière grasse	22,5	24.0	25,2	34,70
Caséine	12,4	15,0	13,7	11,09
Albumine	10,6	6,6	7,8	

	1	2	3	4 Fromage plus âgé
Matières solubles dans l'eau . .	7,5	7,1	7,0	13,50
Sel marin	2,2	3,1	2,1	2,23
Autres sels et phosphate de chaux	»	»	»	2,22
Ammoniaque libre et combinée.	»	»	»	9gr,0 par k.
Acides volatils (en acide acétique)	»	»	»	1gr,4 par k.

On voit que la quantité de matières solubles dans l'eau augmente à mesure que le fromage vieillit.

II. — Fromages de brie primés a l'exposition de 1884-1885

	1	2	3	4	5
Eau	53,84	49,73	50,51	50,05	46,06
Matière grasse	24,60	28,74	27,61	27,04	29,50
Caséine insoluble.	11,75	11,97	17,87	19,34	19,94
— soluble.	5,65	5,19			
Sel marin	3,26	3,42	3,04	2,67	3,70
Cendres	0,90	0,95	0,97	0,90	0,80
Ammoniaque libre par kilogramme. . .	0gr,89	0gr,36	7gr,8	1gr,6	0gr,5
— combinée par kilogramme.	0gr,56	2gr,95		3gr,8	2gr,0
Acide butyrique par kilogramme. . . .	2gr,00	1gr,1	0gr,7	0gr,5	0gr,4

III. — Fromages cuits et pressés

	1 Gruyère primé au concours de Paris	2 Fromage de Parme
Eau.	36,00	30,09
Matière grasse.	29,29	26,04
Caséine insoluble.	24,54	23,70
— soluble.	6,30	14,72
Chlorure de sodium	0,57	1,76
Sels minéraux.	3,30	3,69
Ammoniaque libre par kilogramme . . .	0gr,29	0gr,03
— combinée par kilogramme. .	0gr,58	2gr,5
Acide butyrique par kilogramme	2gr,5	1gr,8

§ I. — ANALYSE DES FROMAGES. PRISE DE L'ÉCHANTILLON ET DOSAGE DE L'EAU

On choisit l'échantillon à analyser à l'intérieur de la masse où la pâte a le plus d'homogénéité : on en prend 2 à 3 grammes que l'on mélange intimement dans un mortier avec un poids déterminé de sable fin lavé et calciné et on place ce mélange dans un tube de verre cylindrique de 3 à 6 centimètres de diamètre, effilé à sa partie inférieure qui est légèrement étranglée et à laquelle on peut adapter un petit tube de caoutchouc. Ce tube cylindrique est ensuite pesé, puis placé dans un bain chauffé à 50 ou 60 degrés; on y fait passer un courant d'air qui entre par le bas et sort par le haut en entraînant la vapeur d'eau. Quand la dessiccation est terminée, ce dont on s'aperçoit à la disparition de toute buée sur le tube de sortie, on retire le tube du bain, on le laisse refroidir et on le pèse de nouveau: la différence entre cette pesée et la pesée primitive exprime la quantité d'eau contenue dans l'échantillon examiné.

Dosage de la matière grasse. — On traite ensuite par l'éther ou par le sulfure de carbone le mélange de sable et de fromage resté dans le tube : le dissolvant introduit par la partie supérieure du tube est recueilli à la partie inférieure dans une capsule en porcelaine tarée; après épuisement complet, on soumet la dissolution à l'évaporation et on pèse le résidu; on connaît ainsi le poids des matières grasses. On peut encore, après avoir enlevé toute la matière grasse à l'aide du dissolvant, dessécher dans un courant d'air le mélange qui reste dans le tube, et peser ensuite ce dernier, pour obtenir par différence le poids de la matière grasse.

Cendres et sel marin. — On opère ce dosage sur un nouvel échantillon de fromage qu'on pèse dans une capsule de platine, qu'on dessèche avec précaution pour éviter les projections et que l'on calcine ensuite. Dans le résidu de la calcination, on dose ensuite le chlore par la méthode volumétrique (azotate d'argent et chromate de potasse) ; le reste est compté comme cendres minérales ; il contient environ les 2/3 de son poids de phosphate de chaux.

Caséine. — La différence entre la somme des poids des divers éléments ainsi déterminés et le poids total du fromage indique la proportion de caséine. Cette dernière existe dans les fromages sous deux états, à l'état soluble et à l'état insoluble dont les proportions réciproques dépendent de l'âge du produit. On peut évaluer la quantité de caséine soluble en triturant dans un mortier un poids donné de fromage avec de l'eau froide, filtrant et déterminant par évaporation d'abord, par calcination ensuite, la proportion de matière organique qui existe dans cette solution.

La totalité des matières azotées contenues dans un fromage peut être évaluée par combustion d'un poids donné du produit à analyser, préalablement desséché, avec de la chaux sodée, selon la méthode de Will et Warrentrapp. Dans cette évaluation il y aura toujours à tenir compte d'une petite erreur qui provient de la présence constante de l'ammoniaque et des sels ammoniacaux qui existent dans les fromages en quantité d'autant plus considérable qu'ils sont plus âgés.

La petite quantité de sucre de lait qui se trouve dans les fromages est dosée dans un volume déterminé du liquide qui provient du traitement du produit par l'eau froide ; on emploie pour ce dosage la liqueur de Fehling. Cette solution aqueuse sert aussi à constater la réaction que présentent les fromages ; ces derniers, quand ils sont frais, ont une réaction

acide ; avec le temps cette réaction devient de plus en plus
fortement alcaline.

§ II. — ALTÉRATIONS ET FALSIFICATIONS

A côté ou plutôt après les microbes qui provoquent la
maturation du fromage, on en rencontre d'autres qui en
provoquent l'altération. Cette dernière se traduit par une
augmentation de plus en plus considérable des principes
albuminoïdes solubles dans l'eau ; le fromage prend de l'amertume, la pâte se boursoufle et souvent la décomposition
des matières albuminoïdes est le point de départ de la formation de principes alcaloïdiques analogues aux ptomaïnes
et dont le passage dans l'économie peut occasionner les plus
graves accidents. En outre, les fromages mous sont très
souvent envahis dans leur masse par des champignons et
par des acariens (*acarus siro*) ; ces derniers attaquent aussi
les fromages durs, où on les trouve le plus ordinairement
dans les parties humides ; leur présence est rendue manifeste
par la transformation de la masse du fromage en une sorte
de matière pulvérulente ; on se débarrasse de ces parasites
par des lavages à l'alcool ou à l'eau salée.

Falsifications. — Souvent on introduit dans la masse du
fromage des matières colorantes jaunes ; lorsqu'elles sont
d'origine végétale, leur présence n'a pas grande importance.
Quant aux colorants d'origine minérale que l'on applique
souvent à la surface de certains fromages durs, on les reconnaît facilement en analysant les cendres.

Les fromages sont souvent additionnés de farine, d'amidon,
de fécule de pomme de terre. Cette falsification est reconnue
facilement par l'examen microscopique que l'on pratique

après avoir débarrassé le fromage de la matière grasse au moyen de l'éther ou du sulfure de carbone. L'addition, très rare du reste, de matières minérales telles que le gypse, le sulfate de baryte, le carbonate de chaux, etc., peut être facilement décelée par l'analyse des cendres dont le poids dépassera notablement le chiffre indiqué dans les tableaux ci-dessus ; il faut nécessairement tenir compte du chlorure de sodium, que l'on doit considérer comme un élément constituant du fromage.

La falsification qui consiste dans l'addition de graisses étrangères au lait écrémé employé dans la fabrication des fromages, se reconnaît à la suite de l'examen des propriétés physiques et chimiques de la matière grasse que l'on extrait comme il a été dit plus haut. Cet examen se pratique à l'aide des mêmes méthodes qui ont été mises en usage pour l'analyse des beurres.

De semblables fromages sont fabriqués en grande quantité en Amérique, à l'aide du lait écrémé dont le caséum est additionné d'une proportion plus ou moins considérable de saindoux ou d'oléomargarine. Ces fromages ressemblent assez à ceux qui sont fabriqués avec des laits entiers.

Voici les résultats obtenus par Vœlker dans l'analyse de deux de ces fromages :

	EAU p. 100.	MATIÈRE azotée p. 100.	MATIÈRE grasse p. 100.	SUCRE de lait.	CENDRES
Fromage au saindoux.	38,26	27,38	21,70	8,26	4,40
Fromage à l'oléomargarine. . . .	37,65	24,88	25,95	8,16	3,36

La matière grasse extraite de ces deux fromages contenait les proportions de beurre et de graisses étrangères mentionnées dans le tableau suivant, qui indique en même temps les quantités d'acides gras insolubles obtenues à la suite de leur saponification, suivant la méthode de Hehner :

	1 BEURRE	2 GRAISSES étrangères.	3 ACIDES GRAS insolubles, dans 100 parties de matière grasse.
Fromage au sain-doux	63	37	90,46
Fromage à l'oléo-margarine. . . .	46	54	91,82

CHAPITRE IV

ALIMENTS D'ORIGINE VÉGÉTALE

CÉRÉALES

Les céréales constituent les substances alimentaires les plus importantes. Lorsqu'à la suite d'un certain nombre de manipulations elles ont été amenées à l'état de farine et débarrassées ainsi des principales parties impropres à la nutrition, elles forment la base de l'alimentation des hommes.

Toutes les céréales sont constituées par des principes immédiats semblables et ne se distinguent les unes des autres que par les proportions de ces principes. On y trouve une quantité considérable de matière amylacée, une proportion moyenne de substances protéiques, des quantités minimes de sucre, de dextrine, de gomme et de matières grasses, enfin des sels minéraux et de l'eau. Au point de vue de leur importance alimentaire, on peut les placer dans l'ordre décroissant suivant : 1° blé ou froment, 2° seigle, 3° orge, 4° riz, 5° maïs, 6° avoine, 7° sarrasin. Les six premières sont fournies par des plantes appartenant à la famille des graminées. La septième provient d'une plante de la famille des polygonées.

Le tableau ci-après indique la composition élémentaire moyenne de ces diverses céréales :

POUR CENT	FROMENT	ORGE	SEIGLE	AVOINE	RIZ	MAÏS	SARRASIN
Eau	13,56	13,77	15,06	12,37	13,11	13,12	12,93
Matières azotées . .	12,35	11,14	11,52	10,44	7,85	9,85	10,30
— grasses . .	1,75	2,16	1,79	5,23	0,88	4,62	2,81
— sucrées . .	1,44	1,56	0,95	1,91	traces	2,46	»
Gomme et dextrine.	2,38	1,70	4,86	1,79	76,75	3,38	»
Amidon.	64,08	61,67	62,00	54,08		62,57	55,81
Cellulose	2.53	5,31	2,01	11,19	0.63	2,49	16,43
Cendres.	1,81	2,69	1,71	3,02	1,01	1,51	2,42
(KOENIG)							

§ 1. — BLÉ

Le blé ou froment est le fruit de différentes espèces du genre *triticum*, de la famille des graminées : le plus usité est le *triticum vulgare* qui, suivant le sol, la culture, le climat, produit un certain nombre de variétés qui se rapportent à deux types : les *blés tendres* et les *blés durs*. Les grains du blé tendre sont opaques, cèdent sous la dent et ont une section blanche, tandis que ceux du blé dur ont la demi-transparence de la corne, se cassent sous la dent et nécessitent un effort plus considérable pour être brisés : on admet encore dans le commerce un troisième type, le blé *demi-dur* ou *mitadin*, dont les caractères participent de ceux des deux premiers, c'est-à-dire que sa partie extérieure ressemble à celle des blés durs, tandis que son intérieur est blanc comme celui des blés tendres.

Les *blés tendres*, auxquels se rapportent presque tous nos blés indigènes, présentent différentes couleurs, selon les variétés (blés roux, gris, gris-jaune, blancs, brun clair, bigarrés, etc.); le grain est arrondi et bombé. Ils pèsent environ 74 kilogrammes à l'hectolitre et contiennent en moyenne de 10 à 15 p. 100 de matières azotées.

Les *blés durs* sont tous exotiques ; le grain est d'un jaune fauve plus ou moins foncé, de forme plus ou moins allongée, la pellicule en est généralement mince : l'hectolitre pèse d'ordinaire de 77 à 80 kilogrammes, et ils contiennent de 18 à 20 p. 100 de matières azotées. Les blés *demi-durs* ou *mitadins* n'ont pas de caractères bien tranchés ; ils paraissent être moins une essence distincte qu'un état intermédiaire entre les blés durs et les blés tendres, de la nature desquels ils participent plus ou moins suivant leur origine et les conditions de la culture ; leur grain est gros et plus ou moins allongé ; on les trouve surtout en Italie, en Espagne et dans le midi de la France. — J'ai réuni dans le tableau ci-dessous la composition élémentaire de ces différents types de blés :

POUR 100	BLÉ TENDRE	BLÉ DUR D'AFRIQUE	BLÉ DEMI-DUR
Eau	13,70	10,20	11,50
Substances azotées	11,15	19,50	13,40
Matières grasses.	1,88	2,12	1,10
Amidon et dextrine	69,77	75,67	71,00
Cellulose	1,70	1,25	1,50
Cendres.	1,80	2,71	1,89

Quelle que soit son essence, le grain de blé possède les caractères généraux et la structure anatomique dont j'emprunte la description à l'excellent ouvrage de Coulier : « *Manuel pratique de microscopie* » : il est nécessaire de connaître cette structure afin de ne pas confondre avec des corps étrangers les débris des tissus du grain qui se retrouvent dans la farine. « La forme du grain de blé est oblongue, ovale et arrondie aux deux extrémités qui sont inégales ; sa longueur et sa grosseur sont très variables ; l'une de ses faces est convexe, tandis que l'autre est presque plate et porte un sillon ou repli carpellaire plus ou moins profond. Sur la face dorsale de l'une des extrémités se trouve une légère dépression ;

les membranes qui recouvrent le grain en ce point sont plus fines, plus blanches et plissées : cette dépression qui est plus ou moins étendue suivant les variétés de blé, correspond à l'embryon qui contient toujours une grande quantité de matière grasse que l'on peut reconnaître au microscope. A l'autre extrémité du grain se trouvent des poils qui constituent la *brosse :* on doit toujours préférer les grains dont la brosse est peu développée, car c'est entre ces poils que se logent les germes des champignons parasites du blé qui sont quelquefois si abondants que cette extrémité du blé en est colorée : on dit alors que le blé est *bouté ;* plus la brosse est abondante et plus le nettoyage du blé est difficile. Le repli carpellaire plus ou moins profond s'étend sur la face la plus plane du grain de blé, d'une extrémité à l'autre ; les diverses enveloppes du grain s'enfoncent dans son intérieur en devenant de plus en plus adhérentes et minces; plus le sillon est profond, plus le nettoyage du grain est difficile.

Si on laisse séjourner un grain de blé dans l'eau pendant une minute environ et qu'on l'essuie ensuite, on remarque que sa surface qui était d'abord lisse, se plisse plus ou moins et que la membrane externe se soulève en plusieurs endroits. On peut alors fendre longitudinalement cette enveloppe sur le dos du grain et l'enlever en deux fragments qui se déchirent dans le repli carpellaire ; cette opération se fait moins bien avec le blé tendre où cette membrane est beaucoup plus épaisse que dans le blé dure. Quand on examine cette première membrane au microscope à l'aide d'un faible grossissement, on voit qu'elle est formée par des cellules qui ont la forme de cylindres aplatis terminés par des bases obliques (fig. 35).

Ces cylindres sont disposés de telle sorte qu'ils semblent provenir d'un vaisseau dans lequel se trouveraient des cloisons c'est-à-dire qu'ils sont juxtaposés bout à bout : les cloisons sont toujours plus ou moins obliques par rapport

à l'axe de la cellule, et ne se trouvent pas situées à la même
hauteur pour les différents systèmes de cylindres juxtaposés
bout à bout : ce caractère suffit pour faire reconnaître facilement cette première enveloppe ; les axes des cellules de
cette enveloppe sont toujours parallèles à celui du grain lui-
même. Les dimensions de ces cellules varient suivant la
partie du grain où on les ob-
serve ; leur longueur diminue à
mesure que l'on se rapproche des
extrémités ; à l'extrémité où se
trouve la brosse, on voit les poils
s'insérer sur cette première membrane en dédoublant la cloison
qui sépare deux cellules consé-
cutives ; les poils ont la forme
d'un cône très allongé terminé
par une pointe mousse; ils sont
formés par une substance diaphane, et renferment dans leur
intérieur un canal cylindrique :
ces poils se rencontrent très souvent dans la farine, soit complè-

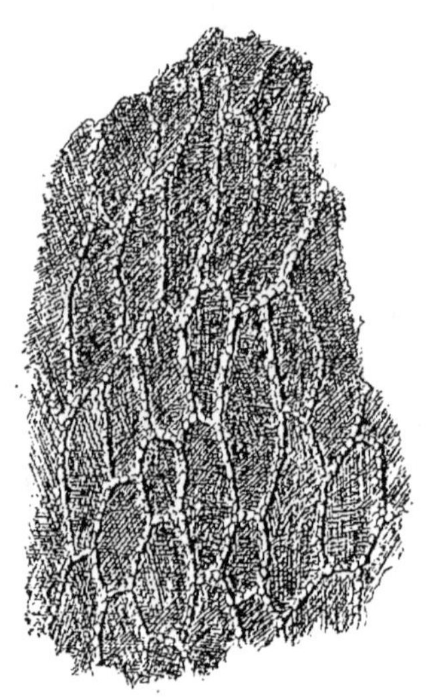

Fig. 35. — Première membrane
du blé.

tement détachés, soit insérés dans des lambeaux de la première enveloppe. La deuxième enveloppe du blé est plus
difficile à isoler que la première. Pour faire la préparation,
on commence par dépouiller un grain de blé de son enveloppe externe, puis on fait sur le dos du grain une in-
cision très peu profonde qui ne doit diviser que cette
deuxième membrane; on soulève ensuite l'un des bords de
cette membrane incisée et à l'aide d'une pince on en
détache un petit lambeau que l'on examine au microscope :
on aperçoit alors qu'elle est formée par des cellules dont
le grand axe est perpendiculaire à celui du grain, de sorte
que les axes des cellules de la première et de la seconde

enveloppes se coupent à angle droit (fig. 36). Ces cellules, au lieu d'être terminées par une cloison oblique, présentent à leur extrémité une calotte sphérique : dans la première enveloppe, l'axe prolongé d'une cellule se confond avec l'axe de la cellule juxtaposée, tandis que dans cette deuxième enveloppe, l'axe prolongé d'une cellule passe par la cloison qui sépare les deux cellules voisines. Les extrémités des

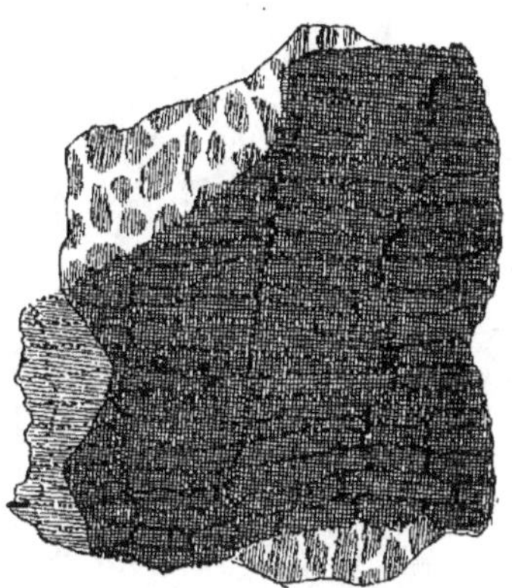

Fig. 36. — Deuxième et troisième membranes du blé.

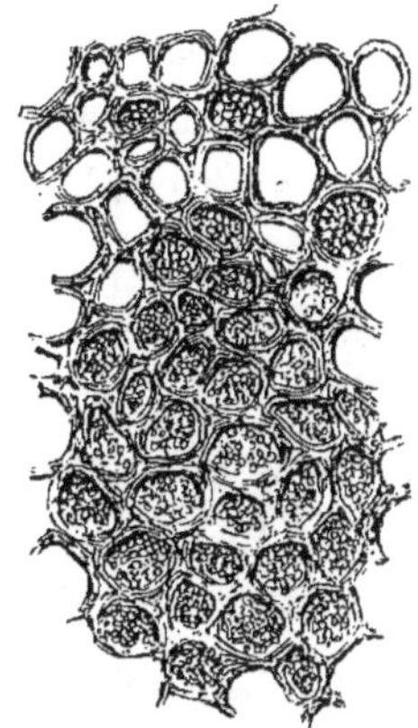

Fig. 37. — Quatrième membrane du blé.

cellules dans la première enveloppe sont disposées irrégulièrement; dans la seconde, au contraire, elles sont placées sur une même ligne parallèle à l'axe du grain ; il résulte de cette disposition que l'on peut détacher des séries de ces cellules juxtaposées par leur grand côté et ayant la forme d'un rectangle allongé. La troisième enveloppe du blé est formée par une membrane dure, parfaitement unie et diaphane, très résistante même aux agents chimiques, à moins qu'ils ne soient très énergiques. Cette membrane est ordinairement arrachée avec la précédente ; mais comme elle ne se déchire pas exactement avec celle-ci, elle la dépasse en certains points où l'on peut l'apercevoir (figure précédente) ; on rencontre souvent des fragments de cette membrane dans la farine. La quatrième enveloppe (fig. 37) ou enveloppe interne du blé est formée par une couche de cellules hexagonales ; cette forme polyédrique provient de la pression qu'elles ont exercées les unes sur les autres ; là où cette pression a été inégalement répartie, les hexagones sont irréguliers. Les parois de ces cellules sont formées par une membrane résistante dont la suture diffère de celle des deux premières enveloppes ; ces parois sont assez épaisses et transparentes ; les cellules sont remplies par une multitude de petites sphères d'une substance opaque ou très fortement colorée qui en incruste l'intérieur : l'eau iodée est sans action sur elles [1]. On peut par le raclage ou par l'action de l'acide sulfurique enlever toute cette matière incrustante ; la membrane apparaît alors sous la forme d'un tissu réticulé d'une transparence uniforme (fig. précédente) : de la partie interne de cette quatrième membrane se détachent des filaments de gluten entre lesquels se

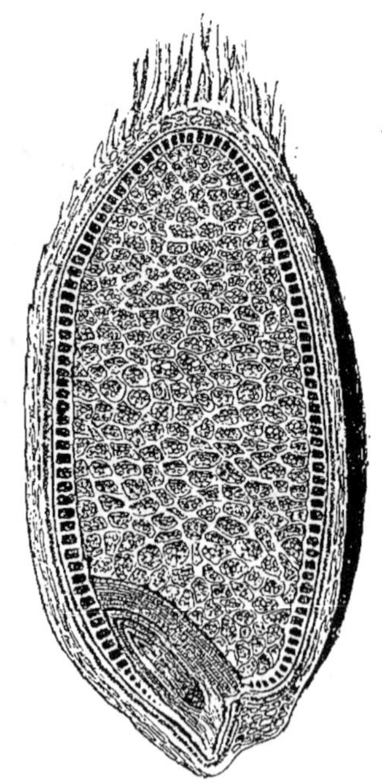

Fig. 38. — Coupe longitudinale d'un grain de blé.

trouvent renfermés les grains d'amidon. Le plus souvent on trouve dans les farines les fragments de ces membranes réunis dans l'ordre de superposition indiqué ci-dessus : leur structure permet de les distinguer des membranes similaires d'autres céréales ; dans le seigle, par exemple, les cellules de la deuxième enveloppe sont beaucoup plus courtes que dans le blé et leurs parois ne sont pas aussi

---

[1] Il parait certain cependant que cette substance est de la matière azotée (gluten) que l'iode colore légèrement en jaune brunâtre.

épaisses que ces dernières. — Après la couche de cellules hexagonales qui contiennent la matière albuminoïde, se trouve le noyau du grain, formé par de grandes cellules incolores, à parois très minces, qui renferment surtout des grains d'amidon, et des corpuscules de protoplasma. L'embryon situé à la partie inférieure et externe du grain renferme du protoplasma, et toutes les parties constitutives de la plante future ; cette partie du grain est riche en matières protéiques et matières grasses (fig. 38).

§ II. — EXAMEN ET ANALYSE DU BLÉ

Caractères physiques communs aux diverses essences et variétés. — Le blé de bonne qualité a une densité assez élevée : il paraît lourd à la main ; il est légèrement bombé, bien rempli, d'une forme régulière ; la pellicule en est fine, la rainure peu profonde : un grain allongé, maigre, ridé, à sillon profond, a souffert ou bien a été saisi sur pied par la chaleur ; il est très pauvre en principes azotés et donne une grande proportion de son. Quelle que soit la couleur du blé, elle doit être franche, claire et brillante ; la nuance se fonce par la vétusté ; elle devient blanchâtre, blafarde et terne, lorsque le grain a souffert ou qu'il a été mouillé. Le blé doit être bien sec ; dans cet état il ne laisse aucune impression d'humidité au toucher ; il est sonore, lisse ; versé sur le sol, il y roule sur lui-même. Il est coulant à la main, c'est-à-dire que, pressé entre les doigts, il s'échappe facilement, et qu'il cède aisément à l'introduction de la main et du bras dans les tas ou dans les sacs. Le blé humide est rude à la main (*gourd* en termes usuels), il rend un son mat et sourd et il ne casse plus nettement sous la dent. Le blé de bonne qualité doit être exempt de mauvaise odeur, laquelle est due ordinairement à l'échauffement des grains : on la rend plus sensible si l'on a soin de frotter vivement les grains dans la main.

ANALYSE CHIMIQUE DU BLÉ

J'ai indiqué, au début de cette étude, la composition élémentaire du blé. — La détermination en quantité de ses différents principes constituants, dont la variation dépend bien plus du climat et du sol que de l'espèce, se fait par les méthodes suivantes :

Eau. — Le dosage de l'eau est une opération importante, surtout quand il s'agit de la conservation du blé, qui peut s'effectuer d'autant mieux que la proportion d'humidité est moindre. La quantité d'eau ne doit pas dépasser 10 à 15 p. 100 ; on l'apprécie facilement en chauffant un certain poids (4-5 ^{gr}) de blé, dans un tube de verre au bain d'huile à 160 degrés pendant huit heures environ ; au-dessous de cette température, l'eau n'est pas chassée complètement ; au-dessus le blé est altéré (Millon).

Matières azotées. — Elles varient suivant les espèces, non seulement en quantité, mais aussi en qualité ; elles comprennent : 1° le *gluten* dans la proportion d'environ 11 p. 100, insoluble dans l'eau froide et formé de gluten-caséine, glutenfibrine, mucédine et gliadine, et 2° l'albumine (1,64 p. 100) soluble dans l'eau froide. — Le dosage des matières azotées dans le blé peut être effectué à l'aide de la méthode ordinaire de Will et Warentrapp, en opérant sur le grain bien desséché et très finement pulvérisé et en admettant que toutes ces matières renferment 16 p. 100 d'azote : on obtient leur proportion centésimale en multipliant le poids d'azote trouvé par 6,25. Si l'on veut connaître simplement la quantité de gluten qui existe dans le blé, on la détermine par le procédé que j'indiquerai plus loin à l'occasion de l'analyse des farines. Le gluten donne la mesure de la valeur nutritive du blé ; les blés durs en contiennent plus que les blés mitadins et ceux-ci en contiennent plus que les blés tendres.

Matières grasses. — Elles se rencontrent surtout autour du germe et dans son intérieur ; on les dose en épuisant par l'éther ou par le sulfure de carbone le grain de blé desséché et pulvérisé, placé dans une allonge dont on bouche l'extrémité avec un tampon d'ouate ou de coton de verre. La proportion des matières grasses ne dépasse guère 1,8 p. 100 et leur dosage peut servir à reconnaître une falsification fréquente du blé qui consiste dans l'addition d'une certaine quantité d'huile ou de crème destinée à lui donner du brillant et à en augmenter le poids.

L'*amidon*, la *dextrine*, le *sucre*, qui forment avec l'eau les principes non azotés, se dosent facilement suivant les mêmes procédés que l'on emploie dans l'analyse des farines et qui seront exposés plus loin.

Cellulose. — Elle constitue l'enveloppe du grain de blé : sa proportion varie suivant les espèces de 1,5 à 2,5 p. 100 ; les blés durs en contiennent moins que les blés tendres. Les fragments de cellulose qui se forment pendant la mouture du grain constituent le son, auquel une petite partie de l'amidon du grain reste toujours adhérente. On dose la cellulose suivant le procédé de Millon, en desséchant le grain, le pulvérisant finement, et traitant la poudre d'abord par de l'acide chlorhydrique dilué au vingtième, puis par une solution de potasse caustique au dixième ; on lave ensuite le résidu, on le dessèche et on le pèse. Ce procédé donne toujours des résultats trop faibles.

Cendres. — On détermine leur proportion en incinérant un poids connu de blé et en pesant le résidu : l'opération est longue, et demande à être conduite avec certaines précautions. Le tableau suivant, qui résume les analyses de Frésenius, Boussingault et Wolff, indique la composition des cendres du blé :

POUR 100	BLÉ D'HIVER MOYENNE de 110 analyses	BLÉ D'ÉTÉ MOYENNE de 10 analyses
Potasse	31,16	30,51
Soude	3,07	1,74
Chaux	3,25	2,82
Magnésie	12,06	11,96
Oxyde de fer	1,28	0,51
Acide phosphorique	47,22	48,94
Acide sulfurique	0,39	1,32
Silice	1,96	1,46
Chlore	0,32	0,47

La composition de ces cendres est remarquable par la forte proportion de potasse et surtout d'acide phosphorique qui dans le blé se trouve combiné à la potasse, à la magnésie, à la chaux et à la soude. ·

§ III. — ALTÉRATIONS ET MALADIES DU BLÉ

Les altérations sont de nature diverse. Le blé s'altère plus rapidement lorsqu'il est de qualité inférieure et surtout lorsqu'il est conservé dans de mauvaises conditions. Ainsi le blé qui est emmagasiné lorsqu'il renferme une proportion trop forte d'humidité, tend à germer, ce que l'on reconnaît à une petite pointe lancéolée qui sort de l'extrémité opposée à la brosse ; l'épiderme se plisse, perd son éclat et devient d'un gris terne, le grain prend un goût douceâtre et fade, et le gluten est altéré et diminué dans son poids. D'après des recherches récentes de M. Balland, les blés germés contiennent pourtant la même proportion de matières azotées que les blés non germés de même provenance, seulement le gluten est modifié profondément ; il a perdu toutes les qualités qui le rendent si précieux dans le travail de la panification ; il est devenu mou, noir, visqueux ; il s'est désagrégé et en partie transformé en albumine soluble. Les blés germés sont plus riches en sucre et en ligneux que les blés non germés, et plus pauvres en matières grasses ; ils ne renferment pas plus d'eau que les blés récoltés dans de bonnes conditions atmosphériques, l'acidité est plus forte que dans les blés non germés, et paraît être en rapport avec le degré d'altération du gluten. (*Journal de pharmacie et de chimie*, 5e série, t. VII, p. 301.)

Quelquefois, par suite de l'échauffement, le blé prend une mauvaise odeur (odeur de renfermé, de moisi) ; il acquiert un goût âcre, en même temps que l'intérieur du grain présente une coloration jaune foncé ou verdâtre ; plus tard, il ne coule plus que difficilement dans la main, les grains s'agglomèrent (le blé *s'enroche*) et se recouvrent d'une matière verte. Arrivé à ce point, le mal ne peut plus être arrêté ; mais on peut l'arrêter dans les premiers temps de l'altération en soumettant le blé à des pelletages répétés, et au besoin par le lavage et l'étuvage.

Ce que l'on appelle *maladies* du blé sont des altérations que subit sa substance sous l'action de certains parasites végétaux et animaux. Les premiers sont des champignons parmi lesquels on distingue surtout :

1° La *rouille* (uredo, puccinia graminis, rubigo vera) qui apparaît sous forme de petites plaques blanches qui bientôt deviennent jaunes en formant des points ovales, pulvérulents, légèrement proéminents. La rouille attaque d'ordinaire la plante et quelquefois le grain lui-même ; elle se produit par les temps de brouillard et cause de grands ravages. Les grains qui proviennent de tiges rouillées sont petits, légers, blanchâtres et ne donnent que peu de farine.

2° *Le charbon* (uredo carbo). — Ce champignon forme une poussière noire qui finit par remplacer complètement la farine contenue dans le grain. Cette poussière en se répandant sur les autres grains les noircit, et, se fixant surtout sur la brosse, donne au blé un goût âcre: on dit alors qu'il est *bouté*, *moucheté* ou *charbonné*.

3° La *carie*, *cloque* ou *tabatière* (uredo caries, tilletia caries), se développe dans l'intérieur du grain; elle est formée par une poussière noire, onctueuse, à odeur fétide, plus grosse que celle du charbon dont elle diffère par la mauvaise odeur et par le goût repoussant que prend le pain fabriqué avec le blé atteint de cette maladie : l'usage d'un pareil pain peut même amener des accidents.

4° La *puccinie des graminées* (noir du blé, brouissure) est un champignon qui se présente sous forme de petites plaques noires, adhérentes aux tiges, aux feuilles et aux balles, il est peu nuisible.

5° *L'ergot* (sclerotium clavus). — Ce champignon se rencontre plus souvent sur le seigle que sur le blé; il forme une excroissance plus ou moins recourbée ressemblant à une corne ou à un ergot de coq qui prend la place du grain. L'extérieur est d'un noir violacé ou verdâtre, l'intérieur est blanc grisâtre; c'est une substance vénéneuse qui peut occasionner des maladies graves lorsqu'elle se trouve en suffisante quantité dans la farine.

Les parasites animaux qui attaquent le blé sont :

1° Le *charançon* ou *calandre* (calandra graniara) qui se développe lorsque la température s'élève au dessus de 12°; la larve seule cause des dégâts, l'insecte parfait ne peut plus attaquer le grain de blé. La farine et le pain provenant de blés charançonnés possèdent une odeur et un goût désagréables dus aux déjections de ces animaux. On reconnaît le blé charançonné à l'existence de nombreux grains perforés plus ou moins vides et à la présence d'une poussière ou de résidus de couleur brunâtre interposés dans le tas et formant une espèce de dépôt sur les planchers ou sur la main introduite dans les sacs ou dans les tas de blé.

2° L'*alucite* ou fausse teigne (alucita cerealella) est un papillon nocturne long de 6 à 7 millimètres, de la tribu des tinéites et qui ressemble au papillon qui détruit la laine et les fourrures dans nos appartements : la larve est un petit ver blanc qui pénètre dans le grain en occasionnant les mêmes ravages que la larve du charançon. Les grains attaqués par l'alucite sont percés d'un très petit trou.

3° La *teigne* (tinea granella), larve de tenebrio molitor, vulgairement appelée *ver*. Les tas de blé ravagés par la teigne se couvrent d'une sorte de toile, et on y trouve de nombreux chapelets de grains agglutinés entre lesquels sont logées les larves; le fond des tas est recouvert de petits grains blanchâtres.

4° La *cadelle du midi* (trogossita caraboïdes) exerce surtout ses ravages dans le midi de la France où elle est très commune. A l'état de larve elle ronge les grains extérieurement en passant de l'un à l'autre. C'est à l'aide de pelletages souvent répétés, et aussi par l'action des vapeurs de sulfure de carbone qu'on préserve le blé de l'invasion de ces différents insectes.

A côté de ces altérations on trouve encore dans le blé un certain nombre de graines étrangères dont quelques-unes peuvent être nuisibles à la santé; ces dernières sont l'*ivraie* (lolium temulentum), la *nielle* (agrostemma githago), la *ravenelle*, la *rougeole* (melampyrum arvense); je me contente de les citer ici, réservant pour plus tard, lorsque je traiterai des altérations des farines, la description des procédés qui permettent de les reconnaître le plus facilement.

Pour conserver sans altération les grands approvisionnements de blé, on soumet le grain à une série de traitements
périodiques à l'aide de procédés et d'appareils dont la description, même sommaire, me ferait sortir du cadre que je
me suis tracé.

§ IV. — FARINES

La farine est le produit de la mouture du blé (ou des
autres céréales), débarrassé des issues, c'est-à-dire des parties de la graine impropres ou nuisibles à la panification. On
arrive à ce résultat à la suite d'un certain nombre d'opérations qui constituent l'art du meunier, et par des méthodes
différentes, mais qui toutes tendent au même but, celui de
fournir le produit le plus apte à donner un pain de bonne
qualité. Le blé, débarrassé par le criblage des graines étrangères et des autres impuretés qu'il peut contenir (pierres,
terre, poussière), est soumis à la mouture après avoir été
légèrement humecté ; cette dernière opération, que l'on pratique surtout sur les blés durs, a pour but de faciliter la
séparation de l'enveloppe extérieure du grain. La mouture
est pratiquée aujourd'hui à l'aide de meules où à l'aide de
cylindres ; ce dernier procédé, ou procédé hongrois, tend de
plus en plus à se substituer en France à l'ancien procédé des
meules. Le produit brut que l'on obtient porte le nom de
boulange : on le débarrasse des issues (son, recoupette) par
un blutage approprié à l'aide de blutoirs formés par des
tissus de soie dont les mailles ont des grosseurs différentes,
selon la proportion de farine que l'on veut retirer de la boulange. Dans les manutentions militaires, on extrait par le
procédé des meules et par mouture basse, c'est-à-dire les
meules étant très rapprochées, 12 p. 100 d'issues de blé dur
et 20 p. 100 de blé tendre ; avec le blé dur on obtient donc

88 kilogrammes de farine panifiable avec 100 kilogrammes de blé nettoyé, et 80 kilogrammes avec 100 kilogrammes de blé tendre. Pour le blé mitadin le blutage est de 16 à 17 p. 100. Dans la boulangerie civile on pousse plus loin l'extraction des issues et on se sert le plus ordinairement de farines blutées à 25 ou 30 p. 100. La mouture par cylindres donne des produits qui ressemblent beaucoup à ceux que l'on obtient par le procédé des meules quand celles-ci sont écartées l'une de l'autre (mouture haute) ; ces produits sont plus blancs et contiennent moins de son et de germes, les enveloppes étant moins déchirées que dans le procédé par mouture basse.

M. Balland, à qui l'on doit ces dernières observations, a dressé le tableau suivant qui établit la comparaison entre les farines obtenues par les deux procédés de mouture.

| | CYLINDRES | | MEULES | |
	FARINES p. 100	ISSUES p. 100	FARINES p. 100	ISSUES p. 100
Eau	14	14	14	14
Cendres.	0,30 à 0,50	4 à 6	0,50 à 0,75	2,5 à 5,5
Acidité.	0,015 à 0,025	0,090 à 0,150	0,020 à 0,035	0,070 à 0,110
Sucre	0,95	2,9	1,00	2,5
Ligneux	0,110 à 0,250	8 à 11	0,180 à 0,350	4,5 à 9,5
Matières grasses.	0,85	2 à 4	0,95	2,5
Gluten humide .	25 à 27	»	25 à 27	»

Dans le commerce on trouve des variétés de farines différentes selon le mode de préparation employé et la proportion de son qu'elles renferment ; il existe ainsi :

1° Les farines de première qualité qui proviennent de la première mouture et du premier blutage ; elles sont très blanches et sont employées à la fabrication du pain blanc et pour la pâtisserie ; 2° les farines de deuxième qualité, moins blanches que les précédentes, sont les produits de la mouture des deuxièmes et troisièmes gruaux et des blés de deuxième qualité ; 3° les farines de troisième qualité qu'on emploie à la fabrication du pain bis ; elles sont grisâtres, renferment beaucoup d'issues, et sont très souvent mélangées de farines étrangères (seigle, orge).

En général la farine de bonne qualité est d'un blanc tirant légèrement sur le jaune. Les farines de la première qualité indiquée plus haut, et qui sont employées à Paris pour la fabrication du pain de luxe, diffèrent un peu en ce sens qu'elles sont d'un blanc parfait et qu'elles sont formées exclusivement de la partie médiane du grain de blé. La farine doit être sèche, pesante, douce au toucher et d'une odeur agréable ; les farines qui ont subi un commencement d'avarie ont ordinairement une odeur rance. La farine de bonne qualité comprimée dans la main forme une espèce de pelote. Un premier examen pratiqué à l'œil nu ou à la loupe permet déjà de se faire une idée de la qualité d'une farine ; pour cela on dépose à sa surface une feuille de papier glacé, on la comprime légèrement et on enlève ensuite le papier avec précaution ; dans une farine de bonne qualité la surface ne doit pas être couverte d'une trop grande quantité de grains rouges ou noirs appelés *piqûres :* c'est aussi par cet examen que l'on peut s'assurer de la présence de certains acariens assez fréquents dans les farines conservées trop longtemps : on comprime légèrement comme tout à l'heure, la farine entre deux feuilles de papier glacé, de façon à bien égaliser la surface qu'on examine ensuite à la loupe ; si l'on voit se former de légers monticules, on pique l'insecte qui les produit et on le porte pour l'examiner sur le porte-objet d'un microscope (Troupeau).

Le Règlement sur le service des subsistances militaires, auquel j'ai déjà fait plus d'un emprunt, fait connaître de la manière suivante les caractères des différentes espèces de farines employées dans les manutentions militaires : « La farine se distingue comme le blé en trois espèces différentes : 1° les farines de blé dur, d'un blanc jaune, franc et clair, rondes ou granuleuses au toucher ; les piqûres de son y sont peu visibles ; 2° les farines de blé tendre, d'un blanc mat tirant un peu sur le jaune, douces à la main, soyeuses et allongées ; on y aperçoit à peine quelques piqûres ; 3° les farines de blé mitadin tenant le milieu entre les deux espèces précédentes. »

§ V. — COMPOSITION ET ANALYSE DES FARINES

La farine se compose comme le blé d'un certain nombre de principes organiques immédiats et de matières salines : la proportion de ces principes est modifiée par la mouture ; quelques-uns même qui existaient dans le blé se trouvent complètement éliminés. On retrouve dans les farines de l'amidon, des principes azotés (gluten et albumine soluble), de la dextrine, du sucre, des matières grasses, du ligneux, des sels. Le tableau qui suit donne la composition d'un certain nombre de farines, d'après des analyses anciennes et récentes :

POUR 100	Farines d'Amérique (moyenne)	Farine 1re française (Girard)	Farine, qualité moindre (Girard)	Farine allemande (Laube)	Farine française fleur du commerce (Bürcker)
Eau.	13,00	13,34	12,65	15,19	13,50
Matières azotées	11,70	10,18	11,82	9,87	11,90
Matières grasses	1,70	0,94	1,36	0,44	1,40
Amidon.	69,90	74,75	72,23	73,54	71,45
Ligneux.	1,90	0,31	0,98	0,47	0,95
Cendres.	1,80	0,48	0,96	0,49	0,80

Le dosage de ces différents éléments ainsi que l'examen des propriétés et des caractères de certains d'entre eux, permet d'apprécier la valeur d'une farine au point de vue alimentaire.

Eau. — On dose la proportion d'eau contenue dans une farine en en chauffant un poids déterminé, 5 grammes par exemple, placés dans une capsule en porcelaine à fond plat, jusqu'à la température de 115 degrés; l'opération se fait dans une étuve et on maintient la température pendant au moins huit heures; on pèse ensuite. La farine retient avec une grande persistance les dernières portions d'eau; c'est pour cela qu'il est nécessaire de la porter à une température supérieure à 100 degrés, température que l'on doit maintenir pendant assez longtemps; et c'est pour cela aussi que dans les analyses, il est urgent d'indiquer le degré de température auquel la farine a été portée et le temps pendant lequel cette température a été maintenue. — Les expériences de M. Balland, sur ce point, l'ont conduit aux observations suivantes : « Dans l'opération du dosage de l'eau, il est nécessaire de se placer toujours dans les mêmes conditions pour avoir des résultats comparables : les pesées doivent être faites rapidement parce que les farines chauffées reprennent facilement de l'eau. Il faut tenir compte en outre du degré d'acidité des farines ; les acides peuvent en effet, pendant la torréfaction, transformer une partie de l'amidon en glucose, par fixation d'eau ; de là une perte dans l'évaluation de l'humidité qui peut aller jusqu'à 2 à 3 p. 100. Enfin l'état hygrométrique de l'air ne doit pas être négligé, les farines contenant des quantités d'eau variables suivant qu'on opère par un temps humide, et l'écart pouvant atteindre 1 p. 100. Les farines renferment généralement 1 à 2 p. 100 d'eau de plus en hiver qu'en été. » Lorsque la proportion d'eau dépasse un certain chiffre (16 p. 100 dans les farines premières du commerce), il y a lieu de supposer que les blés ont été mouillés avant d'être soumis à la mouture : cette opération du mouillage qui est pratiquée assez souvent dans la meuncrie civile, a pour but, comme je l'ai déjà dit, de ramollir les enveloppes du grain et d'en faciliter ainsi la séparation sans trop les déchirer ; les farines ainsi préparées ont plus de blancheur et partant plus de valeur commerciale, au détriment toutefois de leur faculté de conservation, les farines humides comme nous le verrons plus loin, s'altérant beaucoup plus rapidement que les farines sèches.

Matières azotées. — Elles existent dans la farine sous deux états : *gluten* et *albumine soluble.* C'est surtout le gluten qu'il importe de déterminer à cause de sa proportion et du rôle important qu'il joue dans la panification. Comme pour le dosage de l'eau, il est nécessaire ici d'opérer toujours dans les mêmes conditions, et l'expert, dans son rapport, ne devra pas oublier de mentionner les procédés de dosage employés parce que les résultats diffèrent notablement selon les conditions dans lesquelles on se place. On prend 25 grammes de farine que l'on met dans un mortier de porcelaine et que l'on transforme en pâton en y incorporant, à l'aide d'un pilon, 10 grammes d'eau ; cette quantité d'eau est largement suffisante pour obtenir un pâton qui ne soit pas trop fluide. On le laisse reposer pendant vingt-cinq minutes, puis on le malaxe à la main sous un mince filet d'eau que l'on fait tomber d'un flacon à robinet d'une contenance de 5 à 6 litres, et au-dessus d'un tamis à mailles serrées placé sur une terrine ; on continue l'opération jusqu'au moment où l'eau de lavage s'écoule claire et limpide. Au début il faut malaxer doucement et ne faire tomber l'eau que goutte à goutte afin de ne pas délayer trop fortement le pâton ; mais au bout d'un certain temps on peut augmenter la quantité d'eau et pétrir le gluten qui finit par rester seul entre les doigts, tout l'amidon ayant été entraîné. Après une forte expression dans la main, on pèse. Pour avoir la proportion de gluten sec, qui est approximativement le tiers du gluten humide, on place ce dernier sur un verre de montre taré qu'on porte dans une étuve à air chaud à la température de 115 degrés : on n'obtient du reste jamais un poids exact, la dessiccation du gluten ne se faisant qu'incomplètement. Les raisons pour lesquelles il est nécessaire d'opérer toujours dans les mêmes conditions lors du dosage du gluten ont été déduites par M. Balland d'expériences nombreuses faites sur cette matière et relatées dans son important travail sur les farines dans lequel il est dit : 1° que les proportions de gluten varient suivant le temps qui s'écoule entre la préparation des pâtons et l'extraction du gluten : ces différences sont indiquées dans le tableau suivant :

GLUTEN P. 100	FARINES DE BLÉ DUR DES INDES blutées à 12 p. 100		FARINES DE BLÉ TENDRE blutées à 20 p. 100	
	I	II	Amérique	Pologne
Après ¹/₂ heure.	36	39	28	37,5
— 1 —	38	40	28,5	»
— 2 —	39,2	44	29	40
— 3 —	38,3	42	31	»
— 4 —	36,4	39	32	»
— 5 —	»	»	31	»
— 6 —	»	34	»	»
— 7 —	»	»	28	»
— 8 —	»	»	»	30,5

Ces chiffres ont été obtenus avec des farines ayant deux mois de mouture. On voit que le gluten dans les pâtons n'atteint son maximun de développement qu'après un certain temps de repos qui varie avec la nature du blé et avec le degré d'affleurement de la farine ; on voit aussi que dès que le gluten a atteint son maximum de rendement il décroît progressivement tandis que l'acidité suit une marche ascendante, ce qui ressort du tableau suivant :

	FARINE DE 1re QUALITÉ		FARINE DE 2e QUALITÉ		FARINE NON PANIFIABLE	
	Acidité	Gluten	Acidité	Gluten	Acidité	Gluten
	gr.		gr.		gr.	
De suite	0,034	28	0,041	29	0,092	7
Repos de 1 heure . .	0,036	31	0,042	37	»	»
— 2 — . .	»	»	»	»	»	23
— 5 — . .	»	»	»	»	0,102	35
— 7 — . .	0,036	28	0,053	37	»	26
— 10 — . .	0,038	26	0,056	34	»	»
— 14 — . .	0,042	25	0,059	28	0,141	6
— 22 — . .	0,045	23	0,068	26	»	»

Les proportions de gluten varient encore : 2° suivant les quantités de farine employées à la confection des pâtons ; pour ce facteur les variations sont faibles ; 3° suivant l'ancienneté des farines ; si la farine est trop récente le gluten est très fluide et se rassemble difficilement : dans les vieilles farines la même difficulté se présente à cause de l'altération subie par le gluten ; 4° suivant le temps pendant lequel on lave le gluten, un lavage prolongé faisant perdre au gluten de son poids.

Pour éviter toutes ces causes d'erreur, M. Balland propose d'effectuer ainsi l'extraction du gluten : « Faire un pâton avec 50 grammes de farine et 20 à 25 grammes d'eau ; laisser ce pâton au repos pendant vingt-cinq minutes, puis le partager en deux portions égales ; retirer le gluten de l'une immédiatement et celui de l'autre une heure après ; peser le gluten après l'avoir fortement serré dans la main, dès que l'eau de lavage s'écoule claire ; continuer le lavage pendant cinq minutes, et peser de nouveau. On a ainsi pour une même farine quatre données dont on prendra la moyenne. » — Dans les farines de bonne qualité, le gluten est blanc jaunâtre, d'une consistance homogène et se laisse étirer facilement ; chauffé pendant qu'il est humide, il se dilate d'autant plus qu'il est moins altéré dans la farine. L'appréciation de cette dernière qualité, c'est-à-dire son pouvoir de dilatation

quand il est soumis à la température de cuisson du pain, se
fait à l'aide d'un appareil connu sous le nom d'*aleuromètre*
de Boland (fig. 39). Il se compose essentiellement d'un tube
de cuivre creux terminé à sa partie inférieure par une petite
capsule mobile. Sur la partie su-
périeure du tube se meut un
petit piston fixé à l'extrémité
d'une tige divisée qui peut s'élever au-dessus du tube et mettre
à découvert 25 divisions. La première de ces divisions porte le
n° 25, car il existe, entre la petite
capsule et le piston, un espace
vide qui correspond justement à
la valeur de 25 divisions, de sorte
que la valeur totale intérieure de
l'instrument équivaut à 50 divisions de la tige : cet appareil qui

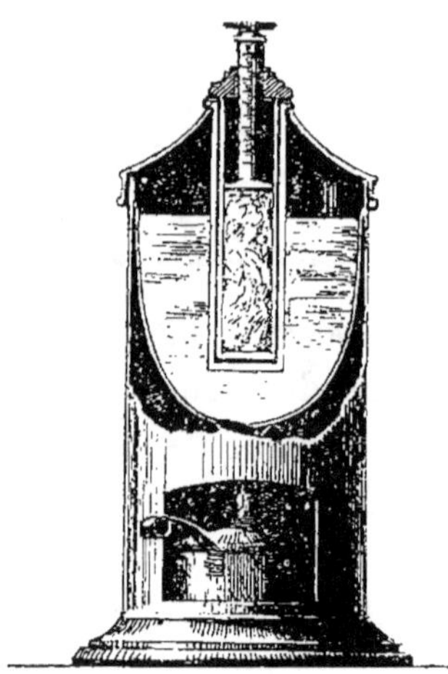

Fig. 39. — Aleuromètre de Boland.

est l'aleuromètre proprement dit est complété par un fourneau chauffé par une lampe à alcool; sur ce fourneau se
pose un vase de cuivre fermé par un couvercle au centre
duquel est soudé un tube cylindrique. Ce vase de cuivre
est rempli d'huile (de préférence d'huile de pied de bœuf),
de sorte que le tube soudé au couvercle y soit totalement
immergé. Pour pratiquer un essai on allume la lampe à
alcool et on introduit un thermomètre dans le tube de
cuivre; on laisse la température s'élever à 150°, on retire
le thermomètre, et on le remplace par l'aleuromètre dans
la capsule duquel on a introduit 7 grammes de gluten
humide obtenu par le procédé décrit précédemment, et
roulé dans de l'amidon ou dans de la fécule pour qu'il
n'adhère pas à la capsule qu'on a soin du reste de graisser
dans toutes ses parties. L'aleuromètre introduit dans l'é-
tuve, on laisse encore brûler la lampe pendant dix mi-

nutes, puis après dix autres minutes, on retire le gluten après avoir lu sur la tige du piston le nombre de degrés qui sont sortis du tube. Pendant l'opération, le gluten, sous l'influence de l'eau qui s'est réduite en vapeur, s'est dilaté et s'est moulé dans le cylindre de l'aleuromètre : dans son développement il a parcouru d'abord l'espace vide de 25 degrés qui le séparait du piston, puis a soulevé celui-ci d'une quantité d'autant plus grande que son pouvoir de dilatation est plus considérable ; on retire donc de l'instrument un cylindre de gluten qui représente exactement le squelette du pain qu'il pourrait former. Si le gluten n'atteint pas le piston et par conséquent ne se dilate pas de 25 degrés, la farine est considérée comme impropre à la panification. Voici le résultat de quelques expériences faites par M. Boland sur des farines de diverses provenances :

NATURE DE LA FARINE	PROPORTION de gluten hydraté	DILATATION à l'aleuromètre
Farine d'Etampes	33 p. 100	29 degrés
— —	33 —	35 —
— de Chartres	33 —	36 —
— de Brie	35 —	32 —
— de 1842	38 —	29 —
Blé de Berg.	30 —	39 —
— —	32 —	50 —

Un procédé qui peut être utilisé aussi pour reconnaître la propriété panifiable des farines consiste à peser une certaine quantité de ces farines et à y incorporer de l'eau jusqu'à formation d'une pâte consistante. Les farines absorbent d'autant plus d'eau qu'elles sont plus riches en gluten ; la farine la plus panifiable sera donc celle qui aura absorbé le volume d'eau le plus considérable (30 à 60 p. 100). — A ce point de vue il ne faut jamais négliger de procéder à un essai de panification avec les farines que l'on est appelé à examiner ; on tirera de cet essai des renseignements souvent plus précis que ceux que l'on peut déduire de l'analyse la plus minutieuse.

On peut déterminer encore la proportion approximative de matières azotées contenues dans les farines, par l'augmentation de densité que subit un volume donné d'acide acétique dilué dans lequel on les fait macérer. Pour cela, on met en contact dans une éprouvette à pied bouchée à l'émeri, 20 grammes de farine et 100 centimètres cubes d'acide acétique de 1,020 de densité ; on décante l'acide au bout de vingt-quatre heures, on le filtre, et on en prend la densité qui aura été augmentée d'autant plus que la proportion de matières azotées dissoutes est plus considérable (Robine). La densité de l'acide acétique est déterminée à l'aide d'aréomètres spéciaux nommés densimètres et plus exactement par la méthode du flacon. — Ce procédé de dosage ne donne aucune indication sur la quantité et la qualité du gluten : ainsi des farines dans lesquelles le gluten est décomposé presque complètement augmentent la densité de l'acide acétique tout autant que les mêmes farines non altérées ; le procédé ne devra donc être employé que d'une façon secondaire dans l'expertise des farines. Si on veut connaître exactement la totalité des matières albuminoïdes qui existent dans une farine, le seul moyen à employer réside dans le dosage de l'azote à l'aide des méthodes ordinaires de l'analyse organique (méthode de Dumas ou méthode de Will et Warentrapp) ; le poids d'azote obtenu multiplié par 6,25 donne le poids des matières albuminoïdes. — La faible proportion d'albumine soluble qui existe dans les farines se retrouve dans l'eau de lavage lors de l'extraction du gluten ; on peut la recueillir et la doser en la précipitant par la chaleur.

Matières grasses. — Elles se trouvent surtout réparties

autour de l'embryon et dans les enveloppes externes du grain de blé. On en trouve très peu dans les farines premières obtenues par cylindres, parce que ce procédé de mouture présente précisément l'avantage d'écarter complètement la partie externe et les germes du grain. Dans les farines dont le taux de blutage est peu élevé, les matières grasses existent en plus grande quantité : leur dosage s'effectue facilement en traitant par l'éther fort, ou mieux encore par le sulfure de carbone, un poids donné, 5 grammes par exemple, de farine desséchée placée dans une allonge en verre dont la partie inférieure, effilée et taillée en biseau, porte un tampon de coton ou de papier Berzélius lavé et desséché. L'opération se fait mieux si l'on a soin de mélanger la farine avec son poids de sable fin lavé et calciné : la solution éthérée ou sulfocarbonique est reçue dans une capsule tarée, évaporée, et le résidu est pesé. La présence d'une trop grande quantité de matières grasses dans une farine est l'indice d'un blutage incomplet, et une cause d'altération très rapide.

Amidon. — Dans l'expertise des farines, le dosage de l'amidon, qui forme environ les deux tiers de leur poids, n'a qu'une importance secondaire : ce qu'il faut apprécier surtout, c'est la nature des grains d'amidon, et l'on arrive à ce résultat par l'emploi du microscope ; je traiterai de cette recherche un peu plus loin, à l'occasion des falsifications des farines. Si l'on désire pourtant connaître la proportion d'amidon, il suffit de recueillir sur un filtre taré, le dépôt qui s'est formé dans l'eau de lavage lors de l'extraction du gluten ; on le dessèche et on le pèse. On n'obtient ainsi qu'une détermination approximative de l'amidon : si l'on veut faire un dosage plus exact, il vaut mieux transformer l'amidon en glucose en le faisant bouillir avec un acide minéral fort, l'acide chlorhydrique par exemple, et en déterminant la proportion de glucose qui se forme ainsi, soit à l'aide de la liqueur de

Fehling, soit à l'aide du polarimètre. (Voyez *Matières sucrées*.) Pour cela on pèse exactement 2 grammes de farine, qu'on délaye dans environ 500 centimètres cubes d'eau, on y ajoute 25 à 30 centimètres cubes d'acide chlorhydrique et on maintient le tout à l'ébullition jusqu'à ce que le liquide ne bleuisse plus par l'iode : du poids du glucose on déduit celui de l'amidon en se rappelant que 90 parties d'amidon donnent 100 parties de glucose.

Ligneux ou cellulose. — Le ligneux est constitué par les enveloppes du grain de blé ; il forme la majeure partie de ce qu'on nomme les issues, et se trouve principalement dans le gros son. Le procédé de Millon modifié par M. Balland permet d'en déterminer approximativement la proportion. On ajoute à 35 grammes de farine, 150 centimètres cubes d'acide chlorhydrique très étendu (1 gramme d'acide concentré pour 20 grammes d'eau) et on porte à l'ébullition pendant vingt minutes dans un ballon de 2 litres environ ; on jette ensuite tout le liquide chaud sur un filtre sans plis, mouillé préalablement : au bout de vingt-quatre heures on enlève très exactement tout ce qui se trouve sur le filtre, on le remet dans le même ballon et on le traite à l'ébullition par 100 centimètres cubes d'une solution de potasse caustique au dixième : on laisse en contact pendant vingt minutes environ et on porte le tout sur un nouveau filtre qu'on lave avec de l'eau chaude jusqu'à ce que toute alcalinité ait disparu ; on lave ensuite à l'alcool fort et finalement à l'éther : le ligneux resté sur filtre est enlevé, placé sur une plaque de verre tarée et pesé après dessiccation à 100 degrés. Pour s'assurer que l'on a obtenu ainsi du ligneux pur, on le brûle : il ne doit laisser que des traces de cendres.

Cendres. — Les matières salines des farines sont réparties différemment suivant la qualité de ces produits. Les farines blanches de première qualité laissent moins de cendres que les farines moins bien blutées, les farines obtenues par cylindres sont plus pauvres en cendres que celles obtenues par meules tandis que les issues sont plus riches. Voici la composition moyenne de ces cendres :

Acide phosphorique.	43,7
Potasse	31,8
Magnésie.	9,8
Chaux.	6,0
Oxydes de fer et d'alumine.	1,3
Silice	7,4

Pour en effectuer le dosàge, on brûle 2 grammes de farine dans une capsule en porcelaine à fond plat, tarée avec soin, et on achève l'incinération au fourneau à moufle jusqu'à ce que toute la masse soit bien blanche. A propos des cendres de farines. M. Balland a fait des observations intéressantes : « Les farines premières des cylindres, dit-il, donnent généralement 0,30 à 0,50 p. 100 de cendres; les farines premières de meules, 0,50 à 0,76 ; les farines de blé tendre des manutentions militaires blutées à 20 p. 100, 0,60 à 0,90 ; les farines de blé dur blutées à 12 p. 100, 1,10 à 1,30. » J'ai trouvé moi-même 0,8 p. 100 de cendres dans des farines destinées à la fabrication du pain de troupe et composées de deux tiers de blé tendre et un tiers de blé dur. La composition de toutes ces cendres, paraît identique; elle peut être modifiée dans certains cas par les poussières terreuses accumulées dans le sillon du grain : ainsi la farine provenant du premier broyage du grain à l'aide des cylindres contient presque toujours de l'alumine, moins de phosphates que la moyenne indiquée plus haut, et beaucoup plus de silice (jusqu'à 22 p. 100).

L'analyse des farines comporte encore la détermination du taux de l'acidité, du sucre et de l'extrait aqueux.

L'*acidité* que l'on évalue d'ordinaire en acide sulfurique peut être considérée comme une marque de l'altération des farines : elle augmente toujours avec leur ancienneté, et elle est liée directement à l'altération du gluten et à la transformation des matières grasses et amylacées. Il résulte des observations de M. Balland que l'acidité varie avec l'essence du blé; elle est plus forte et augmente plus rapidement dans les farines de blé tendre que dans les farines de blé dur : dans celles qui proviennent de blés sains et qui ont moins de trois mois de mouture, l'acidité représentée en acide sulfurique monohydraté paraît osciller entre 15 grammes et 40 grammes par quintal métrique : dans les farines anciennes, ce chiffre s'élève beaucoup et peut atteindre 120 grammes pour les farines de blé tendre et 70 grammes pour les farines de blé dur. Cette acidité est inégalement répartie dans les divers produits des moutures, les parties du grain de blé qui touchent à son enveloppe externe étant plus acides que la partie centrale : les farines sont moins acides que les issues, et les farines retirées des gruaux en contiennent moins que les farines sur blé.

Pour déterminer l'acidité on met dans un flacon bouché à l'émeri 10 grammes de farine et 30 centimètres cubes d'alcool à 90 degrés : on agite de temps en temps pendant vingt-quatre heures, et après avoir laissé déposer on dose l'acidité dans 10 centimètres cubes du liquide surnageant que l'on prélève à l'aide d'une pipette : le dosage est effectué avec la solution normale décime de soude et la fin de l'opération est indiquée par le papier de curcuma ou la teinture de tournesol.

Les *matières sucrées* constituées principalement par du maltose et par du dextrose proviennent de la transformation de l'amidon sous l'action des diastases : ces dernières se trouvant en majeure partie dans les tissus qui avoisinent les enveloppes extérieures et l'embryon, les matières sucrées existeront en plus forte proportion dans les issues que dans les farines. Dans les farines de mouture récente, elles atteignent suivant le taux de blutage 0,80 à 2,20 p. 100 (j'ai trouvé en moyenne 2 grammes dans des farines premières du commerce qui avaient environ 6 mois de mouture) : les matières sucrées décroissent à mesure que les farines vieillissent. On en effectue le dosage en mettant en contact à froid et pendant six heures environ, 20 grammes de farine avec 100 centimètres cubes d'eau distillée ; dans le liquide décanté et filtré, on dose le sucre à l'aide de la liqueur de Fehling.

Extrait aqueux. — La proportion d'extrait varie entre 4 et 5 p. 100 (j'ai trouvé une moyenne de 4, 3 p. 100 pour des farines premières du commerce). Sa composition est la suivante :

Maltose. — Dextrose	71
Albumine végétale	19,5
Cendres	9,5
	100,0

Le dosage s'effectue en délayant 100 grammes de farine dans 1 000 centimètres cubes d'eau distillée, et en agitant le tout pendant un certain temps (six à dix heures) : on décante ensuite, on filtre, et on évapore 50 centimètres cubes du liquide en consistance d'extrait dans une capsule en platine; on pèse et le poids trouvé indique la proportion d'extrait contenu dans 5 grammes de farine.

§ VI. — ALTÉRATIONS ET FALSIFICATIONS DES FARINES

Les altérations que les farines peuvent subir proviennent soit des substances étrangères qui y sont introduites accidentellement, soit des transformations et des décompositions qui se produisent dans leurs éléments constituants sous l'influence d'agents extérieurs ou des ferment qui y préexistent. Dans la première catégorie des altérations on peut ranger celles qui ont leur origine dans une mouture défectueuse (farines échauffées) et celles qui proviennent de l'emploi d'un blé déjà avarié (présence de graines étrangères, blé envahi par des insectes, par des champignons, etc.). Les altérations de la seconde catégorie, beaucoup plus nombreuses et plus fréquentes, puisque l'on n'utilise que rarement les blés avariés, sont dues principalement à l'humidité de la farine au moment de l'emmagasinage, humidité qui non seulement active les fermentations mais contribue aussi dans une large part à la formation des moisissures et à l'éclosion des insectes nuisibles.

Les caractères physiques qui appartiennent à une farine de bonne qualité et qui ont été énumérés plus haut, manquent généralement dans les farines altérées qui possèdent une odeur forte et désagréable, un goût acide ou alcalin, amer ou de moisi : la farine trop vieille contracte un goût particulier facile à constater, appelé goût de vieux, goût de mite. Lorsque l'altération est profonde, la farine se réunit en pelotes ou en grumeaux qui durcissent et prennent une coloration d'un vert noirâtre et une odeur repoussante : en même temps on y rencontre des insectes dont les plus fréquents sont le ver de la farine et un acarien déjà cité antérieurement, la mite ou ciron. — Les altérations des farines commencent à se produire dès les premiers jours qui suivent leur préparation : insignifiantes à l'origine, elles deviennent de plus en plus profondes à mesure que les farines vieillissent, et sont d'autant plus rapides que le produit a été moins bien débarrassé des enveloppes externes du grain de blé et des parties qui avoisinent l'embryon : c'est en effet dans ces deux portions de la graine que l'on rencontre le ferment spécial qui, agissant tout particulièrement sur la matière azotée, la transforme en une série de corps solubles dont les premiers termes sont des acides amidés et les derniers de l'ammoniaque et des sels ammoniacaux ; on y constate aussi la présence d'alcalis vénéneux dont les caractères sont semblables à ceux des ptomaïnes : à côté de ces substances viennent se placer encore les produits de la vie microbienne (toxines) dont les agents envahissent les farines dès le moment de leur préparation. Voici du reste, à l'appui de ces faits, les proportions de matières albuminoïdes insolubles et solubles qui ont été déterminées par Polack dans des farines de bonne qualité et dans les mêmes produits altérés.

	FARINES non altérées.	FARINES ALTÉRÉES			
		1	2	3	4
Gluten	11,06	8,37	7,4	7,23	6,54
Albumine soluble .	1,44	2,14	6,9	4,44	6,46

En même temps que les matières albuminoïdes, les matières grasses subissent des transformations ; elles rancissent et quelquefois même disparaissent complètement ; l'acidité augmente, et l'amidon qui résiste le plus longtemps aux agents de décompositions, finit par s'hydrater et par se transformer. Le meilleur moyen pour constater l'altération d'une farine réside, après l'examen de ses propriétés physiques et organoleptiques, dans l'étude du gluten dont les caractères sont en relation directe avec le degré d'altération : blanc jaunâtre, se réunissant facilement et très extensible, lorsqu'il provient de farines non altérées, il présente au contraire une coloration plus ou moins foncée quand le produit dont il a été extrait est altéré ; en même temps son élasticité a complètement disparu, et très souvent même, quand l'altération de la farine est profonde, on ne réussit plus à l'en extraire : désagrégé et décomposé il ne se réunit plus pendant l'opération.

L'emploi de l'aleuromètre de Boland permet donc de porter un jugement précis sur le degré d'altération des farines d'après l'extensibilité du gluten qui s'y trouve directement liée.

Dans les farines qui proviennent de blés germés, à côté des altérations du gluten, on remarque encore une altération du grain d'amidon que l'on constate à l'aide du microscope : on aperçoit des vides nombreux, de véritables trous qui pénètrent profondément dans les couches superposées qui constituent le grain d'amidon.

Pour éviter les altérations des farines et leur assurer une conservation d'une certaine durée, question très importante quand il s'agit de grands approvisionnements comme ceux que l'administration de la guerre est forcée de tenir en réserve, il est nécessaire tout d'abord d'employer des blés de bonne qualité parfaitement sains et secs, et de préférence des blés durs ; puis, par une mouture bien conduite, de ménager le plus possible l'enveloppe du blé, de bluter les farines à un taux élevé et de les conserver enfin dans des récipients où elles soient à l'abri de toute humidité : il conviendrait aussi d'étuver les farines destinées à être conservées pendant un certain temps, de façon à ne leur laisser que de 5 à 6 p. 100 d'eau.

A ces altérations dont les résultats se traduisent par une disparition souvent complète du principal agent nutritif, le gluten, on peut en ajouter d'autres qui proviennent de l'introduction dans la farine de froment, de farines de graines étrangères qui sont mélangées au blé ; l'emploi de farines ainsi contaminées a donné lieu quelquefois à des accidents graves. — Les principales de ces graines sont :

1° Le *melampyrum arvense*, blé de roche, rougelle, de la famille des Scrofularinées, dont la graine est dificilement séparée du blé à cause de son volume et de sa forme qui sont presque les mêmes que ceux du blé. Le pain fabriqué avec de la farine contenant du mélampyre prend une couleur rouge-violette presque noirâtre par refroidissement. Cette réaction peut être utilisée pour la recherche de cette altération : on fait un pâton avec un peu de farine et d'eau, on y ajoute de l'acide acétique et l'on chauffe à 120 degrés ; par refroidissement la coloration violet foncé se produira plus ou moins intense selon la proportion de mélampyre contenue dans la farine.

2° La *nielle* (lychnis githago) de la famille des Caryophillées : elle donne au pain un goût âcre et brûlant ; sa graine peut être séparée facilement du blé, de sorte que l'on peut considérer comme une véritable falsification et des plus dangereuses la présence de cette substance dans la farine. L'action nocive qu'exerce la nielle est attribuée à la *saponine*. Pour rechercher cette graine, on traite la farine par l'éther, on évapore la teinture éthérée ainsi formée et on obtient un extrait de consistance huileuse, jaune foncé, d'une odeur de cuir rance et d'un goût âcre, qui est tout à fait caractéristique de la présence de la nielle dans la farine examinée.

3° L'*ivraie* (lolium temulentum) ne se rencontre plus que très rarement dans les farines, ce qui est très heureux, car c'est de toutes les graines étrangères la plus dangereuse. On la recherche en traitant la farine par l'alcool faible (35°) qui prend, au bout de très peu de temps une coloration verdâtre qui se fonce à mesure que le contact se prolonge. La farine pure ne colore pas l'alcool, ou bien le colore en jaune quand elle contient du son. La solution alcoolique évaporée, laisse, dans le cas de la présence de l'ivraie, un résidu verdâtre qui possède une odeur vireuse et une saveur astringente désagréable ; à l'examen microscopique, la fécule de l'ivraie présente une forme polyédrique, et les grains sont tellement serrés dans la cellule qu'ils restent souvent tous accolés en reproduisant sa forme (Coulier).

4° L'*ergot du blé* et surtout le *seigle ergoté*, peuvent donner lieu à des empoisonnements quand ils sont mélangés à la farine. On peut reconnaître la présence de l'ergot à l'aide du procédé suivant recommandé par Jacoby : 10 grammes de farine sont épuisés deux fois par de l'alcool dilué à 35 degrés et bouillant : le résidu est traité ensuite par l'alcool à 90 degrés qui, additionné d'acide sulfurique étendu, se colore en rouge d'autant plus foncé qu'il y a plus d'ergot, et reste au contraire incolore si la farine est pure. L'examen microscopique d'une farine ergotée fait apercevoir des cellules intimement soudées entre elles ; elles contiennent une matière grasse incolore, et l'on n'y trouve pas de fécule : la couche externe du tissu du champignon est colorée en violet par une substance qui se dissout dans les acides minéraux avec une coloration rouge-sang.

§ VII. — FALSIFICATIONS DES FARINES

Parmi les nombreuses falsifications de la farine de froment on comprend surtout : 1° l'addition de farines d'autres céréales (orge, seigle, maïs, riz, sarrasin), ou de farines de légumineuses ; 2° l'addition de fécule de pomme de terre, effectuée, non pas seulement pour augmenter le poids de la farine à l'aide d'une substance d'un prix moindre, mais aussi et surtout pour donner au pain plus de blancheur et pour aider à la panification tout en employant des farines de qualité inférieure ; 3° l'addition de substances minérales ; parmi ces dernières, les unes sont ajoutées dans le seul but d'augmenter le poids de la farine, par exemple le sulfate et le carbonate de chaux, le sulfate de baryte, etc., tandis que la présence des autres a pour origine certains traitements que l'on fait subir d'abord au blé, afin d'empêcher son altération, et ensuite à la farine altérée afin de pouvoir l'utiliser pour la fabrication du pain : tels sont le sulfate de cuivre, le sulfate de zinc, l'alun, etc.

L'addition des farines étrangères se trahit déjà par certains caractères extérieurs ; ainsi, la farine de seigle ternit la nuance de la farine de froment et la rend verdâtre ; sa présence se fait encore remarquer par une odeur et une saveur spéciales très prononcées. La farine d'orge ternit encore plus fortement la nuance que la farine précédente, et cela se remarque surtout dans les produits de la panification ; la farine de sarrasin donne au mélange une teinte vineuse et une saveur âcre, on y voit des particules noirâtres qui sont des fragments du périsperme. La farine de haricots, de féveroles, de pois, et en général des autres légumineuses, se reconnaît à une odeur et une saveur toutes spéciales, en même temps qu'à un reflet jaunâtre ou verdâtre. D'un autre côté la proportion de gluten décroît toujours plus ou moins selon la proportion de farine étrangère, et ce principe subit en même temps des altérations plus ou moins profondes qui se manifestent par les caractères suivants qui appartiennent à des mélanges de farines à parties égales (Villain).

Farine avec seigle. — Gluten visqueux, noirâtre, sans homogénéité, se désagrégeant et adhérant en partie aux doigts, s'étalant plus que celui du blé.

Farine avec orge. — Gluten désagrégé, sec, non visqueux, paraissant formé de filaments vermiculés, entremêlés et tordus sur eux-mêmes ; sa couleur est d'un brun rougeâtre sale.

Farine avec avoine. — Gluten jaune noirâtre à la surface duquel on voit un grand nombre de petits points blancs.

Farine avec maïs. — Gluten jaunâtre, non visqueux, ferme et ne s'étalant pas.

Farine avec sarrasin. — Gluten très homogène, gris noirâtre quand il est humide, noir quand il est sec.

Farine avec légumineuses. — Gluten dans un grand état de division, s'échappant de la main lorsqu'on malaxe le pâton. La couleur de ce gluten varie selon l'espèce de légumineuse : les pois lui comuniquent une couleur verdâtre, les haricots une couleur blond jaunâtre, les lentilles une couleur brun jaunâtre, les vesces une couleur noir verdâtre, les féveroles une couleur rose. A ces caractères d'une valeur secondaire on peut encore ajouter comme caractéristiques de la présence des légumineuses, les réactions suivantes signalées, la première par Donny, la deuxième par Longuet. Sur le bord d'une capsule en porcelaine, on étale un peu de pâte faite avec de la farine suspecte : au fond de la capsule on place d'abord un peu d'acide azotique que l'on chauffe de façon à faire passer les vapeurs sur la pâte, puis de l'ammoniaque dont les vapeurs produisent des taches d'un rouge plus ou moins foncé sur chaque point de la couche de pâte où se trouvent des légumineuses. La farine de froment pure prend une coloration jaune sous l'influence des vapeurs d'acide azotique et d'ammoniaque : le procédé de Longuet repose sur l'analyse des cendres de la farine, les cendres des farines de légumineuses contenant des phosphates tribasiques et des chlorures, tandis que celles du blé contiennent des pyrophosphates et pas de chlorures. L'azotate d'argent produira donc dans la solution des cendres provenant d'une farine mélangée de légumineuses un précipité jaune qui deviendra violet à la lumière : avec les cendres d'une farine de froment pure, le précipité sera blanc et ne se colorera pas à la lumière. — Les réactions chimiques n'ont pas le caractère de précision de l'examen microscopique : c'est donc à l'emploi du microscope qu'il faut toujours recourir en premier lieu dans l'expertise des farines. Avant tout, expert doit faire une étude attentive des caractères microscopiques de la farine et de l'amidon du blé ainsi que des farines qui sont ordinairement utilisées pour la falsification Pour cet examen un grossissement de 200 à 250 diamètres est suffisant, et si on y ajoute l'emploi de la lumière polarisée et celui d'un petit nombre de réactifs, on arrive avec un peu de pratique à résoudre assez facilement, non seulement le problème de l'existence d'une falsification, mais encore celui de la nature de la substance ajoutée frauduleusement.

Caractères microscopiques des différents amidons. — *Amidon de blé* (fig. 40). — Il se présente sous forme de grains ronds de diamètres différents (depuis 35 μ[1] jusqu'à 8 μ) : sur les gros grains on aperçoit souvent un hile en forme de croissant ; mais très rarement on y voit les différentes couches concentriques dont le grain est formé : dans la lumière polarisée, avec un éclairage peu intense, on aperçoit une croix noire qui disparaît dans une lumière un peu plus vive.

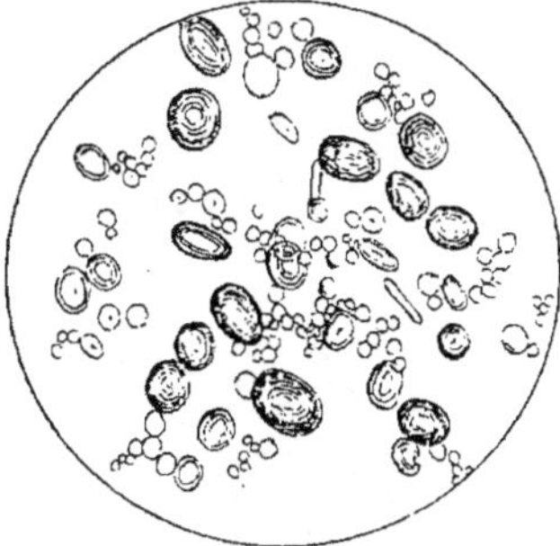

Fig. 40. — Amidon de blé.

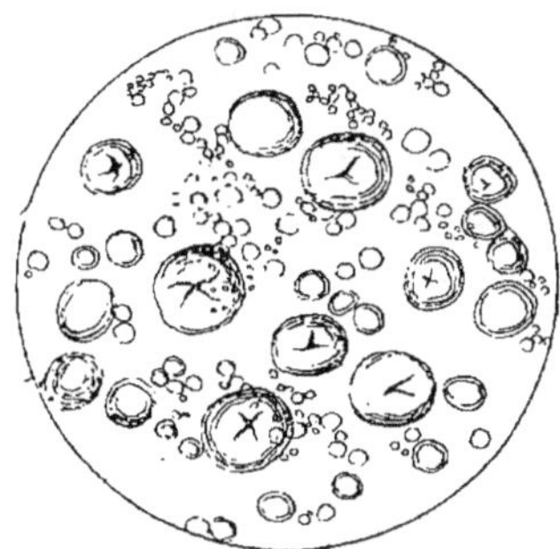

Fig. 41. — Amidon de seigle.

Amidon de seigle (fig. 41). — Sa forme se rapproche un peu de celle de l'amidon de blé, mais son diamètre est plus grand (55 μ à 40 μ) ; sur les gros grains on aperçoit ordinairement un hile étoilé à plusieurs branches qui partent du centre ; croix noire très visible dans la lumière polarisée.

[1] μ = 1 millième de millimètre.

Amidon d'orge (fig. 42). — Il est assez difficile à distinguer de celui du blé ; les grains sont plus ronds et leur diamètre est très souvent plus petit que celui de l'amidon de blé, il peut s'abaisser jusqu'à 1 μ. On distingue le plus ordinairement les grains d'amidon d'orge parce qu'ils présentent un contour chagriné : dans la lumière polarisée on n'aperçoit que très difficilement la croix noire.

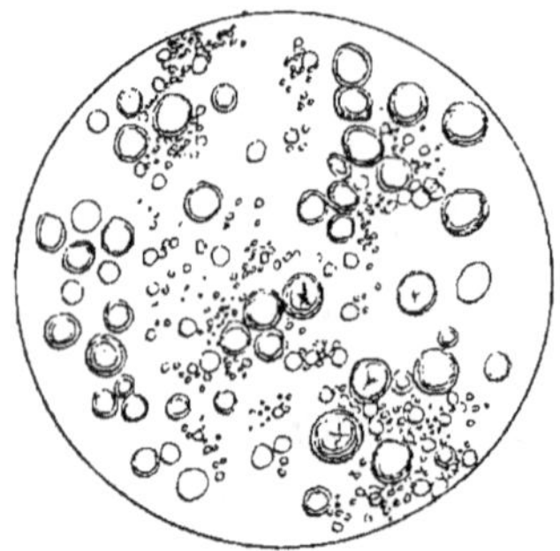

Fig. 42. — Amidon d'orge.

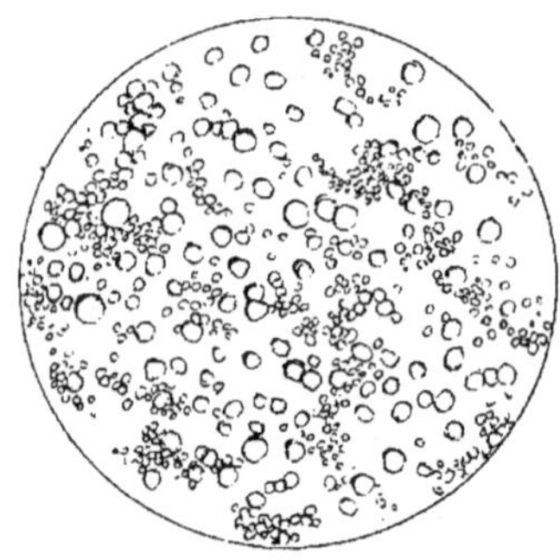

Fig. 43. — Amidon de riz.

Amidon de riz (fig 43). — Les grains d'amidon de riz sont polyédriques par suite de la compression subie dans la cellule, leur diamètre est très petit et à peu près constant (6 à 7 μ) : ces caractères permettent de les distinguer très facilement.

Amidon de maïs (fig. 44). — La forme de ces grains les rapproche un peu des précédents ; mais leur diamètre est plus grand (10 à 25 μ) ; de plus ils portent un hile étoilé, très visible et sont presque toujours réunis en groupes. Dans la lumière polarisée on aperçoit très nettement une croix noire

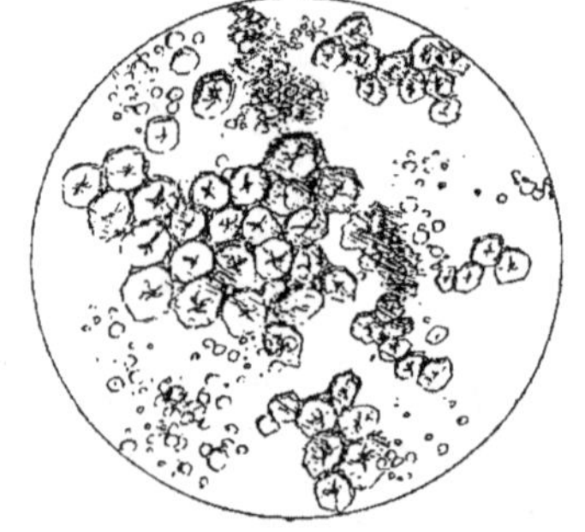

Fig. 44. — Amidon de maïs.

fortement accentuée, même quand la lumière est intense (fig. 48 M).

Amidon de sarrasin (fig. 45). — Grains arrondis ou légèment polyédriques, généralement agglomérés, d'un petit diamètre (13 à 22 μ) et ressemblant un peu à ceux du riz, mais sans action sur la lumière polarisée.

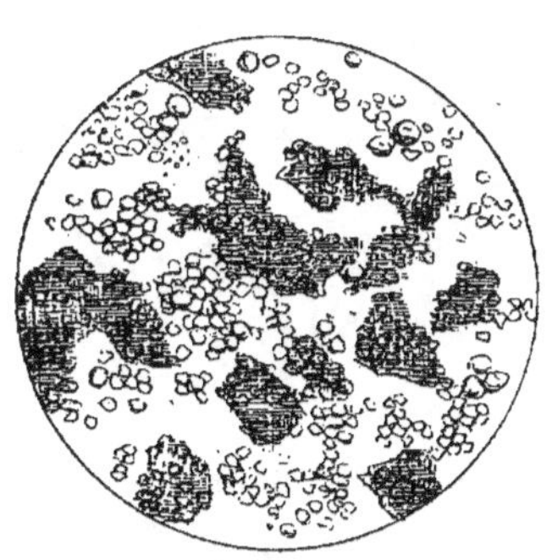

Fig. 45. — Amidon de sarrasin.

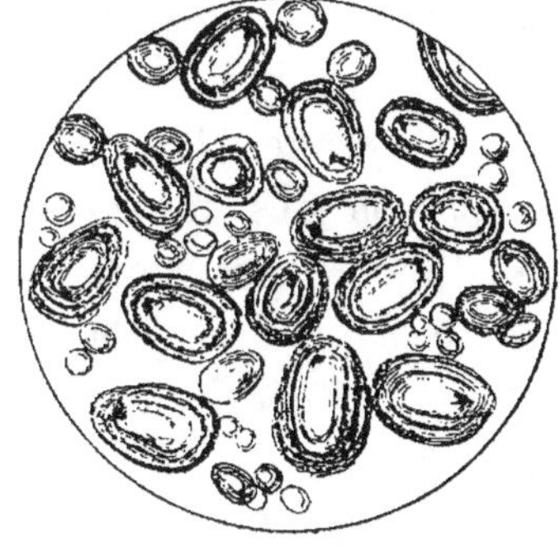

Fig. 46. — Fécule de pommes de terre.

Fécule de pommes de terre (fig. 46). — Grains transparents irrégulièrement ovoïdes, pyriformes, portant à leur petite extrémité, et à une certaine distance du bout, un point noir qui constitue le hile. Ce point est le centre de lignes courbes peu apparentes qui paraissent exister à la surface du grain, mais qui ne sont en réalité que la trace des différentes couches qui le composent : leur diamètre est de 185 à 60 μ. Dans la lumière polarisée, les nicols étant à l'extinction, on aperçoit une croix noire non symétrique dont les branches s'élargissent à partir de leur point d'entre-croisement qui est le hile (fig. 48 P) : quand le champ est éclairé la croix se détache en blanc sur fond noir. Les grains de fécule de pomme de terre, traités par une solution de potasse à 1,75 p. 100 s'étendent en grandes plaques minces transparentes.

Farine de légumineuses (fig. 47). — Grains de forme ovale, allongée, ovoïde, réniforme, avec un hile longitudinal, parallèle à l'axe du grain ; quand ce dernier est frais, ce hile paraît formé par une sorte de bourrelet de matière féculente, qui, suivant que l'on hausse ou que l'on baisse l'objectif, apparaît comme une ligne lumineuse ou comme une ligne obscure : dans les grains desséchés le hile est remplacé par une fente longitudinale qui se termine en pointe aux deux extrémités et dont la plus grande largeur est à la partie moyenne. Très souvent on aperçoit des fentes secondaires plus petites, perpendiculaires à la première, et qui ne sont pas situées en face les unes des autres. Ce hile linéaire et les fentes perpendi-

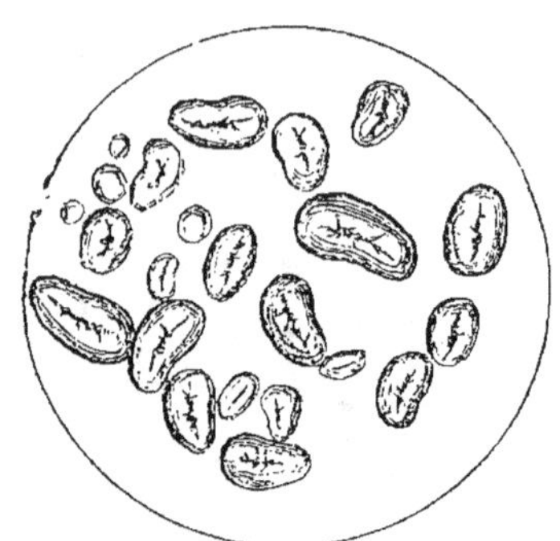

Fig. 47. — Grains d'amidon de légumineuses.

culaires sont tout à fait caractéristiques des grains de fécule des légumineuses. A la lumière polarisée on aperçoit la croix noire telle que la représente la figure 48 H ; elle est ordinairement très visible et persiste même quand le champ est éclairé. A ces caractères on peut en ajouter d'autres qui permettent aussi de conclure à la présence des légumineuses dans les farines ; ceux-ci appartiennent au tissu cellulaire dans lequel sont contenus les grains. Ce tissu se rencontre toujours dans les farines des légu-

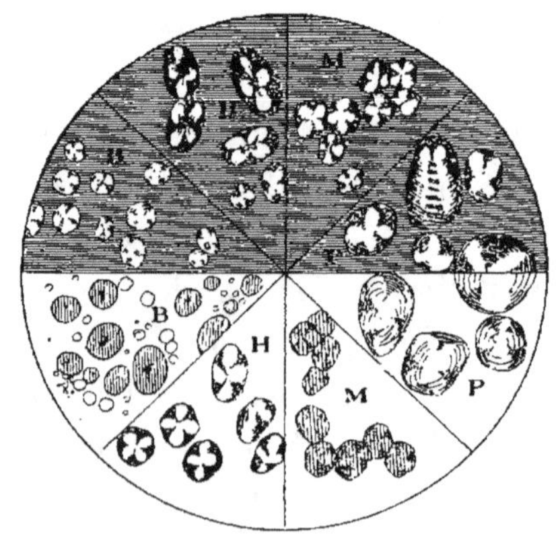

Fig. 48. — Aspect des grains d'amidon dans la lumière polarisée.

mineuses en fragments plus ou moins considérables que l'on retrouve sous le microscope surtout si l'on a soin de traiter la farine par une solution de potasse au dixième. Cette solution dissout le grain de fécule, et laisse intact le tissu cellulaire réticulé qui devient alors très facilement visible. L'aspect de tous ces grains d'amidon permet de les distinguer de ceux du blé lorsqu'il y a mélange, même en faible proportion. Pour rendre l'examen plus facile et plus net, on emploie ordinairement le dépôt amylacé qui s'est formé dans la terrine au-dessus de laquelle on malaxe le pâton lors de l'extraction du gluten : on examine ce dépôt couche par couche, parce que la composition de chacune d'elles peut varier selon la densité des différents grains d'amidon qui le forment, les plus gros comme ceux de la pomme de terre, se trouvant nécessairement à la partie inférieure.

J'ai énuméré plus haut les principales substances minérales employées pour falsifier les farines. Leur recherche s'effectue très facilement : il suffit d'incinérer 10 grammes, (ou une quantité plus considérable) de farine dans un four à moufle en prenant les précautions indiquées pour le dosage des cendres, et d'examiner ensuite ces dernières suivant les procédés ordinaires de l'analyse chimique. Un poids de cendres supérieur aux moyennes indiquées pour les diverses farines met d'ordinaire sur la trace de ces falsifications qui peuvent déjà être décélées par l'examen microscopique. Quand il s'agit du sulfate de zinc qui du reste se rencontre rarement dans les farines, on ne peut pas utiliser pour sa recherche le résidu de la calcination de la farine, parce que l'oxyde de zinc est chassé par la chaleur : il convient de traiter dans ce cas 100 à 200 grammes de farine par l'acide chlorhydrique dilué, et de rechercher le zinc dans cette solution.

En résumé, l'expertise d'une farine comprend les diverses opérations suivantes : Examen des propriétés physiques et organoleptiques. — Essai de panification. — Dosage de l'eau. — Détermination de la quantité et de la qualité du gluten. — Dosage et analyse qualitative des cendres. —

Recherche microscopique des farines étrangères. A ces déterminations essentielles on peut encore ajouter dans quelques cas particuliers : le dosage de l'acidité, du ligneux et des matières grasses, avec cette recommandation d'opérer toujours comparativement avec des produits purs et de provenance connue.

§ VIII. — PAIN

Selon la qualité des matières premières employées à sa fabrication, on rencontre des variétés de pain très différentes. Depuis le pain très blanc des boulangeries civiles de Paris fabriqué avec des farines de première qualité, jusqu'au pain soi-disant noir des pauvres ménages des campagnes, on trouve une gamme complète de produits fabriqués avec des farines plus ou moins bien débarrassées des issues, et ce ne sont pas les produits les plus appréciés, c'est-à-dire les pains blancs, qui possèdent les propriétés nutritives les plus complètes. Les pains plus foncés en couleur, contiennent d'ordinaire bien plus de principes azotés et sont par suite plus aptes à fournir une alimentation complète, à condition toutefois d'être débarrassés du ligneux que l'on considère à juste titre comme un produit de dénutrition. Dans cette catégorie de pains très nourrissants il faut ranger le pain des manutentions militaires françaises qui est préparé en France, soit avec des farines de blé tendre blutées à 20 p. 100, soit avec des farines de blé mitadin blutées à 16 ou 18 p. 100, soit avec des mélanges en proportions variables de farines de blé tendre et de farines de blé dur, ces dernières blutées à 12 p. 100 : en Algérie les farines de blé dur sont seules employées.

On obtient en général 120-135 parties de pain avec 100 parties de farine, à cause de la différence qui existe entre les proportions d'eau contenues dans les deux produits (10 à 16 p. 100 dans la farine, 36 à 47 p. 100 dans le pain).

Le pain est formé de parties inégales de *croûte* et de *mie*; la croûte est plus soluble dans l'eau que la mie et contient plus de principes azotés. Voici d'après Rivot les proportions dans lesquelles on rencontre ces deux parties constituantes du pain :

			I	II
Pain (100 parties).	{	mie.	55,28	77,52
	{	croûte.	44,72	22,48

La proportion d'eau hygroscopique est la suivante dans le pain et dans ses deux parties constituantes :

	DANS LE PAIN ENTIER		DANS LA MIE		DANS LA CROUTE	
	I	II	I	II	I	II
Eau (p. 100).	30	40,44	40,45	47,11	16,4	27,44

d'après cela on voit que la proportion d'eau est toujours beaucoup plus considérable dans la mie que dans la croûte.

La panification a pour but de rendre solubles et par suite plus facilement assimilables, les différents éléments contenus dans la farine. Ce but est atteint à la suite d'une série de manipulations dont la description ne peut trouver place ici, et avec l'aide de certains agents dont le principal est le *levain*. Les matières protéiques subissent des transformations notables ; l'albumine végétale soluble dans l'eau est rendue insoluble ; les parties constituantes du gluten sont transformées de telle manière que dans le pain on ne peut plus les séparer des matières amylacées à l'état de gluten pur :

sous leur nouvelle forme elles sont devenues plus facilement assimilables. Les matières amylacées sont transformées en partie en glucose, qui lui-même est décomposé partiellement en acide carbonique et en alcool ; ce dernier donne naissance plus tard à de l'acide acétique et à de l'acide lactique (on peut s'assurer facilement que l'extrait aqueux du pain a toujours une réaction acide) : une autre portion du glucose reste dans le pain qui en contient toujours plus que la farine ; une partie de l'amidon, qui n'a pas subi la transformation complète en glucose, reste dans le pain à l'état de dextrine, et c'est surtout dans la croûte que cette dernière se rencontre. Le pain contient donc une proportion de principes non azotés et solubles beaucoup plus considérable que la farine.

Les matières grasses et la cellulose ne subissent pas de modifications appréciables, seules les matières minérales se trouvent légèrement augmentées par suite de l'addition d'un peu de chlorure de sodium à la pâte.

COMPOSITION MOYENNE DU PAIN BLANC (STUTZER)

Eau . . . . 30,38 p. 100
Matières azotées.   7,65   —
   composées de 7,20 de matières albuminoïdes ; 0,17 de matières azotées solubles, et 0,28 de matières azotées insolubles.
Matière grasse. . . . .   0,28 p. 100
Sucre.   4,32   —
Amidon, gomme, dextrine   45,89   —
Cendres.   1,48   —

Caractères physiques du pain de bonne qualité. — Le pain est plus ou moins blanc, selon la qualité de la farine employée ; il doit être léger sans être mou et floconneux, être bien levé, ce qui indique qu'il a été préparé avec des farines non avariées et dans lesquelles le gluten a conservé toute son élasticité. — Il doit posséder une odeur douce et une saveur

COMPOSITION DU PAIN DE MUNITION FRANÇAIS (POGGIALE)

ÉLÉMENTS P. 100	PAIN PRÉPARÉ avec la farine de blé tendre.	PAIN PRÉPARÉ avec la farine de blé dur.
Eau (par dessiccation à 100°) . .	36,00	40,0
Matières azotées.	8,0	10,9
Amidon, dextrine, glucose. . .	53,8	45,7
Matières grasses.	0,6	0,8
— minérales.	1,0	1,5
Cellulose	0,6	1,1
Totaux.	100,0	100,0
Proportion de matières azotées pour 100 grammes de pain desséché à 100°.	12,5	18,2

PROPORTION DE CENDRES DANS 100 P. DE PAIN

1	2	3	4	5	6	7	8	9	10
0,705	0,621	0,639	0,783	0,628	0,676	0,600	0,711	0,613	0,645

COMPOSITION CENTÉSIMALE DES CENDRES :

	1	2	3	4	5	6	7	8	9	10
Acide chlorhydrique.	6,5	1,8	4,6	6,3	3,8	3,4	3,9	3,4	4,8	4,7
« sulfurique . .	1,0	0,7	0,8	1,1	0,8	0,5	0,7	0,8	0,9	0,9
« phosphorique.	50,0	45,7	43,1	49,7	43,4	45,2	43,8	46,8	44,3	43,2
Silice.	1,6	1,7	1,5	1,6	1,5	1,8	1,9	2,3	1,4	1,5
Sable et argile . . .	4,0	4,4	2,8	4,1	2,8	3,4	2,1	5,3	4,8	2,6
Alcalis	21,1	26,5	25,1	21,3	28,0	27,8	27,2	23,6	21,2	24,6
Chaux	11,1	15,9	15,6	11,2	14,5	15,2	14,4	15,4	16,2	15,5
Oxyde de fer	4,3	2,9	6,0	4,2	4,6	2,0	5,1	1,8	2,7	5,7
Acide carbonique. .	«	«	«	«	«	«	0,3	«	1,9	«
Total.	99,6	99,6	99,5	99,5	99,4	99,3	99,4	99,4	98,2	98,7
Sel employé pour 1 kilogr. de pain. .	0,706	0,174	0,446	0,788	0,409	0,419	0,432	0,433	0,521	0,518

(GIRARD-DOCUMENTS.)

agréable et être formé de proportions convenables de mie et de croûte : cette dernière, bien adhérente à la mie, doit avoir une belle coloration jaune doré ; en général, l'abondance de la croûte par rapport à la mie est un indice de la bonne qualité du pain ; la croûte doit de plus être épaisse, cassante et difficile à détacher de la mie. Celle-ci, qui est parsemée de petites cavités inégales dues au dégagement d'acide carbonique, doit être élastique et se relever rapidement quand elle a été pressée ; pétrie entre les doigts, elle ne doit pas s'y attacher. En vieillissant le pain perd de l'eau et prend un aspect, une consistance et un goût différents de ceux du pain frais ; ces différences sont dues, d'après Boussingault, non seulement à la déshydratation, mais encore et surtout à une transformation moléculaire de ses éléments : cette hypothèse paraît justifiée par ce fait que le pain sec qui contient encore une certaine proportion d'eau (pouvant atteindre quelquefois 30 p. 100), reprend une partie des qualités du pain frais quand on le chauffe vers 70 degrés en vase clos. L'acidité du pain augmente aussi avec la durée de la conservation (Nessler) qui ne doit pas dépasser une certaine limite au delà de laquelle le pain subit des altérations dues principalement à l'éclosion des germes de champignons qui trouvent un parfait aliment dans les matières azotées et hydrocarbonées qui entrent dans sa composition.

§ IX. — ANALYSE DU PAIN

Les éléments les plus importants à déterminer sont l'eau et les matières azotées ; on y joint encore quelquefois l'amidon, la cellulose, les matières grasses et les substances minérales.

Le dosage de l'eau s'effectue sur un échantillon de 40 à

50 grammes présentant la composition moyenne du pain entier, c'est-à-dire formé de parties de mie et de croûte proportionnelles à celles qui existent dans le pain. On le chauffe à l'étuve d'abord à 60, puis à 100 degrés, pendant six à huit heures ; au bout de ce temps, on le divise en fragments et on le maintient encore à 100 degrés pendant deux heures environ ; après cela, il est pesé.

Les matières azotées sont dosées dans un échantillon de 1 à 2 grammes parfaitement sec, en employant la méthode de Will et Warentrapp qui donne des résultats suffisamment exacts ; il est impossible, pour les raisons données plus haut, de doser le gluten par le procédé que l'on emploie dans l'analyse des farines.

Pour opérer le dosage de l'azote on se sert d'un tube en verre peu fusible long de 60 à 70 centimètres, ouvert par un bout et étiré en pointe à l'autre extrémité ; on place au fond de ce tube une couche de chaux sodée [1] pulvérisée (6 grammes environ) mélangée avec 0,3 de sucre, puis successivement, une couche de 12 centimètres de chaux sodée en petits morceaux, une couche de 3 centimètres de chaux sodée finement pulvérisée, le mélange de pain et de chaux sodée avec environ 0,3 de sucre, et enfin de la chaux sodée en petits morceaux ; on termine par un tampon d'asbeste, et on relie le tube avec un appareil à absorption contenant la solution acide titrée (10 centimètres cubes d'acide sulfurique ou d'acide chlorhydrique normal dont on a pris le titre avec une solution alcaline titrée [2]). On chauffe le tube en

---

[1] Obtenue en calcinant dans un creuset une partie de soude caustique avec deux parties de chaux vive : il faut éviter l'emploi de soude contenant des azotates, car les azotates et les azotites en présence des matières organiques donnent de l'ammoniaque avec la chaux sodée. Le résidu de la calcination est ensuite pulvérisé, passé à travers un tamis et conservé dans des petits flacons parfaitement bouchés et contenant la quantité de produit nécessaire pour une analyse.

[2] Cette solution alcaline doit être suffisamment étendue pour que 22 cen-

commençant par l'extrémité antérieure, on arrive ensuite
au mélange de pain et de chaux sodée que l'on continue à
chauffer tant qu'il se produit un dégagement gazeux ; quand
celui-ci s'arrête, on chauffe la partie postérieure du tube ; il
se produit alors un nouveau dégagement de gaz qui chasse
toute l'ammoniaque dans la solution acide. On reprend le
titre de cet acide à l'aide de la solution alcaline qui avait
servi à le fixer avant l'opération, et l'on détermine de la
manière suivante la proportion d'ammoniaque formée et par
suite celle de la matière azotée contenue dans le pain. Supposons qu'il ait fallu employer $21^{cc},7$ de la solution alcaline
pour saturer les 10 centimètres cubes d'acide normal et
qu'après l'absorption de l'ammoniaque, il n'en ait plus fallu
que $18^{cc},15$; la différence $21,7-18.15 = 3,55$ correspond à
l'ammoniaque absorbée par l'acide : la proportion d'azote x
sera donc donnée par la relation $\frac{3,55}{21,7} = \frac{x}{0,14}$, d'où $x = 0,14 \times$
$\frac{3,55}{21,7}$, et la proportion des matières azotées sera égale à $x \times$
$6,25 = 0,143125$; en supposant la prise d'essai égale à
1 gramme, cette proportion sera de $0^{gr},1431$, ce qui fait
$14^{gr},31$ p. 100.

On se sert d'ordinaire lors du titrage des solutions de la
teinture de tournesol pour indiquer la fin de la réaction ;
mais il se forme quelquefois des produits empyreumatiques
en si grande quantité que l'emploi du tournesol devient impossible : on remplace dans ce cas la teinture par le papier
de tournesol et on opère par la méthode de la touche, ou
bien on substitue la fluorescéine au tournesol. Avec cette
substance, ce n'est plus un changement de coloration, mais
la disparition ou l'apparition de la fluorescence qui indique
la fin de la réaction ; en effet, elle disparaît en présence des
acides libres, et reparaît par un excès d'alcali.

timètres cubes environ saturent exactement les 10 centimètres cubes d'acide
normal ; on la prépare en ajoutant à 200 grammes de solution de soude
normale 240 grammes d'eau distillée bouillie et attiédie.

Le dosage de l'amidon dans le pain est une opération assez difficile; on en est réduit, dans les cas très rares du reste où ce dosage est nécessaire, à transformer l'amidon en glucose à l'aide de la diastase, et à doser le sucre ainsi formé par un des procédés connus. Un deuxième dosage de cette substance, opéré directement sur le pain que l'on fait pour cela macérer dans l'eau pendant un certain temps, donne par différence la quantité de sucre qui correspond à la matière amylacée.

Le dosage de la cellulose, dont la détermination quantitative est toujours entachée de très grandes erreurs, peut être effectué à l'aide du procédé qui est employé dans l'analyse des farines.

Les cendres, dont le poids varie de 1 à 1,5 p. 100, sont déterminées par incinération de 50 grammes de pain ; l'opération commencée sur un feu très doux se continue et se termine dans le fourneau à moufle. Cette opération met très souvent sur la trace de falsifications effectuées, soit sur la farine, soit sur le pain lui-même, pendant le cours de sa fabrication.

La matière grasse, dont le dosage peut être effectué suivant les méthodes employées dans l'analyse des farines, n'a qu'une importance tout à fait secondaire.

§ X. — ALTÉRATIONS ET FALSIFICATIONS DU PAIN

Lorsque le pain a été fabriqué avec des farines avariées, il ne présente plus les caractères indiqués plus haut : un indice certain de l'emploi de pareilles farines est le peu d'élévation acquis par le pain pendant la cuisson : on dit alors que le pain est *poussé à plat ;* ce phénomène est dû à la décomposition plus ou moins complète du gluten. Le *pain saisi,* c'est-à-dire enfourné dans un four trop chaud, présente une croûte noirâtre fort épaisse, non adhérente à la mie ; il contient alors une quantité d'eau trop considérable, ce qui, jusqu'à un certain point, peut être considéré comme une falsification. Dans des pains semblables ou dans ceux qui ont été fabriqués avec des farines humides, on voit très souvent se développer des champignons parmi lesquels l'*oïdium aurantiacum* a été observé plus d'une fois ; en 1843 par exemple, après une série de jours humides, tous les pains de munition fabriqués à Paris se couvrirent du jour au lendemain d'une efflorescence orange pâle qui se répandit dans leur intérieur, et qui était due à la formation de ce champignon. L'*ascophora mucedo*, autre champignon, communique au pain une coloration noire. Le *penicillium glaucum*, très répandu, y produit des végétations verdâtres. Les points rouges que l'on remarque quelquefois dans le pain et qui possèdent les réactions du rouge d'aniline, sont des produits de décomposition des matières azotées provoquées par la présence et par le développement du *micrococcus prodigiosus* de Cohn.

D'autres altérations du pain proviennent des graines étrangères qui se trouvent dans le blé et dont il a été question à propos des farines : les procédés employés pour leur recherche dans le pain sont les mêmes que ceux indiqués à cette occasion : en ce qui concerne le *melampyrum arvense*, il est inutile de se livrer à une recherche spéciale quelconque, parce que le pain fabriqué avec des farines contaminées par cette graine, possède une coloration violet foncé tout à fait caractéristique, que Poggiale a constatée en 1856 dans du pain de munition préparé à la manutention de Paris.

Lorsque le pain laisse dans la bouche une saveur acide et désagréable, cela tient souvent à l'excès de levain ajouté dans le but de faire lever suffisamment une pâte préparée avec des farines de qualité médiocre.

La falsification la plus ordinaire est certainement celle qui consiste à laisser dans le pain une quantité d'eau supérieure à celle qui doit y exister ; cet excès d'eau a pour effet de hâter la formation des végétations cryptogamiques : on devrait considérer comme falsifié tout pain qui contient plus de 40 p. 100 d'eau.

Assez fréquemment aussi on introduit dans le pain des substances minérales. Les unes proviennent des farines auxquelles elles ont été ajoutées dans le but d'en augmenter le poids (argile, plâtre, albâtre), d'autres, comme le sulfate de cuivre jouissent de la propriété curieuse de contribuer au développement du pain en rendant au gluten l'élasticité qu'il a perdue dans des farines avariées : l'alun est souvent ajouté à la pâte dans le but d'augmenter la blancheur du pain et aussi pour permettre l'introduction d'une plus grande quantité d'eau. Si la fraude en elle-même n'entraîne pas de conséquences graves par suite de la petite quantité de substances introduites, elle est néanmoins répréhensible parce qu'elle permet de masquer l'emploi de farines plus ou moins altérées. Toutes ces matières minérales se reconnaîtront facilement dans le produit de l'incinération du pain, et l'on pourra même y doser la quantité de matière introduite. La présence du sulfate de cuivre peut être constatée directement en touchant la mie avec une baguette trempée dans une solution de ferrocyanure de potassium qui produira une tache brune en chaque point touché.

Lorsque les farines employées à la fabrication du pain ont été mélangées de farines étrangères la recherche de ces dernières à l'aide du microscope est plus difficile à effectuer dans le pain que dans la farine : on peut réussir néanmoins à les reconnaître, en faisant macérer la mie dans l'eau et en examinant le dépôt qui se forme : mais il vaut mieux, quand la chose est possible, opérer sur les farines qui ont servi à préparer le pain suspect.

D'après cela, l'analyse du pain comporte donc les diverses

opérations suivantes : « Examen des propriétés physiques et organoleptiques. — Détermination de la proportionnalité qui existe entre la mie et la croûte. — Dosage de l'eau, de l'azote, des cendres et du ligneux. — Examen microscopique. — Recherche des matières minérales étrangères. »

CHAPITRE V

CAFÉ

La substance qui sous le nom de *café* est employée dans l'alimentation est la graine d'un bel arbuste toujours vert de la famille des Rubiacées, le *Coffea arabica*. Originaire du nord-est de l'Afrique, le café passa en Arabie vers le xve siècle, de là en Egypte et puis à Constantinople. En 1660, il pénétra en France. Jusque vers la fin du xviie siècle tout le café consommé provenait du port de Moka en Arabie, et le prix moyen était de 300 francs le kilogramme. Aujourd'hui la culture du caféier est répandue dans toutes les régions du globe où les conditions climatériques permettent la maturation du fruit, c'est-à-dire dans les régions tropicales. L'arbuste à l'état sauvage, tel qu'on le rencontre encore aujourd'hui en Ethiopie, en Arabie, etc., atteint une hauteur de 9 à 10 mètres : à l'état cultivé on ne lui permet pas de dépasser 2 mètres à 2 mètres et demi. Le fruit qui est une drupe ovale, oblongue, moitié plus petite qu'une cerise, passe successivement par les couleurs verte, jaune, rouge cerise et finalement presque noire ; le péricarpe est formé d'une partie pulpeuse et porte à l'intérieur deux semences accolées l'une à l'autre et qui constituent le café ; quelquefois l'une des semences avorte et l'autre prend alors un développement plus considérable et une forme presque ronde (café perlé, caracoli). Pour débarrasser les semences de la partie charnue du fruit lorsque celui-ci n'est pas complètement mûr, on lui fait subir certains traitements qui varient avec les lieux de production : macération dans l'eau, fermentation en tas, etc., ou bien on lui permet d'arriver à maturité complète et on le laisse sécher sur l'arbre. C'est à ce dernier procédé que l'on doit la qualité si estimée connue sous le nom de moka. La forme générale du grain de café est ovale plus ou moins allongée, convexe d'un côté, plane de l'autre et sillonnée longitudinalement vers le milieu de ce dernier côté d'une raie assez profonde dans laquelle on retrouve toujours une portion de la pellicule argentée qui l'enveloppait dans le fruit (périsperme). Quelquefois la graine se trouve encore entourée d'une partie de la coque (café en parche) ; mais le plus ordinairement le café que l'on rencontre dans le commerce est débarrassé de toutes ses enveloppes, on dit alors qu'il est en fèves ou qu'il est *nu :* si au contraire la pellicule mince argentée persiste le grain est dit *pelliculé.*

Le café est plus ou moins estimé selon sa provenance : il en existe des sortes commerciales nombreuses que l'expert chimiste n'a pas besoin de connaître toutes et qui se distinguent suivant le lieu d'origine, la grosseur du grain, sa couleur, son goût, son odeur et surtout sa forme. J'indique ici les principales sortes d'après l'excellent travail de M. Riche publié dans l'*Encyclopédie d'hygiène :* les dénominations rappellent les pays d'origine : 1° *Antilles, Martinique* (fin vert)[1], *Guadeloupe* (ordinaire et fin vert). *Saint-Domingue, Cuba, Jamaïque, Porto-Rico ;* 2° *Amérique Centrale, Guatemala, Nicaragua, Savanille, Costa-Rica, Honduras ;* 3° *Venezuela, Porto-Cabello, La Guayra, Maracaibo ;* 4° *La Bolivie ;* 5° *Pérou, Carabaya, Huanaca ;* 6° *Brésil, Rio, Santos, Bahia, Andavahy, Pernambuco, Amazone ;* 7° *Guyane, Cayenne ;* 8° *Afrique occidentale, Madère*

---

[1] Très rare aujourd'hui.

Cap-Vert, Sénégambie (Rio-Nunez), *Gabon* (Monrovia), *San-Thomé, Angola;* 9° *Afrique orientale, Mozambique, Madagascar* (Tamatave), *Nossi-Bé, Mayotte, Réunion* (Moka, Leroy, Eden, Myrte, Java); 10° *Arabie, Yemen, Moka;* 11° *Inde, Bombay, Mysore, Malabar. Ceylan;* 12° *Archipel Indien. Java* (padang pâle, padang jaune, Java jaune brillant, Java vert, Java fin vert, Java gros grains, Java ordinaire, Java Menado), *Macassar, Manille, Taïti.* En France, outre les cafés des colonies françaises, on reçoit en assez forte proportion des cafés du Brésil, de l'Amérique centrale, des Antilles, et surtout de l'archipel Indien (Java). L'ancienne distinction en cafés Moka, Bourbon et Martinique, les trois types auxquels on a encore l'habitude de rapporter toutes les sortes commerciales, doit être abandonnée puisqu'il est parfaitement prouvé que sur un même arbre on peut récolter des cafés se rapportant à chacun de ces trois types, selon que l'on cueille le fruit à l'extrémité, au milieu ou à la naissance des branches. De même la couleur ne caractérise nullement une espèce, car elle ne dépend uniquement que du moment de la récolte; en effet, le café vert provient d'un fruit récolté avant maturité, et le café jaune d'un fruit mûr. Ce qu'il faut considérer surtout dans un café, c'est l'égalité dans la grosseur du grain, sa forme, sa dureté et sa couleur qui dans les bonnes espèces est toujours claire, qu'elle soit jaune ou verte. L'odeur aussi sert très souvent d'élément d'appréciation. Certains cafés (Rio, Moka, Haïti) possèdent, en effet, une odeur spéciale qui permet de les reconnaître; de plus, on peut par l'odorat constater dans le café la présence de corps étrangers. Le goût est aussi un élément d'appréciation très important, non pas tant pour le café vert que pour le café torréfié.

Le France importe et consomme annuellement environ 67 millions de kilogrammes de cafés, ce qui fait $1^{kgr},752$ par tête d'habitant : ces chiffres se rapportent à l'année 1888.

La *constitution anatomique du grain de café* est très simple. Quand on l'examine au microscope on voit que l'albumen est formé par des cellules irrégulières, polygonales, à parois épaisses et foncées et qui sont remplies par une matière granuleuse, brun foncé et par des goutelettes huileuses. Les cellules de l'embryon sont plus régulières que celles de l'albumen, leurs parois sont moins épaisses ; elles contiennent du protoplasma et une matière grasse. La pellicule argentée qui existe sur certains grains est caractérisée par des cellules allongées transparentes et fortement ponctuées ; elles portent au milieu une fente assez large, foncée et coupée transversalement par des fentes plus étroites. Ces caractères anatomiques que l'on ne rencontre dans aucune des substances qui sont employées à la falsification du café et qui ne sont que très peu modifiés par la torréfaction, sont d'un grand secours dans l'examen du café moulu.

COMPOSITION DU CAFÉ VERT

I

Eau (p. 100)	12
Matière azotée.	13
Caféine.	0,75
Matière grasse.	13
— sucrée et gomme.	15,5
Matières astringentes. . .	5
Cellulose	34
Cendres.	6,69
(Payen.)	

II

Eau (p. 100).	8,26
Matière azotée.	10,68
Caféine.	1,10
Matière grasse.	11,42
— sucrée.	8,18
Matières astringentes . .	14,03
Cellulose	42,36
Cendres.	3,97
(Hassal.)	

III (MOKA)

Eau	8,98
Matière azotée	9,87
Caféine.	1,08
Matière grasse	12,60
— sucrée	9,55
Dextrine	0,87
Matières astringentes . .	15,36
Cellulose.	37,95
Cendres.	3,74
(Bell.)	

IV (MOYENNE DE 4 ANALYSES)

Eau	11,23
Matière azotée.	12,07
Caféine.	1,21
Matière grasse	12,27
— sucrée	8,55
Autres matières non azotées	32,58
Cellulose.	18,17
Cendres	3,92
(König.)	

COMPOSITION DES CENDRES DU CAFÉ (D'APRÈS GIRARD)

Potasse.	62,47	Soude	1,64
Chaux	6,29	Magnésie	9,69
Oxyde de fer	0,65	Acide phosphorique.	13,29
Silice.	0,54	Chlore	0,61
Acide sulfurique.	3,80		

Par la torréfaction la composition élémentaire du café subit certains changements. Le tableau suivant donne la moyenne de quatre analyses de café torréfié (à comparer avec le tableau n° IV ci-dessus).

Eau.	1,15
Matières azotées.	13,98
Caféine.	1,24
Matière grasse.	14,48
— sucrée.	0,66
Autres matières non azotées	45,09
Cellulose	19,89
Cendres.	4,75

(König.)

Le principe le plus actif du café, la *caféine*, a été rangé dans la classe des alcaloïdes. Isolée par Runge en 1820, la caféine a été retrouvée depuis dans un certain nombre de plantes, telles que le thé, la kola, le maté, le paullinia sorbilis (guarana). Sa composition répond à la formule $C^8 H^{10} Az^4 O^2$; c'est une base faible dont les sels se dissocient très facilement au contact de l'eau; elle cristallise en très belles aiguilles prismatiques, blanches, soyeuses et légères qui sont fusibles à 178 degrés et solubles dans 93 parties d'eau à 12 degrés, dans 25 parties d'alcool à 90 degrés, dans 9 parties de chloroforme et seulement dans 300 parties d'éther. Traitée par les alcalis elle donne de la méthylamine. L'eau la décompose en acide carbonique CO^2 et en *caféidine* $C^7 H^{12} Az^4 O$. L'acide chromique l'oxyde en formant de la méthylamine et de l'acide *diméthylparabanique*. La caféine est une *triméthylxanthine* $C^5H (CH^3)^3 Az^4 O^2$, qu'on peut obtenir en partant de la théobromine (alcaloïde du cacao) qui elle-même est une *diméthylxanthine* : en traitant le dérivé argentique de cette dernière par l'iodure de méthyle on obtient la caféine :

$$C^7 H^7 Ag Az^4 O^4 + CH^3 I = Ag I + \underbrace{C^7 H^7 (CH^3) Az^4 O^2}_{\text{Caféine.}}$$

La proportion de caféine varie suivant les sortes commerciales. Voici, d'après Kœnig, la quantité de ce corps que l'on rencontre dans certains cafés :

Rio n° 1 (caféine p. 100)............	1,3
— n° 2 —	1,185
— n° 3 —	1,030
Java —	1,095
Maracaïbo —	1,370
Costa-Rica —	1,104
Tanagra —	1,020
Mexico —	0,620

J'ai déterminé à plusieurs reprises par la méthode que j'indique plus bas, la proportion de caféine contenue dans des cafés dits Bourbons achetés sur la place de Paris : la moyenne de dix analyses a donné le chiffre de 0,962 p. 100.

Le meilleur procédé de dosage de la caféine dans le café est à mon avis celui qui a été indiqué par Commaille : il consiste à mélanger intimement dans un mortier 5 grammes de café séché et pulvérisé avec 1 gramme de magnésie calcinée : le mélange devient vert ; au bout de vingt-quatre heures on le sèche au bain-marie, on le pulvérise et on l'épuise dans un appareil à déplacement par du chloroforme pur qui dissout la caféine. Le chloroforme évaporé laisse un résidu cristallin de caféine presque pure que l'on dissout dans l'eau bouillante ; la solution jetée sur un filtre mouillé est évaporée ensuite dans une capsule tarée que l'on pèse.

A côté de la caféine, le café renferme environ 3 à 5 p. 100 d'acide cafétannique $C^{15} H^{18} O^8$ combiné à la potasse et à la caféine : chauffé avec les alcalis, il se dédouble en acide caféique et en mannitane ; c'est à la combinaison de cet acide caféique avec les bases alcalines et alcalino-terreuses que l'on attribue la coloration verte de certains grains de café.

La torréfaction change très peu les proportions de caféine contenues dans le café, comme le montrent les tableaux ci-dessus ; il faut observer pourtant que ces résultats ne sont qu'apparents et qu'ils tiennent surtout à la perte d'eau subie par le grain pendant l'opération : il est certain en effet, que la caféine subit pendant la torréfaction une transformation partielle analogue à celle qu'elle éprouve sous l'influence de l'eau et des alcalis. Personne a du reste signalé la présence de la méthylamine dans le café torréfié.

La torréfaction à laquelle on soumet toujours le café destiné à l'alimentation doit être pratiquée avec soin de façon à ne pas détruire certains principes auxquels le café doit son arome : d'ordinaire on ne dépasse pas la température de 200 à 250 degrés à laquelle le grain prend une coloration brun clair ; son volume augmente environ d'un tiers tandis qu'il perd de 18 à 20 p. 100 de son poids selon les espèces. Certains des principes du café subissent des décompositions plus profondes que la caféine : de ce nombre le tannin, l'acide cafétannique, le sucre (qui se transforme en partie en caramel), la cellulose et surtout les matières grasses, fournissent des produits qui combinés avec une petite quantité d'huile essentielle constituent cette substance de composition inconnue mais certainement très complexe à laquelle MM. Boutron et Frémy ont donné le nom de *caféone* et qui est le principe aromatique du café torréfié. Pour isoler cette caféone on distille avec de l'eau quelques kilogrammes de café torréfié et on épuise le produit de la distillation par l'éther pur qui après évaporation laisse un résidu brun huileux d'une odeur aromatique de café excessivement forte. Quand on emploie une bonne espèce de café bien torréfié, le local dans lequel on procède à la distillation reste imprégné pendant longtemps de l'odeur caractéristique de l'infusion de café.

Le café torréfié abandonne à l'eau bouillante la presque totalité de ses principes aromatiques et de ses matières minérales lesquelles ne changent pas beaucoup pendant la torréfaction : il est difficile d'indiquer exactement la proportion de matières solubles qui existent dans le café torréfié parce qu'elle varie beaucoup avec le degré de torréfaction ; pourtant on peut dire que les bons cafés, torréfiés suivant les règles posées plus haut, abandonnent en moyenne à l'eau de 25 à 26 p. 100 de leur poids.

Altérations et falsifications du café. — Le café vert qui possède les qualités de forme, de goût, d'odeur, de transparence, de couleur, etc., signalées précédemment, porte le nom de *café sain ;* le café est au contraire *avarié* lorsque le grain a subi par le fait de la récolte, de la conservation ou du transport, un certain nombre d'altérations dont les principales sont :

1° *La fermentation.* — Elle se produit lorsque la récolte a été faite par des temps pluvieux ; on dit alors que le café est avarié ou altéré par *vice propre :* l'odeur de moisi qu'il répand permet de reconnaître cette altération que l'on rencontre le plus fréquemment dans les cafés Haïti et dans ceux de l'Archipel indien.

2° *Avarie par eau de mer.* — Lorsque le café a été plus ou moins longtemps en contact avec l'eau de mer, le grain se décolore, se gonfle, moisit et souvent même prend une coloration noire plus ou moins accentuée surtout à la surface : cette avarie peut être facilement reconnue, d'abord par l'aspect de la graine et ensuite par la proportion considérable de chlore qu'on y trouve.

D'autres avaries proviennent du contact du café pendant

le transport avec certaines substances telles que l'ammoniaque qui est dégagée par des matières animales (cuirs, laines, cornes) en putréfaction : dans ce cas le grain est ordirement couvert de taches vertes (cafés du Brésil). On a enfin signalé quelquefois sur les marchés la présence de cafés charançonnés provenant de l'Archipel indien et de la côte occidentale d'Afrique.

Tous ces cafés avariés que l'on détruisait autrefois, sont aujourd'hui reversés dans le commerce après avoir été plus ou moins bien rétablis à l'aide d'une série de manipulations qui les débarrassent des caractères extérieurs qui peuvent faire reconnaître l'avarie. Seuls un examen minutieux et une longue habitude permettent de distinguer ces cafés qui sont mélangés le plus ordinairement à de bonnes espèces : pendant la torréfaction ces mélanges répandent une odeur de moisi qui souvent met sur la trace de la falsification.

Pour augmenter sa valeur commerciale le grain de café non torréfié est quelquefois coloré artificiellement par de l'indigo, de l'outre mer, du bleu de Prusse, du curcuma, du chromate de plomb, des sels de fer, etc. Une simple immersion dans l'eau permet de reconnaître cette falsification grossière, assez rare du reste : quelques-unes de ces substances sont simplement enlevées par l'eau sans qu'elles s'y dissolvent ; d'autres au contraire sont solubles dans ce liquide : dans l'un ou dans l'autre cas on pourra reconnaître la nature du dépôt et celle des corps dissous à l'aide des réactions ordinaires de l'analyse qualitative. On a signalé dans ces derniers temps une fraude plus grossière encore consistant dans la fabrication de grains de café à l'aide de substances plastiques telles que l'argile, la pâte de pain ; la forme voulue était donnée à ces grains à l'aide de machines dont quelques-unes ont été brevetées, et leur coloration était due à l'emploi des substances citées plus haut. L'immersion dans l'eau et l'action du pilon permettent de reconnaître cette fraude qui est originaire de l'Allemagne ; l'autorité de ce pays a dû en effet, faire procéder à la fermeture d'un certain nombre de fabriques de café vert.

Le café torréfié est bien plus souvent falsifié que le café vert : non seulement on le mélange quand il est moulu, à une foule de substances que j'indiquerai tout à l'heure, mais encore on fabrique de toutes pièces des grains qui présentent l'aspect extérieur du café torréfié et dans la composition desquels on fait entrer une foule de substances qui souvent n'ont aucun rapport avec le café. On emploie par exemple à cet usage une pâte formée de farines de glands et de blé légèrement grillés, ou bien du marc de café ; le tout est recouvert d'un vernis qui donne à ce grain factice le brillant du grain de café grillé. En faisant macérer ce faux café dans l'eau on peut reconnaître la fraude, parce que les faux grains finissent par se désagréger complètement tandis que le vrai café conserve sa forme primitive ; l'examen microscopique et celui des propriétés physiques seront d'un grand secours dans cette recherche.

M. L. Jammes a eu l'occasion d'analyser un café ainsi préparé de toutes pièces et il a reconnu à l'aide des réactions chimiques et par l'examen microscopique que les grains avaient été fabriqués avec un mélange de glands et de farine de céréales torréfiés. Ces grains avaient l'aspect extérieur du café naturel bien torréfié : cet aspect était dû à ce que la surface avait été lustrée à l'aide d'une substance gommeuse ou résineuse ; ce café avait une dureté assez considérable, l'intérieur présentait très souvent des vides survenus pendant la dessiccation, son arome était peu prononcé, son goût fade, désagréable, presque nauséeux et sa densité très supérieure à celle du vrai café torréfié.

On trouve aussi du café torréfié que l'on a débarrassé de ses principes essentiels à l'aide de lavages pratiqués avec des dissolvants appropriés : l'examen microscopique, combiné avec le dosage de la caféine, permet de reconnaître cette fraude qui paraît être assez fréquente depuis quelque temps.

C'est sur le café torréfié et moulu que s'exerce le plus fréquemment l'industrie des fraudeurs : presque tous les cafés qui sous le couvert d'étiquettes plus ou moins pompeuses sont offerts au public, ne constituent que des mélanges de cafés avariés et de substances étrangères dont les principales sont les graines des céréales et des légumineuses, les glands doux, la racine de chicorée, les figues sèches. On est vraiment très étonné, après les nombreux avertissements donnés au public, de rencontrer des acheteurs assez naïfs pour se laisser attirer par les annonces mensongères de tous ces fraudeurs. Ce commerce malhonnête s'étale malheureusement encore aujourd'hui en plein jour, et bien souvent l'expert chimiste est appelé à rechercher ces fraudes qu'une législation convenable pourrait faire disparaître si facilement.

Toutes les substances étrangères mélangées au café peuvent être reconnues facilement à l'aide du microscope. Les graines des céréales grillées se retrouvent facilement parce que les caractères de l'amidon ne se modifient pas beaucoup pendant la torréfaction, et on les rencontre ordinairement tels que je les ai indiqués lors de l'examen des farines : il en est de même des légumineuses. Les glands doux se reconnaissent à la forme des grains amylacés qui ont un volume assez considérable et portent des sillons longitudinaux : ils sont contenus dans de grosses cellules spiralées. La racine de chicorée torréfiée et moulue

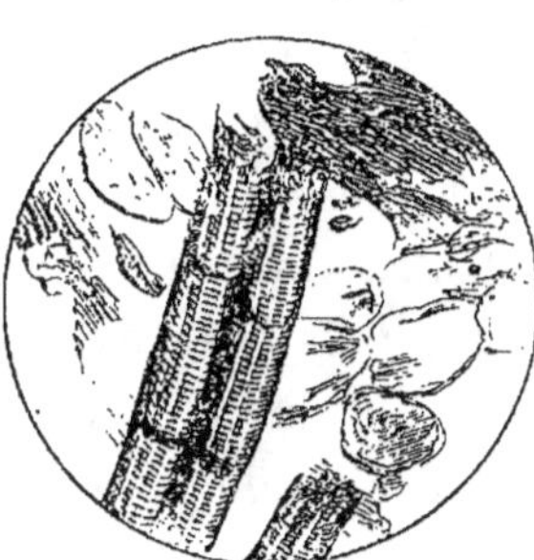

Fig. 49. — Chicorée torréfiée.

qui est employée si souvent pour falsifier le café, est caractérisée nettement par la présence de trachées et de vaisseaux rayés que l'on ne voit jamais dans le café pur (fig. 49), par des cellules très volumineuses et transparentes qui contiennent dans leur intérieur une matière jaune verdâtre, et enfin par des vaisseaux laticifères très ramifiés.

Les figues grillées sont reconnaissables aux vaisseaux laticifères simplement rameux, et aux cellules parenchyma teuses assez volumineuses qui contiennent des cristaux d'oxalate de chaux.

Les recherches microscopiques qui sont d'une importance considérable dans l'examen des cafés moulus se pratiquent le plus ordinairement en projetant tout d'abord le café sur de l'eau distillée additionnée d'un peu d'acide chlorhydrique et placée dans un verre à pied : au bout d'un certain temps on examine au microscope la poudre déposée au fond du verre. Cette expérience permet déjà de soupçonner l'addition de chicorée au café : la chicorée en effet est plus facilement imprégnée par l'eau et tombe la première au fond du vase en communiquant à l'eau une coloration jaune.

Certaines réactions chimiques servent aussi pour reconnaître les falsifications du café à l'aide des substances précitées :

La détermination quantitative des principaux éléments constitutifs du café serait certainement le moyen le plus sûr pour reconnaître les fraudes dont il est l'objet; celle de la caféine seule pourrait même suffire puisqu'elle ne se rencontre dans aucune des substances employées à la falsification ; mais outre que le dosage de cet alcaloïde est très délicat, on peut dans maintes occasions lui substituer avec avantage celui de quelques-uns des autres éléments, dont la détermination est moins longue et moins difficile à exécuter.

La chicorée par exemple, est caractérisée par une teneur plus considérable en matières sucrées dont la moyenne est de 15 à 16 p. 100, tandis que le café grillé n'en contient au maximum que 1 à 2 p. 100, par un poids plus élevé de cendres (7 à 8 p. 100) lorsque celles du café s'élèvent tout au plus à 5 p. 100. Les cendres de la chicorée contiennent en outre une proportion de chlore beaucoup plus considérable (7 p. 100) que les cendres de café (0,91 p. 100) et elles n'abandonnent à l'eau que 17 p. 100 de leur poids tandis que celles du café en abandonnent jusqu'à 70 p. 100. La détermination de la densité des décoctions faites avec des cafés additionnés de chicorée permet de trouver approximativement la proportion de cette dernière substance : pour cela, d'après J. Bell, on fait bouillir pendant quelque temps 5 grammes de café torréfié et moulu avec 50 centimètres cubes d'eau, on filtre et on détermine le poids spécifique de la décoction à la température de 15 degrés.

Le café pur donne une liqueur dont la densité moyenne est de 1,0095, tandis que celle qui est obtenue avec de la chicorée pure a une densité de 1,0217 : d'après cela si la décoction obtenue avec le café suspect possède par exemple une densité de 1,01488, on détermine de la manière suivante la teneur du mélange en café pur et en chicorée pure.

La densité de la décoction du mélange suspect est supérieure de 0,00488 à celle du café pur et inférieure de 0,00732 à celle de la chicorée pure ; ces deux dernières densités différant l'une de l'autre de 0,0122, on peut poser les proportions suivantes :

$$\frac{0,00122}{0,00732} = \frac{100}{x}$$

d'où

$$x = 60 \text{ p. } 100 \text{ de café}$$

et

$$\frac{0,0122}{0,00488} = \frac{100}{y}$$

d'où

$$y = 40 \text{ p. } 100 \text{ de chicorée.}$$

De plus, le café pur abandonne à l'eau environ 25 p. 100 de son poids de substances qui ne contiennent, comme il a été dit déjà, que des proportions minimes de matières sucrées, tandis que la chicorée cède à l'eau 70 p. 100 de son poids de substances qui renferment 25 p. 100 de sucre. Les céréales de leur côté, abandonnent à l'eau des principes qui contiennent 75 p. 100 de substances capables d'être transformées en sucre sous l'influence des acides.

L'addition au café moulu de marc de café, c'est-à-dire de café épuisé par l'eau bouillante, est très difficile à constater ; l'examen microscopique ne peut être d'aucun secours en cette occasion, et l'on ne peut s'appuyer, pour affirmer l'existence de cette fraude, que sur les résultats obtenus par l'examen comparatif complet du café suspect et d'un café pur. Ainsi le café additionné de marc donne une infusion ou une décoction de densité moindre que celle du café pur ; par suite, le poids de l'extrait est inférieur aussi à celui du café pur ; le poids des cendres laissées par le café falsifié avec des marcs est moindre que celui du café pur et ces cendres contiennent beaucoup moins d'éléments solubles dans l'eau, surtout de sels de potassium.

Café enrobé. — L'enrobage du café à l'aide du sucre ou du glucose ajoutés au moment de la torréfaction, constitue une fraude parce qu'il permet de donner à des produits de qualité inférieure l'aspect extérieur luisant des bons cafés, qui est dû à la présence d'une certaine quantité d'huile que la torréfaction amène à la surface. La fraude peut être reconnue en faisant macérer le café pendant un certain temps dans l'eau et en recherchant dans cette dernière la présence des matières sucrées.

THÉ

On comprend sous le nom de thé les feuilles préparées d'un arbuste de la famille des *Ternstroemiacés*, le Thea chinensis, autrement dit Camellia Thea, Linck. Cet arbuste toujours vert, qu'on cultive en grande quantité dans presque toute l'étendue de l'Empire chinois, se trouve aussi au Japon, dans l'Inde, au Tonkin et à Java : le thé de ces derniers pays arrive depuis quelques années en assez grande abondance sur les marchés européens pour faire une concurrence sérieuse aux thés chinois.

Les espèces commerciales sont nombreuses : on les distingue assez facilement par leurs caractères extérieurs ; elles forment deux groupes bien distincts, les thés verts et les thés noirs. Avant de les livrer au commerce, on leur fait subir un certain nombre de préparations qui ont pour but de les débarrasser de quelques principes âcres qu'elles contiennent naturellement et d'assurer leur conservation. Les deux espèces de thés, verts et noirs, ne sont pas obtenues autrement, les premiers ayant été desséchés torréfiés et roulés immédiatement après la récolte, les seconds n'ayant subi ces préparations qu'après une sorte de fermentation à laquelle ils doivent leur couleur. Les *thés verts* ont une couleur vert foncé mélangée de teintes bleues et quelquefois légèrement brunâtres : l'infusion qu'elles produisent est jaune verdâtre ; ils ont une odeur aromatique particulière, une saveur légèrement astringente et amère. Les variétés commerciales de cette espèce sont nombreuses et se distinguent entre elles par la couleur, l'odeur, la saveur : ces caractères organoleptiques proviennent surtout du mode de préparation employé. Les principales variétés de thé vert sont :

1° Le *thé Hyson :* grandes feuilles roulées dans le sens de leur longueur ; variété très estimée.

2° Le *thé poudre à canon*, assez estimé; il doit sa dénomination à la forme prise par les feuilles après leur préparation, et qui les fait ressembler aux grains de l'ancienne poudre à canon : cette variété est obtenue avec des feuilles très jeunes, ou avec des feuilles coupées en morceaux.

3° Le *thé Schoulang* : il ressemble beaucoup comme aspect extérieur au thé Hyson et est tout aussi estimé que ce dernier : son odeur, plus suave, est obtenue au moyen des fleurs d'Olea fragrans ou de Chloranthus inconspicuus.

4° Le *thé perlé*, est formé de feuilles jeunes et minces d'abord roulées dans le sens de la longueur et ensuite repliées dans leur largeur : variété assez estimée.

5° Le *thé Tonkay*, variété inférieure, feuilles jaunâtres roulées en spirale.

Les *thés noirs* ont une couleur brune plus ou moins foncée et leur infusion est beaucoup plus noirâtre que celle des thés verts, dont ils se distinguent encore par leur arome, leur légèreté et la forme plus irrégulièrement roulée des feuilles : on trouve dans le commerce les variétés suivantes :

1° Le *thé Pékao* ou *Péko : a)* à *pointes blanches ;* c'est la variété la plus estimée et qui se vend le plus cher : elle est caractérisée par ses feuilles très allongées d'un noir argenté, couvertes d'un léger duvet blanc et soyeux, et qui possèdent une odeur et une saveur très agréables : *b) orange :* ce dernier est d'une couleur noire foncée mélangée de jaune orange.

2° Le *thé Souchong*, variété ordinaire à saveur et odeur faibles, formée de feuilles larges, minces, de couleur brun noirâtre et roulées dans le sens de la largeur.

3° et 4° Le *thé Congo* et le *thé Bohéa*, variétés de qualité inférieure : la première est formée par des feuilles d'un gris noirâtre, minces et courtes ; la deuxième par des feuilles un peu plus longues que les précédentes et de couleur plus foncée.

La structure anatomique des feuilles qui constituent toutes ces variétés de thés est toujours la même, et tellement caractéristique qu'il est bien difficile de les confondre avec les feuilles d'autres plantes.

La feuille de thé (fig. 50) longue de 2 à 12 centimètres est ovale oblongue ou ovale elliptique, acuminée au sommet et atténuée à la base : à partir d'une certaine hauteur (le tiers ou le quart inférieur) les bords de cette feuille portent des dents régulièrement espacées et d'une forme toute particulière; la dentelure fait une légère saillie en dehors du limbe, s'arrondit, et du milieu de l'espèce de petit coussinet qu'elle forme ainsi, laisse sortir une toute petite pointe noirâtre qui se recourbe en dedans, et qui ressemble à une petite griffe de chat : une nervure médiane partage le limbe en deux parties sensiblement égales ; des nervures secondaires s'en détachent sous un angle d'environ 45 degrés, et, vers les 2/3 de la distance entre la nervure principale et les bords, elles forment, en s'anastomosant, de larges lacets d'où partent des nervures tertiaires qui s'anastomosent comme les précédentes à une faible distance du bord; ce sont seulement les ramifications de ces nervures tertiaires qui se portent vers les dents (L. Collin). L'examen microscopique des feuilles de thé est rarement nécessaire à cause de la précision des caractères cités plus haut. L'aspect que présentent les feuilles de thé au microscope est du reste tout aussi caractéristique : j'emprunte encore à l'excellent travail de M. Collin, les descriptions suivantes, ainsi que les dessins qu'il a bien voulu mettre à ma disposition avec une gracieuseté dont je ne saurais assez le remercier. « L'épiderme supérieur d'une feuille de thé examinée au microscope est formé (fig. 51) de cellules po-

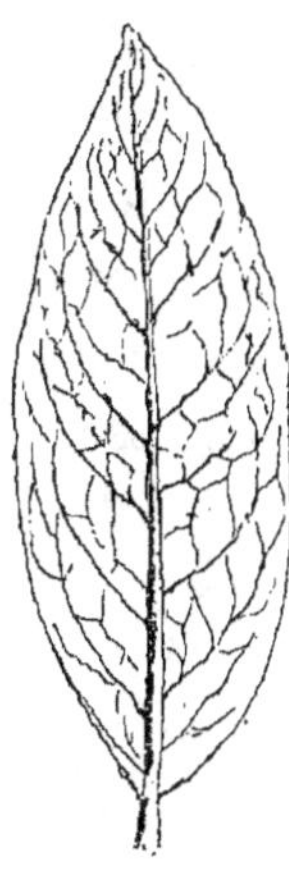

Fig. 50.
Feuille de thé.

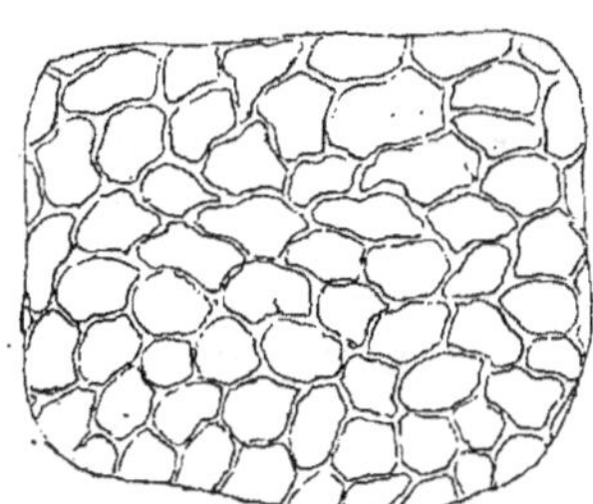

Fig. 51. — Épiderme supérieur
du thé.

lygonales à parois faiblement ondulées : il est recouvert
par une cuticule assez épaisse et lisse. L'épiderme inférieur
est formé de cellules un peu plus irrégulières ; il est garni
de stomates et de poils : les stomates présentent une disposition tout à fait caractéristique, qui se reproduit dans
plusieurs feuilles de *Camelliacées ;* ils sont entourés généralement par trois cellules plus petites que les autres, et allongées tangentiellement : les poils sont unicellulaires, coniques,
généralement recourbés et munis de parois très épaisses
Le mésophylle est hétérogène, asymétrique : dans sa partie
supérieure il est formé de deux rangées de
cellules disposées en palissade ; la première
rangée, située au-dessous de l'épiderme
supérieur, est constituée par des cellules
trois ou quatre fois aussi longues que
larges ; la rangée inférieure est formée de
cellules dont la longueur ne dépasse guère
la largeur : dans sa partie inférieure le
mésophylle est formé de cellules irrégulières ovales ou elliptiques ; beaucoup de

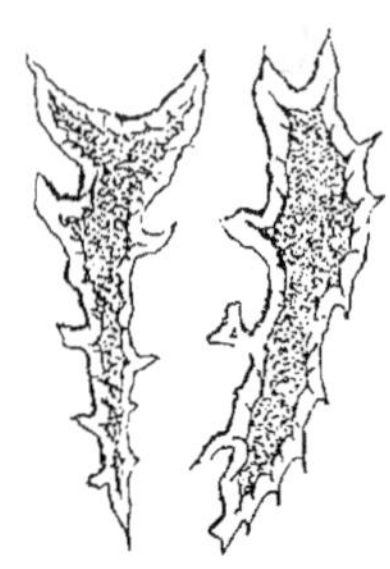

Fig. 52. — Cellules
sclérenchymateuses.

ces cellules renferment des cristaux d'oxalate de chaux qui
sont étoilés : cette partie de la feuille est caractérisée par
la présence de cellules sclérenchymateuses dont les con-
tours sont très irréguliers, tuberculeux, coniques et dont les
parois sont fort épaisses (fig. 52) : ces cellules s'étendent généralement d'un épiderme à l'autre ; quelquefois elles sont
ramifiées ; elles se distinguent toujours nettement par les
arêtes qui existent sur leur paroi extérieure. »

La disposition particulière de l'appareil stomatique,
l'aspect lisse de la cuticule, l'existence des cellules sclérenchymateuses, constituent des particularités anatomiques qui
caractérisent nettement les feuilles de thé, et permettent de
découvrir les falsifications qu'on leur fait subir.

COMPOSITION CHIMIQUE DU THÉ

THÉ VERT						
EAU p. 100	THÉINE p. 100	EXTRAIT aqueux p. 100	TANNIN p. 100	CENDRES p. 100	CENDRES solubles	CENDRES insolubles
6,43	2,02	46,56	14,57	6,89	3,28	3,61
THÉ NOIR						
6,41	1,32	33,75	11,63	6,17	3,04	3,13

COMPOSITION DES CENDRES (D'APRÈS GIRARD)

Potasse	39,22
Soude	0,65
Magnésie	6,47
Chaux	4,24
Oxyde de fer	4,38
Oxyde de manganèse	1,03
Acide phosphorique	15,55
Acide sulfurique	traces
Chlore	0,81
Silice	4,35
Acide carbonique	24,30
	100,00

Analyse du thé. — Elle comporte le dosage de l'eau, de l'azote, des cendres, de l'extrait aqueux, de la théine.

Eau. — La proportion d'eau, qui est en moyenne de 11,5 p 100, se détermine par la perte de poids qu'éprouvent 10 grammes de thé portés pendant quelque temps à l'étuve à 100 degrés.

L'*azote*, dans la proportion variable de 5 à 6,5 p. 100 est dosé par combustion d'un poids déterminé de thé desséché, à l'aide des méthodes ordinaires (chaux sodée ou oxyde de cuivre).

L'*extrait aqueux* (40 p. 100 pour le thé noir, 45 p. 100 pour le thé vert) peut être obtenu : 1° en épuisant dans un appareil à déplacement, un poids donné de thé par l'eau bouillante et en évaporant ensuite la solution aqueuse en consistance d'extrait ; 2° en pesant exactement 2 grammes de thé, les faisant bouillir avec de l'eau, et jetant le tout sur un filtre taré ; on lave ensuite avec de l'eau bouillante jusqu'à épuisement complet, on sèche à 100° le filtre portant les feuilles épuisées, et on pèse : la perte de poids indique la proportion des substances solubles dans l'eau que contient le thé. La détermination de l'extrait aqueux, ou plutôt des substances solubles dans l'eau, est très importante au point de vue de la recherche de la falsification si fréquente à l'aide de feuilles ayant déjà servi : on a signalé pourtant, dans le cas de cette dernière falsification, l'addition de substances destinées à compenser la perte d'extrait : je ne puis admettre que difficilement cette fraude, pratiquée, dit-on, à l'aide du cachou ou du bois de campêche, parce que la présence de ces deux produits se reconnaîtrait facilement sans qu'on eût besoin de recourir à un examen munitieux : l'aspect et la saveur de l'infusion suffiraient pour faire reconnaître immédiatement cette sophistication grossière.

Cendres. — Leur dosage s'effectue par combustion de 5 à 6 grammes de thé desséché à 110° et finement pulvérisé ; la proportion des cendres dans dans un thé de bonne qualité n'est jamais inférieure à 3 p. 100 ni supérieure à 7 p. 100 ; elle est le plus souvent de 5 p. 100 dont la moitié au moins doit être soluble dans l'eau ; les cendres sont en général à 1 p. 100 près, solubles dans l'acide chlorhydrique. Le dosage de la *théine* ne doit jamais être négligé lorsqu'il s'agit de déterminer la valeur d'un thé, parce que la proportion de cette substance est généralement assez constante dans les feuilles de moyenne grandeur : on peut considérer comme falsifié, ou tout au moins comme contenant des feuilles de qualité inférieure tout échantillon de thé dans lequel la proportion de théine, est inférieure à 1,5 p. 100.

On effectue le dosage de la *théine* dans le thé à l'aide d'un procédé analogue à celui qui a été décrit p. 361 pour le dosage de la caféine dans le café : on pèse exactement 10 grammes de thé séché et réduit en poudre très fine, et on les mélange intimement avec leur poids de magnésie calcinée en ayant soin d'humecter légèrement le mélange : on le sèche ensuite, on le pulvérise et on l'introduit dans un appareil à déplacement où on l'épuise par le chloroforme ; ce dernier, évaporé, laisse un résidu que l'on reprend par une petite quantité d'eau bouillante ; le tout est jeté sur un filtre mouillé et le liquide filtré, légèrement évaporé, laisse déposer des cristaux de théine que l'on pèse.

A ces déterminations principales, on peut encore ajouter le dosage du tannin dont la proportion varie de 12 à 15 p. 100. Les différents procédés, déjà indiqués pour l'analyse quantitative de cette substance dans les vins, peuvent être employés pour sa détermination dans les thés, de même que le suivant qui consiste à traiter une décoction de thé à 5/300 par une solution étendue d'acétate de cuivre à 1/25, et à dissoudre dans l'acide azotique le précipité formé ; on concentre ensuite la solution, on calcine et on pèse le résidu d'oxyde de cuivre dont 1 gramme correspond à 1^{gr},306 de tannin.

Falsifications. — Les principales falsifications du thé consistent : 1º Dans le mélange de thé de bonne qualité, avec du thé ayant déjà servi. Cette falsification peut être reconnue par le dosage des différents éléments cités plus haut et par la comparaison des résultats que l'on obtient avec ceux donnés par l'analyse d'un thé de bonne qualité. 2º Dans le mélange des variétés les plus chères avec des variétés de qualité inférieure ; l'examen minutieux des feuilles à l'œil nu et au microscope permet de déceler cette fraude. 3° Dans la substitution totale ou partielle de feuilles étrangères aux feuilles du thé : ici l'examen de la structure anatomique est absolument indispensable pour faire reconnaître la falsification, et je renvoie pour cela à la description qui a été faite plus haut des caractères anatomiques de la feuille : le tableau dichotomique suivant, dû à M. Brunotte, servira également à reconnaître et à qualifier les feuilles étrangères qui sont mélangées aux feuilles de thé.

1	Absence complète des poils ou de glandes pédicellées aux deux faces.	2
	Poils ou glandes pédicellées à la face inférieure seulement.	4
	Poils ou glandes aux deux faces.	12
2	Cristaux en macles ou en enveloppes de lettre, système libéro-ligneux principal fermé.	3
	Cristaux en raphides, système libéro-ligneux ouvert. *Epilobium augustifolium*.	
	Pas de cristaux, glandes dans le parenchyme. *Laurus nobilis*.	
3	Deux anneaux libéro-ligneux latéraux, au-dessus du système principal de la nervure. *Populus tremula*.	
	Deux anneaux libéro-ligneux superposés au-dessus du grand faisceau central et sur la ligne médiane de cette nervure. *Populus nigra*.	
4	Poils unicellulaires.	5
	Poils pluricellulaires.	11
5	Poils tuberculeux, faisceau fermé. Epiderme supérieur plus épais que l'épiderme inférieur. *Esculus hippocastanum*.	
	Poils à parois lisses.	6
6	Un rang de cellules en palissade. Système libéro-ligneux central fermé. *Fagus sylvatica*.	
	Deux ou plusieurs rangs de cellules en palissade.	7
7	Des cellules lignifiées dans le mésophylle.	8
	Pas de cellules liguifiées dans le mésophylle.	9
8	Parenchyme en palissade occupant le tiers du parenchyme total. Pas de cristaux dans le liber. *Camellia Japonica* (feuille âgée).	
	Parenchyme en palissade occupant la moitié du parenchyme total. Cristaux dans le liber. *Thea chinensis*.	
9	Faisceau libéro-ligneux possédant des fibres libériennes à sa face externe, celles-ci formant des ilots ou une lame continue lignifiée.	10
	Pas de tissu lignifié à la face externe du faisceau. *Camellia Japonica* (feuille jeune).	

10 { Epiderme supérieur plus épais que l'épiderme inférieur. *Rosa canina.*
   { Les deux épidermes de même épaisseur. *Malus communis.*

11 { Système principal libéro-ligneux fermé, pas de cristaux dans le liber. *Quercus pedunculata.*
   { Système libéro-ligneux ouvert, cristaux dans le liber. *Prunus mahaleb.*

12 { Poils tous de même forme.   13
   { Poils de plusieurs formes : les uns simples, pointus, les autres à extrémités arrondies ou glanduleux.   17

13 { Poils unicellulaires ou pluricellulaires, mais cellules placées bout à bout.   14
   { Poils dits scarieux, fibres rameuses dans le parenchyme. *Olea europea.*

14 { Base de ces poils toujours nue.   15
   { Base de ces poils enchâssée au milieu de concrétions de carbonate de chaux. *Lithospermum officinale.*

15 { Système principal libéro-ligneux fermé. *Salix caprea.*
   { Système principal libéro-ligneux ouvert.   16

16 { Tissu de protection du faisceau ligné. *Cratægus oxyacantha.*
   { Tissu extérieur au parenchyme libérien du faisceau non lignifié. *Prunus spinosa.*

17 { Cristaux dans le limbe et la nervure.   18
   { Pas de cristaux.   20

18 { Une seule rangée de cellules en palissade. Cristaux pulvérulents. *Sambucus nigra.*
   { Une ou deux rangées de cellules en palissade. Cristaux toujours en raphides. *Epilobium hirsutum.*
   { Deux rangées de cellules en palissade, cristaux en macles et en enveloppes de lettre.   19

19 { Faisceau ouvert avec tissu lignifié extérieur au liber. *Ulmus campestris.*
   { Faisceau ouvert avec tissu extérieur à la face du parenchyme libérien non lignifié, mais cellulosique. *Fragaria vesca.*

20 { Stomates aux deux faces de la feuille. Système libéro-ligneux ouvert. *Veronica officinalis.*
   { Stomates à la face inférieure seulement, système libéro-ligneux fermé. *Fraxinus excelsior.*

Depuis quelques années on vend sous le nom de thé impérial chinois, une feuille à laquelle on a réussi à donner l'aspect extérieur des deux variétés de thé perlé et de thé poudre à canon; mais en l'examinant de près, ses caractères en diffèrent notablement. Voici la description qui en est faite par M. Collin : « Son limbe est presque toujours entier,

rarement pourvu de dents assez espacées et très peu poin-
tues ; ses nervures secondaires ne se rejoignent pas en
courbes douces et ne forment pas de lacets bien apparents à
une faible distance des bords du limbe : son épiderme est
recouvert sur ses deux faces par une cuticule fortement
striée. Les stomates n'offrent plus la disposition caractéristique des feuilles des Camelliacées, et sont entourés par
quatre ou cinq cellules qui n'ont rien de régulier dans leur
forme ni dans leur direction : son mésophylle est pourvu
de cellules sclérenchymateuses qui sont toutes différentes
de celles du thé, bosselées, et assez régulièrement qua-
drilatérales. Ces caractères appartiennent nécessairement
à une feuille fournie par un genre différent du genre
thea. »

Pour apprécier rapidement les caractères sur lesquels
repose la détermination du thé, on fait des sections dans la
nervure médiane, sur des feuilles ramollies, et à l'endroit le
plus rapproché du pétiole, de façon toutefois à conserver
de chaque côté de la nervure une aile et un fragment du
limbe : les sections sont plongées pendant quelque temps
dans de l'eau distillée additionnée de partie égale de liqueur
de Labarraque : les coupes se décolorent, deviennent transparentes et permettent d'apprécier très rapidement l'ensemble de la structure de la nervure médiane et du limbe
ainsi que toutes leurs particularités anatomiques.

« Pour bien étudier la disposition et la forme des cellules
épidermiques, il est préférable de faire bouillir quelques
feuilles dans de l'eau alcalinisée et de détacher avec une
aiguille des fragments de l'épiderme qui se séparent alors du
mésophylle avec la plus grande facilité. Pour bien apprécier
la forme des cellules scléreuses, on détache sur les feuilles
ainsi traitées un fragment de la partie inférieure de la nervure qui est toujours abondamment pourvue de ces éléments,
et on l'écrase entre deux lames de verre ; il est très rare que

cette préparation ne laisse pas voir plusieurs cellules scléreuses dans toute leur longueur » (Collin). En résumé, l'examen du thé nécessite une analyse chimique portant sur les
éléments cités plus haut, et une analyse microscopique que
l'on pratique selon la méthode de M. Collin que je viens
d'exposer.

CACAO

Le cacao est formé par la partie interne (cotylédons) de
la graine du cacaoyer, Théobroma cacao, arbre de la famille
des Malvacées, tribu des Bythnéria-
cées. Cet arbre qui peut atteindre 5 à
6 mètres de hauteur est originaire des
régions chaudes de l'Amérique tropi-
cale, du Mexique, du Guatémala ; il
est répandu aujourd'hui dans toutes
les régions où sa culture est possible,
en Afrique, aux Indes, etc. Le fruit ou
cabosse (fig. 53), de couleur brune plus
ou moins foncée, est ovoïde, allongé,
légèrement courbé, et peut atteindre
25 centimètres de lon-
gueur : à sa surface on
remarque cinq côtes longitudinales équidistantes ;
dans l'intérieur se trouvent
les graines, placées transversalement dans une

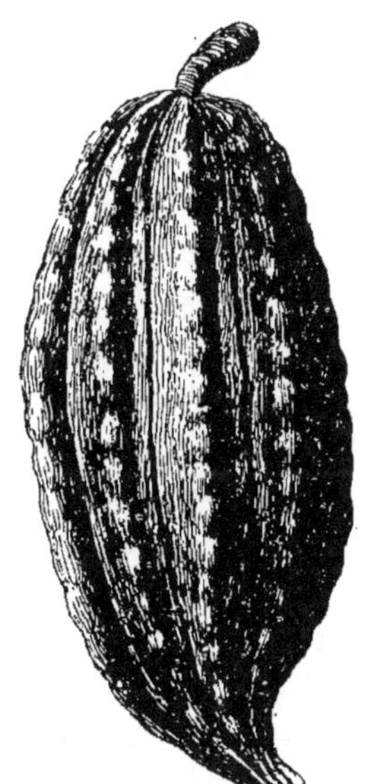

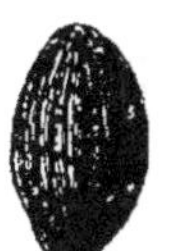

Fig. 53. — Fruit du cacaoyer. Fig. 54. — Graine du cacaoyer.

pulpe aqueuse et aigrelette quand elle est fraîche. Ces
graines (fig. 54) irrégulièrement ovoïdes ont à peu près
la grosseur d'une amande : leurs dimensions changent du
reste avec les espèces ; elles ont quelquefois des surfaces

	CACAOS TERRÉS					CACAOS NON TERRÉS	
	PUERTO CABELLO	CARAQUE	ARIBA	MACHALA	SURINAM	PORT-AU-PRINCE	TRINIDAD
Graine entière. .	Grande ovoïde aplatie.	Fortement convexe.	Grande avec contours inégaux.	Plate avec contours irréguliers.	Grosse.	Plate, ovoïde.	Grosse, large et plate.
Enveloppes . . .	Enduit jaune d'ocre.	Enduit minéral rouge brun.	Enduit minéral jaune clair ou brunâtre.	Brun sale.	Brun grisâtre.	Brun clair.	Brun jaunâtre se détachant facilement.
Cotylédons . . .	Rouge brun intérieur et extérieur.	Rouge brun intérieur et extérieur.	Plus foncés en dehors qu'à l'intérieur	Brun foncé à l'extérieur, l'intérieur plus clair.	Rouge brun foncé.	Uniformément brun noirâtre.	Brun noir à l'intérieur.
Dimensions. . .	Longueur 24^{mm} Largeur 15 Épaisseur 8	23^{mm} 15 8	24^{mm} 15 6	22^{mm} 13 5	23^{mm} 12 6	23^{mm} 14 4	25^{mm} 18 4
Poids de 20 graines.	25 grammes.	35^{gr},5	34^{gr},5	23^{gr},5	33 grammes	25^{gr},8	35 grammes.

planes qui résultent de la compression qu'elles exercent les unes sur les autres ; les téguments qui recouvrent l'embryon sont brunâtres, peu épais, et les cotylédons, par contre, épais, charnus et repliés sur eux-mêmes, paraissent comme chiffonnés (Baillon).

Dans le commerce on trouve des espèces de cacao très différentes : elles proviennent toutes du Théobroma cacao mais se distinguent par le lieu de provenance et par les procédés employés pour récolter et sécher les graines. On les partage d'abord en deux classes bien nettes ; les *cacaos terrés* et les *cacaos non terrés ;* les premiers, après la récolte ont été enfouis sous terre où ils ont subi une fermentation : les seconds ont été simplement séchés au soleil. Les cacaos terrés sont les plus estimés parce que la fermentation y développe le parfum si recherché qui caractérise le produit. Dans le tableau de la page précédente, emprunté à Zipperer, se trouvent reproduits les caractères physiques des principales espèces terrées et non terrées.

Composition chimique des principales espèces de cacao d'après les analyses de Boussingault et celles plus récentes de Weigmann et de Zipperer :

I

	EAU 0/0	Substance azotée Théobromine comprise	Théobromine	MATIÈRE grasse	AMIDON	AUTRES hydrales de carbone	CELLULOSE	CENDRES	SABLE
Caraque . . .	7,77	14,13	1,48	45,54	19,40		6,19	4,91	2,06
Trinidad . . .	7,87	14,06	1,31	44,62	25,39		4,55	3,48	0,10
Surinam . . .	7,53	13,69	1,66	44,74	26,45		4,30	3,16	0,13
Port-au-Prince.	7,77	14,56	»	46,35	5,97	15,53	5,19	4,15	1,48
Machala . . .	8,17	14,06	»	45,93	5.69	17,50	4,36	4.09	0,22
Puerto-Cabello.	8,08	13,50	1,51	46,61	22,92		4,43	4,28	0,18
Ariba.	8,27	15,37	»	45,15	5,83	16,96	4,48	3,88	0,14

Weigmann : Ces analyses se rapportent à des cacaos non torréfiés et non débarrassés des coques.

II

	EAU 0/0	THÉOBROMINE	MATIÈRE grasse	AMIDON	CENDRES
Caraque	6,50	0,77	50,31	7,65	4,17
Trinidad	6,20	0,40	51,57	11,07	2,87
Surinam	7,07	0,50	50,87	6,41	2,72
Port-au-Prince. . . .	6,94	0,32	53,66	8,96	2,92
Machala	6,32	0,33	52,68	8,39	4,11
Puerto-Cabello . . .	8,40	0,54	53,01	10,05	4,32
Ariba.	8,35	0,35	50,39	5,78	4,12

Zipperer : Cacaos non torréfiés, débarrassés des coques.

III

	EAU 0/0	MATIÈRES azotées	MATIÈRES grasses	CENDRES	AZOTE total
Guayaquil	6,50	14,87	40,10	3,75	2,38
Carugano.	6,50	13,62	47,70	3,35	2,18
Puerto-Cabello	7,00	13,62	40,36	3,75	2,18
Haïti	6,00	14,00	42,96	2,85	2,24
Trinidad	6,50	13,93	48,93	2,95	2,23
Martinique	7,50	14,06	41,20	2,75	2,25
Para.	6,20	13,06	37,13	3,15	2,09
Gayra	7,00	13,62	35,96	4,00	2,18
Maragnan.	4,20	13,87	45,80	2,75	2,22
San-Yago.	6,00	11,75	46,03	2,25	1,88
Caraque	4,20	13,50	51,50	4,00	2,16
					Théobromine
Montaraz.	11,60	12,90	53,30	4,00	2,40
BOUSSINGAULT					

COMPOSITION DES COQUES (GRABEAUX) D'APRÈS WEIGMANN

	Eau	Matière azotée totale	Théobromine	Matière grasse	Matière extractive privée d'azote	Cellulose	Cendres	Sable	Azote total
Caraque . . .	12,49	13,18	0,58	2,38	40,30	16,33	9,06	6,26	2,11
Trinidad . . .	14,64	14,62	0,74	3,45	44,89	15,79	6,19	0,42	2,34
Surinam . .	13,93	16,25	0,78	2,54	42,47	17,04	6,63	0,85	2,60
Puerto-Cabello.	14,89	16,18	0,75	2,01	43,32	15,25	8,08	0,27	2,59

Les cacaos contiennent les proportions suivantes de coques : Caraque 15 p. 100, Trinidad 14,68 p. 100, Surinam 14,60 p. 100, Puerto-Cabello 12,28 p. 100. Les coques donnent les quantités ci-dessous de théobromine et de cendres :

	Théobromine p. 100	Cendres p. 100
Caraque.	1,10	13,32
Guayaquil.	0,97	5,99
Saint-Dominguc	0,56	10,61
Bahia.	0,71	5,13
Puerto-Cabello	0,81	9,28
Tabasca.	0,42	5,87

COMPOSITION DES CENDRES DU CACAO MONDÉ ET DES COQUES

P. 100	SEMENCES	COQUES
Potasse.	31,28	42,42
Soude.	1,33	1,05
Chaux	5,07	8,17
Magnésie	16,26	14,60
Oxyde de fer.	0,14	0,71
Acide phosphorique	40,46	19,23
— sulfurique.	3,74	3,64
— silicique.	1,51	8,93
Chlore	0,85	»

Les principes les plus importants contenus dans le cacao sont :

1° La *théobromine* $C^7H^8Az^4O^2$ qui est un alcaloïde de la série uréique comme la caféine dont elle est l'homologue inférieur : c'est une diméthylxanthine

$$C^5 H^2 (CH^3)^2 Az^4 O^2 = \begin{array}{c} CH^3 Az - CH = CAz (CH^3) \\ | \qquad\qquad | \\ CO - AzH - C = Az \end{array} \Big\rangle CO$$

elle contient 31,1 p. 100 d'azote et se présente sous forme d'une poudre blanche cristalline et légèrement amère assez difficilement soluble dans la plupart des dissolvants : 1 partie de théobromine se dissout dans 1,600 parties d'eau à 0 degré et dans 149 parties à 100 degrés, d'après Mitscherlich : dans 1600 parties d'eau à 17 degrés et dans 149 à 100 degrés, d'après Dragendorff : 1 partie de théobromine se dissout dans 4,200 parties d'alcool à 17 degrés et dans 420 parties à la température d'ébullition : elle se dissout dans 105 parties de chloroforme bouillant. Les tableaux ci-dessus indiquent des proportions différentes de théobromine dans les mêmes cacaos ; cela tient en grande partie aux procédés suivis par les auteurs pour le dosage de cette substance, procédés d'après lesquels les uns comptent comme théobromine des alcaloïdes qui se trouvent dans les cacaos en même temps qu'elle en proportions plus ou moins considérables, tandis que les autres se sont débarrassés à peu près complètement de ces substances azotées. Tous les procédés de dosage indiqués jusqu'ici sont entachés d'incertitude, et je ne puis en recommander spécialement aucun ; jusqu'à présent, du reste, la proportion de théobromine n'a pas été considérée comme un facteur très important dans l'appréciation de la valeur commerciale des cacaos [1].

A côté de la théobromine, il existe, d'après J. Bell, un deuxième alcaloïde dont les propriétés se rapprochent de celles de la caféine et auquel ce chimiste a donné le nom de *théine*. Ce corps, qui est facilement soluble dans la benzine, existe dans les semences de cacao et dans les coques dans la proportion moyenne de 0,16 p. 100.

2° *Beurre de cacao.* — Les matières grasses (50 p. 100 en moyenne) sont connues sous le nom de beurre de cacao ; c'est d'après leur poids et leur qualité qu'on apprécie le plus ordinairement la valeur des cacaos. Ces matières grasses sont constituées par un mélange de glycérides des acides

---

[1] Le lecteur trouvera à l'article « Théobromine » du 1er Supplément au *Dictionnaire de chimie* de Würtz divers procédés de dosage de cet alcaloïde.

stéarique, palmitique, oléique et arachique : l'analyse élémentaire leur donne la composition centésimale suivante :

$$\left.\begin{array}{l} C = 78,01 \\ H = 12,34 \\ O = 9,65 \end{array}\right\}\ 100$$

Un gramme de beurre de cacao exige pour sa saponification, d'après la méthode de Kœttstorfer, 200,5 milligrammes de potasse : il fond entre 29 et 31 degrés, rancit très difficilement et n'a certainement pas une composition absolument identique dans les différentes espèces de cacaos. Voici, d'après M. Girard, les points de fusion de quelques-uns de ces produits :

Caraque	30°,5 à 31°
Guayaquil-Ariba	31°
Maragnan	29° à 30°
Haïti	29° à 30°
Bahia	29° à 30°

Le beurre de cacao se trouve dans le commerce en tablettes d'un blanc légèrement jaunâtre, d'une odeur agréable et d'une saveur douce rappelant celle du cacao torréfié. Il est complètement soluble à froid dans 2 parties d'éther et dans l'essence de térébenthine, l'alcool bouillant le dissout facilement, tandis qu'il est très difficilement soluble dans l'alcool froid : sa densité = 0,910.

A côté de ces deux principes essentiels, on trouve encore dans le cacao : 1° des matières amylacées dans la proportion de 4 à 8 p. 100, d'après J. Bell, de 11 à 15 p. 100, d'après Kœnig : les grains de cet amidon sont très petits et prennent une teinte rosée sous l'action de l'iode; 2° une matière astringente rouge dans la proportion de 4 à 6 p. 100, à laquelle le cacao doit sa coloration et peut-être son arome, et qui, n'existant pas dans les graines fraîches, paraît prendre naissance à la suite de l'oxydation des principes astringents, c'est-à-dire des tannins contenus dans le cacao. Ce rouge de cacao présente les caractères d'une résine ; il se dissout facilement dans l'alcool et très difficilement dans l'eau ; la potasse le colore en vert, l'acide acétique en violet, les sels de fer en bleu. Zipperer dit en avoir isolé un tannin particulier qui précipite la gélatine de ses dissolutions et qui est coloré en rouge par l'acide chlorhydrique.

Les graines de cacao, avant d'être employées à la fabrication de la poudre et du chocolat, subissent une torréfaction à une température modérée : par suite de cette opération, la coque devient friable et se sépare facilement de l'amande qui brunit et acquiert un arome particulier que l'on retrouve dans le chocolat.

Altérations du cacao. — Elles se traduisent par une odeur et une saveur spéciales dues à la rancidité des matières grasses ; à côté de cette altération qui est la plus ordinaire, on observe encore quelquefois la formation de moisissures, ainsi qu'une odeur particulière qui est produite par des corps résultant de la transformation des matières azotées.

Falsifications. — On falsifie la poudre de cacao ainsi que la pâte que l'on trouve dans le commerce sous le nom de chocolat sans sucre, en y mélangeant des proportions plus ou moins considérables de grabeaux, de fécules diverses, ou bien en enlevant totalement ou en partie le beurre de cacao.

La première de ces falsifications peut être constatée surtout par l'examen microscopique, parce que la structure anatomique des enveloppes est différente de celle des tissus qui forment l'amande. Pour cet examen que l'on fait à un grossissement de 100 à 300 diamètres, on épuise d'abord par l'éther chaud une certaine quantité du cacao à examiner, et l'on humecte ensuite le résidu avec l'eau : en le portant sous le microscope, on aperçoit (fig. 55) la masse du tissu de l'amande qui est constituée par de petites cellules le plus souvent hexagonales, quelquefois rondes, à parois minces et remplies de matière grasse (quand on opère sur du cacao non traité par l'éther), et de grains de fécule d'un très petit

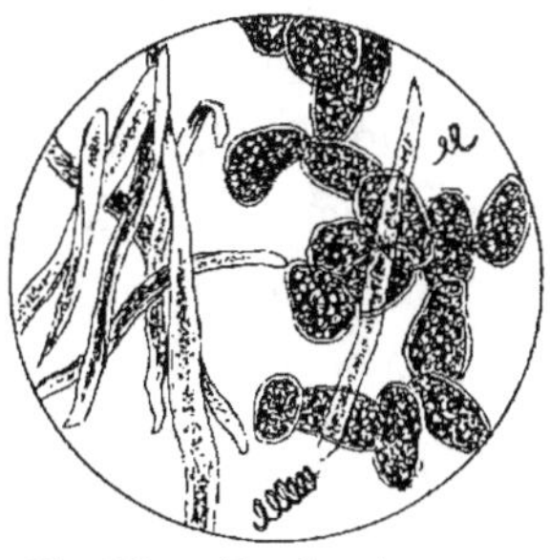

Fig. 55. — Poudre de cacao.

diamètre (4 à 8 μ) : disséminées au milieu de ce tissu, on aperçoit des cellules plus grandes qui contiennent dans leur intérieur un pigment qui, suivant les différentes espèces commerciales, est jaune, rouge, brun ou violet. La masse entière des cotylédons est traversée par de minces faisceaux de fibres spiralées et de cellules allongées du procambium. La coque est formée de trois membranes : la première est constituée par deux couches de cellules rectangulaires allongées dont l'une est placée obliquement par rapport à l'autre, de façon que la membrane paraît être striée : la membrane moyenne qui forme la masse principale de la coque est constituée par de grosses cellules arrondies contenant des cristaux, entrecroisées de vaisseaux spiralés ; enfin la troisième membrane est caractérisée par de petites cellules hexagonales dont quelques-unes contiennent une masse brune granuleuse.

L'examen chimique des cacaos en poudre n'est basé que sur cette seule observation, que les grabeaux laissent à l'incinération une proportion de cendres plus forte que l'amande.

Les fécules mentionnées plus haut seront reconnues bien plus facilement par l'examen microscopique que par n'importe quelle réaction chimique ; les caractères microscopiques de ces différentes fécules sont décrits page 340 : pour cet examen on opérera toujours sur des cacaos traités par l'éther ou par le sulfure de carbone et débarrassés ainsi de la matière grasse.

La falsification qui consiste à enlever totalement ou en partie le beurre de cacao est décelée facilement par un dosage de la matière grasse que l'on effectue comme il est dit plus loin pour l'analyse des chocolats (p. 394). Presque toutes les poudres de cacao, vendues aujourd'hui sous des étiquettes plus ou moins alléchantes, ont été débarrassées au préalable, en totalité ou en partie, du beurre de cacao qui possède une valeur commerciale assez élevée ; de plus, elles sont très souvent additionnées de carbonates alcalins afin de les rendre plus solubles.

CHOCOLAT

Le chocolat est un mélange composé essentiellement de cacao torréfié et décortiqué et de sucre, auxquels on ajoute de petites quantités de principes aromatiques. Ces derniers lui donnent les différents noms sous lesquels on le trouve dans le commerce. Dans les bons chocolats il ne doit entrer que l'amande de la graine de cacao d'excellente qualité, ainsi que du sucre pur : ces deux parties constituantes sont employées à poids égaux, et les principes aromatiques n'y figurent que pour une quantité minime.

Le Codex donne la composition suivante pour le chocolat ordinaire et pour le chocolat vanillé :

CHOCOLAT ORDINAIRE		CHOCOLAT A LA VANILLE	
Cacao caraque	3,000	Chocolat sans cannelle .	1,000
« Maragnan	3,000	Vanille	0,040
Sucre en poudre	5,000		
Cannelle	0,030		

Souvent on introduit dans le chocolat des principes médicamenteux ; on obtient ainsi les chocolats purgatifs, ferrugineux, etc.

Composition. — D'après les formules qui viennent d'être indiquées, le chocolat doit renfermer à peu près parties égales de sucre et de cacao : ce dernier contenant en moyenne 50 p. 100 de son poids de beurre, on voit que la composition d'un chocolat doit se rapprocher autant que possible des chiffres suivants :

Sucre, 50 p. 100; beurre de cacao, 25 p. 100; cendres bien blanches, 2 p. 100; théobromine, 0,5 à 0,8 p. 100 : on tolère de 2 à 5 p. 100 de fécule, ce qui est, à mon avis, un taux beaucoup trop élevé; le reste est formé par de l'albumine des matières colorantes, de la cellulose, de l'eau, des acides organiques, etc. Le tableau suivant, emprunté aux *Documents du Laboratoire municipal*, indique la composition complète de certaines sortes de chocolats français et espagnols estimés :

	CHOCOLATS FRANÇAIS			CHOCOLATS
	MEUNIER-LOMBARD	MÉNIER	COMPAGNIE COLONIALE	ESPAGNOLS
Sucre de canne	59,07	57,47	56,34	41,40
Beurre de cacao.	21,40	22,20	23,80	29,24
Amidon et glucose.	1,83	1,83	0,97	1,48
Théobromine	1,26	1,33	1,43	1,93
Asparagine	indice	indice	indice	traces
Albumine.	4,57	4,75	4,99	6,25
Gomme mucique.	1,02	1,07	1,14	1,42
Acide tartrique	1,41	1,48	1,58	1,98
Tannin et matière colorante. .	0,20	0,20	0,20	0,12
Cellulose soluble.	4,53	4,70	5,04	6,21
Cendres.	1,79	1,75	1,87	2,34
Eau.	1,22	1,28	0,98	4,38
Matière indéterminée.	1,70	1,92	1,66	3,25
	100,00	100,00	100,00	100,00

Les chiffres qui se rapportent à la théobromine sont trop forts : cela tient aux procédés de dosage qui sont tous inexacts et qui font compter comme théobromine d'autres matières azotées contenues dans le chocolat.

A côté de ces produits préparés loyalement, on en trouve beaucoup d'autres à la préparation desquels on fait servir des matières premières de qualité très inférieure auxquelles on mélange des substances étrangères. Ces additions et ces substitutions frauduleuses sont les suivantes :

Addition de coques ou grabeaux et souvent substitution complète de ces produits à l'amande de cacao. Addition de fécules diverses, de dextrine, de matières grasses étrangères remplaçant en plus ou moins forte proportion le beurre de cacao enlevé à la graine. Addition de matières minérales. La présence des grabeaux dans le chocolat se reconnaît le plus souvent par l'examen microscopique, en opérant sur le résidu que l'on obtient lors du dosage de la matière grasse, après avoir épuisé le chocolat par l'éther ou par le sulfure de carbone. Le dosage des cendres permet aussi, jusqu'à un certain point, de reconnaître cette fraude, puisque la coque de cacao contient une plus forte proportion de matières minérales que l'amande ; mais si le chocolat a été additionné de substances minérales étrangères, ou bien si le sucre qui a servi à sa préparation n'est pas pur, ce procédé devient complètement inexact ; en tout cas, il est beaucoup plus long et moins certain que l'examen microscopique qui donnera toujours des indications exactes, si l'on a soin de comparer la préparation du chocolat à analyser avec une préparation faite d'avance et comprenant les éléments principaux de la coque et de l'amande de cacao. La préparation microscopique faite comme ci-dessus permettra aussi de reconnaître la présence des fécules étrangères dont on aura déjà soupçonné l'addition par les caractères suivants :

Lorsqu'on fait bouillir un chocolat de bonne qualité avec deux fois son poids d'eau, le liquide que l'on obtient après filtration est rougeâtre, clair et limpide ; il passe rapidement à travers le filtre et la poudre qui reste ne se prend pas en masse. Le chocolat additionné d'une fécule quelconque donne au contraire un liquide qui passe très lentement à travers le filtre ; il est jaunâtre, peu limpide et se colore en bleu par l'iode, le résidu qui se trouve sur le filtre se prend en masse par refroidissement. Pour déterminer la proportion des matières féculentes contenues dans les chocolats, on peut les transformer en sucre en faisant agir sur elles l'acide sulfurique ; doser ensuite le sucre par la liqueur de Fehling après avoir enlevé la matière grasse au moyen de l'éther, et le sucre qui entre dans la composition du chocolat au moyen de l'alcool à 20 degrés. Cette méthode est entachée d'erreurs parce que d'autres substances contenues dans le cacao peuvent également se transformer en sucre sous l'influence des acides.

La dextrine sera reconnue par la coloration violette qui prend naissance, sous l'influence de l'iode, dans un décocté filtré préparé avec 5 grammes du chocolat suspect et 100 grammes d'eau.

Les matières grasses étrangères employées pour la falsification du chocolat sont assez nombreuses : en général, ce sont des graisses animales ou des huiles concrètes. On reconnaît leur présence au mauvais goût que possède le chocolat ainsi falsifié, et plus sûrement par l'examen attentif des propriétés de la matière grasse extraite par le procédé connu.

Ainsi le point de fusion du beurre de cacao étant situé entre 30 et 33 degrés trois jours après son extraction, on trouve ordinairement que la présence des matières grasses étrangères abaisse ce point de fusion d'un nombre de degrés d'autant plus considérable que leur proportion est plus forte. M. Girard a réuni dans le tableau suivant les résultats qu'il a obtenus en opérant sur des mélanges de graisses, d'huile et de beurre de cacao dans les proportions de 5, 10, 15, 20 p. 100.

Dans une expertise, les chiffres de ce tableau donneront des renseignements très utiles [1] :

BEURRE DE CACAO et graisse de veau		BEURRE DE CACAO et huile d'amandes douces	
RENFERMANT	FOND A	RENFERMANT	FOND A
5 p. 100	25 — 26°	5 p. 100	26 — 27°
10 —	24 — 25	10 —	25 — 26
15 —	23 — 24	15 —	25 — 26
20 —	20 — 21	20 —	24 — 25
25 —	20	25 —	24 — 25

BEURRE DE CACAO et huile d'œillette		BEURRE DE CACAO et huile de navette	
QUANTITÉ D'HUILE	FUSION	QUANTITÉ	FUSION
5 p. 100	24 — 25°	5 p. 100	26 — 27°
10 —	23 — 24	10 —	26 — 27
15 —	21 — 23	15 —	25 — 26
20 —	20 — 21	20 —	24 — 25
25 —	20 — 21	25 —	23 — 24

Les matières minérales que l'on incorpore quelquefois dans les chocolats de qualité inférieure sont : les carbonates de chaux, de potasse et de soude, l'oxyde de fer, la brique pilée, etc. La forte proportion des cendres ainsi que leur couleur mettent déjà sur la trace de cette falsification; on peut ensuite déterminer la nature des substances introduites par l'analyse qualitative des cendres.

En résumé, l'examen d'un chocolat nécessite les opérations suivantes :

[1] Le point de fusion du beurre de cacao se détermine rapidement et exactement en plaçant des fragments minces de ce corps à la surface du mercure contenu dans une capsule maintenue au bain-marie : un thermomètre plongé dans le mercure indique la température qu'on note au moment où les fragments de beurre commencent à devenir transparents.

1° Dosage de l'humidité (1,5 p. 100 en moyenne);

2° Dosage des matières grasses (proportion moyenne de 22 à 25 p. 100) et examen de leurs propriétés physiques[1];

3° Dosage du sucre (50 à 54 p. 100) : ce dosage se fait avec le résidu de l'opération précédente qu'on lessive à l'aide de l'alcool à 20 degrés;

4° Examen microscopique pratiqué avec le résidu des opérations précédentes, et mieux encore avec un échantillon spécial lavé à l'éther;

5° Dosage des cendres qui doivent être presque complètement blanches. Si elles ne le sont pas, l'analyse qualitative déterminera leur composition : au point de vue qualitatif, elle devra être la même que celle des cendres du cacao.

A toutes ces opérations on ajoute quelquefois le dosage de la théobromine; je crois pourtant que les renseignements qu'on peut en obtenir n'auront qu'un intérêt secondaire tant que l'on ne sera pas en possession d'un procédé de dosage exact de cette substance.

---

[1] Pour effectuer ce dosage, on place le chocolat pulvérisé et mélangé à du sable lavé et calciné, dans une allonge en verre, étirée à sa partie inférieure qui est taillée en biseau; le fond de cette allonge est garni d'un tampon de coton et le chocolat est traité par l'éther ou par le sulfure de carbone jusqu'à épuisement complet; les solutions sont reçues dans une capsule tarée, et le résidu pesé après évaporation du dissolvant.

CHAPITRE VI

MATIÈRES GRASSES

§ I. — GRAISSES ANIMALES

Les graisses animales fournies par les mammifères et par les oiseaux (pour ne citer que celles employées le plus ordinairement dans l'alimentation), sont des mélanges d'éthers formés par la glycérine et les acides palmitique, stéarique et oléique. Leur consistance dépend de la nature et de la proportion des divers éthers qui entrent dans leur composition, les graisses les plus consistantes étant celles où dominent les éthers formés par les acides palmitique et stéarique. Pour ne pas m'écarter du programme que je me suis tracé, je ne traiterai ici que de la graisse de porc, la plus importante au point de vue alimentaire ; cette graisse, appelée communément *axonge* ou *saindoux*, est obtenue lorsqu'on fait fondre au bain-marie la panne de porc coupée en petits morceaux.

L'axonge de bonne qualité doit être blanche, presque inodore, sans saveur bien marquée, de consistance légèrement grenue et ferme, variable nécessairement suivant le climat et la saison. L'axonge qui vient d'Amérique et qui est obtenue en grande partie à l'aide du lard, possède une consistance plus onctueuse que celle qui est obtenue avec la panne seule. Le point de fusion de l'axonge varie de 32 à 40 degrés ; son point de solidification de 26 à 30 degrés ; sa densité à

15 degrés est de 0,931 — 0,932 et de 0,861 à 100 degrés : le point de fusion des acides gras qui entrent dans sa composition est situé vers 35 degrés ; on sépare ces acides en saponifiant l'axonge à chaud à l'aide d'une lessive de potasse ou de soude, et en décomposant par un acide minéral le savon alcalin ainsi formé. L'axonge exposée au contact de l'air absorbe de l'oxygène et rancit ; elle prend alors une coloration jaune en même temps qu'elle acquiert une odeur et un goût qui la font rejeter de l'alimentation. Conservée dans des vases en cuivre, elle présente au bout d'un certain temps une coloration verte due à la formation de stéarates et d'oléates de cuivre : on caractérise facilement ce métal en incinérant l'axonge, traitant le résidu par un peu d'acide azotique étendu et ajoutant quelques gouttes d'ammoniaque dans la solution azotique : on observe alors une coloration bleue.

Falsifications. — 1° *Graisses étrangères.* L'axonge est souvent falsifiée avec des graisses de qualité inférieure : on reconnaît cette addition par les modifications que l'on peut constater dans les propriétés physiques du produit (couleur, odeur, saveur, consistance, point de fusion, etc.).

2° *Eau et matières minérales.* — Dans le but de masquer l'addition de quantités d'eau souvent considérables (12 à 15 p. 100), on mélange à l'axonge des sels minéraux tels que le borax, l'alun, la chaux, le carbonate de soude : on reconnaît la présence de ces substances en faisant fondre une certaine quantité d'axonge dans un tube à essai ; la matière grasse se sépare des substances minérales dont on détermine ensuite la nature à l'aide des procédés ordinaires de l'analyse ; les matières solides déposées au fond du tube devront être préalablement lavées à l'éther pour les débarrasser complètement du corps gras. L'examen microscopique ne devra jamais être négligé dans ces recherches ; il permet presque toujours de déterminer nettement la nature du résidu, surtout si, comme cela se présente souvent, l'axonge a été additionnée de fécules.

3° *Huile de coton.* — Les saindoux d'Amérique qui arrivent en France en quantités considérables, sont généralement falsifiés ; ce sont des mélanges de graisses de différente nature contenant seulement 40 à 50 p. 100 de saindoux pur. Ces produits sont préparés avec de l'oléine, de l'oléomargarine et principalement avec de l'huile de coton ou de la margarine de coton. MM. Bishop et Ingé, qui se sont occupés de la recherche de ces derniers corps dans les saindoux d'Amérique, indiquent pour les reconnaître les procédés suivants, basés sur quelques réactions spéciales à l'huile de coton :

a) *Essai à l'azotate d'argent.* — On introduit dans un matras d'environ 60 centimètres cubes ou dans un vase de Bohème conique de même capacité, 5 grammes de saindoux fondu et limpide, 20 centimètres cubes d'alcool absolu et 3 centimètres cubes d'une solution alcoolique d'azotate d'argent préparée avec 2 grammes de ce sel et 250 centimètres cubes d'alcool absolu : on chauffe au bain-marie pendant dix minutes en agitant de temps en temps ; le corps gras se dissout dans l'alcool, et s'il y a de l'huile de coton, il se produit une coloration gris noirâtre plus ou moins accentuée provenant de la réduction de l'azotate d'argent par l'huile de coton : par refroidissement on obtient un gâteau coloré. Les saindoux purs ne donnent aucune coloration.

b) *Essai à l'acétate de plomb et à l'ammoniaque.* — Dans un verre à expérience de 100 à 125 centimètres cubes, on pèse 25 grammes de matière grasse fondue et limpide, on ajoute 25 centimètres cubes d'une solution tiède (35°) composée de : acétate neutre de plomb cristallisé 500 grammes, eau distillée 1000 centimètres cubes, ammoniaque liquide pure 5 centimètres cubes ; on bat vivement pendant quelques minutes jusqu'à formation d'une émulsion homogène ; au bout de vingt-quatre heures, la réaction est complète ; on observe alors une coloration rouge qui est plus ou moins intense selon la proportion d'huile de coton et selon son ancienneté, les huiles anciennes donnant des colorations plus foncées que les huiles nouvelles. Les saindoux purs donnent une coloration à peine sensible.

c) *Détermination du point d'échauffement sulfurique.* — L'huile de coton mélangée à l'acide sulfurique donne un point d'échauffement beaucoup plus élevé que l'axonge : on pèse donc 20 grammes de la matière fondue et limpide dans un verre à expérience de 125 centimètres cubes, on y plonge un thermomètre, et quand la température s'est abaissée dans le voisinage de 30 degrés, on note cette température et on ajoute 20 gr. d'acide sulfurique pur de 1,836 de densité ; on agite vivement en frottant les parois du verre sans sortir le réservoir du thermomètre de la masse liquide, et on note la température maxima marquée au bout de quelques instants ; la différence avec le degré initial donne l'échauffement sulfurique, qui augmente avec la proportion d'huile de coton et qui peut varier depuis 35 degrés, point d'échauffement des saindoux purs, jusqu'à 70 degrés, point d'échauffement des huiles de coton pures.

L'oléoréfractomètre de MM. Ferd. Jean et Agamat (voir p. 415) peut être utilisé pour la recherche de l'huile de coton et de la margarine de coton dans le saindoux : l'opération s'effectue de la même manière que pour les huiles, avec cette légère différence que l'on fait fondre préalablement l'axonge à examiner, que l'observation se fait quand elle est revenue à la température de 45 degrés et qu'on règle l'instrument en fixant d'abord la ligne OB de l'échelle. Le tableau suivant de M. Ferd. Jean indique les déviations qui se produisent avec les différents mélanges :

```
Saindoux pur  . . . . . . . . . . . . . . . . .   — 12°,5
Huile de coton pure. . . . . . . . . . . . . . .  + 20°
Margarine de coton . . . . . . . . . . . . . . .  + 25°
Saindoux + 5 p. 100 huile de coton  . . . . . .   — 10°
   —      + 10 p. 100       —       . . . . . .   — 8°
   —      + 15 p. 100       —       . . . . . .   — 7°
   —      + 20 p. 100       —       . . . . . .   — 6°
   —      + 25 p. 100       —       . . . . . .   — 5°
   —      + 30 p. 100       —       . . . . . .   — 4°
   —      + 40 p. 100       —       . . . . . .   — 0
   —      + 50 p. 100       —       . . . . . .   + 3°
Saindoux + 5 p. 100 margarine de coton . . .      — 11°
   —      + 10 p. 100    —         —   . . . .    — 7°
   —      + 20 p. 100    —         —   . . . .    — 4°
   —      + 30 p. 100    —         —   . . . .    — 3°
   —      + 40 p. 100    —         —   . . . .    — 2°
   —      + 50 p. 100    —         —   . . . .    — 1°
```

Lorsque l'axonge est mélangée avec des suifs, la déviation lévogyre est augmentée selon la proportion de suif ajoutée.

§ II. — HUILES

Les huiles employées dans l'alimentation sont des corps gras d'origine végétale, liquides à la température ordinaire, et que l'on obtient par expression à froid ou à chaud des plantes ou parties de plantes qui les renferment (les semences le plus ordinairement, et quelquefois les fruits).

Les principales huiles alimentaires sont, par ordre d'importance : l'huile d'olive, l'huile d'œillette et l'huile de sésame ; je ne m'occuperai que de celles-ci. L'huile d'olive et l'huile de sésame sont des huiles non siccatives, c'est-à-dire ne se solidifiant pas au contact de l'air, l'huile d'œillette est au contraire un huile siccative. La composition élémentaire des huiles les place à côté des corps gras d'origine animale (graisses, beurres). Comme ces derniers, elles sont constituées par des mélanges en proportions variables, d'éthers de la glycérine (triglycérides) formés par les acides stéarique, palmitique, oléique ; on y constate, d'une façon permanente, la présence d'acides gras libres en proportion d'autant plus grande que les semences ou fruits qui ont servi à leur préparation sont dans un état de maturation moins avancé.

Là densité des huiles est inférieure à celle de l'eau ; elle varie entre 0,910 et 0,920, et s'abaisse lorsque la température s'élève ; les huiles sont insolubles dans l'eau et dans l'alcool, solubles dans l'éther. Exposées au contact de l'air, elles s'altèrent plus ou moins rapidement, selon leur nature ; elles prennent une saveur âcre et deviennent acides : c'est ce que l'on exprime en disant qu'elles *rancissent ;* l'huile d'olive est une de celles qui résistent le plus longtemps à cette altération.

Huile d'olive. — L'huile d'olive que l'on trouve dans le commerce se présente sous des aspects différents, selon le mode de préparation employé. L'huile de première expression est jaune légèrement verdâtre et possède une saveur assez prononcée de fruit ; l'huile que l'on retire ensuite a une couleur franchement jaune. Il ne faut pas oublier, pour ce qui concerne ce caractère de la couleur des huiles, que celles qui sont bien préparées et qui sont pures n'ont jamais une grande intensité de coloration et qu'elles sont toujours claires et transparentes. La saveur de l'huile d'olive doit être douce et agréable ; vers 9 à 10 degrés au-dessus de zéro, elle commence à se figer et sa solidification est complète entre 2 et 3 degrés ; l'huile d'olive doit cette particularité à la proportion assez considérable de margarine qu'elle contient (29 à 30 p. 100) : on trouve aujourd'hui, dans le commerce, des huiles d'olive (celles de Tunisie par exemple) dans lesquelles la proportion de margarine s'élève jusqu'à 40 p. 100 et dont le point de congélation est situé à 10 degrés au-dessus de zéro ; la densité de ces huiles est un peu supérieure à celle des huiles d'Europe qui est en moyenne de 0,9165 (E. Deiss). L'huile d'olive est l'huile alimentaire par excellence ; son prix relativement élevé donne la raison des nombreuses falsifications dont elle est l'objet, car rarement on la trouve pure dans le commerce ; presque toujours elle est mélangée de proportions plus ou moins considérables (quelquefois de plus de 50 p. 100) d'huiles de graines dont la recherche est entourée de difficultés assez sérieuses, étant donnée la composition élémentaire à peu près semblable, et par suite les réactions très peu distinctes, de ces différents corps gras végétaux.

A l'aide de certains essais, on arrive néanmoins à déterminer avec assez d'exactitude, sinon la proportion, au moins la nature de la falsification, laquelle se pratique le plus ordinairement par le mélange de l'huile d'olive avec les huiles de coton, de sésame, d'arachide, d'œillette et de colza. C'est principalement à l'huile de coton que s'adressent les fraudeurs. — Cette huile, que l'on retire de la graine du cotonnier, est épurée de façon à être presque blanche, inodore, et insipide ; dans cet état on la mélange à l'huile d'olive dans des proportions souvent considérables. On détermine la pureté d'une huile d'olive à l'aide des divers essais suivants :

1° *Elévation de la température produite par l'acide sulfurique monohydraté de 1,842 de densité.* — Dans un verre à expérience de 125 centimètres cubes de capacité, que l'on tare sur une bonne balance, on introduit exactement, d'abord 20 grammes d'acide sulfurique et ensuite 20 grammes de l'huile à examiner, en ayant soin de laisser couler l'huile le long du verre, afin qu'elle surnage l'acide sans s'y mélanger ; on y plonge ensuite doucement, et sans remuer, un thermomètre sensible divisé en dixièmes de degré si c'est possible, et au bout d'un instant on note la température. Après cela on agite vivement le mélange avec une baguette de verre ou avec le thermomètre lui-même, de façon à émulsionner complètement l'huile avec l'acide, et au bout d'une minute environ, on lit la température maxima que marque l'instrument. La différence entre ce dernier degré et le degré initial indique l'élévation de la température qui ne dépasse pas 51° avec l'huile d'olive pure, tandis que les huiles de graines atteignent les chiffres suivants : arachide 62°, sésame 66°, colza 62°, coton 69°,5. Toute huile d'olive qui donnera plus de 51 degrés d'élévation de température avec l'acide sulfurique sera donc réputée additionnée d'huile de graine [1].

2° *Essai de solidification à l'aide de l'acide azotique en présence du mercure* (procédés de Poutet et Boudet modifiés). — Dans un verre à pied assez grand, on pèse successivement :

Huile à essayer	20 grammes
Acide azotique de $D = 1,35$	10 —
Mercure	2 —

Il faut avoir soin de ne verser le mercure qu'après l'acide et l'huile, pour éviter tout dégagement de vapeurs nitreuses : après disparition complète du mercure, on agite vivement pendant deux à trois minutes et on laisse reposer : au bout d'un quart d'heure, quand la chaleur dégagée par la réaction a disparu, on agite de nouveau pendant une minute environ, et

---

[1] J'ai étudié dernièrement des huiles d'olive de Tunisie parfaitement pures dont le degré d'élévation était de 56 : la limite indiquée plus haut est donc trop faible.

on renouvelle cette agitation un certain nombre de fois encore, à un quart d'heure d'intervalle chaque fois. Si l'on opère avec une huile peu acide, il faudra agiter cinq à six fois ; si au contraire l'huile est déjà rance, deux ou trois agitations suffiront. Une heure un quart environ après la dernière agitation, l'huile d'olive pure sera solidifiée si l'on a soin de l'exposer dans un milieu dont la température est en dessous de 15° degrés. Les huiles de graines exigent un temps plus considérable pour leur solidification : arachide 1 heure et demie ; sésame 3 heures ; colza 3 h. 50 ; coton 2 heures et demie ; l'huile d'œillette ne se solidifie pas du tout. On voit donc que l'addition d'une de ces huiles à l'huile d'olive sera facilement décelée à l'aide de cette réaction, d'autant mieux que la couleur du mélange est rouge grenat dans le cas de la présence d'une huile de graine, tandis qu'elle est jaune serin avec l'huile d'olive pure. J'ajoute ici une observation que j'ai eu l'occasion de faire dans ces derniers temps, et qui est conforme à ce que M. E. Deiss avait déjà annoncé antérieurement, c'est qu'il existe certaines huiles de Tunisie pures qui ne se solidifient qu'au bout de deux heures : il faudra donc à l'avenir tenir compte de cette particularité dans les expertises relatives à l'huile d'olive.

3° *Détermination de la densité.* — L'huile d'olive, quand elle a été bien préparée, possède une densité qui ne dépasse jamais 0,918 à la température de 15 degrés. Un certain nombre des huiles qui sont employées pour la falsifier ont au contraire une densité supérieure ; par exemple, sésame 0,922, coton 0,924,5, œillette 0,926,2. L'huile de colza a une densité inférieure, 0,915, quand elle est bien pure. La détermination de cette constante physique pourra donc permettre de reconnaître l'addition d'une huile étrangère à l'huile d'olive. L'opération s'effectue, soit par la méthode du flacon, soit à l'aide de densimètres spéciaux qui portent le nom d'oléomètres :

dans le premier cas on rapporte la densité à 15°, à l'aide de la formule : D à 15° = D' + 0,00064 $(t$-15).

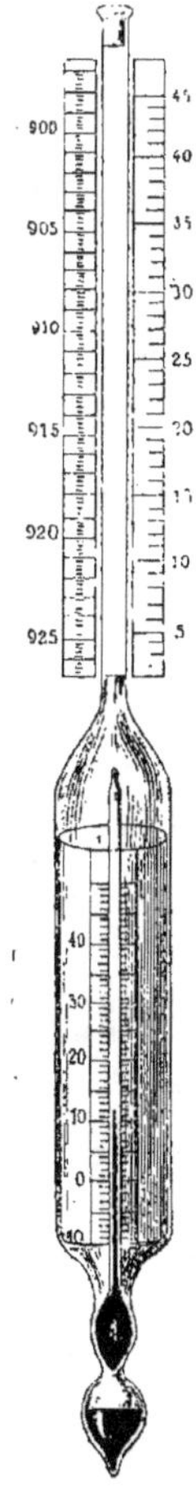

Fig. 56.
Aréomètre
thermique.

Jusque dans ces derniers temps on employait surtout l'oléomètre de Lefèbvre pour la détermination des densités : on se sert plus ordinairement maintenant de l'aréomètre thermique de M. Pinchon (fig. 56). Cet instrument, outre la densité, donne encore l'indication de la pureté de l'huile par la concordance qui existe entre les degrés de l'aréomètre et ceux d'un thermomètre intérieur ; si, par exemple, le thermomètre marque 15°, la tige de l'aréomètre affleurera à la 15ᵉ division si l'instrument est plongé dans une huile pure, et cet accord subsistera à toutes les températures. Pour chaque huile il faudra nécessairement employer un aréomètre spécial. Il est bien entendu aussi que les écarts entre les deux indications ne se produiront que si l'huile ajoutée frauduleusement a une densité qui diffère notablement de celle de l'huile que l'on examine ; ainsi pour l'huile d'olive, on n'obtiendra aucune indication lorsque l'huile qui y a été ajoutée est l'une de celles dont la densité diffère peu de la sienne (arachide, colza, navette). Les tableaux suivants extraits d'un rapport de M. Muntz donnent une idée de l'exactitude des résultats que l'on peut obtenir à l'aide des aréomètres de M. Pinchon.

On voit par les chiffres du premier tableau que la concordance n'est pas absolue, mais que les différences ne sont pas grandes ; elles atteignent tout au plus une division ; des différences d'une division ne peuvent donc pas faire conclure à l'adultération.

HUILES D'OLIVE FINES	INDICATIONS	
	DU THERMOMÈTRE	DE LA TIGE
Vieille de Gênes	22°,0	22°,0
« de Nice	21°,7	22°,0
De Bari	21°,5	22°,0
Demi-fine (Grasse)	18°,7	18°,4
Fine de M. Pinchon	21°,5	22°,5

Les huiles qui sont généralement mélangées avec les huiles d'olives présentent des différences plus grandes :

HUILES	INDICATIONS	
	DU THERMOMÈTRE	DE LA TIGE
D'arachide surfine	18°,7	15°,8
De sésame surfine	18°,9	11°,0
De coton épurée	18°,9	10°,5

Voici maintenant les résultats obtenus avec des mélanges faits avec de l'huile d'olive pure et avec des proportions variables d'huiles généralement employées à la fraude :

MÉLANGES D'HUILES	INDICATIONS	
	DU THERMOMÈTRE	DE LA TIGE
1° Huile d'olive de Bari mélangée de 25 p. 100 d'huile de coton épurée	18°,1	16°,1
2° Même huile avec 33 p. 100 d'huile de coton épurée	18°,6	15°,8
3° Huile d'olive de Nice mélangée de 25 p. 100 d'huile de sésame surfine	18°,3	16°,5
4° Même huile avec 33 p. 100 d'huile de sésame surfine	18°,6	16°,1
5° Huile d'olive de Grasse mélangée de 25 p. 100 d'huile de colza épurée	18°,3	18°,5
6° Même huile avec 25 p. 100 d'huile d'arachide	18°,1	17°,2
7° Même huile avec 33 p. 100 d'arachide . .	18°,7	17°,5
8° Même huile avec 48 p. 100 d'arachide . .	18°,7	17°,4

D'après ces expériences, on voit que l'aréomètre thermique peut déceler les fraudes les plus ordinaires de l'huile d'olive, celles qui sont effectuées avec l'huile de coton et l'huile de sésame, mais il laissera ignorer la présence de l'huile d'arachide ; dans tous les cas, ses indications pourront toujours servir, soit à contrôler les résultats obtenus par les autres procédés d'analyse, soit à provoquer les recherches.

4° Essai basé sur la consistance du savon sodique. — La soude caustique ne donne un savon dur qu'avec l'huile d'olive pure ; le savon sera au contraire d'autant plus mou que la proportion d'huile de graine ajoutée à l'huile d'olive sera plus considérable ; sur cette observation est basé le mode d'essai suivant : on chauffe dans une capsule 20 centimètres cubes de l'huile à essayer avec 20 centimètres cubes de lessive de soude caustique à 25° Baumé ($D = 1,306$) jusqu'à complète saponification ; on laisse reposer vingt-quatre heures et on examine la consistance du savon formé. Il arrive parfois, lorsqu'on opère avec de l'huile d'olive ancienne, que le savon ne se sépare pas facilement de la lessive au moment de l'opération : il suffit dans ce cas d'ajouter goutte à goutte une dissolution de sel marin à 25° Baumé jusqu'à séparation du savon d'avec le liquide. — On obtiendra des résultats tout aussi satisfaisants, si on fait l'essai avec le savon plombique que l'on prépare à l'aide de la litharge.

En pratiquant successivement ces différents essais, on arrive assez facilement à reconnaître la pureté de l'huile d'olive. Le problème qui consiste à déterminer la nature de l'huile ajoutée est plus difficile à résoudre, parce que les réactions auxquelles on a recours ne sont que des réactions de couleur toujours très incertaines. Je vais indiquer celles qui me paraissent donner les résultats les plus satisfaisants. Les huiles qui sont mélangées à l'huile d'olive étant le plus ordinairement celles d'arachide, de colza, de sésame, d'œillette et surtout de coton, je vais d'abord passer en revue les principales propriétés qui les caractérisent.

Arachide. — Elle est extraite des semences de l'*arachis hypogea* (Légumineuses) et possède une couleur jaune ambrée, une odeur et une saveur de haricot cru qui permettent de déceler sa présence lorsqu'elle existe en certaine proportion dans l'huile d'olive ; elle se solidifie à + 2° et sa densité, qui est de 0,917, est très voisine de celle de l'huile d'olive ; l'acide sulfurique la colore en gris et l'acide azotique en jaune légèrement orangé. Ces derniers caractères, basés sur des colorations, étant très incertains, on a recours au procédé suivant pour reconnaître la présence de cette huile dans l'huile d'olive :

Il est basé sur ce fait d'observation que l'acide arachidique et l'arachidate de potasse sont insolubles dans l'alcool fort, tandis que les autres acides gras et les savons s'y dissolvent facilement. Dans une capsule suffisamment grande, on saponifie au bain-marie 25 grammes d'huile suspecte avec un excès d'une solution de potasse à 25° Baumé : après saponification, on sépare l'excès d'alcali par une solution saturée de sel marin et on laisse refroidir. On dissout ensuite au bain-marie la moitié du savon obtenu dans 100 grammes d'alcool à 90 degrés, tandis que l'autre moitié est décomposée par l'acide chlorhydrique après avoir été dissoute à chaud dans l'eau distillée ; les acides gras ainsi mis en liberté sont dissous aussi dans l'alcool à 90 degrés. Les deux solutions alcooliques placées pendant quelques heures dans un endroit bien frais laissent déposer, l'une des cristaux d'acide arachidique, l'autre des cristaux d'arachidate de potasse, si l'huile examinée contient de l'huile d'arachide.

Sésame. — L'huile de sésame est extraite du fruit du *sésamum orientale* : elle est jaune, inodore, de saveur douce et agréable ; très employée dans l'alimentation, elle sert aussi quelquefois à falsifier l'huile d'olive : sa densité à 15 degrés est égale à 0,9226, et elle se congèle à — 5 degrés : d'après M. Bishop, elle agit sur le plan de polarisation de la lumière en produisant une déviation qui varie de $+ 4$ à $+ 9$ degrés, selon son origine (en employant le polarimètre de Laurent et le tube de 20 centimètres). A côté de ces propriétés physiques qui la distinguent déjà nettement des autres huiles, elle en possède encore un certain nombre d'autres qui permettent de la reconnaître en proportions même très petites, lorsqu'elle a été introduite dans des huiles d'un prix plus élevé (olive, huile de foie de morue). Une de ses réactions les plus caractéristiques est celle que l'on produit avec l'acide chlorhydrique en présence du sucre de canne ; elle a été signalée pour la première fois par Camoïn, pharmacien à Marseille. Lorsqu'on agite l'huile de sésame avec une solution récente de sucre dans l'acide chlorhydrique de 1,18 de densité, on aperçoit au bout de peu de temps une coloration rouge cerise se développer dans l'acide ; si l'on veut appliquer cette réaction à la recherche de l'huile de sésame dans l'huile d'olive, on opère sur 10 centimètres cubes d'huile suspecte que l'on agite dans un tube de verre avec 5 centimètres cubes d'acide chlorhydrique sucré : au bout de quelques instants, on voit apparaître une coloration rouge d'autant plus intense que la proportion d'huile de sésame est plus grande. Cette réaction n'a pas néanmoins le caractère de précision absolue qu'on lui attribuait jusqu'à présent. En effet, M. Millau a reconnu que certaines huiles d'olives pures donnaient lieu à une coloration rosée lorsqu'on les agitait avec de l'acide chlorhydrique sucré ; j'ai observé le même fait avec de l'huile d'olive pure de Tunisie de la récolte de 1889, et M. Domergue a publié une observation semblable.

Pour éviter des erreurs regrettables dans les expertises, M. Millau conseille d'opérer sur les acides gras extraits des huiles ; dans ce cas, la coloration rouge ne se produit que s'il y a présence d'huile de sésame : pour cela on saponifie 15 centimètres cubes de l'huile à examiner, chauffée à 115 degrés, avec un mélange de 15 centimètres cubes de solution de soude caustique à 40° Baumé et de 15 centimètres cubes d'alcool à 92 degrés. Quand la masse en ébullition est devenue homogène, on ajoute 500 centimètres cubes d'eau distillée avec les précautions nécessaires pour ne pas refroidir la pâte et pour ne pas former de grumeaux : après une ébullition de quelques instants, on sépare les acides gras au moyen d'une solution à $\frac{1}{10^e}$ d'acide sulfurique pur, on les débarasse de l'eau en les chauffant à 110 degrés, et on fait agir sur eux l'acide chlorhydrique sucré volume à volume.

Mais la falsification la plus ordinaire que l'on fait subir aujourd'hui à l'huile d'olive consiste dans l'addition d'une proportion souvent considérable d'huile de coton (50 p. 100 et même plus). Lorsqu'à l'aide des procédés que je viens de faire connaître on a trouvé qu'une huile d'olive n'était pas pure, on y recherche la présence de l'huile de coton en employant les réactions suivantes : Dans un tube à essai on place 5 centimètres cubes de l'huile à examiner et 5 centimètres cubes d'une solution alcoolique d'azotate d'argent (azotate d'argent, 2 grammes, alcool à 95 degrés, 250 centimètres cubes) ; on chauffe au bain-marie et l'on observe au bout d'un certain temps une réduction avec dépôt d'argent métallique, si l'huile contient de l'huile de coton (Béchi). Certaines huiles d'olive pure réduisent également la solution d'azotate d'argent. M. Politi a signalé le fait pour des huiles de Corfou, M. E. Deiss pour des huiles de Tunisie, et je l'ai observé moi-même avec des huiles de cette dernière origine et dont la pureté était absolue. Loin d'être attribuable à un principe sulfureux qui, d'après certains chimistes, n'existerait même pas dans les huiles de crucifères, je crois que cette réduction doit être attribuée à un ou à plusieurs corps de nature aldéhydique qui existent dans les huiles ; ce qui confirme jusqu'à un certain point mon hypothèse, c'est que les mêmes huiles qui réduisent la solution d'azotate d'argent colorent aussi en rouge la solution de bisulfite de rosaniline. Le réactif de Béchi devra donc être employé avec beaucoup de prudence, et ses effets devront toujours être contrôlés par la réaction suivante due à M. Labiche et qui est basée sur l'action qu'exerce l'oxyde de plomb naissant sur l'huile de coton : on mélange à peu près parties égales d'huile et d'une solution saturée d'acétate neutre de plomb, on ajoute de l'ammoniaque et on agite fortement ; il se produit une coloration rouge orange plus ou moins intense, qui est due à la présence de l'huile de coton. L'huile d'olive pure donne un mélange blanc laiteux. Pour opérer avec une plus grande précision, il vaut mieux faire agir le réactif sur les acides gras obtenus par le procédé indiqué ci-dessus.

Le procédé Levallois, basé sur l'absorption du brome par les huiles, donne de très bons résultats quand il s'agit de reconnaître la pureté de l'huile d'olive.

Pour mesurer l'absorption du brome par les huiles on opère de la manière suivante : 5 grammes d'huile sont pesés dans un tube à essais d'environ $0^m,15$ de longueur sur $0^m,015$ de diamètre, et on y ajoute 10 centimètres cubes d'une solution au cinquième de potasse dans l'alcool à 93 degrés : par l'agitation l'huile se dissout ; le tube est alors bouché imparfaitement et chauffé au bain-marie à la température nécessaire pour obtenir une légère ébullition de la solution. Au bout d'un quart d'heure, la saponification est terminée : le volume du liquide est alors amené à 50 centimètres cubes par addition d'alcool. On prend 5 centimètres cubes de cette solution alcoolique que l'on met dans un tube pouvant être fermé par un bouchon de verre ; on y ajoute environ 20 centimètres cubes d'alcool et on acidifie avec de l'acide chlorhydrique, puis, à l'aide d'une burette graduée, on verse dans le tube une solution aqueuse de brome aussi concentrée que possible ; on agite fortement après chaque addition d'eau bromée et l'on s'arrête lorsque le liquide a pris une légère teinte jaune persistante. La correction nécessaire pour obtenir une teinte nettement perceptible est d'environ $0^{cc},1$. L'action du brome sur les acides gras non saturés ainsi mis en liberté est sensiblement constante dans les conditions que je viens d'indiquer.

Le titre de la solution de brome est obtenu au moyen de la solution chlorométrique de Gay-Lussac contenant $4^{gr},439$ d'acide arsénieux par litre ; cette solution correspond à $7^{gr},143$ de brome.

Voici, d'après M. Levallois, les quantités de brome absorbées par 1 gramme d'huile :

Huile d'olive	$0^{gr},500$ à $0^{gr},644$
— d'arachide	$0^{gr},530$
— de colza	$0^{gr},640$
— de coton	$0^{gr},645$
— de sésame	$0^{gr},695$
— d'œillette	$0^{gr},835$
— de lin	$1^{gr},000$

On voit que le coefficient d'absorption de brome pour les huiles qui sont employées à la falsification de l'huile d'olive diffère beaucoup de celui de cette dernière huile, et que, par suite, cette méthode d'analyse peut donner des indications très précises au sujet de ces falsifications.

Le tableau de la page suivante dressé par M. Massie peut donner des renseignements très utiles relatifs à la détermination de la nature des principales huiles grasses.

Tout récemment M. Brullé a publié (C. R. CXI, 977) les résultats de nouvelles recherches faites par lui et relatives à l'emploi de l'azotate d'argent comme réactif des différentes huiles : il se sert d'une solution d'azotate d'argent à 25 p. 100 dans de l'alcool de vin à 95 degrés : dans un

EXPÉRIENCES	RÉACTION	COLORATION ou non COLORATION	ESPÈCES D'HUILE	NATURE des COULEURS	COLORATION ou non coloration de l'acide azot[...]
Prendre acide azotique à 40 ou 42 degrés Baumé, 5 gr. ; huile 10 gr. et agiter avec une baguette de verre deux minutes	L'huile surnageant la couche d'ac. azotique n'est pas colorée	Sans coloration sensible	Huile d'am. douce	Blanc	Pas [...]
			— d'am. amère	—	—
			— de noisette	—	—
			— de graines de soleil	Blanc ou très légèrement verdâtre	—
			Huile d'olive vierge	Blanc verdâtre très clair	—
		Blanc verdâtre ou légèrement jaune verdâtre, vert plus ou moins foncé	— ordinaire	Blanc verdâtre ou très légèrement verdâtre	Quelquefois léger : jau[...] sale [...]
			— 3e extra	Vert, quelquefois très foncé	—
		Abricot clair ou légèrement rougeâtre	Huile d'arachide	Abricot clair	Pas [...]
			— de pavot	— plus rouge	—
			— de lard	— très clair (jaune sale)	—
		Jaune ou jaune orangé	Huile de ricin	Jaune orange clair	—
			— de sésame	— orangé	Vert, puis safran[...]
	L'huile surnageant la couche d'ac. azotique est colorée	Rouge cerise ou rouge orangé	Huile d'am. d'abric.	Rouge cerise	Pas
			— de moutarde blanche	—	—
			— de noix	—	—
			— de cameline	—	—
			— de navette	Rouge orangé	—
			— de colza	— brun	—
			— de lin	Rouge orangé	—
			— de faîne	Rouge cerise	—
		Jaune marron, marron foncé ou brun rougeâtre	Huile de moutarde noire	Jaune marron (café clair)	—
			Huile de coton. br.	Marron foncé, reflet vert	Rouge cl[...] marron[...]
			— de coton bl.	Marron (châtaigne)	Pas
			— de chenevis	Br. foncé verdâtre	Rose nouv[...] clair
			— de suif (acide oléique)	Marron	Brun clair v[...]
			Huile de foie de morue	R. marron (Kermès)	Jaune cla[...]
		Rose clair ou rose foncé	Huile de pied de bœuf	Rose foncé	Pas
			Huile de pied de mouton	Rose clair (1)	— (

(1) Après quelques minutes de repos, après l'agitation (2 minutes) pour laisser les deux couches se reforme[...] couche inférieure acide est colorée ou ne l'est pas (voir : *Coloration ou non coloration de l'acide azotiqu*[...]

(2) Addition de un gramme de mercure dans le même réactif (mélange d'huile et d'acide azotique) ; après[...] réaction de l'acide sur le mercure, temps qui dure environ 5 à 6 minutes. agitation avec la même baguett[...] verre ; continuer d'agiter légèrement toutes les 10 minutes : après 20 ou 30 minutes, la coloration est la suiv[...] (voir : *Nature des teintes*). Quand on désirera obtenir des colorations après la réaction du mercure. ag[...] 3 ou 5 fois d'une manière rapprochée (3 ou 4 minutes) ; abandonner ensuite au repos. Si, au contraire, on[...] veut obtenir que la solidification, remuer les deux couches, après la réaction, très exactement de 10 min[...] en 10 minutes, jusqu'à ce que le phénomène se soit produit.

...TURE ...les ...NTES	NOUVELLES NUANCES	DERNIÈRES couleurs après la 2ᵉ opération	SOLIDIFICATION de + 15 à 17° Acide azotique, 5 ; huile, 10 ; mercure, 1 — H. M. COULEURS	DENSITÉ à + 15°	CONGÉLATION
u léger : Hâtre	Blanche	Blanche	1 15 Pâte blanc.	0,918,1	A — 25°
—	—	— (5)	1 25 Blanc	0,918,1	A — 25°
—	—	Blanc très pur	1 00 Blanc pur	0,916,2	A — 10°
citron	Jaune citron plus foncé	R. oran. se fonce de plus en plus	Pas R. orange	0,936	A — 16°
er, jaune aille	Blanc vert, jaune paille vert	Vert clair, jaune paille	1 00 Blanc verdâtre	0,915,3	A + 25 comp.
—	Blanc vert, jaune paille	Vert clair, jaune paille clair	1 00 Blanc verdâtre	0,915,6	A + 25 —
ne paille oncée	Blanc, jaune sale paille f.	Jaune paille foncé	0 55 Jaune paille foncé	0,916	A + 3° —
ot clair	Abricot clair	Rouge abricot	1 45 J. orangé	0,916,5 à 917	A + 2° —
plus ancé	Abricot plus foncé	— vif	Pas jaune rougeâtre	0,924 à 925	A — 18°
oc sale	Blanc légèrem. jaunâtre	Jaune rougeâtre	1 00 Blanc sale	0,916,9	A 0° par le gaz chloré, brune
osée	Jaune clair	Jaune clair	Pas, après 8 h. jaune.	0,964,2	A — 18° solubl dans l'alcool
orangé	— orangé	Rouge	2 30 J. rougeâtre	0,921,6	A — 05°
uge	Rosée	Rouge groseille	1 45 Rosée	0,918,5	A — 20°
gé vineux	Jaune rougeâtre	Rouge	2 30 J. orangé	0,913,6	Ne se solidifie pas par le froid
rise clair	Jaune	Jaune léger. orange	Pas jaune	0,926	A — 27°
fait effer- se) l'huile . fraîche	Rouge orange	Jaune rougeâtre	Pas. R. orangé	0,926	A — 18°
rougeâtre	Jaune gris (chamois)	—	3 00 J. orangé	0,915,1	A — 3,75°
oeu roug.	Presque jaune	—	8 30 J. rougeâtre	0.914,2	A — 6°
fait effer- ce après ranuleux)	Jaune, après efferv. : Rouge caramel gr. :	Rouge orangé	Pas rouge ou jaune	0,932,5	A — 15 à 20°
rangé	R. orangé	Rouge	6 00 R. orangé	0,921	A — 17°
éger rou- âtre	Jaune rougeâtre	Jaune rougeâtre	Pas J. orangé	0,918	A — 1 à 2°
orange ncé	Rouge orangé	Rouge orangé	1 40 Jaunâtre	0,928	A — 2°
ot clair	Abricot rougeâtre	—	1 50 J. rouge	0,924	A — 2°
n clair geâtre	J. rougeâtre	Brun rougeâtre	Pas R. orangé	0,925,5	A — 15°
rougeâtre	—	Jaune brunâtre	Pas jaune	0,901	A — 6 ou 7°
a (fait eff. à gr.)	Devient R. caramel (non granuleux)	Rouge caramel	Pas rouge foncé	0,928,5	A — 0°
ois clair	Devient plus clair	Blanc, légèrem. jaune verdâtre	1 00 Jaune lég. verdâtre	0,916,5	A — 0°
olore (3)	Entièrement décolorée (4)	Blanc verdâtre	1 15 Blanc verdâtre	0,916,2	A — 0°

rès 1 heure, légère agitation de la couche huileuse, pour égaliser la coloration ; elle est (voir : *Nouvelles* .).

cide azotique et huile à volumes égaux), 10 centimètres cubes d'acide azotique, 10 centimètres cubes agitation 2 minutes. puis addition de 1 gramme de mercure ; après sa dissolution, agitation trois ou ois (3 ou 4 minutes). puis on abandonne au repos ; après 1 heure. les colorations sont (voir : *Dernières après la deuxième opération*).

s amandes amères qui servent à l'extraction de l'huile sont souvent mélangées d'amandes d'abricots ; ui résulte de ce mélange est alors colorée plus ou moins en rouge par l'acide azotique et par le réactif que, suivant la proportion d'amandes d'abricots dans le mélange (la densité de cette huile ne diffère pas eu de l'huile d'amandes douces pure).

tube à essai on verse environ 12 centimètres cubes de l'huile à examiner et 5 centimètres cubes du réactif ; on place ensuite le tube dans un vase de Bohème contenant de l'eau à l'ébullition, et on observe à travers le verre les changements de teinte qui se produisent dans le tube. Il est essentiel de filtrer l'huile, pour peu qu'elle n'offre pas une limpidité parfaite :

On observe alors que les huiles d'olive vierges, c'est-à-dire de première foulée, prennent une belle teinte vert tendre. Les huiles de qualité inférieure (2e et 3e foulées), qui contiennent une petite proportion d'huile provenant des noyaux, noircissent légèrement ou deviennent d'un rouge pâle, mais ne tardent pas à prendre une teinte verte très intense : les huiles d'olive même fortement colorées subissent cette réaction, elle est un peu plus lente et demande un quart d'heure à vingt minutes d'ébullition.

Les huiles de graines donnent des résultats différents.

L'huile de coton pure noircit complètement.

L'huile d'arachide prend d'abord une coloration brun rouge et finit par verdir en perdant sa transparence.

L'huile de sésame est accusée par une teinte rouge brun très foncée qui persiste.

Les huiles de colza et d'œillette prennent des colorations vert jaune ; le liquide est trouble et se distingue très facilement des réactions de l'huile d'olive. M. Brullé a appliqué ces réactions à la détermination des huiles de graines dans l'huile d'olive, mais je crois qu'il faudra toujours tenir compte dans ces recherches, des observations de Politi et des miennes que j'ai relatées tout à l'heure. — En terminant ce qui a rapport à cette partie de l'étude des huiles, je ne puis m'empêcher d'appeler l'attention sur le peu de certitude que l'on peut fonder sur les différentes réactions colorées. La détermination des constantes physiques, qui sont si différentes selon l'origine des huiles, sera, je crois, d'un secours bien

plus efficace lorsqu'il s'agira de rechercher les falsifications
dont ces corps sont l'objet : à côté de celles qui sont déjà
connues et utilisées, j'ai l'espoir qu'il viendra s'en placer
d'autres, et que l'on arrivera bientôt à résoudre ce problème
si délicat et si important de la recherche des sophistications
des huiles comestibles et industrielles ; il me semble qu'à

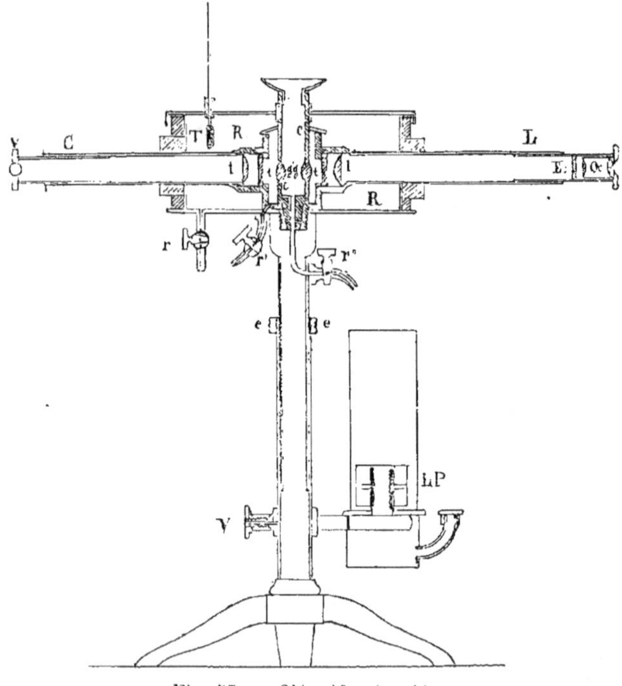

Fig. 57. — Oléoréfractomètre.

ce point de vue, l'oléoréfractomètre de MM. F. Jean et
Amagat est appelé à rendre de grands services, et c'est pour
cela que je vais en donner la description d'après les indications des auteurs.

« L'appareil (fig. 57) se compose d'une cuve circulaire cc,
munie de deux tubulures opposées tt' fermées par deux glaces
parallèles gg' ; sur les tubulures sont vissées, dans le prolon-
gement l'un de l'autre, un collimateur C et une lunette L :

au centre de la cuve circulaire est fixé un petit cylindre creux C*y*, en métal argenté, dans les parois duquel sont mastiquées deux glaces formant un angle déterminé : Une échelle photographique double (fig. 58) transparente, à

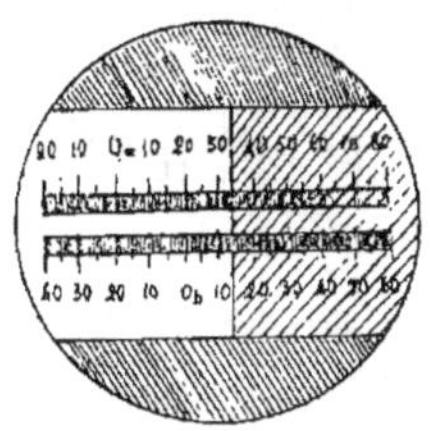

Fig. 58. — Échelle de l'oléoréfractomètre.

divisions arbitraires, placée devant l'objectif à l'intérieur de la lunette en E*c*, et sur laquelle vient se projecter l'image fournie par le collimateur, sert de mesure ; cette image est produite par le bord vertical d'un volet partageant le champ en deux parties, l'une sombre, l'autre lumineuse.

« L'éclairage s'obtient en pointant l'oléoréfractomètre dans la direction de la flamme d'une lampe. L'appareil est complété par des robinets de vidange *r′ r″*, par un réservoir d'eau RR avec robinet de vidange *r* et thermomètre T et par une petite lampe mobile LP servant de régulateur de température. Au moyen d'une vis de rappel, il est facile de déplacer le volet lorsqu'on fait le réglage de l'appareil ; la mise au zéro peut être faite avec un liquide quelconque, mais les déviations varient naturellement avec le liquide qui remplit la cuve. »

(F. JEAN, *Applications de l'oléoréfractomètre*.) Le liquide type employé par M. Ferdinand Jean pour déterminer la déviation des huiles est une huile à réfraction nulle que l'auteur prépare spécialement et dont il ne donne pas la formule ; si l'on veut utiliser ses tables, il est nécessaire d'employer cette huile pour la mise au zéro de l'appareil.

Pour faire l'essai d'une huile à l'aide de l'oléoréfractomètre, on verse dans la cuve de l'huile type à + 22 degrés, de façon à recouvrir les glaces des lunettes, puis on verse de l'eau à + 22 degrés dans le réservoir servant de régulateur de température, on remue l'huile avec un thermomètre, et lorsque la température est uniforme, on ferme la cuve avec son obturateur ; on place ensuite de l'huile type à + 22 degrés dans le cylindre et l'on observe l'échelle ; si l'appareil est bien réglé, on voit que la ligne qui sépare le champ sombre du champ lumineux coïncide avec le zéro a de l'échelle ; si cette condition n'était pas remplie, il faudrait amener la ligne de séparation sur le zéro a, à l'aide des deux vis qui sont placées à l'extrémité du réfractomètre opposée à l'oculaire. Ces deux vis permettent de déplacer horizontalement et de maintenir fixe, en le serrant, le volet mobile dont l'image produit la ligne verticale qui sert à faire la lecture. On remplace ensuite dans le petit cylindre, l'huile-type par l'huile à analyser, et l'on observe alors une déviation plus ou moins considérable à droite ou à gauche du zéro, suivant la nature de l'huile examinée : les huiles végétales dévient toutes à droite, les huiles animales dévient à gauche, et chaque espèce d'huile donne une déviation caractéristique qui permet de la reconnaître et même d'en constater la pureté. Ainsi les huiles d'olive dévient de 1 à 2 degrés, l'huile de coton de 20 degrés, celle de colza de 10 degrés, l'huile d'œillette de 29 degrés ; la falsification de l'huile d'olive par une huile de graine sera donc facilement décelée par la déviation plus considérable qui se produira : ainsi 10 p. 100 d'huile d'œillette ajoutés à l'huile d'olive portent la déviation à 6,5. Le tableau suivant (p. 418), indique la déviation des principales huiles, beurres et corps gras.

En général, toutes les huiles qu'on veut examiner à l'oléo-réfractomètre doivent être parfaitement limpides; on les filtre au besoin sur de l'ouate ou sur un filtre de papier après les avoir agitées avec du noir animal. Certains mélanges d'huiles ayant tendance à se séparer par ordre de densités, il faut avoir soin d'agiter l'échantillon avant l'essai.

Lorsque la réfraction n'est pas exactement celle qui appartient à l'huile examinée, il faut, avant de se prononcer, purifier l'huile en la traitant à deux reprises par l'alcool chaud dans une boule à décantation, et la dessécher ensuite en la chauf-

TABLEAUX

indiquant la Déviation à l'Oléoréfractomètre des principales huiles.

NOMS DES HUILES	DENSITÉ	ACIDITÉ	DÉVIATIONS de l'huile		OBSERVATIONS
			BRUTE	PURIFIÉE	
Amandes douces type.	9177	»	+ 6	+ 6	
— +20 p. 100 pavot.	»	»	+14	»	
— 20 p. 100 coton.	»	»	+13	»	
Arachide rufisque. . .	9167	»	+ 3.5	+ 3.5	Le traitement par l'al-
— Gambie. . .	9187	4.4	+ 4.	+ 4.5	cool augmente la
— Boulam. . .	9176	8.	+ 5.	+ 6.5	déviation des ara-
Beurre de vache (A). .	—	—	—35	»	chides.
— de Normandie (B).	—	—	—35	»	
Oléomarg. Mège-Mou-riès (A).	—	—	—15	»	
Margarine de rognons B	»	»	—19	»	
Beurre (A) 50 p. 100 oléo-marg.	—	—	—23.5	»	
— (A) 25 p. 100 — .	—	—	—28	»	
— (A) 20 p. 100 — A.	—	—	—30	»	
— B. 50 p. 100 marg. B.	»	»	—28	»	
— 25 p. 100 — .	»	»	—30	»	
— 20 p. 100 — .	»	»	—32	»	Giguet-Leroy (type)
Bœuf (de pieds de). . .	»	»	— 4	0	Déviation normale 3 à 4°.
Colza (Laboratoire type)	—	—	+18.	+18	
— épuré.	9147	4.6	+17.5	»	
— non épuré. . .	9141	1.9	+21	+18	Epuré.
Coton (blanche). . . .	9249	0.4	+20	»	
— ambrée.	9250	0.3	+20	»	
Faine prov. inconnue A.	9206	»	+16.5	»	
— — B.	9200	»	+18	»	
Lin type laboratoire. .	»	»	+53	+54	Après légère épuration
— + 20 p. 100 huile résine.	»	»	+67	»	
— Pas-de-Calais. . .	9345	»	+53	»	
— + 20 p. 100 chènevis	»	»	+47	»	
— +20 p. 100 H. Bog-head	»	»	+47	»	
Lard (huile de)	»	»	+5.5	»	
— inconnu. . . .	9165	»	+14.5	»	Fraudée coton.
Morue (foie de)	»	21	noir	noir	
— Bordeaux industr.	»	28.6	+45	»	
— Pharmacie. . . .	»	11.2	+38	+38	
Navette-type	9156	»	+18	»	
— commerce. . .	»	»	+18	»	
Noix type laboratoire.	»	»	+35	»	
— Nice.	9270	»	+36	»	
— Corrèze.	9266	»	+35	»	
OEillette type laborat.	»	»	+29	»	
— commerce. . . .	»	2.8	+23.5	»	
— Pas-de-Calais pure.	9265	»	+29	»	

NOMS DES HUILES	DENSITÉ	ACIDITÉ	DÉVIATIONS de l'huile		OBSERVATIONS
			BRUTE	PURIFIÉE	
Œillette pure	»	3.7	+29.5	»	
Olive vierge Nice . . .	9166	1.2	+ 1	+ 1.5	
— propriétaires Nice.	»	1.6	+ 1	+ 1	
— producteurs de Nice	»	1.2	+ 2	+ 1.5	
— Provence	9163	3	+ 1	»	
— d'Aix	916	3.8	0	+ 1	Déviation normale, hui-
— Blaquetier Nice . .	917	1	+ 2	»	les d'olives, purifiées
— Tunisie (1)	»	1	+ 1.5	+ 1	par l'alcool + 1 à 2°.
— — (2)	»	1.4	3.5	+ 1	
— — (3)	»	1	+ 4.5	+ 4.5	Fraudée coton.
— + 10 p. 100 œillette.	»	»	+ 6.5	»	
— + 20 p. 100 — .	»	»	+10	»	
— + 10 p. 100 — .	»	»	+ 3	»	
— + 20 p. 100 — .	»	»	+ 5	»	
Pavot Calcutta type . .	9254	»	+27.5	»	
— très vieille) . .	9356	»	+33	»	
Résine (huile de) . . .	9732	»	+78	»	Avec certains échan-
Ricin Winter type . . .	»	6.3	+43	»	tillons tout le champ
— Commerce . . .	»	1.4	+46	+47	est noir.
— Pharmaceutique .	»	2	+43.5	»	
— — type.	»	»	+43	»	
Sésame à bouche . . .	9237	2	+18	»	
— Bombay . . .	921	4.1	+17.5	+17	Déviation normale
— blanche . . .	921	0	+17	+17	+ 17 à 18°.

fant à 110 degrés dans une capsule en porcelaine. Certaines huiles rances ainsi traitées reprennent leur réfraction normale.

Les indications fournies par l'oléoréfractomètre doivent être contrôlées par la prise de la densité et la détermination du degré d'échauffement sulfurique.

CHAPITRE VII

Les matières sucrées employées dans l'alimentation ont toutes une origine végétale et appartiennent à cette classe de corps que leur composition permet de désigner sous le nom d'hydrates de carbone ; ils peuvent être considérés comme résultant de l'union du carbone avec l'oxygène et l'hydrogène, ces deux derniers éléments existant dans les proportions convenables pour former H^2O ; tous ces corps répondent à la formule générale $C^n H^{2n} O^n$.

Les sucres comprennent les plus simples des hydrates de carbone, par exemple, les *glucoses*, qui ont pour formule $C^6 H^{12} O^6$ (dextrose, lévulose, galactose). Par soudure de deux molécules de glucose avec élimination d'eau, on obtient les *biglucoses* ou *bioses* connus le plus ordinairement sous le nom de *saccharose* (sucre de canne) et de *lactose* (sucre de lait) :

$$\underset{\text{Saccharose}}{C^{12} H^{22} O^{11}} = \underset{\text{Dextrose}}{C^6 H^{12} O^6} + \underset{\text{Lévulose}}{C^6 H^{12} O^6} - \underset{\text{Eau}}{H^2 O}$$

Je n'aurai à m'occuper ici que du saccharose ou sucre de canne et des glucoses (dextrose et lévulose).

§ I. — SUCRES

Le *sucre de canne* est extrait soit de la canne à sucre (*saccharum officinarum*) dont le jus en renferme environ

20 p. 100, soit de la betterave (*beta vulgaris*) qui en contient de 7 à 14 p. 100.

La composition du sucre brut extrait de l'un ou de l'autre de ces végétaux est sensiblement la même : le produit est formé en presque totalité (93 à 95 p. 100) de saccharose pur, mélangé à de petites proportions d'eau (2 à 2,5 p. 100), de matières albuminoïdes, de sucre incristallisable, de gomme et de matières minérales. Le sucre de canne contient en moyenne moins de cendres que le sucre de betteraves ; on en trouve 0,76 p. 100 pour le premier et 2,5 p. 100 pour le second. Par l'opération du raffinage on débarrasse le sucre de presque toutes les matières étrangères qu'il renferme, et l'on obtient ainsi différentes espèces de produits qui sont connus dans le commerce sous les noms de sucre candi (gros cristaux), sucre en pains (cristaux très petits), *sucres raffinés* ou raffinade, *lumps* et *bâtardes*, enfin *sucre en poudre*. Bien raffiné, le sucre renferme de 99,5 à 99,9 p. 100 de saccharose pur ; le reste est formé d'eau, de sucre interverti et de traces de matières minérales.

Le saccharose se dissout dans environ un tiers de son poids d'eau froide, et en plus grande quantité encore dans l'eau bouillante, en produisant des dissolutions qui possèdent une consistance épaisse que l'on désigne sous le nom de consistance sirupeuse.

Voici, d'après Scheibler, un tableau indiquant la solubilité du sucre dans l'eau pure, depuis 0 jusqu'à 50 degrés :

Températures	Sucres dissous p. 100	Températures	Sucres dissous p. 100
0	65,0	30	69,8
5	65,2	35	72,4
10	65,6	40	75,8
15	66,1	45	79,2
20	67,0	50	82,7
25	68,2		

Le tableau suivant indique les proportions en centièmes

de sucre contenues dans des dissolutions sucrées de densités prises à 17°,5 (Balling et Brix) :

SUCRE p. 100.	DENSITÉ	SUCRE p. 100.	DENSITÉ
1	1,0040	55	1,2610
5	1,0200	60	1,2900
10	1,0404	65	1,3190
15	1,0614	70	1,3507
20	1,0832	75	1,3824
25	1,1059	80	1,4159
30	1,1295	85	1,4499
35	1,1540	90	1,4849
40	1,1794	95	1,5209
45	1,2057	99	1,5504
50	1,2165		

Le saccharose est insoluble dans l'éther et dans l'alcool absolu froids ; l'alcool bouillant en dissout de faibles quantités ; l'alcool étendu d'eau le dissout d'autant plus facilement qu'il est plus dilué et que la température est plus élevée.

Solubilité du saccharose dans des mélanges d'eau et d'alcool (*Dict. chimie* de Würtz) :

RICHESSE du dissolvant en alcool.	SUCRE dans 100c.c. à 0°.	SUCRE dans 100c.c. à 14°.	SUCRE dans 100c.c. à 40°.
	gr.	gr.	gr.
0	85,8	87,5	105,2
10	80,7	81,5	95,4
20	74,2	74,5	90,0
30	65,5	67,9	82,2
40	56,7	58,0	74,9
50	45,9	47,1	63,4
60	32,9	33,9	49,2
70	18,2	18,8	31,4
80	6,4	6,6	13,3
90	0,7	0,9	2,3
97,4	0,08	0,36	0,5

Le pouvoir rotatoire moléculaire du sucre de canne est pour la raie $D = + 66°,5$. En appelant α l'angle de rotation observé quand on opère dans des tubes de 2 décimètres avec le polarimètre de Laurent, on peut calculer le nombre de grammes (c) de saccharose contenus dans 100 centimètres cubes de solution : $c = 0,75063\,\alpha + 0,0000766\alpha^2$ ou en moyenne $c = 0,752\,\alpha$ (Landolt) et le poids p de sucre contenu dans 100 grammes de solution sera égal à $0,74730\,\alpha - 0,001723\,\alpha^2$:

Ces formules, qui ne sont applicables qu'aux solutions de sucre pur, ont servi à calculer la table suivante pour des tubes de 20 centimètres :

DÉVIATIONS en degrés.	c	p	DÉVIATIONS en degrés.	c	p
1	0,751	0,745	26	19,568	18,265
2	1,501	1,488	27	20,323	18,921
3	2,253	2,226	28	21,078	19,573
4	3,004	2,961	29	21,833	20,223
5	3,755	3,693	30	22,588	20,868
6	4,507	4,422	31	23,343	21,510
7	5,259	5,147	32	24,098	22,149
8	6,010	5,868	33	24,853	22,784
9	6,762	6,586	34	25,611	23,416
10	7,514	7,301	35	26,366	24,044
11	8,266	8,011	36	27,122	24,670
12	9,019	8,719	37	27,878	25,291
13	9,771	9,424	38	28,635	25,909
14	10,529	10,124	39	29,392	26,523
15	11,277	10,821	40	30,148	27,134
16	12,030	11,516	41	30,905	27,743
17	12,783	12,206	42	31,662	28,347
18	13,536	12,893	43	32,420	28,948
19	14,290	13,576	44	33,176	29,545
20	15,044	14,257	45	33,933	30,139
21	15,797	14,933	46	34,691	30,729
22	16,551	15,606	47	35,449	31,317
23	17,306	16,277	48	36,207	31,900
24	18,059	16,943	49	36,966	32,481
25	18,814	17,605	50	37,724	33,057

GIRARD (*Documents du Laboratoire municipal*).

Sous l'influence des acides, le saccharose fixe les éléments de l'eau et se transforme en un mélange, à molécules égales, de dextrose (glucose) et de lévulose ; cette transformation s'opère plus rapidement quand on élève la température et elle a lieu aussi, mais bien plus lentement, par l'action de la chaleur seule sans intervention d'acide : le mélange des deux sucres ainsi produit porte le nom de sucre interverti ; il est en effet lévogyre (α D = — 23° à + 15°), par suite de l'action prépondérante du lévulose, et son pouvoir rotatoire change avec la température. Outre son action sur le plan de polarisation de la lumière, le sucre interverti se distingue encore par l'action réductrice qu'il exerce sur la liqueur cupro-potassique, action qui est nulle pour le saccharose. Ce dernier se reconnaît encore en ce qu'il forme facilement avec la baryte un sucrate insoluble quand on opère à chaud ; on peut, en utilisant cette propriété, le séparer de ses mélanges avec d'autres corps ; le composé barytique régénère le saccharose quand on le traite par l'acide carbonique.

Propriétés des diverses espèces de saccharose. — 1° *Sucre candi.* — C'est l'espèce la plus pure : on la trouve sous la forme de cristaux plus ou moins volumineux appartenant au système clinorhombique, avec des facettes et des angles bien nets. Ces cristaux sont tantôt tout à fait blancs (candi blanc), et tantôt ils ont une coloration jaune plus ou moins foncée (candis paille et candis roux), due à la présence d'une petite quantité de sucre incristallisable ; les cristaux blancs peuvent être considérés comme du saccharose pur et employés tels quels pour les opérations de laboratoire. Les autres exigent une purification préalable à l'aide du noir animal et de cristallisations répétées.

2° *Sucre en pains.* — Cette variété est formée par de petits cristaux réunis en pains coniques dont la qualité la plus pure est connue dans le commerce sous le nom de *raffinade ;* elle contient très peu de matières étrangères. Les qualités inférieures sont vendues sous les noms de *lumps* et de *bâtardes* et contiennent des proportions souvent considérables de sucre incristallisable et de matières étrangères.

3° *Sucre en poudre*. — On en rencontre également diverses qualités qui sont : *a*) le sucre en petits cristaux provenant d'une cristallisation troublée : il est généralement pur ; *b*) le sucre obtenu lors du sciage mécanique du sucre en pains ; *c*) la poudre que l'on obtient en pilant le sucre cristallisé dans un mortier, et passant le produit à travers un tamis. Ces deux dernières espèces ont subi, par le fait de leur préparation, une transformation moléculaire qui se traduit par un pouvoir édulcorant moins fort que celui que l'on trouve dans le sucre cristallisé. Enfin, on rencontre aussi dans le commerce des sucres en poudre plus ou moins colorés en jaune et qui portent les noms de *farines, vergeoises* ; ce sont des bas produits du raffinage.

Altérations. — Les altérations de toutes ces variétés de sucre sont peu marquées. Les sucres bien préparés se conservent presque indéfiniment et les seules transformations qu'ils peuvent subir sont dues à des changements moléculaires qui n'ont aucune influence sur leurs propriétés alimentaires.

Falsifications. — Les falsifications n'ont lieu d'ordinaire qu'avec les sucres en poudre, elles sont très rares avec les sucres cristallisés en pains, et ne se produisent jamais avec les sucres candis. Les substances étrangères que l'on peut rencontrer dans le sucre en poudre sont : l'amidon, la dextrine, le plâtre, la craie, le sulfate de baryte, le sucre de lait. Pour déceler ces falsifications, on dissout le sucre dans l'eau ; s'il reste un résidu, on y recherche la présence des matières amylacées et minérales, d'abord à l'aide du microscope, et ensuite par les procédés ordinaires de l'analyse chimique ; la dextrine, que l'on rencontre rarement dans le sucre, pourra être reconnue en la précipitant par l'alcool de la solution aqueuse du sucre ; dans un deuxième échantillon du produit à examiner, on déterminera ensuite la proportion d'eau par dessiccation à l'étuve à 110 degrés, et puis le poids des cendres par calcination dans une capsule en porcelaine ; ce poids, pour les sucres purs, ne doit pas dépasser 0,1 à 0,2 p. 100. Le sucre de lait se reconnaît à son insolubilité dans l'alcool à 50 degrés, qui dissout au contraire facilement le sucre de canne.

J'indiquerai plus loin les procédés les plus usités et les plus exacts pour le dosage de la quantité de sucre pur qui existe dans un produit commercial.

Le sucre en pains est quelquefois aussi l'objet d'un certain nombre de falsifications. Outre la mélasse qui donne au produit une teinte jaunâtre et qui s'y trouve par suite d'un raffinage insuffisant, on y a constaté encore la présence du glucose qui le rend mou et gras, en même temps qu'il lui donne une saveur fraîche et légèrement amère ; les procédés de dosage des matières sucrées permettent de reconnaître dans le sucre de canne la présence de ces produits. Le sucre en pains peut encore renfermer de la chaux qui n'a pas été enlevée complètement à la suite du traitement des jus par cet oxyde ; on la retrouve facilement dans les cendres. On trouve souvent des sucres en pains *azurés* à l'aide du bleu d'outremer que l'on ajoute dans le but de masquer la coloration jaune provenant des impuretés ; on s'aperçoit facilement de cette addition si l'on porte à l'ébullition une dissolution aqueuse de ce sucre dans laquelle on a battu un blanc d'œuf (par exemple, lors de la préparation du sirop simple des pharmacies) ; les écumes qui viennent nager à la surface du liquide sont alors fortement colorées en bleu. L'azurage par lui-même n'est pas une falsification, mais il indique que le sucre n'a pas été convenablement purifié et que, par suite, il doit être considéré comme un produit de qualité inférieure.

§ II. — GLUCOSE. (*Dextrose et lévulose.*)

Dans le commerce on donne le nom de glucose au sucre que l'on obtient en traitant par un acide les matières amylacées, telles que fécule de pommes de terre, amidon de riz, de maïs. Ce sucre existe dans la nature, mélangé au lévulose, dans un grand nombre de fruits, particulièrement dans le raisin; on le trouve encore sous cet état dans le miel; il se forme, comme il a été dit plus haut, par action des acides et de la chaleur sur le saccharose. On peut l'obtenir cristallisé, mais dans l'industrie on l'emploie le plus ordinairement sous forme d'un sirop épais qui contient toujours de la dextrine en assez notable quantité, ainsi que d'autres matières dextrogyres infermentescibles à odeur et à saveur désagréables (amyline de Béchamp). Les sirops de glucose ont la composition moyenne suivante (Girard) :

Eau	20 p. 100
Glucose	45 à 50 p. 100
Matières infermentescibles.	35 à 20 p. 100
Cendres.	0,36 à 0,50 p. 100

Les cendres sont formées plus particulièrement de sulfate de chaux ou de chlorure de calcium, selon que l'acide employé à la saccharification a été l'acide sulfurique ou l'acide chlorhydrique.

Le glucose cristallisé est obtenu par concentration de sirops, il contient :

Eau.	13 à 27 p. 100
Glucose.	57 à 70 p. 100
Matières infermentescibles	10 à 24 p. 100
Cendres.	0,5 à 2,5 p. 100

On reconnaît facilement la présence de la dextrine, en versant dans de l'alcool une dissolution du glucose à examiner, faite avec le moins d'eau possible; la dextrine se sépare sous forme d'une masse poisseuse. Pour obtenir du glucose parfaitement pur, on le fait cristalliser à plusieurs reprises dans l'alcool méthylique rectifié. Le glucose réduit facilement, surtout à chaud, la liqueur cupropotassique, la solution d'azotate d'argent ammoniacal, ainsi que les solutions alcalines des sels de mercure et de bismuth. Chauffé avec une lessive de potasse, il prend une coloration brune intense (différence avec le saccharose). Le pouvoir rotatoire moléculaire du glucose pour la raie $D = +48°$ environ, il varie avec la dilution de la solution; si celle-ci contient par exemple un poids p pour 100 grammes d'eau à la température de $17°,5$, on a $\alpha\, D = 47, 92541 + 0,0155\, 34\, p + 0,000\, 3883\, p^2$.

L'angle de rotation α permet de calculer le poids (c) de glucose contenu dans 100 centimètres cubes de solution, ainsi que le poids p contenu dans 100 grammes de solution, d'après les formules

$$c = 0,94727\, \alpha - 0,0004253\, \alpha^2 \text{ ou en moyenne}$$
$$c = 0,9434\, \alpha$$

et

$$p = 0,94096\, \alpha - 0,0031989\, \alpha^2$$

Ces formules ont servi à calculer la table suivante :

DÉVIATIONS en degrés.	c	p	DÉVIATIONS en degrés.	c	p
1	0,94	0,93	10	9,43	9,09
2	1,89	1,86	11	10,37	9,96
3	2,83	2,79	12	11,31	10,83
4	3,77	3,71	13	12,24	11.69
5	4,72	4,62	14	13,18	12,55
6	5,66	5,52	15	14,11	13,40
7	6,60	6,42	16	15,05	14,24
8	7,55	7,32	17	15,98	15,07
9	8,49	8,21	18	16,91	15,90

GIRARD (*Documents du Laboratoire municipal*).

Les falsifications du glucose sont très rares; les produits étrangers qu'on y rencontre parfois, comme la dextrine, proviennent d'une fabrication mal conduite ; dans les cendres on recherchera, par les procédés ordinaires de l'analyse, les substances minérales que le mode de fabrication a pu y introduire.

Lévulose. — Ce sucre se trouve mélangé au glucose (dextrose) dans les fruits, le miel, ainsi que dans le sucre interverti. Considéré longtemps comme incristallisable à cause de la tendance extrême que présentent ses solutions à la sursaturation, il a été obtenu à l'état cristallisé par MM. Jungfleisch et Lefranc. Son pouvoir rotatoire (α D $= - 100°$ à 15°) diminue rapidement quand la température augmente. Le lévulose se distingue encore des autres sucres par sa solubilité relative dans l'alcool absolu.

Saccharimétrie. — Je vais indiquer ici les procédés les plus rapides et les plus sûrs à l'aide desquels on peut déterminer les proportions des trois sucres étudiés ci-dessus, soit seuls soit mélangés. Les méthodes de dosage employées ordinairement sont d'ordre chimique ou d'ordre physique : les premières reposent sur les propriétés que possèdent le sucre interverti, le dextrose et le lévulose de réduire les solutions alcalines des sels de cuivre à acides organiques et sur ce fait d'observation que 5 molécules de sulfate de cuivre, $CuS O^4 + 5 H^2 O$ en solution tartrique alcaline, sont ramenées à l'état d'oxydule par une molécule de dextrose $C^6H^{12}O^6$. Les méthodes physiques sont basées sur l'action rotatoire que les matières sucrées exercent sur le plan de polarisation de la lumière.

Pour doser les sucres à l'aide de la méthode chimique, on emploie une dissolution cupropotassique ou cuprosodique qui porte dans la science une foule de noms (liqueur de Bareswill, de Fehling, de Fromhertz, etc.), selon les différents chimistes qui en ont modifié la formule; on l'appelle encore liqueur cupropotassique, ou simplement liqueur bleue. La formule de préparation indiquée page 87 donne de bons résultats et la liqueur se conserve bien pendant un certain temps, si l'on a soin de la tenir dans des flacons en verre jaune, ou mieux, dans des flacons en verre blanc entourés de papier noir.

Le saccharose peut être dosé à l'aide de la liqueur cupropotassique, si l'on a soin de chauffer d'abord la solution sucrée vers 70 à 80 degrés, pendant deux heures environ, avec un dixième de son volume d'acide chlorhydrique ou d'acide sulfurique; on transforme ainsi le saccharose en sucre interverti dont l'action réductrice sur la liqueur bleue est sensiblement égale à celle du dextrose. On opère le dosage comme je l'ai indiqué pour le moût de raisin (p. 88) en se rappelant que 95 parties de sucre de canne donnent par inversion 100 parties de sucre interverti, ou bien que le chiffre que l'on obtient lors du dosage ne représente que les $\frac{95}{100}$ du sucre de canne; ce qui revient à retrancher un vingtième du poids du sucre interverti pour avoir celui du saccharose.

Le dosage du dextrose ou glucose s'effectue absolument de la même manière; les solutions doivent être étendues de façon à ne pas renfermer plus de 1/2 à 1 p. 100 de matière sucrée. La table de Violette (p. 90) donne les proportions de glucose et de saccharose qui correspondent à des volumes connus de liqueur bleue; le tableau suivant, dressé par M. Girard se rapporte au lactose et au maltose dont le pouvoir réducteur diffère de celui des autres sucres :

CENTIMÈTRES CUBES de solutions sucrées nécessaires pour réduire 10c.c. de liqueur bleue.	LACTOSE		MALTOSE $C^{12}H^{22}O^{11}$
	Anhydre $C^{12}H^{22}O^{11}$	Hydratée $C^{12}H^{22}O^{11} + H^2O$	
5	12,700	13,000	15,000
6	10,583	11.170	12,500
7	9,071	9,571	10,714
8	7,938	8,375	9,375
9	7,056	7,445	8,334
10	6,350	6,700	7,500
11	5,773	6.091	6,818
12	5,292	5,583	6,250
13	4,884	5,153	5,770
14	4,536	4,786	5,357
15	4,233	4,467	5,000
16	3,969	4,187	4,687
17	3,744	3,940	4,412
18	3,528	3,722	4,167
19	3,342	3,526	3,947
20	3,175	3,350	3,750
21	3,024	3,190	3,571
22	2,886	3.045	3,409
23	2,761	2,913	3,261
24	2,643	2,792	3,125
25	2,540	2,680	3,000
26	2,442	2,577	2,884
27	2,354	2,481	2,778
28	2,268	2,393	2,679
29	2,189	2,310	2,586
30	2,117	2,233	2,500
31	2,049	2.162	2,419
32	1,984	2,094	2,344
33	1,924	2,030	2,272
34	1,868	1,971	2,206
35	1,814	1.914	2,143
36	1,764	1,861	2,083
37	1,717	1,811	2,027
38	1,671	1,763	1.973
39	1,628	1,717	1,923
40	1,588	1,675	1,875

Les chiffres de ce tableau ont été calculés à l'aide des deux formules suivantes :

$$x = \frac{0,0635 \times 1000}{n} \text{ pour le lactose et } x = \frac{0.075 \times 1000}{n} \text{ pour le maltose.}$$

n est le volume de liqueur sucrée employée pour réduire 10^{cc} de liqueur de Fehling.

La méthode de Soxhlet décrite page 190 peut être utilisée pour toutes les matières sucrées réductrices.

A l'aide de la méthode optique, on détermine la proportion de matière sucrée contenue dans une dissolution, d'après la mesure de la rotation que subit le plan de polarisation d'un rayon de lumière homogène ou d'un pinceau de lumière blanche traversant cette solution ; la rotation est proportionnelle à la quantité de matière sucrée existant dans la solution. Les instruments destinés à cet usage portent le nom de saccharimètres ; le plus employé jusque dans ces derniers temps était celui de Soleil, que l'on remplace le plus souvent aujourd'hui par le polarimètre de Laurent. A l'aide de ce dernier appareil dont je vais donner la description, on peut déterminer directement la proportion de saccharose, de sucre interverti, de dextrose, etc., existant dans un mélange ou dans une simple dissolution.

Le polarimètre de Laurent grand modèle se compose d'une partie optique formée par le polariseur et l'analyseur qui sont deux prismes de Nicol, d'un cercle gradué sur laquelle peut se mouvoir une alidade et d'un brûleur destiné à donner une flamme monochromatique. La figure 59 donne les détails de cet appareil. AA sont les flammes monochromatiques jaunes obtenues à l'aide du gaz qui arrive par les tubes T, et dans lequel on fait plonger une petite cuiller en platine contenant du chlorure de sodium fondu ; le milieu des flammes est placé à 20 centimètres d'une lentille éclairante B vissée sur le tube I, qui est noirci et qui se visse lui-même sur le barillet E qui porte un diaphragme à petit trou, lequel reçoit une bonnette contenant un cristal de bichromate de potasse destiné à rendre la flamme plus monochromatique ; cette lame de bichromate est enlevée quand on examine des solutions sucrées colorées en jaune. R est un tube portant un levier K ; il entre en P et porte à cette extrémité le polariseur et une lentille qui se dévisse, le levier K est rendu mobile à l'aide de la manivelle J que l'on manœuvre à l'aide de la tige X ; on peut ainsi faire tourner le polariseur placé en P et laisser pénétrer dans l'instrument plus ou moins de lumière. Si le liquide que l'on examine est peu coloré, le levier est levé jusqu'à l'arrêt ; s'il est coloré, on baisse plus ou moins le levier. En D se trouve

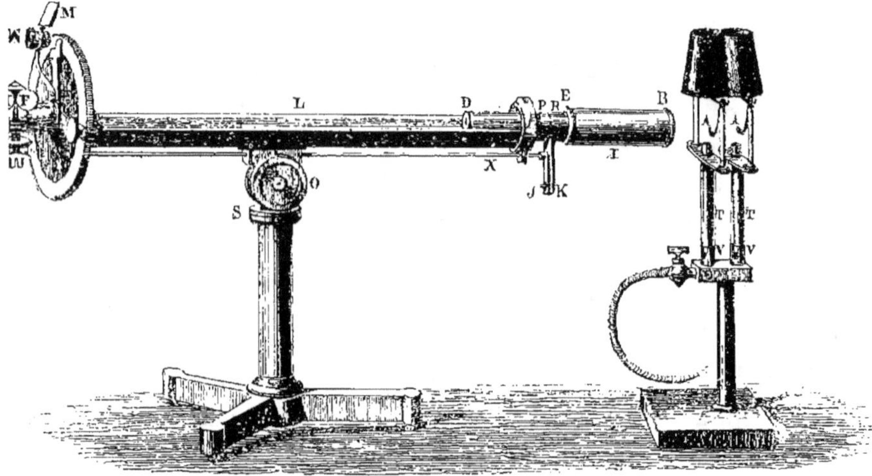

Fig. 59. — Polarimètre de Laurent.

un diaphragme recouvert sur une moitié par une plaque de quartz d'une demi-onde ; c'est ce diaphragme que l'on vise, dans l'opération avec la lunette de Galilée placée en OH à l'autre extrémité de l'appareil. L est une règle en bronze en forme de V de 60 centimètres de longueur destinée à supporter les tubes dans lesquels on place les solutions sucrées pour l'observation. C'est le cadran qui porte les divisions et l'alidade que l'on fait tourner à l'aide du bouton G ; en M est un miroir qui renvoie la lumière du brûleur sur les divisions du cadran ; en H est un tube qui porte l'analyseur que l'on peut faire mouvoir à l'aide du bouton F ; on le fait tourner pour régler l'appareil, c'est-à-dire pour établir l'égalité des tons lorsque le zéro du miroir coïncide avec celui de la graduation du cadran ; ce dernier porte deux divisions, l'une en degrés ou demi-degrés du cercle avec vernier donnant les deux minutes, l'autre en centièmes de sucre : les 100 degrés de cette dernière correspondent à la rotation du plan de polarisation pour les rayons jaunes, produite par une plaque de quartz perpendiculaire à l'axe de 1 millimètre d'épaisseur. Cette plaque produit une rotation égale (c'est-à-dire 100 divisions centièmes de sucre) à celle que l'on observe avec 16^{gr}, 2 de saccharose chimiquement pur, dissous dans 100 centimètres cubes d'eau et observés dans un tube de 20 centimètres de long ; on obtiendra la même rotation avec 22^{gr}, 2 de dextrose dissous dans 100 centimètres cubes d'eau et placés dans le tube de 20 centimètres : 1 division centième de sucre correspond donc à 1^{gr}, 62 de saccharose et à 2^{gr}, 22 de dextrose ou glucose : de plus, 100 degrés centièmes de sucre sont égaux à 21° 40′ du cercle. Dans les appareils de Laurent la division en centièmes de sucre est toujours celle intérieure et elle correspond au vernier de gauche qui donne les dixièmes de division, c'est-à-dire les millièmes de sucre. Lorsqu'on opère avec le polarimètre grand modèle, on emploie des tubes de 50 centimètres de long. Les tubes de 20 centimètres accompagnent le petit modèle qui est largement suffisant pour toutes les recherches saccharimétriques ; il ne diffère du grand modèle que par quelques petits détails. Ainsi la graduation en degrés du cercle n'est pas complète, elle s'étend à droite jusqu'à 90 degrés et à gauche jusqu'à 45 degrés : les leviers J et K qui sont verticaux dans le grand modèle, sont horizontaux et placés à droite dans le petit, la tige X n'existe pas. Enfin l'appareil et le brûleur sont montés sur planche, ce qui évite de chercher chaque fois la place du brûleur par rapport au polariseur.

Pour se servir de ce dernier appareil, on le dirige vers la flamme, et on place le zéro du vernier en coïncidence avec le zéro des divisions ; on regarde ensuite en même temps à travers la lunette de Galilée et à travers un tube de 20 centimètres rempli d'eau, et si l'appareil est bien réglé on aperçoit les deux moitiés du disque jaune colorées d'une manière uniforme. Si cette égalité de teinte n'existe pas, on la produit en faisant tourner l'analyseur à l'aide du bouton F. Le polarimètre ainsi réglé, s'il s'agit du dosage du saccharose, on fait une dissolution de 16^{gr}, 2 du produit à analyser dans 100 centimètres cubes d'eau, on remplit le tube de 20 centimètres avec cette dissolution et on le place sur la règle en V entre le polariseur et l'analyseur ; en observant de nouveau le diaphragme, on s'aperçoit que le côté droit du disque est plus sombre que le côté gauche; on tourne, à l'aide du bouton G, l'alidade à droite, ce qui fait marcher en même temps l'analyseur et on rétablit ainsi l'égalité des teintes; on lit ensuite sur le cadran le nombre de divisions et de fractions parcourues par le zéro et on en déduit la proportion de saccharose pur existant dans la dissolution en se rappelant que chaque degré saccharimétrique correspond à 1^{gr}, 62 de saccharose pur. Lorsqu'il s'agit du dosage du dextrose, la solution est faite avec 22^{gr}, 2 de matière sucrée dans 100 centimètres cubes d'eau et le nombre de divisions parcourues par l'alidade est multiplié par 2,22.

A l'aide des deux procédés analytiques que je viens de décrire, on peut résoudre toutes les questions qui se rapportent aux altérations et falsifications des matières sucrées.

§ III. — SIROPS DE SUCRE

La principale falsification des sirops de sucre consiste dans l'addition d'une certaine quantité de glucose dont on peut reconnaître la présence : 1° en diluant un certain volume de sirop d'environ 10 fois son volume d'eau, et en recherchant dans cette dissolution l'acide sulfurique, la baryte et la chaux que l'on renconte fréquemment dans le sirop de glucose; 2° en mélangeant un volume de sirop avec trois volumes d'alcool méthylique pur; dans ces conditions le sirop de glucose se précipite sous forme d'une masse épaisse et gluante; 3° en faisant agir à l'ébullition le sirop suspect sur la liqueur cupropotassique qui n'est pas réduite par le sucre de canne. A cette occasion, je ferai remarquer que tout sucre, même pur, contient toujours une certaine proportion de sucre interverti qui augmente avec le temps, et qui réduit la liqueur bleue, mais cette réduction est faible; 4° en chauffant dans un tube ou dans un ballon un certain volume de sirop avec un égal volume de potasse caustique au dixième; si le sirop est pur, il prend simplement une coloration jaune, s'il est mélangé au contraire de glucose, la coloration sera brune et d'autant plus foncée que la proportion de glucose sera plus considérable.

Le dosage du sirop de glucose dans le sirop de sucre s'effectue avec la liqueur cupropotassique ou bien à l'aide du polarimètre. Dans le premier cas, il faut toujours tenir compte de la petite quantité (2 à 10 p. 100) de sucre interverti qui peut exister dans les sirops de sucre; surtout lorsqu'ils ont été préparés à chaud. Le dosage à l'aide du polarimètre s'effectue beaucoup plus rapidement et beaucoup plus sûrement que par la méthode volumétrique. On fait une première détermination qui donne une certaine rotation dextrogyre due soit au saccharose seul si le sirop est pur, soit à la somme des poids de saccharose et de dextrose si le sirop est falsifié par ce dernier sucre; on pratique ensuite l'inversion suivant le procédé indiqué plus haut, et on observe la nouvelle déviation à la température de 15 degrés : à l'aide des deux chiffres ainsi obtenus on peut reconnaître si le sirop de sucre a été additionné de glucose et dans quelles proportions. S'il est pur, la déviation après inversion sera sensiblement égale à celle que l'on peut déduire par le calcul, en se basant sur le nombre observé dans la première opération et sur les pouvoirs rotatoires moléculaires du saccharose dextrogyre et du sucre interverti lévogyre[1] ; on peut encore se servir des tables de Clerget pour arriver à ce résultat : si le sirop contient au contraire du glucose, dont le pouvoir rotatoire n'est pas modifié par l'action des acides, le chiffre que l'on obtiendra dans la deuxième opération sera trop faible de toute l'action dextrogyre exercée par le glucose : d'après cela, on connaîtra la proportion du saccharose, et en la déduisant du sucre total, on aura la quantité de glucose qui existait dans le mélange. En se servant du pouvoir rotatoire moléculaire et en observant la déviation en degrés du cercle, on peut calculer les proportions relatives de saccharose et de glucose du mélange, à l'aide de deux équations : Soient x le poids de saccharose et y celui de glucose contenus dans 100 centimètres cubes de solution : la première déviation d peut être exprimée par

$$66,5 \, \frac{x}{100} + 48 \, \frac{y}{100}$$

d'où

$$(1) \qquad d = 66,5 \, \frac{x}{100} + 48 \, \frac{y}{100}$$

Après inversion avec un dixième de son volume d'acide, la solution aura une déviation d' qui sera égale à

$$- 66,5 \times 0,29 \, \frac{x}{100} + 48 \, \frac{y}{100}$$

d'où

$$(2) \qquad \frac{11}{10} \, d' = - 66,5 \times 0,29 \, \frac{x}{100} + 48 \, \frac{y}{100}$$

De ces deux équations on tire facilement les valeurs de x

---

[1] A 15° le pouvoir rotatoire moléculaire est égal à — 23°, c'est-à-dire qu'il est en sens contraire environ les 0,29 du pouvoir rotatoire du saccharose.

et de y. L'étude du miel va nous fournir des exemples d'analyse de mélanges de plusieurs sucres.

§ IV. — MIEL

Le miel est une matière sucrée formée par un mélange de sucres différents ; sa composition se modifie avec le temps. Quand il est de production récente, on y rencontre une quantité assez considérable de saccharose à côté du dextrose et du lévulose, ces deux derniers sucres existant approximativement dans les proportions où ils forment le sucre interverti ; néanmoins le lévulose domine toujours un peu. Les chiffres suivants donnent la moyenne de la composition du miel d'après de nombreuses analyses de produits authentiques :

Eau p. 100	20,60	
Matières azotées p. 100	0,76	
Lévulose p. 100	38,65	) Sucre de raisin 72,88
Dextrose p. 100	34,48	) au lieu de 73,13.
Saccharose p. 100	1,76	
Gomme p. 100.	0,22	
Pollen, cire p. 100	0,71	
Autres substances non azotées. . .	2,82	
Cendres.	0,25	
Acide phosphorique	0,028	

La différence 0,25 p. 100 qui existe entre la somme du dextrose et du lévulose et le chiffre trouvé directement pour le le sucre de raisin provient de ce que dans le miel il existe toujours un petit excès de lévulose par rapport au glucose.

Au fur et à mesure que le miel vieillit, le sucre de canne diminue, tandis que les deux autres sucres augmentent, de sorte qu'au bout d'un certain temps, il est impossible d'y retrouver une trace de saccharose. Le miel a le plus souvent une réaction acide ; sa saveur au contraire ne doit pas être acide. Le miel de bonne quantité est blanc ou tout au plus très légèrement jaunâtre (Narbonne, Gâtinais), il est homogène, d'une odeur et d'une saveur aromatiques et agréables : il ne laisse aucun dépôt quand on le dissout dans l'eau, et il doit avoir assez de consistance pour ne pas couler.

L'analyse du miel comporte tout d'abord la détermination de l'eau, et des différentes espèces de sucre qui s'y trouvent normalement, ainsi que de celles qu'on a pu y ajouter dans le but de le falsifier ; on recherche ensuite les matières étrangères provenant soit d'une purification incomplète, soit d'une addition frauduleuse ; on les trouve en partie dans le résidu insoluble dans l'eau, et en partie dans les cendres. Le dosage de l'eau s'effectue très bien suivant le procédé indiqué par Soxhlet et Sieben et qui consiste à mélanger exactement 2 à 3 grammes de miel avec 10 à 12 grammes de sable lavé et calciné, à prendre le poids du mélange et à le peser de nouveau après l'avoir maintenu pendant six heures à 50 ou 60 degrés et ensuite pendant douze heures à 96-97 degrés dans le vide. Si l'on ne veut pas employer ce procédé, on peut maintenir le mélange à l'étuve à 100-105 degrés jusqu'à ce qu'il ne perde plus de son poids.

Les matières sucrées peuvent être dosées soit par la méthode optique, soit par la liqueur de Fehling ; le plus souvent on combine les deux méthodes.

On détermine à l'aide de la liqueur de Fehling la proportion de sucre réducteur qui existe dans un poids déterminé de miel qu'on dissout dans dix fois son volume d'eau ; on l'intervertit ensuite, et on fait agir de nouveau la dissolution sucrée sur la liqueur bleue : si le chiffre que l'on obtient dans cette deuxième opération est le même que celui obtenu dans la première, le miel ne contient pas de saccharose : s'il y a au contraire une différence entre les deux nombres trouvés, elle sera due au sucre interverti provenant du saccharose dont on pourra déterminer ainsi la proportion en se rappelant que 100 parties de saccharose correspondent à 95 parties de sucre interverti. Par ce procédé on ne connaîtra que la quantité de saccharose contenue dans le miel ainsi que la somme des poids de dextrose et de lévulose; on se contente généralement de cette détermination.

La méthode optique conduit aussi très rapidement à ce résultat. 25 grammes de miel sont dissous dans l'eau de façon à obtenir 250 centimètres cubes de solution que l'on traite par l'acétate de plomb et le tannin et que l'on filtre ensuite. Cette solution est examinée au polarimètre de Laurent dans le tube de 20 centimètres et donne une déviation qui est la somme algébrique des déviations des trois sucres qui peuvent se trouver dans le miel; après cela, on prend 100 centimètres cubes de cette solution que l'on intervertit et que l'on examine de nouveau au polarimètre, en se servant d'un tube de 22 centimètres et en opérant à la température de 15 degrés; si l'on emploie le tube de 20 centimètres il faut ajouter un dixième au résultat trouvé ; si le chiffre primitif ne change pas, le miel ne contient pas de saccharose; si l'on observe au contraire une différence entre les deux rotations, elle proviendra du saccharose dont on connaît ensuite facilement la proportion à l'aide des tables de Clerget. — Voici du reste les équations à l'aide desquelles on peut déterminer les quantités de saccharose et de sucre interverti qui se trouvent dans un mélange : Soient d la déviation observée avant l'inversion, dans une solution d'un volume de 100 centimètres cubes contenant x grammes de saccharose et y grammes de sucre interverti et d' la déviation après inversion.

On a :

$$(1) \qquad d = 66,5 \, \frac{x}{100} - 23 \, \frac{y}{100}$$

et :

$$(2) \qquad \frac{11}{100} \, d' = - \, 66,5 \times 0,29 \, \frac{x}{100} - 23 \, \frac{y}{100}$$

D'où l'on déduit les valeurs de x et de y.

Le problème devient un peu plus difficile lorsqu'on veut connaître les quantités de dextrose et de lévulose qui existent séparément dans le miel; on y arrive en employant successivement la méthode optique et la méthode chimique.

Soient x, y et z les poids de saccharose, de dextrose et de lévulose existant dans 100 centimètres cubes d'une solution de miel; on a d'abord après la première observation polarimétrique :

$$(1) \qquad 66{,}5\,\frac{x}{100} + 48\,\frac{y}{10^{9}} - 100\,\frac{z}{100} = d;$$

après inversion :

$$(2) \qquad -66{,}5 \times 0{,}29\,\frac{x}{010} + 48\,\frac{y}{100} - 100\,\frac{z}{100} = \frac{11}{10}\,d'$$

on détermine ensuite la somme des poids $y + z$ de dextrose et de lévulose par la méthode chimique, et on aura ainsi tous les éléments nécessaires pour calculer x, y et z. Dans l'examen polarimétrique des miels purs on observe toujours une déviation lévogyre qui d'ordinaire ne descend jamais au-dessous de — 4 degrés[1], à moins que l'on opère sur des miels très jeunes qui contiennent une proportion notable de saccharose, ce dont on peut s'assurer immédiatement par l'inversion qui augmentera la déviation lévogyre de toute l'action du sucre interverti provenant du saccharose: dans le cas d'une addition de glucose, le pouvoir rotatoire ne changera pas après inversion lorsque cet essai indique une proportion de saccharose supérieure à 8 p. 100, il faut conclure à l'addition frauduleuse de ce sucre. Voici les chiffres donnés par M. Bishop dans l'analyse de six échantillons de miel :

---

[1] Bensemann signale pourtant deux miels purs qui possédaient un pouvoir rotatoire dextrogyre, l'un de 3°,74, l'autre de 1°,66 (saccharimétriques) : il attribue cette forte proportion de saccharose à la proximité d'une raffinerie de sucre.

POUVOIR ROTATOIRE	1	2	3	4	5	6
Avant l'inversion.	— 9,05	— 13,70	— 11,80	— 14,15	— 8,55	— 12,25
Après l'inversion.	— 10,75	— 15,40	— 13,10	— 14,85	— 12,00	— 13,20

Les matières étrangères qui existent constamment dans le miel, telles que pollen, cire, etc., sont insolubles dans l'eau et peuvent être reconnues lorsqu'on examine au microscope le dépôt que laisse le miel après traitement par l'eau : on reconnaîtra de la même manière les substances organiques (fécules diverses qui auront été ajoutées frauduleusement). Quant aux matières minérales (gypse, craie, etc.), les unes, qui sont insolubles dans l'eau, se retrouveront dans le résidu que laisse le miel traité par ce liquide, tandis que les autres seront reconnues dans les cendres dont le poids se trouvera augmenté. Hager recommande pour ces recherches de traiter le miel par de l'alcool à 85 degrés et d'observer au microscope le résidu de cette opération. La falsification la plus fréquente du miel consiste dans l'addition de quantités souvent considérables de glucose. J'ai indiqué plus haut la méthode qui permet de reconnaître rapidement et sûrement cette falsification. Du reste, le miel ainsi fraudé possède une saveur spéciale, fraîche d'abord, puis légèrement amère, qui met déjà sur la trace de la falsification. Si le miel a été additionné d'eau, on pourra reconnaître ce mélange de deux manières différentes : 1° par le dosage de l'eau, suivant le procédé indiqué précédemment, et 2° en prenant, à la température de 15 degrés, la densité d'une dissolution de une partie de miel dans deux parties d'eau distillée ; d'après Lentz, les solutions de miel pur faites dans ces conditions doivent avoir une densité minima de 1,111 ; l'addition d'eau diminue cette densité.

CHAPITRE VIII

CONDIMENTS

Parmi les nombreux condiments usités dans l'alimentation, j'ai choisi les deux plus importants pour en faire l'étude : l'un, le chlorure de sodium ou sel marin, est universellement employé : ce corps, qui est un produit minéral, est un élément indispensable dans la nutrition. Consommé en quantité considérable comme condiment, il est utilisé encore pour la conservation d'un grand nombre de substances alimentaires ainsi que dans l'alimentation végétale où il est tout aussi indispensable que dans l'alimentation animale. Il n'est pas souvent falsifié dans l'acception propre du mot, c'est-à-dire qu'on n'y mélange pas volontairement des substances étrangères ; mais on le rencontre dans le commerce dans un état de pureté plus ou moins complet, selon les soins apportés à sa préparation.

L'autre condiment, dont je veux faire l'étude, est d'origine végétale ; c'est le *poivre*, qui mérite d'être examiné très attentivement, à cause des falsifications nombreuses et constantes dont il est l'objet.

§ I. — CHLORURE DE SODIUM — SEL MARIN — SEL DE CUISINE

On emploie le plus ordinairement dans l'alimentation le sel que l'on obtient par évaporation de l'eau de mer, des sources salées, ou des dissolutions formées lorsqu'on met de l'eau en contact avec des couches de sel qui se trouvent au sein de la terre, dans presque tous les terrains, à l'exception de ceux d'alluvion et des terrains primitifs. En concentrant ces solutions, on débarrasse le chlorure de sodium de presque tous les sels étrangers qui l'accompagnent et qui sont les chlorures de potassium, de calcium, de magnésium, les bromures de sodium et de magnésium, les sulfates de potasse, de chaux, de soude, de magnésie, les carbonates de magnésie et de chaux; de plus, des traces de fer, d'alumine, de silice, d'iodures de strontium et de lithium, etc.

Le tableau suivant indique la composition d'un certain nombre de sels de cuisine provenant d'eau de mer, de solutions salines ou de sel gemme:

P. 100	SELS DE SALINES				SELS DE MER			SEL GEMME
	1	2	3	4	1	2	3	
Eau hygroscopique. . .	1,96	0,69	0,33	2,26	»	»	»	0,41
— de constitution. . .	0,75	0,71	0,72	1,42	2,10	3,10	1,95	0,09
Chlorure de sodium . .	97,03	98,16	98,74	95,07	95,86	92,46	96,50	97,83
— de potassium .	»	»	»	traces	»	»	»	»
— de magnésium	»	0,38	0,13	0,22	0,24	0,55	0,32	»
Sulfate de soude	0,46	0,16	0,09	»	»	»	»	»
— de chaux	0,09	»	»	0,27	1,30	2,28	0.88	1,47
— magnésie. . . .	0,03	»	»	0,36	0,35	0,66	0,25	0,24
Résidu insoluble dans l'eau.	»	»	»	»	0,15	0,95	0,10	0,25
Remarque.	Sel gros	Sel fin	Sel très fin	Sel gros	»	»	»	»

On voit par l'inspection de ce tableau que le sel de cuisine, quelle que soit son origine, ne contient pas des proportions considérables de sels autres que le chlorure de sodium. Certains sels de cuisine extraits de l'eau de mer ont une coloration grise due à la présence de l'argile qui constitue le résidu insoluble indiqué dans le tableau ci-dessus ; ces sels contiennent aussi une plus grande quantité d'eau que les autres. Les sels des salines sont les plus purs ; ils forment ce que l'on appelle les sels raffinés et sont remarquables par leur blancheur et leur cristallisation en trémies. En général, le sel ne doit ni colorer ni troubler l'eau dans laquelle on le fait dissoudre.

Falsifications. — Le sel a été trouvé falsifié quelquefois par des substances telles que le sulfate de chaux, le plâtre, les sels de varech, ces derniers caractérisés par la présence des iodures et des bromures ; par les sels obtenus comme produits accessoires des raffineries de salpêtre, la terre, l'argile, le sable, l'albâtre, les sels de morue qui proviennent des salaisons de poissons ; on y ajoute aussi quelquefois des proportions d'eau assez considérables.

On reconnaît la présence des matières minérales, en dissolvant le produit dans l'eau, et examinant successivement le résidu de cette opération et celui que l'on obtient par évaporation de la solution aqueuse. On caractérise les sels de varech par l'iode et le brome qu'ils contiennent en assez forte proportion ; ces sels jaunissent par l'eau chlorée : pour les définir bien nettement on fait une solution concentrée du sel, on filtre et dans la solution filtrée, placée dans un tube à essais, on verse un peu de chloroforme ou de sulfure de carbone, puis goutte à goutte de l'eau chlorée, tant que le liquide jaunit ; après chaque addition d'eau chlorée on agite ; l'iode et le brome se dissolvent dans le chloroforme ou le sulfure de carbone avec leur teinte violette ou jaune caractéristique.

Pour s'assurer qu'un sel contient des iodures, on peut encore, après avoir traité sa solution par l'eau chlorée, y ajouter de l'empois d'amidon qui se colorera en bleu sous l'influence de l'iode mis en liberté.

Les sels provenant des raffineries de salpêtre et qui sont

mélangés au sel marin, sont caractérisés par la présence de l'acide azotique et par celle de la potasse. Les azotates peuvent être reconnus par le dégagement de vapeurs rouges que l'on obtient à l'aide de la tournure de cuivre et de l'acide sulfurique, ou bien par la coloration fleur de pêcher qui se produit au contact de l'acide sulfurique et d'un cristal de sulfate ferreux. Les sels de potasse sont caractérisés par le précipité jaune cristallin qui se forme dans leur solution concentrée, lorsqu'on y ajoute du chlorure de platine, ou bien par le précipité blanc occasionné dans cette même solution par une solution concentrée d'acide tartrique.

Les sels de morue répandent une odeur désagréable de marée, et dégagent de l'ammoniaque lorsqu'on les traite par la potasse ; ces caractères suffisent pour les faire reconnaître.

L'excès d'eau se détermine en desséchant à l'étuve un poids donné de sel. La proportion d'eau ne doit jamais dépasser 6 p. 100. On a quelquefois signalé, dans des sels gris, la présence accidentelle de traces notables de cuivre, de plomb et d'autres métaux. La recherche de ces corps s'effectue selon les procédés ordinaires de l'analyse qualitative.

§ II. — POIVRE

Le poivre est le fruit du *Piper nigrum*, arbrisseau de la famille des Pipéracées. On trouve dans le commerce : 1° le *poivre noir* qui est formé par des fruits qui ont été desséchés avant leur complète maturité ; il en existe plusieurs variétés commerciales, qui sont distinguées suivant leur provenance ou leur port d'exportation (Malabar, Penang, Singapour, Alépy, Tellichéry, Sumatra, Saïgon) : on les estime d'autant plus que leur densité et leur dureté sont plus grandes ; 2° le *poivre blanc*, que l'on obtient en faisant macérer les fruits mûrs dans l'eau de mer ou dans l'eau de chaux pour les débarrasser de leurs enveloppes extérieures : ces grains sont d'un blanc grisâtre et leur forme est presque sphérique. — Voici la composition centésimale moyenne des deux variétés de poivre :

	Cendres.	Cellulose.	Eau.	Matière azotée.	Huile volatile.	Matière grasse (pipérine et résine).	Amidon et dextrine.	Autres matières non azotées.
Poivre noir.	4,57	12,45	12,50	11,98	1,36	6,85	42,90	7,39
Poivre blanc.	1,80	6,08	13,56	11,12	0,94	7,11	56,04	3,35

L'huile essentielle du poivre lui communique en partie sa saveur chaude caractéristique ; cette huile est constituée par un hydrocarbure de la formule $C^{10} H^{16}$; à côté d'elle on rencontre une base organique faible, la pipérine qui contribue aussi à donner au poivre sa saveur chaude spéciale : la pipérine répond, d'après Strecker, à la formule :

$$C^{17} H^{19} Az\, O^3 = \left. \begin{matrix} C^{12} H^{9} O^3 \\ C^{5} H^{11} \end{matrix} \right\} Az$$

La potasse la transforme en pipérinate de potasse et en pipéridine $C^5 H^{11} Az$; elle est presque insoluble dans l'eau, plus soluble dans l'éther, mais son meilleur dissolvant est l'alcool : pour l'isoler, on traite le poivre pulvérisé par l'alcool absolu et on évapore la solution alcoolique; le résidu qui contient la pipérine mélangée à une matière résineuse très âcre, est traité par une solution étendue de potasse ou de soude pour dissoudre cette dernière ; on reprend ensuite par l'alcool pour dissoudre la pipérine que l'on obtient finalement après évaporation de la solution alcoolique. Le procédé suivant de MM. Cazeneuve et Caillol permet d'obtenir un produit à peu près pur : On fait bouillir le poivre pulvérisé avec de l'eau de chaux pendant un quart d'heure; on évapore ensuite à siccité et on traite le résidu par l'éther ; la solution éthérée évaporée donne de la pipérine qu'on purifie par cristallisation dans l'alcool absolu.

L'examen chimique du poivre n'a du reste qu'une importance secondaire; c'est à l'aide du microscope que l'on reconnaît le plus facilement les nombreuses substances étrangères que l'on mélange à ce produit dans le but de le falsifier. Il est donc de première nécessité de connaître sa structure anatomique. L'enveloppe du fruit, que l'on ne trouve que dans le poivre noir, se compose de plusieurs couches; si on l'examine à un grossissement un peu fort, on voit que la supérieure ou épiderme est formée par de petites cellules résineuses remplies d'une substance brune; après celles-ci, on aperçoit plusieurs rangées de cellules à parois très épaisses qui contiennent aussi une résine brune et auxquelles succède une couche parenchymateuse composée de cellules qui contiennent de l'huile essentielle et de la résine, et qui est parcourue par des faisceaux de fibres en spirales. La couche suivante, qui est aussi parenchymateuse comprend des cellules qui sont surtout riches en huile essentielle jaunâtre et odorante ; la couche suivante est formée de grosses cellules. Le périsperme est formé de couches de cellules à parois très peu résistantes, l'une foncée et l'autre claire. L'endosperme se compose de grosses cellules polyédriques qui contiennent des grains d'amidon très petits; on y rencontre aussi des cellules qui contiennent l'huile essentielle jaune et la résine.

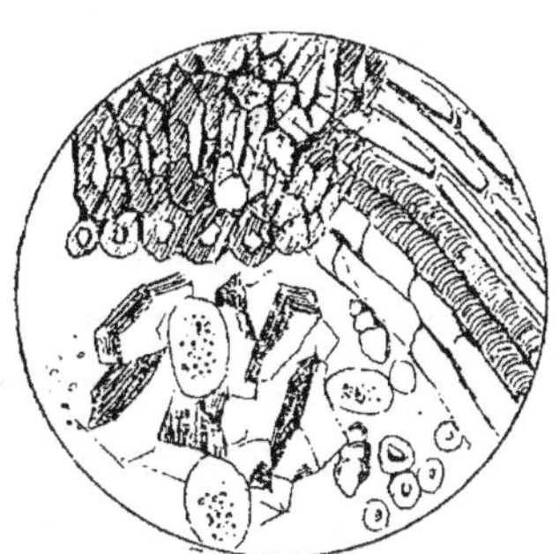

Fig. 60. — Poudre de poivre noir.

Le poivre en poudre examiné au microscope fait voir (fig. 60) des cellules cunéiformes souvent agglutinées qui proviennent de l'endosperne et qui contiennent la matière amylacée : elles se présentent très souvent sous l'apparence de gros cristaux, bien définis, limités par des facettes hémiédriques : à côté de ces cellules on en aperçoit d'autres à parois épaisses et colorées en jaune, qui proviennent de l'enveloppe du fruit (poivre noir) ; elles sont souvent groupées en masse et se trouvent en communication les unes avec les autres par de petits canaux ; avec ces cellules, se montrent souvent des faisceaux de fibres longitudinales et des vaisseaux spiralés. Les grains d'amidon de poivre sont sphériques et très petits ; leur diamètre varie de 1 à 5 μ ; à l'aide d'un fort grossissement on s'aperçoit que leur surface est pointillée. Dans toutes les préparations de poivre, on remarque encore des amas résineux et des gouttelettes huileuses ; quelquefois même on y voit des cristaux aiguillés que l'on considère comme appartenant à la pipérine.

Falsifications. — Les falsifications du poivre en grain sont rares et généralement très grossières ; un examen un peu attentif permet de les reconnaître facilement. On a fabriqué du poivre artificiel en moulant des grains avec des matières amylacées que l'on additionnait de moutarde, de pyrèthre, etc., afin de leur donner une saveur chaude et piquante. Une immersion de quelques instants dans l'eau qui désagrège les faux grains, fait reconnaître immédiatement cette sophistication. On a quelquefois mélangé au poivre des baies de nerprun ; ces dernières sont moins grosses que les grains de poivre, de plus elles sont grisâtres, ovoïdes, et le plus souvent munies de leurs pédoncules : quand on les écrase entre les dents, on perçoit une saveur chaude et la salive se colore en jaune : à ces caractères qui ne laissent aucun doute sur leur nature, on peut joindre l'examen microscopique pratiqué sur une coupe de la graine, afin de se faire une conviction complète.

Si le poivre en grain n'est que rarement falsifié, il n'en

est pas de même du poivre en poudre qui, par contre, est toujours falsifié et par une foule de substances, fécule de pommes de terre, amidons de toute nature, noyaux d'olives

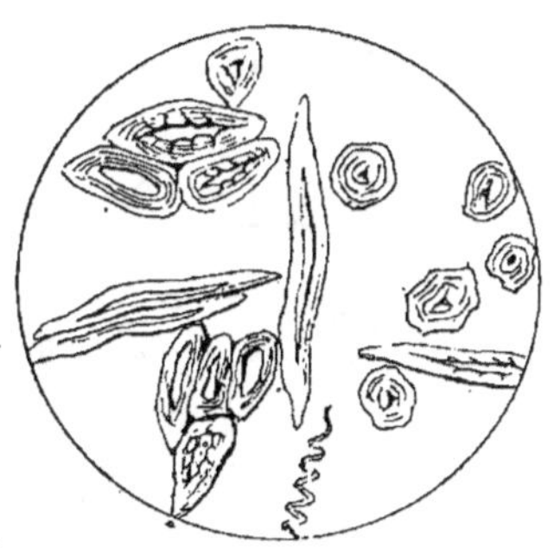

Fig. 61. — Poudre de noyau d'olive.

pulvérisés, poudre de feuilles de lauriers, etc., jusqu'à des balayures de magasins qui introduisent dans le produit les éléments les plus hétérogènes. La falsification la plus usuelle qui soit pratiquée de nos jours, consiste dans l'emploi de la poudre de noyau d'olive : l'examen microscopique permet facilement de la déceler ; cette poudre est, en effet, formée en grande partie de cellules scléreuses à parois très épaisses qu'il est facile de distinguer au milieu des éléments qui composent la poudre de poivre (fig. 61).

Les diverses fécules se reconnaissent aux caractères qui ont été déjà exposés plus haut.

Examen chimique. — L'examen chimique du poivre comporte principalement le dosage de l'eau, celui des cendres et la détermination de l'extrait alcoolique : on y joint encore quelquefois l'action de certains réactifs lorsqu'il s'agit de reconnaître des falsifications spéciales déjà indiquées par l'examen microscopique.

La proportion d'eau est déterminée en séchant à l'étuve un poids donné de poivre pulvérisé jusqu'à cessation de perte de poids : ce poivre ainsi desséché est calciné suivant les méthodes usitées, et l'on obtient ainsi la proportion des *cendres*.

L'extrait alcoolique s'obtient en desséchant à 100 degrés le poivre pulvérisé et en le traitant, dans un appareil à déplacement et à distillation continue, par de l'alcool absolu jusqu'à ce que ce dernier ne soit plus coloré : on évapore la solution alcoolique au bain-marie et on pèse le résidu. Le tableau ci-dessous indique les proportions d'extrait et de cendres obtenues au Laboratoire municipal avec différentes sortes de poivre et avec un certain nombre de substances qui servent à le falsifier :

1° POIVRES	CENDRES	EXTRAIT ALCOOLIQUE
Sumatra.	4,48	7,65
Penang	5,67	7,73
Sumatra.	4,50	6,65
Malabar	5,20	6,45
Tellichery	4,17	13,34
Poivre blanc pur.	0,95	10,90
Moyenne de 25 analyses de poivres gris	4,25	12,40
Poivre blanc	1,54	11,95
2° Poivre de Cayenne	3,47	22,00
Grignons blancs d'olive	3,87	2,46
Noyaux de dattes.	1,35	15,06
Grabeaux de poivre.	4,50	5,10

Pour rechercher la présence des noyaux d'olive, divers procédés chimiques ont été employés : je citerai entre autres celui de M. Gillet et celui de M. Pabst : Le premier est basé sur la propriété que possèdent les éléments du noyau d'olive de se colorer en jaune sous l'influence d'une solution alcoolique d'iode que l'on prépare en dissolvant 6^{gr},50 d'iode dans 120 grammes d'alcool à 90 degrés : dans une capsule en porcelaine on place 1 gramme du poivre à examiner, on le mélange avec 0^{gr},80 de la solution d'iode et on laisse sécher : si le poivre est pur, il prend une coloration brun marron très foncée avec quelques particules plus claires : s'il est additionné au contraire de noyaux d'olive, ces derniers se colorent en jaune et se distinguent ainsi facilement.

Le procédé employé par M. Pabst pour reconnaître la falsification à l'aide des noyaux d'olive repose sur l'emploi d'un papier à la diméthylparaphénylène-diamine : on place une bande de ce papier sur un verre de montre, on l'humecte et on la saupoudre avec le poivre à examiner ; s'il est mélangé de noyaux d'olive, les éléments de ces derniers apparaîtront colorés en rouge vif : on les distinguera ensuite très facilement à la loupe.

CHAPITRE IX

EXAMEN DES VASES EN ÉTAIN, DES ÉTAMAGES
ET DU VERNIS DES POTERIES

Cette étude doit nécessairement faire suite à celle des
altérations et des falsifications des denrées alimentaires. De
nombreux cas d'intoxication ont été signalés à la suite de
l'emploi de vases dont la substance ou l'étamage étaient
formés d'étain mélangé de proportions plus ou moins considérables de métaux étrangers tels que le plomb [1] et l'arsenic, et les pouvoirs publics ont proscrit d'une façon absolue
l'usage de semblables ustensiles. Ceux qui sont destinés aux
usages culinaires, de même que les boîtes en fer-blanc dans
lesquelles on renferme les conserves alimentaires, doivent
toujours être étamés à l'étain fin ; on accorde toutefois une
certaine tolérance relative à de faibles proportions de plomb
et d'arsenic dont il est très difficile de débarrasser l'étain
commercial.

§ I. — VASES EN ÉTAIN

Les vases en étain qui sont encore très souvent employés
pour contenir, préparer ou mesurer des substances alimen-

[1] On a trouvé dans certains étamages jusqu'à 50 p. 100 de plomb.

taires, ne doivent pas non plus renfermer une proportion de plomb et d'arsenic dépassant certaines limites.

L'ordonnance du préfet de police, en date du 31 décembre 1890, réglemente ainsi qu'il suit l'usage des vases en étain, des feuilles d'étain qui servent à envelopper diverses matières alimentaires, ainsi que de la substance employée à l'étamage des ustensiles de cuisine en fer ou en cuivre.

« 1° Il est interdit d'employer des feuilles d'étain plombifère pour envelopper les fruits, les confitures, les chocolats, les fromages, les saucissons, la chicorée et, d'une manière générale, toutes substances entrant dans l'alimentation. Les feuilles d'étain destinées à cet usage devront être constituées par un alliage contenant au moins 97 p. 100 d'étain dosé à l'état d'acide métastannique. Cet alliage ne devra pas renfermer plus de un demi p. 100 de plomb (0^{gr},50 pour 100 grammes) et un dix-millième d'arsenic (1 centigramme pour 100 grammes).

« 2° Il est interdit d'employer à l'étamage ou au rétamage des vases et ustensiles servant aux usages alimentaires, des bains qui ne contiendraient pas au moins 97 p. 100 d'étain dosé à l'état d'acide métastannique ou qui renfermeraient plus de un demi p. 100 de plomb (0^{gr},50 pour 100 grammes) ou plus de un dix-millième d'arsenic (1 centigramme pour 100 grammes).

« 3° Il est interdit de fabriquer les vases et ustensiles d'étain destinés à contenir ou à préparer des substances alimentaires, avec un alliage contenant plus de 10 p. 100 de plomb ou des autres métaux qui se trouvent ordinairement alliés à l'étain du commerce ; il ne devra pas s'y trouver plus d'un dix-millième d'arsenic (1 centigramme pour 100 grammes).

« 4° La mise en vente des produits, objets et ustensiles dont la fabrication est défendue par la présente ordonnance, est interdite au même titre que cette fabrication. »

L'instruction rédigée par le Conseil de santé des armées, ainsi que la prescription ministérielle du 1er janvier 1881, réglementent de la manière suivante l'emploi de ces ustensiles dans l'armée :

1° Les objets et les ustensiles en étain ne devront renfermer que 10 p. 100 de plomb, à l'exception des couloires, infusoires et réservoirs à tisanes qui n'en conduiront que 5 p. 100.

2° Les ustensiles de campement et les vases en cuivre doivent toujours être étamés à l'étain fin. Il est accordé pour tous ces objets et ustensiles une tolérance de 0,5 p. 100.

Enfin les soudures des boîtes qui sont destinées à renfermer des conserves alimentaires, doivent être pratiquées à l'aide de l'étain fin, ainsi que l'étamage du fer-blanc employé à la fabrication de ces boîtes.

Recherche et dosage des différents métaux qui constituent les alliages d'étain et les bains d'étamage. — 1° Plomb. Lorsqu'on veut simplement s'assurer de la présence du plomb dans un étamage (ustensile en cuivre ou en fer) ou dans une soudure, on dépose à la surface de l'objet une goutte d'acide azotique pur ($d = 1,30$), on chauffe doucement afin de chasser l'excès d'acide, et l'on touche la tache blanche qui se forme, avec une baguette trempée dans une solution d'iodure de potassium au dixième. La présence du plomb sera reconnue par le précipité jaune d'iodure de plomb qui prend naissance.

Dosage de l'étain et du plomb. — Lorsqu'il s'agit de l'examen d'un étamage, on prélève l'échantillon à analyser en grattant la surface du vase à l'aide d'un grattoir ou d'un couteau, de façon à n'en détacher qu'une couche excessivement mince. Lorsqu'on veut analyser un vase d'étain, on enlève de la même façon une quantité suffisante de métal, on pèse 1 gramme de l'alliage et on le traite dans un petit ballon par 4 à 5 centimètres cubes d'acide azotique pur de 1, 30 de densité ; on chauffe doucement pour chasser les vapeurs nitreuses et l'on continue cette opération, en ajoutant de temps en temps un peu d'acide azotique, jusqu'à ce que tout l'étain soit transformé en acide métastannique ($Sn\,O^2$), ce que l'on reconnaît à la cessation des vapeurs nitreuses et à l'absence de points noirs dans le précipité : ce dernier doit être complètement blanc et formé uniquement d'acide métastannique : tout le plomb se trouvera en dissolution à l'état d'azotate ; à ce moment on ajoute environ 25 centimètres cubes d'eau distillée, on porte à l'ébullition et l'on jette le précipité sur filtre ; on le lave ensuite avec de l'eau distillée chaude jusqu'à ce que les eaux de lavage n'accusent plus de réaction acide : on dessèche alors le filtre à l'étuve puis on le calcine fortement dans un creuset en porcelaine et on le pèse : soit P le poids que l'on obtient ; on en déduit le poid x de l'étain contenu dans 1 gramme de l'alliage, à l'aide de la relation :

$$\frac{75}{59} = \frac{P}{x}$$

d'où $x = P \times 0{,}78667$

(75 = équivalent de l'acide métastannique ; 59 = équivalent de l'étain).

Lorsqu'il existe du plomb dans l'alliage, il se trouve sous forme d'azotate dans le liquide filtré auquel on a réuni les eaux de lavage du précipité d'acide métastannique. Cette dissolution est évaporée à siccité pour chasser l'excès d'acide azotique qu'elle contient, le résidu est repris par une petite quantité d'eau distillée, et cette nouvelle solution est additionnée d'un léger excès d'acide sulfurique pur ainsi que du double de son volume d'alcool à 95 degrés : au bout de douze heures de repos tout le sulfate de plomb est précipité ; on le recueille sur filtre, on le lave avec de l'eau alcoolisée, on le dessèche à l'étuve, on le calcine dans un creuset en porcelaine et on le pèse : soit P' son poids ; le poids y de plomb contenu dans 1 gramme de l'alliage sera donné par la rélation.

$$\frac{\text{Equiv. de SO}^3 \text{ PbO} = 151.5}{\text{Equiv. de Pb} = 103,5} = \frac{P'}{y} \text{ d'où } y = P' \times 0,68317$$

Le plomb peut être dosé également à l'état de chromate : pour cela la dissolution qui contient l'azotate de plomb, après avoir été bien débarrassée de l'acide azotique libre, est acidulée par de l'acide acétique et additionnée ensuite d'un excès de bichromate de potasse : on laisse la précipitation s'opérer pendant un certain temps à une douce chaleur, et on recueille le précipité de chromate de plomb sur un filtre taré : on le dessèche à 100 degrés et on le pèse ; du poids obtenu on déduit celui du plomb en le multipliant par 0,6399.

On peut effectuer un dosage approximatif du plomb à l'aide d'une méthode volumétrique indiquée par M. Girard dans les Documents du Laboratoire municipal ; cette méthode présente l'avantage d'une exécution très rapide. Elle est basée sur la précipitation du plomb sous forme de chromate par un excès d'une solution de bichromate de potasse d'un titre connu, et sur la détermination de l'excès de bichromate employé, à l'aide d'une solution titrée de sulfate double de fer et d'ammoniaque : « On attaque $2^{gr},5$ de l'alliage réduit en copeaux ou en poudre par 15 centimètres cubes d'acide azotique pur, dans une fiole jaugée de 250 centimètres cubes ; on chasse les vapeurs nitreuses par l'ébullition, et après avoir ajouté environ 40 centimètres cubes d'une solution très concentrée d'acétate de soude, on étend à 250 centimètres cubes et on laisse déposer l'acide métastannique. On prélève 100 centimètres cubes de la liqueur claire surnageante, et on y introduit 10 centimètres cubes d'une solution titrée de bichromate de potasse contenant $7^{gr},13$, de sel par litre ;

1 centimètre cube de cette liqueur précipite $0^{gr},01$ de plomb : quand le chromate de plomb s'est déposé, si la liqueur surnageante est incolore, on y ajoute encore 10 centimètres cubes de bichromate et ainsi de suite des volumes exactement mesurés de cette solution, jusqu'à ce que le liquide soit jaune rougeâtre. On filtre ensuite pour séparer le chromate de plomb, et dans le liquide filtré on dose le bichromate à l'aide d'une solution de sulfate double de fer et d'ammoniaque contenant 57 grammes de ce sel et 25 grammes d'acide sulfurique par litre : le titre de cette solution est déterminé à l'aide de la dissolution de bichromate de potasse. On verse goutte à goutte la solution de fer dans le liquide qui contient l'excès de bichromate, jusqu'à ce qu'une goutte du mélange donne avec une goutte d'une solution de ferrocyanure de potassium une solution bleue : la proportion de bichromate ainsi déterminée permet de calculer celle du plomb contenu dans 100 centimètres cubes de la solution d'azotate, c'est-à-dire dans 1 gramme de l'alliage.

Dosage du cuivre. — Dans la liqueur filtrée débarrassée du plomb, on chasse l'alcool par ébullition, puis on y fait passer un courant d'hydrogène sulfuré qui précipite le cuivre à l'état de sulfure noir ; le précipité jeté sur filtre est lavé avec une dissolution d'hydrogène sulfuré et dissous dans l'acide azotique pur ; on étend d'une suffisante quantité d'eau distillée, on porte à l'ébullition, et on précipite le cuivre sous forme de bioxyde à l'aide d'une solution un peu étendue de potasse ou de soude. Le précipité est jeté sur filtre, lavé avec de l'eau chaude, séché, séparé du filtre et calciné dans un creuset en platine ; le filtre est calciné à part et ses cendres sont réunies au contenu du creuset : on pèse le tout et du poids P'' on déduit le poids z du cuivre qui se trouve dans 1 gramme d'alliage : $z = P'' \times 0,79849$.

Dosage de l'arsenic dans l'étain. — On attaque un poids déterminé de l'alliage par de l'acide chlorhydrique concentré et du chlorate de potasse de façon à transformer les métaux en chlorures : dans la solution chlorhydrique additionnée d'acide sulfureux, on fait passer, à la température de 60 degrés environ, un courant prolongé d'hydrogène sulfuré : le mélange des sulfures est jeté sur filtre, lavé pour le débarrasser complètement de l'hydrogène sulfuré, et traité ensuite par une solution d'ammoniaque caustique qui dissout tout le sulfure d'arsenic : dans cette solution on précipite de nouveau ce sulfure à l'aide de l'acide chlorhydrique, on le recueille sur un filtre taré, on le dessèche et on le pèse : le poids de l'arsenic sera égal à celui du trisulfure multiplié par 0,60975.

Le sulfure d'étain resté sur filtre après traitement par l'ammoniaque, est calciné au contact de l'air en présence d'un peu de carbonate d'ammoniaque ; il se transforme en bioxyde d'étain que l'on pèse, et dont le poids fait connaître, comme il a été indiqué ci-dessus, le poids de l'étain contenu dans l'alliage.

Si ce dernier contient en même temps du plomb, le mélange des trois sulfures, obtenus comme précédemment, est traité par le sulfhydrate d'ammoniaque qui dissout les sulfures d'étain et d'arsenic, sans toucher au sulfure de plomb. Ce dernier est séparé par le filtre, lavé pour le débarrasser complètement du sulfhydrate d'ammoniaque, et traité ensuite à chaud par l'acide azotique étendu qui le transforme complètement en azotate de plomb ; dans cette solution d'azotate on détermine ensuite la proportion de plomb à l'aide des procédés indiqués plus haut. Les sulfures d'étain et d'arsenic sont précipités de leur dissolution dans le sulfhydrate d'ammoniaque à l'aide de l'acide chlorhydrique, séparés comme ci-dessus et les poids respectifs des deux métaux déterminés ensuite par les méthodes connues.

Dosage de l'antimoine. — L'étain commercial, ainsi que les bains qui servent à l'étamage, renferment souvent de l'antimoine dont le dosage, assez difficile du reste, peut s'effectuer de la manière suivante :

Un poids connu de l'alliage, pulvérisé ou réduit en copeaux très fins, est oxydé à l'aide de l'acide azotique pur en opérant comme pour le dosage de l'étain : on évapore à siccité, on amène le résidu bien sec dans un creuset en platine, et on le fond avec huit fois son poids de soude caustique : on reprend la masse refroidie par de l'eau distillée chaude additionnée d'alcool, de manière à dissoudre complètement le stannate de soude, tandis que l'antimoniate de soude reste insoluble ; on recueille ce dernier sur filtre, on le lave avec de l'eau alcoolisée et on le dissout ensuite à l'aide d'un mélange à parties égales d'acide chlorhydrique et d'acide tartrique : dans cette dissolution on fait passer un courant d'hydrogène sulfuré qui précipite l'antimoine sous forme de trisulfure qui séché et pesé donne la proportion du métal quand on multiplie son poids par 0,71765. La solution de stannate de soude, débarrassée de l'alcool par évaporation, est additionnée d'acide chlorhydrique et l'étain précipité à l'état de trisulfure à l'aide de l'hydrogène sulfuré ; en le calcinant au contact de l'air, en présence d'un peu de carbonate d'ammoniaque, on le transforme en bioxyde d'étain dont le poids fait connaître celui du métal.

§ II. — POTERIES

Le vernis des poteries employées à la préparation et à la conservation des substances alimentaires, est constitué par un silicate de plomb et d'alumine : on le forme d'ordinaire à l'aide des éléments suivants (*Agenda du chimiste*) :

	VERNIS		
	jaune.	brun.	vert.
Argile plastique de Vanves.	16	15	16
Sable siliceux de Belleville	14	15	16
Minium (oxyde de plomb)	70	64	65
Peroxyde de manganèse	»	6	»
Battitures de cuivre rouge	»	»	3

On augmente quelquefois la proportion d'oxyde de plomb dans ces mélanges afin de les rendre plus fusibles : l'usage des vases recouverts de semblables vernis peut occasionner des accidents graves par suite de l'introduction du plomb dans les aliments, parce que l'oxyde de plomb n'étant pas vitrifié, se dissout alors facilement même dans les acides faibles. Aussi la préfecture de police a-t-elle interdit la fabrication et la mise en vente des poteries vernissées qui céderaient de l'oxyde de plomb aux acides faibles. Pour l'essai de ces ustensiles, le *Comité consultatif d'hygiène de France*, à la suite d'un rapport de Würtz, a prescrit la marche suivante :

Faire bouillir doucement pendant une demi-heure dans les vases suspects du vinaigre étendu de son volume d'eau, en remplaçant le liquide à mesure qu'il s'évapore et en proportionnant son volume à la capacité du vase (50 grammes de vinaigre suffiraient pour un vase d'un demi-litre); laisser refroidir, filtrer, et ajouter à une partie de la solution incolore de l'hydrogène sulfuré dissous dans l'eau, ou y faire passer un courant de ce gaz. La présence du plomb sera décelée par un précipité noir ou au moins par une coloration brune. Dans une autre partie de la solution, l'iodure de potassium produira un précipité jaune d'iodure de plomb. *(Recueil des travaux du Comité consultatif d'hygiène de France,* t. VIII, p. 338.)

FIN

TABLE DES MATIÈRES

CHAPITRE PREMIER

DE L'EAU

CHAPITRE II

BOISSONS ALCOOLIQUES

VIN

CHAPITRE III

ALIMENTS D'ORIGINE ANIMALE

LAIT

CHAPITRE VIII

CONDIMENTS

CHAPITRE IX

EXAMEN DES VASES EN ÉTAIN, DES ÉTAMAGES ET DU VERNIS DES POTERIES

TABLE ALPHABÉTIQUE

ÉVREUX, IMPRIMERIE DE CHARLES HÉRISSEY